2022 8급 공무원 공채시험 대비

간호직

최단기 모의고사

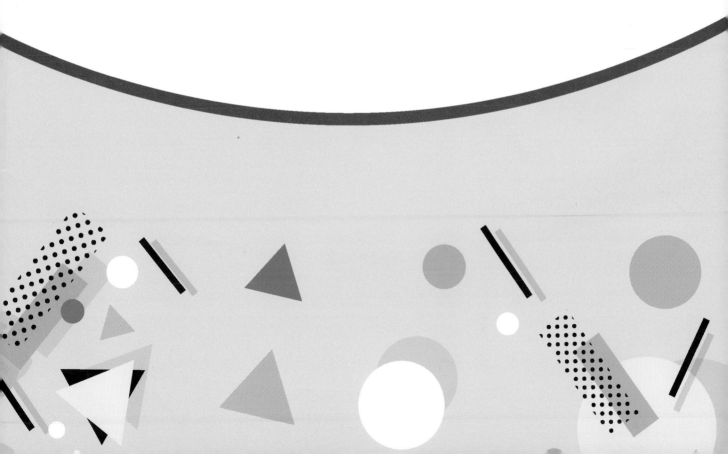

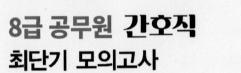

8급 공무원 간호직
최단기 모의고사

초판 인쇄   2022년 3월 16일
초판 발행   2022년 3월 18일

편 저 자 | 공무원시험연구소
발 행 처 | (주)서원각
등록번호 | 1999-1A-107호
주   소 | 경기도 고양시 일산서구 덕산로 88-45(가좌동)
교재주문 | 031-923-2051
팩   스 | 031-923-3815
교재문의 | 카카오톡 플러스 친구[서원각]
영상문의 | 070-4233-2505
홈페이지 | www.goseowon.com
책임편집 | 김수진
디 자 인 | 이규희

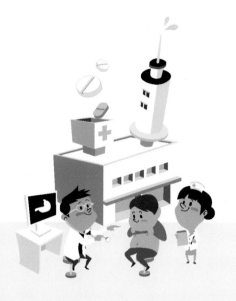

PREFACE

8급 간호직 공무원 공개경쟁 채용의 시험 과목은 국어, 영어, 한국사, 간호관리, 지역사회간호의 5과목으로 구성됩니다.

학습해야 할 양이 방대하기 때문에 단기간에 최상의 학습효과를 얻기 위해서는 꼭 필요한 핵심이론을 파악하고 충분한 문제풀이를 통해 문제해결능력을 높여야 합니다. 즉, 자주 출제되는 이론과 빈출되는 문제유형을 파악하고 다양한 유형의 문제를 반복적으로 접해 완벽히 자신의 지식으로 만드는 것이 중요합니다.

본서는 8급 간호직 공개경쟁 임용시험에 대비하기 위한 모의고사 형태의 문제집으로, 수험생들이 단기간에 최상의 학습효율을 얻을 수 있도록 최신 출제 경향을 바탕으로 엄선한 다양한 유형의 문제로 구성된 모의고사를 10회분 수록하였고, 학습의 완성도를 높일 수 있도록 문제마다 상세한 해설과 보충설명을 함께 첨부했습니다. 또한 부록으로 최근 시행된 서울특별시 필기실험 문제를 수록하여 수험생 스스로 현재 자신의 학습정도를 점검해 볼 수 있도록 하였습니다.

신념을 가지고 도전하는 사람은 반드시 그 꿈을 이룰 수 있습니다.
본서가 수험생 여러분의 꿈을 이루는 디딤돌이 되기를 바랍니다.

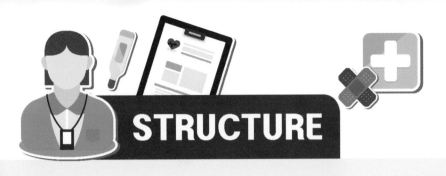

STRUCTURE

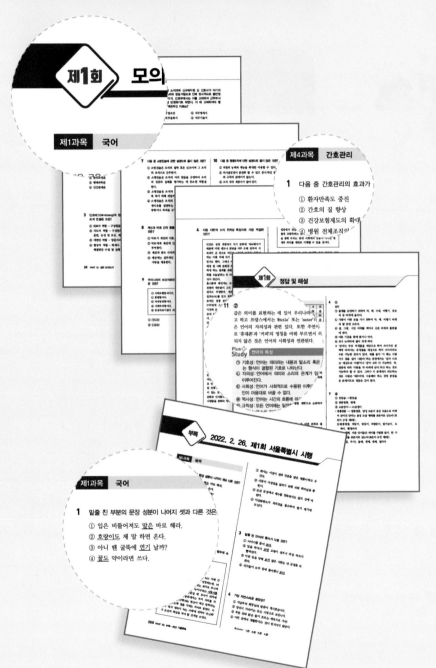

실전 모의고사

그동안 치러진 공무원 시험의 기출문제를 분석하여 출제가 예상되는 다양한 문제를 모의고사 형식으로 수록하였습니다. 다양한 난도와 유형의 문제들로 연습하여 확실하게 대비할 수 있습니다.

정답 및 해설

매 문제 상세한 해설을 달아 문제풀이만으로도 개념학습이 가능하도록 하였습니다. 문제풀이와 함께 이론정리를 함으로써 완벽하게 학습할 수 있습니다.

최신 기출문제

2022년도에 시행된 서울특별시 필기시험 기출문제를 풀어봄으로써 최신 출제경향과 문제 유형을 익혀 수험생 스스로 학습에 중점을 두어야 할 부분을 파악할 수 있습니다.

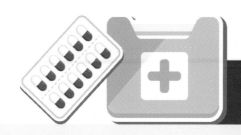

CONTENTS

PART

01

실전 모의고사

제1과목 국어

1 다음 글을 고쳐 쓰기 위한 방안으로 적절하지 않은 것은?

> 주관을 완전히 배제하고 역사를 객관적인 관점에서 바라보는 것은 ㉠반드시 가능하지 않다. 역사가의 의무는, 자신의 이론이 잠정적이며 불완전하다는 사실을 겸허하게 받아들이고 주어진 가능성 내에서 최대한 진리를 추구하기 위해 ㉡노력한다. ㉢프라이가 말한 것처럼 역사가는 문학과 철학을 역사적으로 다룬다. 만약 역사가가 자신의 부족함을 감추려고 한다면 역사는 기만적인 것이 될 수 있다. ㉣따라서 양심 있는 역사가라면 자기의 이론적 원칙을 확실히 밝히고 자기가 소홀히 취급한 자료들도 존재했음을 밝히는 것이 중요하다.

① ㉠은 꾸밈을 받는 서술어가 부정의 의미를 나타내므로 '결코'로 고쳐 쓴다.

② ㉡은 주어와 서술어 간의 호응 관계를 고려하여 '노력하는 것이다.'로 고쳐 쓴다.

③ ㉢은 문단의 주제와 관련이 없는 불필요한 문장이므로 삭제한다.

④ ㉣은 글의 흐름을 자연스럽게 하기 위해 '비록'으로 고쳐 쓴다.

2 ㉠~㉣ 중 문맥상 표현이 적절하지 않은 것은?

> 우리의 상은 제상을 제외하고는 판 둘레에 최소 ㉠숟가락총 폭만큼의 ㉡운두가 둘려 있다. 그것은 첫째 그릇이 미끄러져 떨어지지 않게 함이요, 둘째는 거기에 걸쳐 놓은 수저를 신경 안 쓰고 집어 올려 쓸 수 있게 하려 하는 배려에서이다. 둘레가 ㉢도두룩하게 ㉣내둘리지 않고 막 끊긴 식탁은 그릇이 미끄러져 떨어지기가 일쑤고, 수저꽂이를 따로 놓아야 수저를 편하게 집을 수 있다.

① ㉠

② ㉡

③ ㉢

④ ㉣

3 다음 중 밑줄 친 외국어에 대한 국어 순화가 바르지 않은 것은?

① 화재 예방을 위한 <u>시뮬레이션</u>을 실시하였다. → 모의 실험

② 이것이 사회 지도층에게 요구되는 진정한 <u>노블레스 오블리주</u>이다. → 도덕적 의무

③ 그는 무엇보다도 <u>비전</u>을 제시하지 못하였다. → 전망

④ 이제는 우리도 인터넷에 대한 <u>마스터 플랜</u>이 필요하다. → 세부 계획

4 다음 지문의 논지 전개상 특징으로 가장 적절한 것은?

> 인간은 성장 과정에서 자기 문화에 익숙해지기 때문에 어떤 제도나 관념을 아주 오래 전부터 지속되어 온 것으로 여긴다. 나아가 그것을 전통이라는 이름 아래 자기 문화의 본질적인 특성으로 믿기도 한다. 그러나 이런 생각은 전통의 시대적 배경 및 사회 문화적 의미를 제대로 파악하지 못하게 하는 결과를 초래한다. 여기에서 과거의 문화를 오늘날과는 또 다른 문화로 보아야 할 필요성이 생긴다.
> 홉스봄과 레인저는 오래된 것이라고 믿고 있는 전통의 대부분이 그리 멀지 않은 과거에 '발명'되었다고 주장한다. 예컨대 스코틀랜드 사람들을 킬트(kilt)를 입고 전통 의식을 치르며, 이를 대표적인 전통 문화라고 믿는다. 그러나 킬트는 1707년에 스코틀랜드가 잉글랜드에 합병된 후, 이곳에 온 한 잉글랜드 사업가에 의해 불편한 기존의 의상을 대신하여 작업복으로 만들어진 것이다. 이후 킬트는 하층민을 중심으로 유행하였지만, 1745년의 반란 전까지만 해도 전통 의상으로 여겨지지 않았다. 반란 후, 영국 정부는 킬트를 입지 못하도록 했다. 그런데 일부가 몰래 집에서 킬트를 입기 시작했고, 킬트는 점차 전통 의상으로 여겨지게 되었다. 킬트의 독특한 체크무늬가 각 씨족의 상징으로 자리 잡은 것은, 1822년에 영국 왕이 방문했을 때 성대한 환영 행사를 마련하면서 각 씨족장들에게 다른 무늬의 킬트를 입도록 종용하면서부터이다. 이때 채택된 독특한 체크무늬가 각 씨족을 대표하는 의상으로 자리를 잡게 되었다.
> 낯선 타(他) 문화를 통해 자기 문화를 점 더 객관적으로 바라볼 수 있듯이, 과거의 문화를 또 다른 낯선 문화로 봄으로써 전통의 실체를 올바로 인식할 수 있게 된다. 이러한 관점은 신화화된 전통의 실체를 폭로하려는 데에 궁극적 목적이 있는 것이 아니다. 오히려 과거의 문화를 타 문화로 인식함으로써 신화 속에 묻혀 버린 당시의 사람들을 문화와 역사의 주체로 복원하여, 그들의 입장에서 전통의 사회 문화적 맥락과 의미를 새롭게 조명하려는 것이다. 더 나아가 이러한 관점을 통해 우리는 현대 사회에서 전통이 지니는 현재적 의미를 제대로 이해할 수 있을 것이다.

① 연관된 개념들의 상호 관계를 밝혀 문제의 성격을 규명하고 있다.
② 사례를 통해 사회적 통념의 역사적 변화 과정을 추적하고 있다.
③ 상반된 주장을 대비한 후 절충적인 견해를 제시하고 있다.
④ 논지를 제시하고 사례를 통하여 그것을 뒷받침하고 있다.

5 다음 중 어법에 맞는 문장은?

① 말과 글은 우리 후손에 물려 줄 귀중한 문화유산이다.
② 오늘날 로봇이 산업체의 생산 현장에서 널리 활용되고 있다는 것은 사실이다.
③ 민영화로 인해 요금 인상 등 서민 부담이 늘어나는 결과를 빚어서는 안 된다.
④ 무엇보다도 중요한 것은 한번 오염된 환경이 다시 깨끗해지려면 많은 비용과 노력, 그리고 시간이 든다.

6 밑줄 친 단어의 쓰임이 옳지 않은 것은?

① 그 배는 많은 승객을 싣고 가는 중이다.
② 젊은이들은 우리들과 생각이 달라요.
③ 그 집은 전세금이 얼마나 됩니까?
④ 산에 오르는데 칡덩굴이 발에 거친다.

7 다음 중 표준어로만 옳게 짝지어진 것은?

① 웃입술, 냄비, 주책없다
② 깡총깡총, 네째, 강낭콩
③ 끄나풀, 괴팍하다, 소금장이
④ 미장이, 수평아리, 숫염소

8 맞춤법과 표현이 옳은 것은?

① 시간에 얽매어 사는 현대인이 많다.
② 그는 다른 차 앞으로 끼여드는 나쁜 습관이 있다.
③ 가는 길에 문구점에 꼭 들려라.
④ 그 옷에서 안감을 흰색으로 받쳐야 색이 제대로 살아난다.

9 다음 중 아래 글에 나타난 정서로 가장 적절한 것은?

> 내 고향은
> 강 언덕에 있었다.
> 해마다 봄이 오면
> 피어나는 가난.
>
> 지금도
> 흰 물 내려다보이는 언덕
> 무너진 토방가선
> 시퍼런 풀줄기 우그려 넣고 있을
> 아, 죄 없이 눈만 큰 어린 것들
>
> 미치고 싶었다.
> 사월이 오면
> 산천은 껍질을 찢고
> 속잎은 돋아나는데,
> 4월이 오면
> 내 가슴에도 속잎은 돋아나고 있는데,
> 우리네 조국에도
> 어느 머언 심저, 분명
> 새로운 속잎은 돋아오고 있는데,
>
> 미치고 싶었다.
> 4월이 오면
> 곰나루서 피 터진 동학의 함성.
> 광화문서 목 터진 4월의 승리여.
> 강산을 덮어, 화창한
> 진달래는 피어나는데,
> 출렁이는 네 가슴만 남겨놓고, 갈아엎었으면
> 이 균스러운 부패와 향락의 불야성 갈아엎었으면
> 갈아엎은 한강연안에다
> 보리를 뿌리면
> 비단처럼 물결 칠, 아 푸른 보리밭.
>
> 강산을 덮어 화창한 진달래는 피어나는데
> 그날이 오기까지는, 4월은 갈아엎는 달.
> 그 날이 오기까지는, 4월은 일어서는 달.

① 도법자연(道法自然)

② 무위자연(無爲自然)

③ 춘래불사춘(春來不似春)

④ 이민택물(利民澤物)

10 다음 중 밑줄 친 부분의 품사가 다른 하나는?

① <u>과연</u> 이 일은 앞으로 어떻게 될 것인가?

② 전에는 그를 <u>더러</u> 보았지만 요새는 전혀 보이지 않는다.

③ 세월이 물과 <u>같이</u> 흐른다.

④ 원하는 <u>대로</u> 이루어졌다.

11 다음 글의 내용이 나타내고 있는 언어의 특성을 바르게 짝지은 것은?

주연이는 프랑스 여행을 갔다가 프랑스에서는 '별'을 'étoile[에투왈]' 또는 'aster[아스터]'라고 부르는 것을 듣고 그 발음이 너무 마음에 들었다. 우리나라로 돌아온 주연이는 자신이 가장 자주 사용하는 단어인 '휴대폰'과 '커피'를 '에투왈'과 '아스터'로 부르기로 결심하고 "휴대폰 번호 좀 알려줘."가 아닌 "에투왈 번호 좀 알려줘.", "커피 한 잔 할래?"가 아닌 "아스터 한 잔 할래?"라고 말하였다. 주연이 주변 친구들은 주연이의 말을 좀처럼 알아들을 수 없었다.

① 역사성 – 자의성

② 자의성 – 사회성

③ 사회성 – 분절성

④ 분절성 – 창조성

12 다음 글의 ㄱ~ㄹ에 대한 예로 적당한 것은?

글의 내용을 효과적으로 표현하기 위해서는 적절한 단어의 선택뿐 아니라, 적절한 문장구조의 선택도 필요하다. 문장은 구조에 따라 크게 ㉠<u>홑문장</u>과 겹문장으로 나눌 수 있는데, 겹문장은 다시 ㉡<u>이어진 문장</u>과 ㉢<u>안은 문장</u>으로 나눌 수 있다. 하나의 문장은 여러가지 방식으로 확장될 수 있다. 홑문장에 꾸미는 말을 덧붙이거나, 하나의 문장에 다른 문장을 이어 주거나, 다른 문장을 하나의 문장 속에 안기게 함으로써 문장은 확장될 수 있으며, 여러 가지 문장구조를 취할 수 있게 된다. 이와 같은 여러 가지 문장구조들 가운데에서 어떠한 구조를 선택하느냐에 따라 표현의 효과가 달라지게 된다. 따라서 적절한 문장구조의 선택은 효과적인 문체를 결정짓는 데 기여하게 된다. 표현의 과정에서 ㉣<u>기본문형</u>으로 된 단순문장구조를 사용하면 비교적 강렬한 인상을 주며, 글의 내용에 간결성과 명료성을 부여하게 된다. 한편 이러한 문장구조를 반복적으로 사용하는 것은 때로는 필자의 미숙성에 기인하기도 한다.

① ㉠ 철수는 아파서 결석했다.

② ㉡ 나는 우리 편이 이기기를 바랐다.

③ ㉢ 철수가 돈이 많다.

④ ㉣ 철수가 좋은 책을 많이 샀다.

13 다음 중 '之'가 대명사로 사용된 것은?

① 許生直之雲從街

② 積善之家 必有餘慶

③ 得天下英才而敎育之

④ 一日之計 在於朝

14 다음 글에서 중심이 되는 표현법은?

> 므쇠로 털릭을 몰아 나는 / 므쇠로 털릭을 몰아 나는
>
> 털사(鐵絲)로 주름 바고이다. / 그 오시 다 헐어시아
>
> 그 오시 다 헐어시아 / 유덕(有德)ㅎ신 님 여희ᄋ와지이다.

① 과장법
② 은유법
③ 점층법
④ 역설법

15 다음은 정철의 「관동별곡」이다. 이 부분에 나타난 작자의 심리상태로 옳은 것은?

> 毗비盧로峰봉 上샹上샹頭두의 올라 보니 긔 뉘신고. 東동山산 泰태山산이 어ᄂ야 놉돗던고. 魯노國국 조븐 줄도 우리는 모르거든, 넙거나 넙은 天텬下하 엇씨ᄒ야 젹닷 말고. 어와 뎌 디위를 어이ᄒ면 알 거이고. 오르디 못ᄒ거니 ᄂ려가미 고이홀가.

① 安貧樂道
② 浩然之氣
③ 羽化登仙
④ 樂山樂水

16 다음의 전개 방식과 같은 방법으로 글쓰기에 적당한 소재는?

> 사람은 무엇을 위하여 사는가? 이상(理想)을 위하여 산다. 이상을 위하여 산다는 것은 오직 인간만이 누릴 수 있는 특권(特權)이다. 여타의 동물은 이상이라는 것이 없다. 다만, 현실(現實)만을 위하여 산다. 즉, 먹기 위하여 살고, 살기 위하여 먹는다. 그러나 인생(人生)은 그렇지가 않다. 먹기도 해야 하겠지만, 먹는 것만으로는 만족하지를 않는다. 그리하여 사람은 빵만으로 사는 동물이 아니라고 하였다.

① 시나리오와 희곡
② 내장산의 가을풍경
③ 아버지의 일생
④ 환경오염의 실태

17 다음 표현 중 옳은 것은?

① 물결이 바위에 부딪쳐 부서진다.
② 그는 지금 놀러갈 만한 시간적 여지가 없다.
③ 뒷수습을 하지 않은 채 뒷꽁무니를 빼면 어떡합니까?
④ 오늘이 몇 월 몇 일이지?

Q 다음 글을 읽고 물음에 답하시오. 【18 ~ 19】

이젠 완전히 타락한 동네구나. 나는 은연 중 그렇게 중얼거리고 있는 자신을 발견하였다. 마을의 주인(왕소나무)이 세상 뜬 지 오래라니 오죽해졌으랴 싶기도 했다. 하루에도 몇 차례씩, 더욱이 피서지로 한몫 해 온 탓에, ㉠해수욕장이 개장된 여름이면 밤낮 기적 소리가 잘 틈 없던 철로가에 서서, 그 숱한 소음과 매연을 마시다 지쳐, 영물(靈物)의 예우도 내던지고 고사(枯死)해 버린 ㉡왕소나무의 운명은, 되새기면 되새길수록 가슴이 쓰리고 아파 견딜 수가 없었다. 물론 왕소나무의 비운에 대한 조상(弔喪)만으로 비감에 젖어 있었다고는 말할 수 없겠지만. 사실이 그랬다. 내가 살았던 ㉢옛집의 추레한 주제꼴에 한결 더 가슴이 미어지는 비감으로 뼈저려 하고 있었으니까. 비록 얼핏 지나치는 차창 너머로 눈결에 온 것이긴 했지만, 간살이 넉넉히 열다섯 칸짜리 꽃패집의 풍채는커녕, 읍내 어디서라도 갈머리 쪽을 바라볼 적마다 온 마을의 종가(宗家)나 되는 양 한눈에 알겠던 집이 그렇게 변모할 수가 있을까 싶던 것이다. 그것은 왕소나무의 비운 버금으로 가슴을 저미는 아픔이었다. 이제는 가로세로 들쑹날쑹, 꼴값하는 난봉 난 집들이 들어서며 마을을 어질러 놓아, 겨우 초가 안채 용마루만이 그럴듯할 뿐이었으며, 좌우에서 하늘자락을 치켜들며 함석 지붕 날개와 담장을 뒤덮었던 담쟁이덩굴, 사철 푸르게 밭마당의 방풍림으로 늘어섰던 들충나무의 가지런한 맵시 따위는 찾아볼 엄두도 못 내게 ㉣구차스런 동네로 변해 버렸던 것이다.

18 다음 글에 대한 설명으로 옳은 것은?

① 사건을 객관적으로 묘사하는 데 가장 효과적이다.
② 주인공인 '나'가 자신의 이야기를 서술하는 것으로 주관적이다.
③ 작가의 사상과 인생관이 직접 드러나며 등장인물의 운명까지도 알 수 있다.
④ 등장인물 '나'의 눈에 비친 외부세계를 다루며 주인공의 내면은 알 수 없다.

19 다음 밑줄 친 ㉠~㉣ 중 이미지가 유사한 것끼리 묶은 것은?

① ㉠㉡
② ㉠㉢
③ ㉡㉢
④ ㉡㉣

20 다음은 신문의 건강칼럼 일부이다. (   )에 들어갈 적절한 것은?

필수 지방산인 리놀렌산과 알파 리놀렌산은 인체에서 합성되지 않으므로 꼭 섭취해줘야 한다. 이것이 모자라면 아토피 피부염이나 성장장애 등의 부작용이 온다. 또 알파리놀렌산(오메가3 지방산)이 부족하면 두뇌와 망막에 필요한 DHA가 부족해 학습능력과 시각기능이 떨어지게 된다. 'DHA가 머리에 좋다.'는 말은 여기에 근거한다.
그러나 (   )이란 말처럼 전체 지방량이 신체의 25%를 넘으면 문제가 된다. 인체의 혈액이나 조직에 지방 함량이 높아지면 고혈압, 당뇨, 비만, 심상병, 뇌졸중 등 성인병이 생기며, 덩달아 유방암, 대장암 , 전립선암의 발병률도 증가하게 된다.

① 다다익선(多多益善)
② 과유불급(過猶不及)
③ 전화위복(戰禍爲福)
④ 새옹지마(塞翁之馬)

1 다음 문장 중 어법상 옳지 않은 것은?

① Columbus proved that the earth was round.
② My parents kept on encouraging me to study.
③ Please remember to put out the cat before you go to bed.
④ The hotel has been closed for many years.

2 다음 두 사람의 대화 내용이 어색한 것은?

① A : What do you do for a living?
　 B : I fly commercial jets for a large airline.
② A : How would you like your coffee?
　 B : I'd like it strong.
③ A : I'm afraid her phone is busy. Would you like to hold?
　 B : I'd prefer to leave her a message.
④ A : These books are so heavy. Can you give me a hand?
　 B : Sure, I'd be glad to keep my hands off.

3 우리말을 영어로 잘못 옮긴 것을 고르시오.

① 그를 당황하게 한 것은 그녀의 거절이 아니라 그녀의 무례함이었다.
　→ It was not her refusal but her rudeness that perplexed him.
② 부모는 아이들 앞에서 그들의 말과 행동에 대해 아무리 신중해도 지나치지 않다.
　→ Parents cannot be too careful about their words and actions before their children.
③ 환자들과 부상자들을 돌보기 위해 더 많은 의사가 필요했다.
　→ More doctors required to tend the sick and the wounded.
④ 설상가상으로, 또 다른 태풍이 곧 올 것이라는 보도가 있다.
　→ To make matters worse, there is a report that another typhoon will arrive soon.

Q 밑줄 친 부분과 의미가 가장 가까운 것을 고르시오. 【4 ~ 6】

4

> Because of his <u>somnolent</u> voice, the students find it difficult to concentrate in his classes.

① creaky
② drowsy
③ husky
④ rough

5

Mr. President said a freedom agenda would give individuals more power and government less, and promised as he pushed controversial ideas like <u>revamping</u> Social Security to reach across party lines.

① renovating
② renouncing
③ restraining
④ reproaching

6

I started <u>thumbing through</u> the first few pages of Tom Sawyer.

① reading through
② declaiming through
③ perusing through
④ skimming through

7 다음 대화의 빈칸에 들어갈 말로 가장 적절한 것은?

A : Have you been served?
B : _____

① Yes, I'm on my way.
② It was a close call.
③ Yes, I'm being waited on.
④ Please let go of my hand.

8 밑줄 친 'gut feelings'의 문맥상 의미와 가장 가까운 것은??

Most of us live in our heads and pay little or no attention to the feelings that we so aptly call '<u>gut feelings</u>.' Our gut knows far more than we give it credit for. So, start listening to it. This is the gateway to our inner world or intuition. Intuition, as opposed to logic, reasoning, and rationale, is a gentler source of information that often opposes logic, challenges reason, and is strongly connected to feelings in the body rather than in the mind or head. Paying attention to our inner world requires that we press the pause button on the endless mental processing. It allows us to focus on emotions, feelings, and our body. With this we have taken the first crucial step to accessing our intuitive self.

① attention   ② intuition
③ logic   ④ rationale

Q 다음 글의 밑줄 친 부분의 의미로 가장 적절한 것을 고르시오. 【9~10】

9

In retrospect, I was <u>taken in</u> by the real estate agent who had a fancy manner of talking.

① inspected
② deceived
③ revered
④ amused

10

The substantial rise in the number of working mothers, whose costs for childcare were not <u>factored into</u> the administration's policymaking, was one of the main reasons that led to the unexpected result at the polls.

① considered in ② diminished in
③ substituted for ④ excluded by

11 다음 글의 요지로 가장 적절한 것은?

More and more people are turning away from their doctors and, instead, going to individuals who have no medical training and who sell unproven treatments. They go to quacks to get everything from treatments for colds to cures for cancer. And they are putting themselves in dangerous situations. Many people don't realize how unsafe it is to use unproven treatments. First of all, the treatments usually don't work. They may be harmless, but, if someone uses these products instead of proven treatments, he or she may be harmed. Why? Because during the time the person is using the product, his or her illness may be getting worse. This can even cause the person to die.

① Better train should be given to medical students.
② Alternative medical treatments can be a great help.
③ Don't let yourself become a victim of health fraud.
④ In any case, it is alright to hold off going to a doctor for several days.

12 다음 글의 밑줄 친 부분 중 어법상 옳지 않은 것은?

Younger students ⓐ <u>who</u> participated in the survey ⓑ <u>sponsored</u> by a weekly magazine turned out ⓒ <u>to be</u> less concerned about the serious problems of homeless people ⓓ <u>as</u> the older students were.

① ⓐ who ② ⓑ sponsored
③ ⓒ to be ④ ⓓ as

13 다음 빈칸에 가장 적절한 것은?

The scholars have found that gender differences are reflected in the ways that children use language while they play. Boys often use commands when they talk to each other. For instance, when a boy is captain he might say, "You go first. Don't wait for me." As the leader of the other boys, he tells them exactly what to do. But when a girl wants to influence her friends, she uses different forms of language. Instead of using commands, she will say, "Let's try it this way. Let's do this." This is how she tries to direct the other girls without sounding bossy. By using the form "Let's," she also emphasizes the fact that the girls all belong to the same group. These differences seem to do part of growing up in a given culture and following its rules of gender. If men and women can understand that many of their differences are _____, they may be able to improve their relationships.

① individual, not social
② cultural, not personal
③ voluntary, not compulsory
④ temporary, not permanent

14 다음 글에서 밑줄 친 This가 구체적으로 가리키는 내용은?

Many people suffer from a cold or cough in winter. There are many popular drugs available which can give you some relief. However, they may also cause some side effects. Specifically, they may make you feel sleepy and slow down your reactions. This could interfere with your ability to work or drive safely. Some people complain that these medicines irritate their stomach, too. Doctors suggest that you read the directions carefully before swallowing any medicine.

① Many people suffer from a cold or cough in winter.
② You can get many popular drugs which give you some relief.
③ Popular medicines can cause some side effects.
④ You may feel sleepy and your reactions slow down due to medicines.

15 다음 글의 흐름으로 보아 주어진 문장이 들어가기에 가장 적절한 곳은?

The sizes and shapes of coins are different in various countries, and the size and color of paper money also vary.

When we think of money, we usually think of currency, or coins and bills. (ⓐ) In the modern world, almost every country uses coins and paper money to exchange for other objects of value. (ⓑ) In India, for example, some coins have square sides. (ⓒ) In Japan, coins have holes in the center. (ⓓ) In the United States, all paper money is the same size and the same color ; only the printing on the bills is different.

① ⓐ
② ⓑ
③ ⓒ
④ ⓓ

16 다음 글의 주제로 가장 알맞은 것은?

Muscles produce heat when the body is in motion, but when the body is at rest, very little heat is generated except by the metabolic activity of the internal organs.
In fact, the internal organs are the source of most body heat. The temperature of an organ such as the liver, for example, is much higher than the overall body temperature. The blood carries heat away from the internal organs to the lung and skin and heat is then released by the lungs through respiration and by the skin through contact with the air.

① Ways of relaxing the body
② Instability of internal organs
③ Source of body heat
④ Paths of the circulatory system

17 다음 중 본문 전체의 흐름과 맞지 않는 문장은?

Sometimes there comes to me a beautiful vision of a period of happiness, when Manhattan will go slow, and an American will become an Oriental loafer. ①Every American adult is planning his life on the pattern of the schoolboy. ②Policeman will exchange a word of greeting with you at the crossings. ③And drivers will stop and speak to each other and talk about the number of passing wild geese in the sky. ④Lunch counters will disappear, and people will have learned the art of killing a whole afternoon in some cafe.

Q 다음 글을 읽고 물음에 답하시오. 【18 ~ 20】

Whatever their position, partisans often invoke examples from other cultures to support their ideas about the proper role of each sex. Because women are clearly _____㉠_____ to men in many societies, some experts conclude that the natural pattern is for men to dominate. But among the Semai tribe no one has the right to command others, and in West Africa women are often chiefs. The place of women in these societies supports the argument of those who believe that sex roles are not fixed, that if there is a natural order, it allows _____㉡_____.
The argument will never be settled as long as the opposing sides toss examples from the world's cultures at each other like intellectual stones. But the effect of biological differences on male and female behavior can be clarified by looking at known examples of the earliest forms of human society and examining the relationship between technology, social organization, and sex roles.
The problem is to determine the conditions in which different degrees of male dominance are found.

18 다음 중 밑줄 친 ㉠에 들어갈 가장 적절한 단어는?

① subservient
② subsistent
③ underhanded
④ underweight

19 밑줄 친 ⓛ에 가장 적절한 것은?

① for only one possibility
② men to become superior
③ society to remain stable
④ for many different arrangements

20 다음 중 위 글의 제목으로 가장 적절한 것은?

① Women in West Africa
② Sex Roles in Different Societies
③ Argument about Sex Roles
④ Understanding Different Cultures

1 (   )에 들어갈 내용으로 가장 거리가 먼 것은?

> 조선 후기의 상공업 발달과 농업 생산력의 증대
> 를 배경으로 서민의 경제적 · 신분적 지위가 향상
> 되었다. 이에 서당교육이 보급되고 (   )와 같은
> 서민 문화가 성장하였다.

① 판소리
② 탈놀이
③ 사설시조
④ 진경산수화

2 고려시대의 경제 활동에 대한 설명으로 옳지 않은
것은?

① 귀족들이 화폐 사용을 지지하여 화폐가 전국적으로
유통되었다.
② 고려 전기에 수공업의 중심을 이룬 것은 관청
수공업과 소(所) 수공업이었다.
③ 고려 후기에는 국가가 재정 수입을 늘리기 위하
여 소금 전매제를 시행하기도 하였다.
④ 농민이 진전(陳田)이나 황무지를 개간하면 국가
에서 일정기간 소작료나 조세를 감면해 주었다.

3 조선 전기의 상업 활동에 대한 설명으로 옳은 것은?

① 공인(貢人)의 활동이 활발해졌다.
② 시전이 도성 내 특정 상품 판매의 독점권을 보장받기도 하였다.
③ 개성의 송상, 의주의 만상은 대외 무역을 통해 대상인으로 성장하였다.
④ 경강상인들은 경강을 중심으로 매점 활동을 통해 부유한 상업 자본가로 성장하였다.

4 고려시대의 성씨(姓氏)에 대한 설명으로 옳지 않은 것은?

① 주민 스스로가 중국 성씨를 받아들여 자신의 성으로 하지 못하였다.
② 국가는 특별한 공이 있는 사람에게 성씨를 내려주기도 하였다.
③ 국가는 오래 전부터 써오던 성씨가 있으면 이를 토성(土姓)으로 인정해 주었다.
④ 성씨가 확산되었다는 것은 그만큼 공민층이 넓어졌다는 의미를 갖는다.

5 삼국 문화의 일본 전파 내용으로 옳은 것을 아래에서 고르면?

> ㉠ 왕인 – 천자문과 논어 전파
> ㉡ 담징 – 종이와 먹의 제조술 전파
> ㉢ 혜자 – 호류지 금당 벽화 제작
> ㉣ 아직기 – 조선술과 제방 축조술 전파
> ㉤ 노리사치계 – 일본 쇼토쿠 태자 교육

① ㉠㉡   ② ㉡㉢
③ ㉢㉣   ④ ㉣㉤

6 다음의 묘사와 관련된 외교 사절에 대한 설명으로 옳지 않은 것은?

> 일본 사람이 우리나라의 시문을 구하여 얻은 자는 귀천현우(貴賤賢愚)를 막론하고 우러러보기를 신선처럼 하고 보배로 여기기를 주옥처럼 하지 않음이 없어, 비록 가마를 메고 말을 모는 천한 사람이라도 조선 사람의 해서(楷書)나 초서(草書)를 두어 글자만 얻으면 모두 손으로 이마를 받치고 감사의 성의를 표시한다.

① 1811년까지 십여 차례 수행되었다.
② 일본의 정한론을 잠재우는 데 기여하였다.
③ 일본 막부가 자신의 권위를 높이려는 목적도 있었다.
④ 18세기 후반 일본에서 국학 운동이 일어나는 자극제가 되었다.

7 고려시대 백성들의 생활 모습에 대한 설명으로 바르게 기술한 것을 다음에서 고르면?

> ㉠ 아들이 없을 경우 제사를 지내기 위해 양자를 들였다.
> ㉡ 장례와 제사는 정부 정책에 따라 주로 유교적 규범을 따랐다.
> ㉢ 여러 가지 조세와 잡역 등의 부담으로 안정된 생활을 유지하기 어려웠다.
> ㉣ 초기의 신앙적인 향도가 후기에는 점차 마을의 공동체 생활을 주도하는 조직으로 바뀌었다.

① ㉠㉡   ② ㉡㉢
③ ㉢㉣   ④ ㉠㉣

8 다음의 사건이 발생한 시기의 집권 세력에 대한 설명으로 옳지 않은 것은?

> 서토(西土)에 있는 자 어찌 억울하고 원통하지 않을 자 있겠는가. 막상 급한 일을 당해서는 …… 과거에는 반드시 서로(西路)의 힘에 의지하고 서토의 문을 빌었으니 400년 동안 서로의 사람이 조정을 버린 일이 있는가. 지금 나이 어린 임금이 위에 있어서 권세 있는 간신배가 날로 치성하니 …… 흉년에 굶어 부황 든 무리가 길에 널려 늙은이와 어린이가 구렁에 빠져 산 사람이 거의 죽음에 다다르게 되었다.

① 왕실의 외척이 세도를 명분으로 정권을 잡았다.
② 호조와 선혜청의 요직을 차지하여 재정 기반을 확보하였다.
③ 의정부와 병조를 권력의 핵심 기구로 삼고 인사권을 장악하였다.
④ 과거 시험의 합격자를 남발하고 뇌물이나 연줄로 인사를 농단하였다.

9 조선 전기의 경제 정책과 경제 활동에 대한 설명으로 옳지 않은 것은?

① 과전법에서 과전은 관리들에게 해당 토지의 소유권을 지급한 것이다.
② 양반도 간이 수리 시설을 만들고, 중국의 농업 기술을 도입하는 등 농업에 관심이 많았다.
③ 16세기에 이르러 수취 제도의 폐단과 지주전호제의 발달로 인해 몰락하는 농민이 증가하였다.
④ 평안도와 함경도에서 거두는 조세는 경창으로 수송하지 않고 그곳의 군사비와 사신 접대비로 쓰게 하였다.

10 다음은 조선건국 후 지방행정에 관한 내용이다. 이를 토대로 추론할 수 있는 사실로 적절한 것은?

> • 모든 군·현에 수령을 파견하여 속현이 소멸되고 향리의 지위가 격하되었다.
> • 향·소·부곡이 소멸되고 면·리제를 편성하여 향민 중에서 책임자를 선임, 수령의 정령을 집행하게 하였다.

① 향촌자치를 광범하게 허용하였다.
② 사림세력이 크게 성장하고 향약이 널리 보급되었다.
③ 성문화된 법전이 정비되어 법치주의 이념이 구현되었다.
④ 백성들은 지방세력가의 임의적인 지배에서 벗어나게 되었다.

11 고대에서 조선시대까지의 과학기술에 대한 설명으로 옳지 않은 것은?

① 통일신라의 성덕대왕 신종은 아연이 함유된 청동으로 만들어 매우 신비한 소리가 난다.
② 13세기에 편찬된 〈향약구급방〉은 현존하는 우리나라 최고의 의학 서적이다.
③ 조선태조 때에는 고구려의 천문도를 바탕으로 〈천상열차분야지도〉를 돌에 새겼다.
④ 조선 세종 때에는 밀랍 활자고정법을 개발하여 종전보다 2배의 인쇄 능률을 높였다.

12 왜란 중 조선 수군이 승리한 전투를 순서대로 배열한 것은?

> ⊙ 한산도 대첩   ⓒ 행주대첩
> ⓒ 명량대첩   ⓐ 옥포해전

① ⓒ - ⊙ - ⓒ - ⓐ
② ⓒ - ⓐ - ⓒ - ⊙
③ ⓐ - ⊙ - ⓒ - ⓒ
④ ⓐ - ⓒ - ⊙ - ⓒ

13 조선시대 4대 사화의 발생배경이다. 시기적으로 두 번째에 해당하는 것은?

① 훈구파와 조광조 등 신진사류의 대립
② 외척인 대윤과 소윤의 대립
③ 훈구파와 사림파의 대립
④ 궁중과 정부의 대립

14 다음 중 실학자와 그가 주장한 토지제도가 잘못 연결된 것은 어느 것인가?

① 유형원 - 균전론
② 이익 - 한전제
③ 정약용 - 여전제
④ 박지원 - 정전제

15 다음의 개혁정치들이 실패로 끝나게 된 근본적인 원인으로 바른 것은?

> • 공민왕의 개혁정치
> • 흥선대원군의 개혁정치
> • 갑신정변

① 하층민중의 반발이 심하였다.
② 개혁추진세력이 미약하였다.
③ 외세의 힘에 의지하여 추진되었다.
④ 봉건적 지배체제를 재확립하기 위해 시행되었다.

16 (개)에 들어갈 내용으로 적절한 것은?

> ▶ 답사 계획표
> 1. 답사 일시 : 2016년 ○월 ○일 10:00 - 14:00
> 2. 답사 일정 : 우정총국(체신 기념관) → 창덕궁 → 경우궁 터 → 일본 공사관 터 → 박문국 터
> 3. 준비물 : 서울시 지도, 음료수 및 간식
> 4. 사전 조사 내용 : (개)

① 김옥균과 급진 개화파의 활동
② 신식 군대 별기군의 창설 목적
③ 영국의 거문도 불법 점령의 배경
④ 미국과 수호 통상 조약 체결 과정

17 다음 자료와 관련된 의병에 대한 설명으로 옳은 것은?

> **일본의 국권 피탈에 맞서 싸운 의병**
> 군사장 허위가 미리 군비를 신속히 정돈하여 철통과 같이함에 한 방울의 물도 샐 틈이 없는지라. 이에 전군에 전령하여 일제히 진군을 재촉하여 동대문 밖으로 진군하였다. …… 허위가 300명을 인솔하고 선두에 서서 동대문 밖 삼십 리 부근에 나아가고, 전군이 모이기를 기다려 일거에 서울을 공격하여 들어오기로 계획하였다.

① 서울 진공 작전을 전개하였다.
② 식민 통치 기관 파괴에 나섰다.
③ 단발령 실시에 반발하여 일어났다.
④ 국외 항일 무장 투쟁을 전개하였다.

18 다음에서 설명하는 식민 통치 기구는?

> • 일제가 우리나라를 병합한 뒤 우리 민족을 통치하기 위해 설치한 조선 식민 통치의 최고 기관이었다.
> • 현역 육·해군 대장 가운데 이곳의 우두머리가 임명되었고, 그는 입법, 사법, 행정, 군사 등 식민지 통치에 관한 모든 권한을 지니고 있었다.

① 통감부
② 집강소
③ 군국기무처
④ 조선총독부

19 다음 중 (가)의 시기에 일어난 일로 옳은 것은?

> 모스크바 3국외상회의 → 1차 미소공동위원회 → (가) → 2차 미소공동위원회 → 대한민국 건립

① 제주도 4·3사건
② 신탁통치반대운동의 범국민적 통합단체 발족
③ 5·10 총선거
④ 좌우합작운동

20 아래 표의 상황이 당시 경제에 끼친 영향으로 옳은 것은?

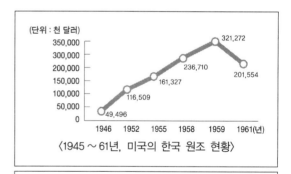

〈1945 ~ 61년, 미국의 한국 원조 현황〉

> ㉠ 소비재 산업이 발달하였다.
> ㉡ 밀, 면화 생산 농가가 몰락하였다.
> ㉢ 제1차 경제 개발 5개년 계획이 추진되었다.
> ㉣ 외환 위기로 기업 구조 조정이 단행되었다.

① ㉠㉡
② ㉠㉢
③ ㉡㉢
④ ㉡㉣

1 다음 중 간호관리의 효과가 아닌 것은?

① 환자만족도 증진
② 간호의 질 향상
③ 건강보험제도의 확대
④ 병원 전체조직의 효율성 증대

2 각 계층과 집단의 상호관계의 과정에서 다차원적인 문제를 해결하는 데 있어 종합과학적 접근법의 필요에 의해 제2차 세계대전 후부터 나타난 연구 분야는?

① 과학적 관리론
② 관리과정론
③ 행태과학론
④ 인간관계론

3 민츠버그(Mintzberg)의 관리자 역할과 그 예가 바르게 연결된 것은?

① 대표자 역할 – 구성원들과의 단체교섭, 노사협정
② 지도자 역할 – 구성원의 선발 및 배치, 교육, 훈련, 승진 및 보상, 제재
③ 대변인 역할 – 방문자의 접견, 의식행사의 주관
④ 협상자 역할 – 화재나 사고 등의 문제발생 시 해결방안 수립 및 실행

4 甲병원 소아과에 신규배치된 김 간호사가 아기의 울음소리와 칭얼거림으로 인해 정서적으로 불안정해 보이자, 간호부에서는 이를 고려하여 근무부서 변동에 반영하기로 하였다. 이 때 고려하여야 할 가장 객관적인 자료는?

① 작업조건
② 직무명세서
③ 직무분류서
④ 직무기술서

5 다음 중 MBO의 특징에 대한 설명으로 옳지 않은 것은?

① 부서 간의 경쟁이 사라진다.
② 조직구성원에게 동기부여가 된다.
③ 구성원들에게 효과적인 자기관리 및 통제의 기회를 제공해준다.
④ 신규구성원들이 복잡한 조직 내로 쉽게 동화될 수 있다.

6 다음은 기획과정에 대한 설명이다. 순서가 옳은 것은?

> ㉠ 기획이 실시될 미래의 내적·외적 환경에 대한 가정
> ㉡ 설정된 구체적 목표를 근거로 조직활동의 방향제시, 인도하는 활동계획의 전개
> ㉢ 조직의 목표를 설정
> ㉣ 현재에 대한 정보의 수집과 분석으로 미래에 대해 추정

① ㉠㉡㉢㉣
② ㉠㉢㉣㉡
③ ㉠㉣㉢㉡
④ ㉢㉡㉣㉠

7 다음 중 소명진술에 관한 설명으로 옳지 않은 것은?

① 소명진술은 조직의 철학 혹은 신조이며 그 조직의 초석으로 간주된다.

② 소명진술은 조직의 여러 면들을 규정하며 조직의 성공과 실패를 평가하는 데 중요한 역할을 한다.

③ 소명진술은 조직의 환경변화에 대응할 수 있도록 하기 위해 세밀하게 구체적 진술을 한다.

④ 소명진술은 조직의 전반적인 목적이나 가치, 존재이유를 설명하는 광범위한 진술로서 조직의 방향이나 목적을 규명한다.

8 계선과 막료 간의 충돌을 방지하는 방법으로 옳은 것은?

① 막료가 계선의 이름으로 명령한다.

② 막료에게 계선에 간섭할 수 있는 권한을 많이 부여한다.

③ 계선과 참모 사이의 업무배분을 명확히 한다.

④ 계선에는 실무적인 사람을, 참모에는 이론적인 사람을 채용한다.

9 우리나라의 보건의료전달체계에 대한 설명으로 옳은 것은?

┌─────────────────────────────────────┐
│ ㉠ 사회보험방식이다.   │
│ ㉡ 혼합형이다.   │
│ ㉢ 자유방임형이다.   │
│ ㉣ 사회주의형이다.   │
│ ㉤ 공공의료기관이 의료공급을 주도한다. │
└─────────────────────────────────────┘

① ㉠㉡㉢   ② ㉠㉣㉤
③ ㉡㉣㉤   ④ ㉢㉣㉤

10 다음 중 행렬조직에 대한 설명으로 옳지 않은 것은?

① 직원의 능력과 재능을 최대한 이용할 수 있다.

② 의사결정권이 분권화 될 수 있고 공식적인 절차와 규칙에 얽매이지 않는다.

③ 조직 내에 계층수가 많아진다.

④ 급격한 환경변화에 신속하게 대응할 수 있는 신축성 있는 조직구조이다.

11 다음 중 간호와 인사행정의 목표는?

① 환자간호업무를 효과적이고 능률적으로 실시하며 계속적인 발전을 하기 위하여 능력 있는 전문간호사와 기타 직원을 확보하는 일이다.

② 병원직원의 인사조치를 하는 일이다.

③ 직원에게 직업적 성장의 기회를 주는 일이다.

④ 간호업무를 경제적으로 수행하는 일이다.

12 직무평가의 방법 중에서 다음의 장점을 가진 방법은?

┌─────────────────────────────────────┐
│ • 체계적이고 과학적인 방법에 의하여 작성된 직 │
│   무평가 기준표를 사용하기 때문에 평가결과의 │
│   타당성과 신뢰성이 인정된다.   │
│ • 한정된 평가요소만을 사용하는 것이 아니라, 분 │
│   류대상 직위의 직무에 공통적이며 중요한 특징 │
│   을 평가요소로 사용하기 때문에 관계인들이 평 │
│   가결과를 쉽게 수용한다.   │
└─────────────────────────────────────┘

① 서열법   ② 점수법
③ 분류법   ④ 요소비교법

13 팀 간호의 단점으로 옳지 않은 것은?

① 팀 리더가 팀 구성원의 재능을 환자의 요구에 맞추기가 어렵다.
② 각 간호요원이 제한된 환자들에게 많은 업무를 수행하기 때문에 실수가 많다.
③ 환자의 요구를 만족시키지 못한다.
④ 간호집담회와 간호계획이 부적절하게 운영되면 전인간호가 이루어지기 어렵다.

14 근무성적 평가방법 중 평가자와 피평가자가 함께 직무수행목표를 설정하고, 수행 후 이를 기준으로 평가하여 회환하는 방법은?

① 체크리스트 평가법
② 목표관리법
③ 주요사건기록법
④ 강제배분법

15 다음 중 공정성이론에 대한 설명으로 옳지 않은 것은?

① 개인의 투입 – 산출의 비율과 다른 사람의 투입 – 산출 비율과의 상대적 관계의 개념이다.
② 아담스(Adams)가 주장하였다.
③ 자신의 능력을 발휘하여 자부심을 높이려는 욕구가 중심이 된다.
④ 노력과 직무만족은 업무상황의 지각된 공정에 의해서 결정된다고 보는 이론이다.

16 다음과 같은 갈등상황에 대처하는 방식으로 옳은 것은?

┌─────────────────────────────────────┐
│ ㉠ 신속하고 결단성 있는 행동이 요구될 때 │
│ ㉡ 비용절감이나 규칙강요와 같은 인기 없는 조치 │
│   를 시행할 때 │
└─────────────────────────────────────┘

① 협력
② 수용
③ 강압
④ 회피

17 간호관리의 체계는 투입, 과정, 산출에 이르는데 투입에는 물자, 인력, 자금이, 과정에는 기획, 조직, 인사, 지휘, 통제가 있다. 다음 중 산출요소에 해당하는 것은?

① 의사결정
② 동기부여
③ 간호사만족도
④ 갈등관리

18 50세의 김씨는 복부 수술환자이다. 김씨의 간호 중 결과적 평가기준에 해당하는 것은?

① 수술 24시간 이후 환자의 조기이상을 격려한다.
② 수술 후 2일 이내에 환자의 장음이 들린다.
③ 환자에게 냉 가습기를 적용한다.
④ 금식기간 동안 처방된 수액을 주입한다.

19 수간호사의 기능 중 목표달성을 위해 필요한 행동을 동기부여하고 지도하는 기능은?

① 조정
② 지휘
③ 통제
④ 지도

20 간호사고에 대한 설명으로 옳지 않은 것은?

① 간호업무의 수행 중 발생되는 모든 사고이다.
② 간호사의 고의, 태만, 기타 원인으로 인해 예측되지 않은 일의 발생을 말한다.
③ 간호사의 의무에 위배되는 것으로 모두 법적인 책임을 지게 된다.
④ 간호수행으로 인해 환자의 상해, 사망, 건강상의 변화 등 예기치 않은 결과가 발생하는 것이다.

1 다음 중 우리나라의 지역사회 간호사업의 전망으로 옳은 것은?

> ㉠ 산업장, 학교 등에서 1차 보건의료 제공자뿐만 아니라 건강증진을 위한 보건교육에도 충분한 역할을 수행하여야 할 것이다.
> ㉡ 지역보건법의 개정으로 지역사회 간호사는 주민의 건강을 기초로 한 지역의료계획을 담당하여야 할 것이다.
> ㉢ 노인인구 비율의 변화, 보건의료 전달체계의 정비, 사회구조의 변화 등으로 지역사회 내에서 주민들의 간호요구는 더욱 늘어날 것이다.
> ㉣ 국민건강증진법 등 제도의 개정으로 지역주민의 건강증진을 위한 지역사회 간호사의 보건교육의 역할은 더욱 증가될 것이다.

① ㉠㉡㉢
② ㉡㉢㉣
③ ㉠㉢㉣
④ ㉠㉡㉢㉣

2 다음 중 조현병적 성격장애로 인해 의심이 많고 부적절한 사회성으로 주위 사람들과 마찰이 잦은 자녀를 둔 어머니가 상담을 의뢰해 왔을 때 정신보건 간호사가 취할 행동으로 옳지 않은 것은?

① 대상자를 상담하고 사례를 관리한다.
② 정신요양원을 소개한다.
③ 정신과 전문의를 소개한다.
④ 같은 증상을 가진 사람을 소개하고 조언을 듣도록 한다.

3 가정방문을 하고자 할 때 방문 전에 해야 할 일로 옳지 않은 것은?

① 대상자와 관련된 기록을 검토한다.
② 환자와 가족이 간호사와 치료적 동맹관계를 맺도록 한다.
③ 방문자가 사는 곳을 확인하고 교통수단을 점검한다.
④ 방문 대상자에게 미리 연락한다.

4 55세 박씨가 뇌졸중으로 가정간호를 받다 실직해서 부인 김씨가 취업하게 되었다면 이후 이 가족에게 가장 중요하게 변화시켜야 하는 기능은 무엇인가?

① 가족의 애정적 기능
② 가족의 정서적 지지
③ 가족의 재정적 지원
④ 가족의 역할 배분과 조정

5 다음 중 노인간호 시 고려해야 할 점을 모두 고르면?

┌─────────────────────────────┐
│ ㉠ 질병의 예방   │
│ ㉡ 사고의 예방   │
│ ㉢ 전반적인 영양과 건강관리   │
│ ㉣ 만성질환의 적응   │
└─────────────────────────────┘

① ㉠㉡㉢
② ㉡㉢㉣
③ ㉠㉢㉣
④ ㉠㉡㉢㉣

6 우리나라는 점차 모성 사망률이 감소되고 있는 추세이다. 그 이유로 옳지 않은 것은?

① 출산율의 저하
② 항생제의 개발
③ 모성건강에 대한 정부의 지원 확대
④ 삶의 질 향상

7 다음 중 영유아의 성장발달에 따라서 수행할 수 있는 간호중재는?

┌─────────────────────────────┐
│ ㉠ 놀이지도   ㉡ 영양지도   │
│ ㉢ 예방접종   ㉣ 사고예방   │
└─────────────────────────────┘

① ㉠㉡
② ㉡㉢
③ ㉠㉢㉣
④ ㉡㉢㉣

8 가임기 여성 인구가 분모로 산출되는 지표는?

① 조출생률
② 모성사망률
③ 조사망률
④ 일반출산율

9 다음 중 학교보건교육의 계획에 대한 설명으로 옳은 것은?

> ㉠ 학교보건교육은 계속적이어야 한다.
> ㉡ 행동적인 결과를 유도해야 한다.
> ㉢ 지역사회의 협조를 얻는 것이 좋다.
> ㉣ 계획은 보건교사 단독으로 하는 것이 좋다.

① ㉠㉡㉢   ② ㉠㉢㉣
③ ㉠㉢   ④ ㉠㉡㉢㉣

10 가족전체의 구성 및 구조를 한눈에 볼 수 있고 가족의 질병력 및 상호관계를 짐작할 수 있게 고안된 것은?

① 사회지지도
② 가족밀착도
③ 가족구조도
④ 외부체계도

11 다음 중 감압병의 예방과 치료로 옳지 않은 것은?

① 고지방성이나 알콜의 음용을 금한다.
② 가능한 한 빨리 감압시킨다.
③ 고압에 취하는 시간을 단축시킨다.
④ 감압이 끝난 후 인공적으로 산소를 공급한다.

12 불쾌지수가 높을수록 더 많은 사람들이 불쾌감을 느끼기 마련이다. 일반적으로 100%의 사람이 불쾌감을 느끼는 불쾌지수는?

① DI ≥ 70
② DI ≥ 75
③ DI ≥ 79
④ DI ≥ 86

13 다음 중 식품의 위생관리에 대한 설명으로 옳은 것은?

> ㉠ 식품취급자의 건강진단 및 위생교육의 강화
> ㉡ 식품의 위생관리를 위한 규격의 제정 및 관리
> ㉢ 식품제조시설 및 영업소의 위생적 관리
> ㉣ 계속적인 식품위생검사 및 연구기능의 활성화

① ㉠㉡㉢
② ㉡㉢㉣
③ ㉠㉢㉣
④ ㉠㉡㉢㉣

14 호흡기계 비말감염으로 전파하는 것이 아닌 것은?

① 황열
② 백일해
③ 코로나19
④ 결핵

15 다음은 대비(ratio)와 구성비(propotion)에 대한 설명이다. 옳은 것은?

> ㉠ 백분율(%)은 구성비에 해당하며 0과 1 사이의 값을 가진다.
> ㉡ 교차비와 성비는 대표적 대비에 해당한다.
> ㉢ 역학의 질병발생 원인을 규명하는 상대위험도는 대비에 해당한다.
> ㉣ 대비는 한 측정값을 다른 측정값으로 나눈 값이다.

① ㉠㉡㉢
② ㉡㉢㉣
③ ㉠㉢㉣
④ ㉠㉡㉢㉣

16 다음은 무엇에 대한 설명인가?

> 생물테러감염병, 치명률이 높거나 집단 발생 우려가 커 즉시 신고, 음압격리와 같은 높은 수준의 격리가 필요한 감염병을 말한다.

① 제1급 감염병
② 제2급 감염병
③ WHO 감시대상 감염병
④ 의료관련 감염병

17 지역보건법에 의한 보건소 관장업무로 옳지 않은 것은?

① 감염병의 예방, 관리 및 진료
② 보건의료인의 지도·관리·육성
③ 가정이나 사회복지시설을 방문하여 행하는 보건의료사업
④ 의료인에 대한 보수교육

18 다음이 두 지역 중 노령화 지수가 높은 지역은?

지역	0~14세	15~64세	65세 이상
○○지역	45%	38%	17%
××지역	30%	67%	3%

① ○○지역이 높다.
② ××지역이 높다.
③ 두 지역이 같다.
④ 이 자료로 구할 수 없다.

19 김씨는 친구가 직접 캐서 만든 약초로 만든 물과 환을 몸에 좋은 식품이라 맹신하고 오랫동안 복용해왔다. 그런데 얼마 전부터 복통에 시달리다 최근에는 빈혈이 생기며 근육이 마비되는 증상이 있어 병원을 방문하게 되었다. 김씨에게 의심되는 중독으로 가장 옳은 것은?

① 수은중독
② 납중독
③ 크롬중독
④ 카드뮴중독

20 노인장기요양보험법에 의한 재가급여에 해당하지 않는 것은?

① 방문요양
② 방문치료
③ 방문간호
④ 단기보호

💡 정답 및 해설 P. 255

제1과목 국어

1 다음 중 단일한 형태소로 이루어진 단어가 아닌 것은?

① 나무
② 어머나
③ 학교
④ 부산

2 다음 중 밑줄 친 부분의 품사가 다른 하나는?

① 원하는 대로 이루어졌다.
② 예상한바와 같이 주가가 떨어졌다.
③ 전에는 더러 갔지마는 요새는 그곳에 가지 못한다.
④ 방 안은 먼지 하나 없이 깨끗했다.

3 다음 시에서 서정적 자아의 정서변화를 가장 잘 드러낸 것은?

> 새로 걸러낸 막걸리 젖빛처럼 뿌옇고
> 큰 사발에 보리밥의 높기가 한 자로세.
> 밥을 먹자 도리깨 잡고 마당에 나서니
> 검게 탄 두 어깨 햇빛 받아 번쩍이네.
> 응헤야, 소리 내며 발 맞추어 두드리니
> 삽시간에 보리 낟알 온 마당에 가득하네.
> 주고받는 노랫가락 점점 높아지는데
> 보이느니 지붕 위에 보리 티끌뿐이로다.
> 그 기색을 살펴보니 즐겁기 짝이 없어
> 마음이 몸의 노예가 되지 않았네.
> 낙원이 먼 곳에 있는 것이 아닌데
> 무엇하려고 벼슬길에 헤매고 있으리요
>
> — 여유당전서(與猶堂全書) —

① 낮에서 밤으로 시간이 바뀜
② 먼곳에서 가까운 곳으로 시선이동
③ 계절의 순번에 따른 분위기의 변화를 노래
④ 외적 상황을 먼저 제시한 후 내면세계 드러냄

4 박지원의 작품 중 직업에는 귀천이 없음을 드러내며 서민들에게 큰 힘을 주었던 작품으로 옳은 것은?

① 허생전, 양반전
② 예덕선생전, 광문자전
③ 호질, 열하일기
④ 역학대로전

5 다음 문장들을 논리적 순서로 배열할 때 가장 적절한 것은?

> ⊙ 이는 말레이 민족 위주의 우월적 민족주의 경향이 생기면 서 문화적 다원성을 확보하는 데 뒤쳐진 경험을 갖고 있는 말레이시아의 경우와 대비되기도 한다.
>
> ⓛ 지금과 같은 세계화 시대에 다원주의적 문화 정체성은 반드시 필요한 것이기 때문에 이러한 점은 긍정적이다.
>
> ⓒ 영어 공용화 국가의 상황을 긍정적 측면에서 본다면, 영어 공용화 실시는 인종 중심적 문화로부터 탈피하여 다원주의적 문화 정체성을 수립하는 계기가 될 수 있다.
>
> ⓔ 그러나 영어 공용화 국가는 모두 다민족 다언어 국가이기 때문에 한국과 같은 단일 민족 단일 모국어 국가와는 처한 환경이 많이 다르다.
>
> ⓜ 특히, 싱가포르인들은 영어를 통해 국가적 통합을 이룰 뿐만 아니라 다양한 민족어를 수용함으로써 문화적 다원성을 일찍부터 체득할 수 있는 기회를 얻고 있다.

① ⓒⓜⓔⓙⓛ
② ⓒⓛⓙⓜⓔ
③ ⓒⓜⓛⓔⓙ
④ ⓒⓛⓜⓙⓔ

6 다음 중 의미에 모호성이 없는 문장은?

① 나는 영철이를 때리지 않았다.
② 청중이 다 참석하지 않았다.
③ 철수는 영수와 닮았다.
④ 내가 사랑하는 영희의 동생 순이를 만났다.

7 다음 주어진 지문의 내용과 일치하지 않은 것은?

> 이러한 특성은 흰 옷을 더욱 희게 만드는 세제에도 이용된다. 자외선을 흡수하여 파란색을 방출하는 형광물질을 세제에 사용하면, 세탁 후 옷감에 남아있는 형광물질이 빛의 삼원색인 빨강, 파랑, 초록 중 파란색의 가시광선을 방출함으로써 흰 색을 더욱 하얗게 보이도록 할 수 있다. 물질에 따라 방출하는 빛의 진동수가 달라지는 현상은 과학적 탐구에도 이용된다. 어떤 물질을 분석할 때 자외선을 쬐어 나오는 빛을 분석하면 물질의 구성원소를 알아낼 수 있으며 별빛을 분석하여 원소가 방출하는 고유한 빛을 통해 별을 이루고 있는 원소를 알 수 있다.

① 물질에 따라 빛의 진동수가 다르다.
② 흰 옷을 더욱 희게 만드는 세제는 자외선을 흡수하여 파란색을 방출하는 형광물질을 사용한다.
③ 어떤 물질의 빛을 분석하면 물질의 구성원소를 알 수 있다.
④ 물질에 따라 방출하는 빛의 진동수는 대부분 일정하기 때문에 과학적 탐구에도 이용된다.

8 다음 중 화자의 감정이입이 드러나지 않은 것은?

> 비로봉 동쪽은 아낙네의 살결보다도 흰 자작나무의 수해(樹海)였다. 설 자리를 삼가, 구중심처(九重深處)가 아니면 살지 않는 자작나무는 무슨 수중(樹中) 공주이던가! 길이 저물어, 지친 다리를 끌며 찾아든 곳이 애화(哀話) 맺혀 있는 용마석(龍馬石) —— 마의 태자의 무덤이 황혼에 고독했다. 능(陵)이라기에는 너무 초라한 무덤 —— 철책(鐵柵)도 상석(床石)도 없고, 풍우에 시달려 비문조차 읽을 수 없는 화강암 비석이 오히려 처량하다.
> 무덤가 비에 젖은 두어 평 잔디밭 테두리에는 잡초가 우거지고, 석양이 저무는 서녘 하늘에 화석(化石)된 태자의 애기(愛騎) 용마의 고영(孤影)이 슬프다. 무심히 떠도는 구름도 여기서는 잠시 머무르는 듯, 소복(素服)한 백화(白樺)는 한결같이 슬프게 서 있고, 눈물 머금은 초저녁 달이 중천(中天)에 서럽다.
> — 정비석의 산정무한 —

① 자작나무
② 무덤
③ 비석
④ 구름

9 다음 중 복수표준어가 아닌 것은?

① 가뭄 – 가물
② 고깃간 – 푸줏간
③ 댓돌 – 툇돌
④ 살고기 – 살코기

Ｑ 다음 글을 읽고 물음에 답하시오. 【10 ~ 11】

> 군청에서는 관 위주 행정의 관행을 없애고 군민들이 불편하지 않도록 '감동 행정'을 펼치기 위한 사전 작업이 이뤄지고 있다. (개)특히 군정에 변화의 새 바람을 일으키기 위해 군민과 공직자를 상대로 군민 행복을 위한 ㉠참신한 의견을 ㉡수렴하고 '공직자 변화 노력 ㉢선포식'을 열기로 하는 등 변화의 바람이 감지되고 있다. (내)김 군수는 "공무원들의 변화만이 군민들에게 희망을 줄 수 있다."면서, '공무원들의 낡은 사고, 관 위주 행정의 낡은 관행을 우선 변화시켜야 할 대상으로 규정하고 전체 공직자가 자기 계발과 의식 전환을 위해 노력하도록 할 방침'이라고 밝혔다. (다)다음 달 정례 조회 때 있을 공직자 변화 노력 선포식에서는 전체 공직자가 결의문을 채택해 자기 개혁에 적극 나서도록 분위기를 조성한다는 방침이다. (라)특히 음주운전자 차량에 동승하여 음주운전을 적극 만류하지 못해 음주운전에 이르게 한 공무원도 사안에 따라 ㉣문책할 방침이다.

10 밑줄 친 어휘의 한자 표기가 모두 옳은 것은?

	㉠	㉡	㉢	㉣
①	懺新	收斂	宜布	聞責
②	斬新	收斂	宜布	問責
③	斬新	受斂	宜布	聞責
④	懺新	受斂	宜布	問責

11 글의 통일성으로 보아 빼야 할 문장으로 가장 적절한 것은?

① (개)
② (내)
③ (다)
④ (라)

12 다음 중 표준어가 아닌 것으로 짝지어진 것은?

① 돌잔치, 덧니, 툇마루
② 강남콩, 사흘날, 꺽꽂이
③ 사글세, 숟가락, 셋방
④ 끄나풀, 여닫이, 아무튼

13 다음 문장에서 범하고 있는 오류는?

> 이것은 위대한 그림이다. 왜냐하면 모든 훌륭한 미술 평론가가 평하고 있기 때문이다. 훌륭한 미술 평론가란 이런 위대한 그림을 평하는 이이다.

① 논점 일탈의 오류
② 순환 논증의 오류
③ 원칙 혼동의 오류
④ 흑백 논리의 오류

14 다음 중 정의(正義)의 방법에 맞는 것은?

① 정치가는 정치를 하는 사람이다.
② 닭은 하늘을 날지 못하는 새다.
③ 야구는 운동경기의 일종이다.
④ 문학은 언어로 표현되는 예술이다.

15 다음 중 한자의 구성원리가 다른 것은?

① 明　　　　② 接
③ 館　　　　④ 帳

16 다음 중 '易'자의 음이 다른 것은?

① 安易　　　　② 便易
③ 貿易　　　　④ 容易

17 다음 중 연결이 잘못된 것은?

① 金蘭之契 – 교묘한 말과 애교있는 눈빛으로 남의 비위를 맞춤
② 首邱初心 – 고향을 잊지 않고 그리워함
③ 拈華微笑 – 마음과 마음으로 깊은 뜻을 앎
④ 推敲 – 시문(時文)의 자구(字句)를 고치는 것

Q 다음 글을 읽고 물음에 답하시오. 【18 ~ 19】

> 중국 당나라 때, 남악 형산 연화봉에 서역으로부터 불교를 전하러 온 육관대사가 법당을 짓고 불법을 베풀었는데, 동정호의 용왕도 참석한다.
> 육관대사는 제자 성진을 보내 용왕에게 사례하도록 했는데, 용왕의 술 대접을 받고 돌아오던 성진은 형산 선녀 위부인의 팔선녀와 석교에서 만나 서로 희롱한다. 선방에 돌아온 성진은 팔선녀의 미모에 도취되어 불문의 적막함에 회의를 느끼고 속세의 부귀영화를 원하다가, 팔선녀와 함께 인간세상으로 추방된다.

18 작가가 이 작품을 창작하게 된 동기는 무엇인가?

① 자신의 신앙인 불교의 전파를 위해
② 당대 지배층의 위선을 폭로하기 위해
③ 어머니인 윤씨를 위로하기 위해
④ 유배지에서의 자신의 고독을 달래기 위해

19 이 작품의 국문학사적 의의는?

① 최초의 창작소설
② 작가가 밝혀진 최초의 소설
③ 몽자류(夢字類) 소설의 효시
④ 우화적 수법의 차용

20 주제와 설명의 방식이 가장 적절히 연결된 것은?

① 문학의 장르 – 분석
② 인상적인 겨울풍경 – 유추
③ 연극과 영화의 차이 – 대조
④ 올챙이의 생태변화 – 예시

1 다음 글이 설명하는 단어로 가장 알맞은 것은?

> To some fairly frequently, perhaps occasionally to all, there come little flashes of illumination — momentary glimpses into the nature of the world, which come to us when we're off our guard.

① impulse
② lust
③ inspiration
④ idealism

2 어법상 옳지 않은 것은?

① The main reason I stopped smoking was that all my friends had already stopped smoking.
② That a husband understands a wife does not mean they are necessarily compatible.
③ The package, having wrong addressed, reached him late and damaged.
④ She wants her husband to buy two dozen of eggs on his way home.

3 어법상 가장 적절한 것은?

① If a man you met the night before and made the worst impression on you loses no time in telephoning you the very next morning, be as busy as possible.

② When I take into consideration all the factors involved, I have neither the inclination nor the insensitivity to interfere.

③ There are usually more men in your life whom you would like to get rid of as those whom you are dying to meet.

④ If you don't mind impolite, you can even say that you have to write a letter or take the dog for a walk.

4 다음 글은 신문이나 잡지의 어느 면에 실릴 것 같은가?

A melon farmer had noticed that thieves were stealing his crop from the fields at night. Desperate to save what was left to sell at market, he put up a sign with a skull and crossbones that read, "One of these melons is poisoned." Sure enough, for two nights not one melon was stolen. But after the third night, he noticed that his sign had been altered. It now read, "Two of these melons are poisoned."

① Editorial
② Advertisement
③ Humor
④ Domestic

5 다음 글의 밑줄 친 반응을 듣고 필자가 느낄 감정으로 가장 알맞은 것은?

My father, an announcer for television commercials, works in Seattle, and it's always a treat to hear his voice when I visit other parts of the country. My job once took me to Pennsylvania. I was at a pub with friends when an ad for athletic equipment came on the lounge TV. As a shapely blonde dressed in a leotard worked out on an exercise device, a very familiar voice delivered the sale pitch. Without thinking, I said, "Hey, you guys, that's my dad!" My friends turned to look at me. "Geoff!" They replied in unison. "He's beautiful."

① anger   ② excitement
③ elation   ④ embarrassment

6 "우리 둘은 서로 잘 통한다."를 영어로 표현한 것 중 가장 어색한 것은?

① We are talking the same language.
② We are on the identical wavelength.
③ We seem to be in sync with each other.
④ We are completely through with each other.

7 다음 밑줄 친 부분 중 어법상 가장 어색한 것은?

①As decision-making reached higher levels, half the harvests of the world ②was bought and sold in political and financial ③deals which ignored the fact ④that food was grown to be eaten.

"Future shock" – the disease of change – can be prevented. But it will take drastic social, even political action. No matter how individuals try to pace their lives, no matter what psychic crutches we offer them, no matter how we alter their education, the society as a whole will still be caught on a runaway treadmill until we capture control of the accelerative thrust itself.

The high velocity of change can be traced to many factors. Population growth, urbanization, the shifting proportions of young and old – all play their part. Yet technological advance is clearly a critical node in the network of causes, indeed, it may be the node that activates the entire net. One powerful strategy in the battle to prevent mass future shock, therefore, involves the conscious regulation of technological advance. We cannot and must not turn off the switch of technological progress. Only _____ babble about returning to a "state of nature." A state of nature is one in which infants shrivel and die for lack of elementary medical care, in which malnutrition stultifies the brain, in which, as Hobbes reminded us, the typical life is "poor, nasty, brutish, and short." To turn our back on technology would be not only stupid but immoral.

8 위 글의 빈칸에 들어갈 말로 가장 적절한 것은?

① severe realists
② intelligent idealists
③ clever politicians
④ romantic fools

9 다음 중 윗글의 필자의 생각을 가장 잘 표현한 것은?

① Future shock has no bearing on change.
② We must defy the advance of technology.
③ The state of nature is a bliss we seek after.
④ There are pros and cons as for technological progress.

10 다음 영어를 우리말로 잘못 옮긴 것은?

① He is second to none in describing human character.
= 인물의 성격묘사에 있어서 그는 아무에게도 뒤지지 않는다.
② The more you get, the more you want.
= 가진 게 많으면 많을수록 더 갖고 싶어진다.
③ I've had it with my car breaking down all the time.
= 나는 내 차가 항상 고장나는 것을 감수해 왔다.
④ I know better than to mistake the means for the end.
= 나는 본말전도를 하지 않을 정도의 분별력은 있다.

11 다음 밑줄 친 부분이 가리키는 대상이 나머지와 다른 것은?

Many people who want to stay young-looking ask their doctors for Retin−A. ① This is an ointment that was originally made to help people with pimple, but researchers found that ②it also reduces the number of fine wrinkles and makes the skin look smoother and healthier. Unfortunately, the effects from ③the ointment do not come immediately. The results of dermabrasion can be seen quickly, usually within a week or so. This is a minor surgical technique that some antiagers have had done. ④It involves peeling off a layer or so of skin. The result is that the skin looks younger and smoother, subtracting fifteen or more years from someone's appearance.

12 다음 글을 읽고 본문 전체의 문장과 관계가 없는 것을 고르면?

A picture is worth a thousand words. ① How you draw a picture of you can reveal much about yourself. ②If your figures have large ears, for example, you might be very sensitive to criticism. ③Friends often draw a picture for you, because they like you. ④ Large eyes, on the other hand, suggest suspicion or tension. Finally, short arms may indicate a lack of motivation.

13 다음 밑줄 친 부분에 가장 알맞은 것은?

Even when Americans are not moving from one home to another, they are constantly traveling. Many people travel by train, but airplane travel is increasingly popular. However travel _____ is by far the most common, the car is used for social engagement and business purpose.

① by automobile
② by automobiles
③ by airplane
④ by airplanes

14 다음 글의 바로 다음에 올 내용으로 가장 자연스러운 것은?

A young moth once set his heart on a certain star. He told his mother about this and she counselled him to set his heart on a bridge lamp instead. "Stars aren't the thing to hang around," she said, "lamps are the thing to hang around." "You get somewhere that way," said the moth's father. "You don't get anywhere chasing stars." But the moth would not heed the words of either of his parents.

① 어린 나방은 별을 쫓아다녔다.
② 어린 나방은 엄마 나방의 충고를 받아들였다.
③ 어린 나방은 아빠 나방의 충고를 받아들였다.
④ 어린 나방은 가족들과 헤어져 살았다.

15 다음 글의 내용을 가장 적절하게 표현한 것은?

Mr. Smith was driving his wife to the airport. "I'm, terrified we might not get there in time," she said anxiously. "Suppose the car breaks down or we skid into a ramp ……?" "For heaven's sake, stop worrying!," he replied. "We're all right so far, aren't we?" "Yes, but ……." "Then keep quiet and let me get on with the driving." Mrs. Smith caught the plane.

① All that glitters is not gold.
② Better late than never.
③ Never judge by appearances.
④ Don't cry before you are hurt.

16 다음 두 글의 공통된 제목으로 알맞은 것은?

(A) A society need not try to do for people what they should do for themselves. It is foolish and wicked to take money away from hard − working, thrifty citizens and give it to those who are idle. If our society is ever to improve, people must learn to be responsible.

(B) In any society, there are always people who are too weak, or too unlucky to be able to take care of themselves and their families. In ancient times, such people were allowed to suffer and even to die. Let's hope that in these days the country, that is to say society as a whole, will continue to look after its weaker members.

① Saving Money
② Building Hospitals
③ Making a Good Society
④ Becoming Hard−working Citizens

17 다음 글에서 밑줄 친 toot his own horn이 의미하는 것으로 가장 적절한 것은?

I used to be a huge fan of one certain movie /TV star/rapper. I thought he was extremely talented, and I enjoyed his work very much. As of late, however, every time I see him on TV or read about him in magazines he is very cocky and makes statements to the effect that he is the greatest performer alive. It has really disappointed me so much and made me avoid paying to see anything that he is involved with. The shame is, everyone knows he is talented; there is no need for him to toot his own horn.

① 자신감이 결여되다.
② 소란을 피우다.
③ 자기자랑을 하다.
④ 자기만의 일을 즐기다.

Q 다음 글을 읽고 물음에 답하시오. 【18 ~ 19】

Some people believe that if they have much money, they will be happy. They believe that if they are wealthy, they will be able to do everything they want, and so they will be happy. _____ some people value their religion, or their intelligence, or their health ; these make them happy. For me, happiness is closely tied to my family. I am happy if my wife and children live in harmony. When all members of my family share good and sad times, and communicate with each other, I am happy.

18 윗글의 내용으로 미루어 빈칸에 알맞은 것은?

① As a result
② for example
③ on the other hand
④ in addition

19 윗글에서 주장하고자 하는 요지는?

① 행복은 가족의 화목에서 비롯된다.
② 건강은 행복의 조건이다.
③ 지성은 가치판단의 기준이다.
④ 재물은 모든 것을 가능하게 한다.

20 다음 글의 주제로 알맞은 것은?

When you get home from class, go over your notes. Review the important points that your teacher mentioned in class. Read any related material in your textbook. If you know what your teacher is going to discuss the next day, scan and read that material, too. This will help you understand the next class. If you do these things regularly, the material will become more meaningful, and you will remember it longer.

① Develop a good attitude about tests.
② Find a good place to study in.
③ Scan before you read.
④ Study regularly.

1 조선의 법률 제도에 대한 설명으로 옳지 않은 것은?

① 형벌에 관한 사항은 관습법의 적용을 받았다.
② 반역죄, 강상죄는 중죄로 취급되어 연좌제가 적용되었다.
③ 사법 기관은 행정 기관과 명확히 구분되지 않았다.
④ 민사에서는 초기에 노비와 관련된 소송이 많았고 후기에는 산송이 주류를 이뤘다.

2 다음 중 나말여초의 지방 사회에서 일어나고 있던 상황을 잘못 설명한 것은?

① 중앙 정부의 가혹한 수취로 농민부담이 증가하였다.
② 지방 통제력 약화는 호족들이 성장할 수 있는 배경이 되었다.
③ 6두품은 은둔생활을 하며 호족세력과 연계하여 반 신라적 성향을 띄었다.
④ 촌주를 중심으로 촌락행정을 주관하고 지방관을 보좌하는 체제가 강화되었다.

3 밑줄 친 '이번 총선거'에 대한 설명으로 옳지 않은 것은?

> 5월 10일, 빛나는 한 표로
> 새 시대의 문을 열자!
> 유권자의 뜻을 받들어 민주적인 헌법을 제정하겠습니다.
> 8·15 광복 후 처음 치르는 이번 총선거에서 진정한 애국자인 ○○○에게 투표합시다.

① 초대 국회의원을 선출하였다.
② 최초로 실시된 보통 선거였다.
③ 6·25 전쟁 이후에 실시되었다.
④ 유엔의 결의에 따라 실시되었다.

4 다음에서 공통적으로 추출할 수 있는 사실은?

> • 신라 – 우역(郵驛)의 설치
> • 고려 – 이문소(理問所)의 혁파
> • 조선 – 도호부(都護府)의 설치
> • 조선 – 의흥삼군부(義興三軍府)의 설치

① 지방 도시의 육성
② 피지배층의 생활 안정
③ 최고 권력자의 통치권 강화
④ 지방에 대한 통제 장치 확대

5 다음 선언문이 발표된 민주화 운동에 대한 설명으로 옳은 것은?

> 민주주의와 민중의 공복이며 중립적 권력체인 관료와 경찰은 민주를 위장한 가부장적 전제 권력의 하수인으로 발 벗었다. 민주주의 이념의 최저의 공리인 선거권마저 권력의 마수 앞에 농단되었다. …… 나이 어린 학생 김주열의 참시를 보라! 그것은 가식 없는 전제주의 전횡의 발가벗은 나상밖에 아무 것도 아니다.

① 3 · 15 부정 선거가 원인이었다.
② 5 · 10 총선거에 영향을 주었다.
③ 2 · 8 독립 선언이 계기가 되었다.
④ 6 · 29 민주화 선언이 발표되었다.

6 삼국의 발전과정에 대한 설명 중 옳지 않은 것은?

① 고국천왕 때 왕권강화를 위해 왕위를 부자세습으로 바꾸었다.
② 4세기는 백제의 전성기로 영토확장과 활발한 해외진출을 전개하였다.
③ 백제 근초고왕은 동진으로부터 불교를 수용하였다.
④ 내물왕의 구원요청으로 광개토대왕은 신라에 침입한 왜군을 격퇴시켰다.

7 다음 설명에 나타난 인물은 누구인가?

> • 선비의 자각을 강조하였으며 한전론을 주장하였다.
> • 영농방법의 혁신과 상업적 농업을 장려하였으며 수리시설의 확충 등을 통하여 농업생산력을 높이는데 관심을 기울였다.
> • 상공업의 진흥을 강조하면서 수레와 선박을 이용하였다.

① 홍대용
② 박제가
③ 박지원
④ 이수광

8 다음 인물들이 주장하였을 정치적 구호로 가장 적절한 것은?

> 이들은 우리나라를 이미 유교문화에 의해 개화된 상태로 보았으며 우리 고유의 사상과 전통문화를 유지하고 서양의 기술 과학문명을 받아들이는 것을 주장하였다. 양무운동을 본받아서 개화를 점진적으로 진행시켰다. 대표적 인물로는 김홍집, 어윤중, 김윤식 등이 있다.

① 청과 우호관계 유지로 부국강병 추구하자.
② 청과의 사대관계를 청산하고 자주국가를 수립하자.
③ 근대적 정치사상을 수용하여 입헌국가를 수립하자.
④ 옛 것을 근본으로 새로운 근대국가를 수립하자.

9 다음 단체에 대한 설명으로 옳지 <u>않은</u> 것은?

> ○ 창립 : 김원봉, 윤세주 등을 중심으로 만주 지린에서 조직
> ○ 목표 : 폭력 투쟁을 통한 일제 타도
> ○ 활동 : 식민 지배 근간이 되는 인물 처단 및 시설물 파괴
> ○ 대표 단원
> • 박재혁(1920) : 부산 경찰서에 폭탄 투척
> • 김익상(1921) : 조선 총독부에 폭탄 투척
> • 김상옥(1923) : 종로 경찰서에 폭탄 투척

① 6 · 10 만세운동을 계획하였다.
② 민족혁명당 결성에 참여하였다.
③ 조선혁명간부학교를 설립하였다.
④ 단원 중 일부가 황푸군관 학교에 입학하였다.

10 다음은 어떤 학문연구의 경향을 설명한 것이다. 이런 학문연구의 경향이 가져온 결과로 볼 수 있는 것은?

> 도덕윤리를 기준으로 하는 형식논리를 중시하고 명분 중심의 가치를 강조하는 경향이 나타나 왕실 위주의 국가질서론과 주자가례에 대한 학문적 연구가 발달하였다. 또한 가족과 친족공동체의 유대를 통하여 문벌을 형성하고 양반으로서의 신분적 우위성을 유지하려는 필요에서 종족의 내력을 기록하고 그것을 암기하는 학문적 경향이 발달하였다.

① 전제왕권에 대항하는 원리를 제공하였다.
② 양반문벌제도를 붕괴시키는 계기가 되었다.
③ 성리학 연구를 침체시키는 결과를 초래하였다.
④ 유교주의적 가족제도를 확립하는 데 기여하였다.

11 다음 사건들의 결과로 옳은 것은?

> • 유향소 복립운동
> • 사창제 도입
> • 현량과 실시
> • 향약 보급, 서원 설립

① 신분제의 동요
② 사림의 지위 강화
③ 중앙집권의 강화
④ 과학기술의 진흥

12 조선초기의 신분제를 양인과 천인으로 나누어 보려는 견해에 부합하는 근거는?

① 양반은 세습신분으로 벼슬할 자격이 있는 신분층이다.
② 양인 내부에서는 법제적으로 신분이동이 가능하였다.
③ 직업의 선택이 불가능하였으며 직업과 신분은 고정되었다.
④ 지배층의 자기 도태과정의 결과, 기술직과 서얼은 중인층으로 고정되었다.

13 (가), (나) 사이의 시기에 있었던 사실로 옳은 것은?

> (가) 북한군의 공격에 밀려 낙동강 방어선으로 후 퇴한 제1사단은 다부동 일대에서 북한군 제2 군단의 공세에 맞서 8월 3일부터 9월 2일까 지 치열한 전투를 벌였다. 이 전투에서 제1사 단 12연대는 특공대를 편성, 적 전차 4대를 파괴하는 등 중요한 역할을 수행하며 전투를 승리로 이끌었다.
>
> (나) 개성에서 열린 첫 정전 회담에서 UN군 대표 단은 어떠한 정치적 또는 경제적 문제의 논의 를 단호히 거부하는 동시에 침략 재발의 방지 를 보장하는 화평만이 전쟁을 종식시킬 수 있 다고 공산군 대표단에게 경고하였다.

① 애치슨 선언이 발표되었다.
② 흥남 철수 작전이 전개되었다.
③ 여수·순천 10·19 사건이 일어났다.
④ 한미 상호 방위 조약이 체결되었다.

14 고대 문화유산의 특징을 잘못 짝지은 것은?

① 백제 무령왕릉 – 고구려 무덤양식의 영향
② 강서고분의 사신도 – 도교의 영향
③ 익산 미륵사지석탑 – 목탑양식의 석탑
④ 경주 분황사석탑 – 모전(模傳)석탑

15 조선후기의 사회변동과 관련된 다음 설명 중 옳은 것은?

① 탕평책의 실시로 양반계층의 특권이 줄어들었다.
② 수취체제의 개편으로 농민의 생활수준이 크게 향상되었다.
③ 경영형 부농은 경제력을 바탕으로 신분상승을 도모하였다.
④ 공명첩의 시행은 신분질서를 강화하고자 하는 것이었다.

16 (가) 단체에 대한 설명으로 옳은 것은?

> 독립신문, 국민을 계몽하고 자유 민권 사상을 전파!
> 갑신정변이 실패한 후 미국으로 망명하였던 서재 필은 을미사변 이후에 다시 귀국하였다. 아관 파 천으로 일본의 압력이 약화되자 정부의 지원을 받아 독립신문을 창간하였다. 이어 서재필은 독 립문 건립을 명분으로 하여 근대적 개혁 사상을 지닌 인사들과 함께 ((가))을/를 결성하였다.

① 관민 공동회를 개최하였다.
② 집강소를 통해 개혁을 실시하였다.
③ 사회주의 사상의 영향을 받아 전개되었다
④ 일제의 황무지 개간권 요구를 저지하였다.

17 다음은 근대국가 성립기의 사회운동이다. 이 중 신분제 철폐를 주장했던 사건으로 바르게 묶인 것은?

> ㉠ 갑신정변
> ㉡ 동학농민운동
> ㉢ 위정척사운동
> ㉣ 독립협회운동

① ㉠㉡
② ㉠㉣
③ ㉡㉢
④ ㉢㉣

18 국군의 명맥을 〈보기〉에서 순서대로 옳게 나열한 것은?

> ─────〈보기〉─────
> ㉠ 한국광복군   ㉡ 일제강점기 독립군
> ㉢ 항일 의병운동   ㉣ 조선 경비대
> ㉤ 대한민국 국군

① ㉠→㉡→㉢→㉣→㉤
② ㉡→㉠→㉢→㉣→㉤
③ ㉢→㉡→㉠→㉣→㉤
④ ㉣→㉠→㉡→㉢→㉤

19 다음 발표를 하게 된 배경으로 가장 적절한 것은?

> 통일된 조국의 달성을 위하여 공동 분투하는 것뿐이다. 이 육신을 조국이 요구한다면 당장이라도 제단에 바치겠다. 나는 통일된 조국을 건설하려다가 38도선을 베고 쓰러질지언정 일신의 구차한 안일을 취하여 단독 정부를 세우는 데는 협력하지 아니하겠다.
> ─ 김구, '삼천만 동포에게 읍고함' ─

① 북한이 6 · 25 전쟁을 일으켰다.
② 대한민국 임시 정부가 수립되었다.
③ 모스크바 3국 외상 회의가 개최되었다.
④ 소련이 유엔 한국 임시 위원단의 입북을 거부하였다.

20 다음 상황이 끼친 영향으로 옳은 것을 〈보기〉에서 고른 것은?

> 미국으로부터 우리나라에 수백만 석의 양곡이 원조되었다. 작년도의 2배 이상 증가한 양이 들어오게 되었는데, 이를 통해 전후 식량 문제가 상당히 극복되어 가고 있으며, 아울러 이와 더불어 들어오는 소비재 물품들 또한 국민들의 생활 안정에 보탬이 되고 있다. 그러나 식량 위주의 원조가 갖는 문제점이 발생하고 있어 정부가 조처를 취해야 할 것으로 보인다.

> ─────〈보기〉─────
> ㉠ 농지개혁이 중단되었다.
> ㉡ 삼백 산업이 성장하였다.
> ㉢ 농산물 가격이 하락하였다.
> ㉣ 소비재 산업의 성장이 부진하였다.

① ㉠㉡   ② ㉠㉢
③ ㉡㉢   ④ ㉡㉣

1 피들러 리더십 상황(Contingency)모델의 상황적 요소에 해당하는 것으로 옳게 짝지어진 것은?

> ㉠ 리더와 구성원의 관계
> ㉡ 리더의 직위권력
> ㉢ 과업구조
> ㉣ 구성원의 능력

① ㉠㉡   ② ㉠㉡㉢
③ ㉡㉢   ④ ㉡㉢㉣

2 다음은 무엇에 대한 설명인가?

> 병원에서 행정가, 상담자, 동료, 하부직원, 역할모델, 감독, 결정자 등의 여러 역할을 하는 사람이다.

① 간호이론가   ② 병원원장
③ 간호관리자   ④ 의사

3 다음 중 페이욜(Fayol)에 대한 설명으로 옳지 않은 것은?

① 관리적 측면을 체계화시켰다.
② 분업의 원칙, 명령일원화의 원칙 등 여러 가지 관리원칙을 발표하였다.
③ '과학적 관리의 아버지'로 알려졌다.
④ 조직의 활동을 크게 관리활동과 직업활동으로 나누었다.

4 인간관계론에 관한 일반적 평가에 대한 설명 중 옳지 않은 것은?

① 조직을 폐쇄적 관점에서 바라봄으로써 경제적 환경과 노동시장의 조건 등을 적절히 고려하지 못하였다.
② 조직을 단순·합리적이고 기계적인 조직으로 파악하였다.
③ 인간의 사회적·심리적 측면을 밝힘으로써 인간에 대한 이해의 폭을 넓혔으나, 인간의 복잡한 측면을 설명하는 데 실패하였다.
④ 조직구성원들의 사회적·심리적 욕구와 조직 내의 비공식집단을 중시하여 조직의 목표와 조직구성원들의 목표가 서로 일치하지 않음을 지적하였다.

5 다음 중 상황이론에 대한 설명으로 옳지 않은 것은?

① 조직과 상황과의 적합·부적합 관계를 규명함으로서 조직의 효율성을 높일 수 있다.
② 조직의 상황을 나타내는 변수에는 환경. 기술, 규모 등이 있다.
③ 조직에 대한 실증적 연구를 통해 검증가능한 명제를 축적하고, 그 중에서 보다 통합적인 이론을 만들어 내려는 이론이다.
④ 인간의 사회적·심리적 욕구 충족이 생산성 향상을 가져 온다.

6 다음 중 프로젝트 전체를 운영하는 데 필요한 3가지 기대요소량을 알 수 있으며, 어떤 작업이 시작되기 전에 완성되어야 할 작업을 파악할 수 있는 기획방법은?

① EDPS   ② PPBS
③ CPM   ④ PERT

7 다음 중 전략기획에 대한 내용으로 옳은 것은?

① 변화하는 환경에 대처하기 위한 조직 능력을 극대화한다.
② 구체적이고 측정 가능한 목표이다.
③ 부서별로 완성한다.
④ 중간관리자에게 책임이 있다.

8 다음 중 DRG에 포함되는 것은?

┌─────────────────────────┐
│ ㉠ 수정체 적출술 │
│ ㉡ 충수돌기 │
│ ㉢ 자궁 및 부속기 수술 │
│ ㉣ 항문 및 항문주위 수술 │
└─────────────────────────┘

① ㉠㉡㉢   ② ㉠㉢
③ ㉠㉡㉢㉣   ④ ㉣

9 간호생산성을 계산한 결과 90%가 나왔다. 이 결과가 의미하는 것은 다음 중 무엇인가?

① 간호직원의 기준이 요구하는 것보다 더 적은 자원을 가지고 환자를 분류하였다.
② 환자분류시스템이 요구하는 기준보다 10% 적은 숫자의 간호사로 환자를 간호하였다.
③ 환자를 간호하는 데 기준보다 더 많은 간호자원을 이용하였다.
④ 실제로 간호한 시간이 요구된 기준 간호시간과 일치하였다.

10 관리의 목표를 극대화하기 위해서 고려해야 할 요소에 대한 설명으로 옳은 것은?

① 효과성과 효율성은 상호대체적인 개념이다.
② 효율성은 조직의 목적 달성에 관련된 개념으로 결과를 극대화할 때 상승한다.
③ 효과성은 목적을 달성하기 위해 자원을 생산적으로 사용했는가를 측정하는 개념이다.
④ 생산성은 사용된 투입자원에 대해 얼마의 생산을 이루었느냐 하는 경영성과를 측정하는 지표이다.

11 조직의 집권화에 관한 설명으로 옳지 않은 것은?

① 대부분의 조직에서 위기는 집권화를 초래하기 쉽다.
② 역사가 짧은 조직의 경우 집권화되기 쉽다.
③ 조직의 규모가 커지면 집권화 되기 쉽다.
④ 조직의 운영이 특정 개인의 리더십에 의존하는 정도가 높을수록 집권화되기 쉽다.

12 다음 중 의료전달체계에 따른 병원조직 유형 중 3차 진료기관에 속하는 것은?

① 의원
② 대학병원
③ 보건소
④ 한방병원

13 다음 중 프로젝트 팀의 특징이 아닌 것은?

① 각 부서에서 팀원이 선발되어 이루어지며 프로젝트를 수행한 후 끝나면 해체된다.
② 임시적·역동적 조직이다.
③ 팀원들 사이에서도 지위에 따른 계층제의 원리는 존재한다.
④ 프로젝트 팀은 최고관리자가 프로젝트의 목표, 시간의 한계, 일반적 지침들을 정하고 장이 선출된다.

14 환자분류체계 중 원형평가에 대한 설명으로 옳지 않은 것은?

① 환자를 3~4개 군으로 나누어 각 범주별로 간호요구량을 광범위하게 기술한다.
② 특정한 간호요소나 질병의 위급 정도를 포함한다.
③ 보편적인 환자분류체계이다.
④ 환자의 특성을 잘 평가할 수 있다.

15 직무의 내용, 직무의 기능, 직무간의 관계를 규정하는 단계는?

① 직무설계
② 직무분석
③ 직무기술
④ 직무평가

16 인간행위는 행동결정에 있어 여러 가지 행동대안을 평가하여 어떤 행위가 목표 또는 미래의 결과에 이르게 될 것이라는 결과를 믿는 선택에 의해 결정된다고 본 이론은?

① 기대이론
② 강화이론
③ 동기부여이론
④ 성취욕구이론

17 다음 중 조직차원의 동기부여 증진방안으로 옳지 않은 것은?

① 실현가능한 도전적인 목표설정
② 직무의 재설계
③ 성과 및 보상의 합치 프로그램
④ 인사관리제도의 개선

18 다음 중 통제의 필요성으로 옳게 짝지어진 것은?

> ㉠ 조직 목표와 구성원 목표의 차이를 줄이기 위함이다.
> ㉡ 비용효과적인 관리혁신이 요구된다.
> ㉢ 자발적 · 참여효과적인 조직형태를 유지하기 위함이다.
> ㉣ 간호조직의 복잡화로 인한 권한위임의 관계를 확립하기 위함이다.

① ㉠㉡
② ㉠㉡㉢
③ ㉡㉢
④ ㉡㉢㉣

19 다음 중 병동 배색을 위한 가장 적절한 채도와 명도로 옳은 것은?

① 높은 채도, 중간정도의 명도
② 높은 채도, 높은 명도
③ 낮은 채도, 높은 명도
④ 낮은 채도, 낮은 명도

20 윤리의 원칙 중 자율성에 대한 설명으로 옳지 않은 것은?

① 스스로 계획하고 수행할 수 있는 역량으로 말한다.
② 인간이 근본적으로 평등하다는 것에 그 기본이 있다.
③ 타인에 대한 존중의 원리는 자율성의 원리와 관련이 있다.
④ 프라이버시와 비밀에 관한 권리도 자율성의 원리에서 나온다.

제5과목 **지역사회간호**

1 지역사회 간호사업의 목표로 옳은 것은?

① 특정 고위험집단의 건강을 관리한다.
② 지역사회의 적정기능 수준을 향상시킨다.
③ 모든 사업은 되도록 한번에 달성한다.
④ 질병을 조기에 발견하여 치료한다.

2 다음 중 보건사업에 영향을 주는 환경요인으로 옳은 것은?

> ㉠ 사회적 요인   ㉡ 경제적 요인
> ㉢ 정치적 요인   ㉣ 자연적 요인

① ㉠㉡
② ㉢㉣
③ ㉡㉢㉣
④ ㉠㉡㉢㉣

3 다음 중 가족간호의 목표달성을 위해 필요한 간호수단으로 옳은 것은?

① 집단교육, 클리닉 활동, 보건교육
② 상담, 직접간호 제공, 가정방문
③ 가정방문, 집단교육, 클리닉 활동
④ 상담, 가정방문, 보건교육

4 다음에 해당하는 법령은?

> 이 법은 보건소 등 지역보건의료기관의 설치·운영에 관한 사항과 보건의료 관련기관·단체와의 연계·협력을 통하여 지역보건의료기관의 기능을 효과적으로 수행하는 데 필요한 사항을 규정함으로써 지역보건의료정책을 효율적으로 추진하여 지역주민의 건강 증진에 이바지함을 목적으로 한다.

① 지역보건법
② 보건의료기본법
③ 학교보건법
④ 사립학교법

5 Susser의 가족발달주기로 맞는 것은?

① 팽창 – 분산 – 독립 – 대치
② 팽창 – 독립 – 대치 – 분산
③ 독립 – 팽창 – 분산 – 대치
④ 분산 – 팽창 – 독립 – 대치

6 ∧지역 지역보건 의료계획의 수립 및 제출의 의무가 있는 자는?

① 보건소장
② 시장
③ 시·도지사
④ 보건복지부장관

7 다음 중 감염병의 예방 및 관리에 관한 법률에 의한 필수 예방접종을 하는 질병으로 옳지 않은 것은?

① 일본뇌염
② 홍역
③ 장티푸스
④ B형 간염

8 제5차 국민건강증진종합계획(Health plan 2030) 사업분야 중 '건강생활 실천에 포함되지 않는 것은?

① 스트레스 관리
② 절주
③ 영양
④ 구강건강

9 다음 중 학생의 건강수준을 파악하기 위해 필요한 자료는?

> ㉠ 보건교육 참여율
> ㉡ 신체계측 자료
> ㉢ 연간 유병률
> ㉣ 연간 사고발생률

① ㉠㉡㉢
② ㉡㉢㉣
③ ㉠㉢㉣
④ ㉠㉡㉢㉣

10 산업 간호사가 산업장의 건강사정을 하고자 한다. 사정시 수집해야 할 자료로 옳은 것은?

> ㉠ 산업장의 환경위생상태
> ㉡ 현재 보건관리사업과 계획
> ㉢ 건물의 설비구조
> ㉣ 산업장의 인구

① ㉠㉡㉢
② ㉡㉢㉣
③ ㉠㉢㉣
④ ㉠㉡㉢㉣

11 다음 중 VDT 증후군의 예방법으로 옳은 것은?

> ㉠ 작업환경 개선
> ㉡ 작업공간 조절
> ㉢ 작업시간 조절
> ㉣ 기기의 조건 개선

① ㉠㉡㉢
② ㉡㉢㉣
③ ㉠㉢㉣
④ ㉠㉡㉢㉣

12 다음 중 면역과 관련하여 면역혈청에 해당하는 것으로 옳은 것은?

① 인공능동
② 자연수동
③ 자연능동
④ 인공수동

13 다음이 설명하는 것은 무엇인가?

> ㉠ 10~20%의 소금에 절이는 방법이다.
> ㉡ 식품의 탈수화 및 세균의 원형질을 분리하여 부패를 막는다.
> ㉢ 식품의 화학적 보존법 중 하나이다.

① 당장법
② 산저장법
③ 훈증법
④ 염장법

14 환경오염에 대한 규제책 중 직접규제에 해당하는 것은?

① 과징금 제도
② 오염배출권 제도
③ 행정명령 제도
④ 환경마크 제도

15 다음 중 건강에 대한 정의로 옳지 않은 것은?

① 완전한 정신적·신체적·사회적 안녕인 상태를 말한다.
② 신체적 안녕은 질병이 없는 상태이다.
③ 사회적 안녕은 사회와 문화권 내에서 받아들일 수 있는 상태를 말한다.
④ 건강상태는 건강과 질병의 연속선상에 위치한다.

16 건강한 사람을 대상으로 흡연여부에 따라 일정한 시간이 경과한 후 폐암 발생이 어떻게 나타나는지를 비교하여 원인요인을 규명하고자 할 때 적절한 연구설계는?

① 단면조사연구(cross-sectional study)

② 전향적 코호트연구(prospective cohort study)

③ 환자대조군연구(case-control study)

④ 후향적 코호트연구(retrospective cohort study)

17 다음 중 부양비를 구할 때 필요한 자료는?

㉠ 노년부양비	㉡ 유년부양비
㉢ 노령화지수	㉣ 총부양비

① ㉠㉡㉢

② ㉡㉢㉣

③ ㉠㉢㉣

④ ㉠㉡㉢㉣

18 다음 중 인구증가에 따른 사회·경제적 문제는 무엇인가?

㉠ 범죄의 감소	㉡ 공해의 증가
㉢ 빈부격차의 심화	㉣ 주택난의 심화

① ㉠㉡㉢

② ㉡㉢㉣

③ ㉠㉢㉣

④ ㉠㉡㉢㉣

19 장애인 복지법에 의한 장애인으로 올바르게 조합된 것은?

㉠ 지체장애인
㉡ 호흡기장애인
㉢ 발달장애인
㉣ 수술장애인

① ㉠㉡㉢

② ㉠㉡

③ ㉠㉡㉢㉣

④ ㉣

20 다음 중 정부가 제시한 보건의료정책의 방향으로 옳은 것은?

㉠ 국민의료비 부담을 최소화하면서 의료서비스의 요구를 충족시키는 시책의 개발
㉡ 암, 성인병, 정신질환, 장애인, 노인 등 특수질환과 대상에 대한 관리대책 수립
㉢ 의료사고 해결을 위한 제도적 장치 마련
㉣ 민간보험을 확대하여 의료서비스의 질을 높인다.

① ㉠㉡㉢

② ㉡㉢㉣

③ ㉠㉢㉣

④ ㉠㉡㉢㉣

정답 및 해설 P. 271

제1과목 국어

1 밑줄 친 말과 문맥적 의미가 같은 것은?

> 책상 위에 책을 어지럽게 벌여 두고 공부를 한다.

① 장기판을 벌이다.
② 읍내에 음식점을 벌이다.
③ 친구와 논쟁을 벌이다.
④ 생선 장수가 좌판을 벌이다.

2 다음 중 둘 이상의 의미로 해석되는 문장이 아닌 것은?

① 농촌 총각과 섬 처녀는 결혼하기 힘들다.
② 아름다운 고향의 바다에 가고 싶다.
③ 사람들이 많은 도시를 여행하고 있다.
④ 아름다운 옷을 차려 입은 소녀가 있다.

3 다음 중 올바른 발음이 아닌 것은?

① 수많이[수:마니]
② 물나리[물랄리]
③ 넋받이[넉빠지]
④ 송별연[송:별연]

4 다음 글의 앞뒤 문맥을 고려하여 ㉠, ㉡ 안에 들어갈 접속어로 옳은 것을 고르면?

> 희곡은 대사와 몸짓에 의하여 직접 표현된 행동, 또는 서로 밀접하게 연결된 행동의 제시이기 때문에, 그 나름대로 어떤 개연성과 필연성, 그리고 일관성을 지녀야 한다. (㉠) 희곡 속에서는 모든 것이 어떤 목적을 위해 형성되고 방향이 설정되기 때문이다. 희곡은 우리의 삶을 생동감 있게 보여 주는 것이기
> 때문에 행동이 없으면 희곡도 함께 없어진다. 바로 여기서 희곡의 행동이 무엇을 모방한 것이냐의 문제가 제기된다. 그것은 두말할 것도 없이, 우리들 실제 인생의 모방이다. 모방된 삶에 대해서 착각하기도 하지만, 그것은 어디까지나 극작가의 상상 속에서 탄생한 허구적 삶이고 환각적인 예술세계에 불과하다. (㉡) 허구적인 삶 자체는 실제 인생 이상의 질서와 진실을 지녀야 한다. 이것이 희곡이 존재하는 이유이다.

① 그러므로, 그런데
② 그리고, 그러나
③ 왜냐하면, 그러나
④ 그런데, 따라서

5 다음 글에서 사용된 서술 기법이 아닌 것은?

> 아리랑이란 민요는 지방에 따라 여러 가지가 있는데, 지금까지 발굴된 것은 약 30종 가까이 된다. 그중 대표적인 것으로는 서울의 본조 아리랑을 비롯하여 강원도 아리랑, 정선 아리랑, 밀양 아리랑, 진도 아리랑, 해주 아리랑, 원산 아리랑 등을 들 수 있다. 거의 각 도마다 대표적인 아리랑이 있으나 평안도와 제주도가 없을 뿐인데, 그것은 발굴하지 못했기 때문이고, 최근에는 울릉도 아리랑까지 발견하였을 정도이니 실제로 더 있었던 것으로 보인다.
> 그런데 이들 민요는 가락과 가사의 차이는 물론 후렴의 차이까지 있는데, 그중 정선 아리랑이 느리고 구성진 데 비해, 밀양 아리랑은 흥겹고 힘차며, 진도 아리랑은 서글프면서도 해학적인 멋이 있다. 서울 아리랑은 이들의 공통점이 응집되어 구성지거나 서글프지 않으며, 또한 흥겹지도 않은 중간적인 은근한 느낌을 주는 것이 특징이다. 그러므로 서울 아리랑은 그 형성 시기도 지방의 어느 것보다도 늦게 이루어진 것으로 짐작된다.

① 대상을 분류하여 설명한다.
② 대상의 특성을 파악하여 비교 설명한다.
③ 대상의 개념을 명확하게 정의한다.
④ 구체적인 예시를 통해서 설명한다.

Q 다음 시를 읽고 물음에 답하시오. 【6 ~ 8】

> (가) 머언 산 청운사(靑雲寺) / 낡은 기와집
> 산은 자하산(紫霞山) / 봄눈 녹으면
> 느릅나무 / 속잎 피어나는 열두 굽이를
> 청노루 / 맑은 눈에
> ㉠도는 / 구름
>
> (나) 쫓아오던 햇빛인데 / 지금 교회당(敎會堂) 꼭대기
> ㉡십자가에 걸리었습니다.
> 첨탑(尖塔)이 저렇게도 높은데 / 어떻게 올라갈 수 있을까요.
>
> (다) 내 마음은 호수(湖水)요 / 그대 노 저어 오오. / 나는 그대의
> ㉢흰 그림자를 안고, / 옥(玉)같이 그대의 뱃전에 부서지리다.
>
> (라) 남(南)으로 창(窓)을 내겠소. / 밭이 한참갈이
> 괭이로 파고 / 호미론 김을 매지요.
> ㉣구름이 꼬인다 갈 리 있소. / 새 노래는 공으로 들으랴오.
> 강냉이가 익걸랑 / 함께 와 자셔도 좋소.
> 왜 사냐건 / 웃지요.

6 (가) ~ (라) 중 시각적 심상이 두드러진 작품으로 짝지어진 것은?

① (가), (다)　　　② (가), (라)
③ (나), (다)　　　④ (나), (라)

7 (가) ~ (라) 중 시대적 상황을 염두에 두고 감상해야 할 작품은?

① (가)　　　② (나)
③ (다)　　　④ (라)

8 ⊙～㉒에 대한 설명으로 옳지 않은 것은?

① ⊙ 2·3조의 변조를 통한 동적(動的) 이미지 제시
② ⓛ 종교적 또는 도덕적 생활의 목표를 상징
③ ⓒ 역설법을 통해 임의 순결성 제시
④ ㉒ 자연의 낭만성을 대변하는 매개체

9 다음 시조의 내용과 관련이 깊은 작품은?

> 철령 높은 봉에 쉬어 넘난 저 구름아
> 고신 원루랄 비삼아 띄어다가
> 님 계신 구중궁궐에 뿌려 본들 어떠리

① 계축일기   ② 인현왕후전
③ 산성일기   ④ 한중록

10 다음 작품의 구성방식으로 가장 적합한 것은?

> 그들 아비 딸은 달포 동안이나 머물러 있으며 그림도 그리고 자기네의 지난 이야기도 자세히 하소연했다고 한다. 할아버지께서는 그들이 떠나는 날에, 이 불행한 아비 딸을 위하여 값진 비단과 충분한 노자를 아끼지 않았으나, 나귀 위에 앉은 가련한 소녀의 얼굴에는 올 때나 조금도 다름없는 처절한 슬픔이 서려 있었을 뿐이라고 한다.
> 소녀가 남기고 간 그림 – 이것을 할아버지께서는 '무녀도(巫女圖)'라 불렀지만 – 과 함께 내가 할아버지로부터 전해들은 이야기는 다음과 같다.
> 경주읍에서 성 밖으로 오 리쯤 나가서 조그만 마을이 있었다. 여민촌 혹은 잡성촌이라 불리어지는 마을이었다.

① 단순구성
② 복합구성
③ 피카레스크식 구성
④ 액자구성

11 다음 중에서 된소리되기에 해당하는 것은?

① 물독
② 봄비
③ 밤길
④ 젖소

12 다음 중 어법상 옳은 것은?

① 다리가 아팠음으로 잠깐 쉬었다.
② 그분은 두 살 된 따님이 있으시다.
③ 아이들이 불을 피워서 얼음을 녹혔다.
④ 그는 나에게 자기 집에 같이 가 주라고 했다.

노자(老子)는 도덕경(道德經)에서 "성(聖)을 절(絶)하고 지(智)를 버리면 민리(民利)가 백 배(百倍) 하리라."고 하여, 지식이니 학문이니 하는 것의 불필요함을 말하였다. 그러나 딱한 것은 지식이 불필요하다고 아는 것도 하나의 '앎'이요, 후세 사람들이 도덕경이라는 책을 읽음으로써 이 노자의 사상을 알 수 있게 마련이니, 노자의 말은 오히려 지(知) 자체를 반성한 지의 지라고 하겠다. 소크라테스는 자기의 무지(無知)를 아는 사람은 그 무지조차 알지 못하는 다른 사람과 다름직도 하다고 하였거니와, 노자는 지의 불필요를 아는 지를 가지고 있었던 것이다. 진리는 말로 표현할 수 없다는 것을 말로 표현하듯이, 지가 불필요함을 지로써 전하는 것이라 하겠다. 결국 지(知) 이상의 것도 지를 통함으로써만 알 수 있는 것 같다.

13 윗글을 쓰는 궁극적인 목적은?

① 가설의 검증　　② 독자의 설득

③ 정보의 전달　　④ 정서적 감동

14 윗글의 밑줄 친 부분에 나타난 표현기교는?

① 대구법　　② 반어법

③ 대유법　　④ 역설법

15 윗글에서 필자가 말하고자 하는 주제는?

① 학문의 필요성

② 지식의 본질 확인

③ 지식구별의 필요성

④ 무지자각의 필요성

이주노동자들이 사냥개에게 쫓기는 약한 동물들처럼 내몰리는 모습에서 우리가 떠올릴 수 있는 게 무엇인가? '쟤들은 우리 시민이 아니잖아. 우리가 낸 세금으로 같이 살아갈 수는 없잖아. 피부색도 다르고 먹는 것도 다르고……. 쟤들이 우리 사회를 ㉠타락시키고 있어.' 한국은 동질적인 사회이고 그래야만 한다는 생각에서는 이들의 인권이 숨 쉴 수 없다. 이런 사회에서는 이주노동자들에게 시민권이 없다. 시민권은 나누고 분리하는 개념이다. 세금을 낸 시민이 정부 주식회사에서 주주의 권리를 행사하는 것이 시민권이라면 그리고 뺄셈을 잘하는 것이 시민권이라면, 인권은 포괄하고 더하는 개념이다. 인권은 사람이라면 누구나 어디에서나 사람으로 ㉡대우받아야 한다는 것이다. 이주노동자처럼 겉으로는 시민이지만 사실상 시민 대접을 받지 못하는 차별받는 사람들을 중심에 놓고 설계하는 게 인권의 개념이다. 시민권 개념 안에서 인권을 바라보면 창문 안에서 밖을 바라보는 것과 같다. 창문(window)의 어원은 '바람의 눈'이라는 뜻을 갖고 있다 한다. 이 뜻을 따르면 창문은 안에서 바깥을 바라보는 게 아니라 온 세상을 자유롭게 휘젓고 다니는 바람의 눈으로 안을 들여다보는 게 된다. 인권의 눈으로 우리 사회를 들여다보는 것, 그것이 인권을 가진 모든 사람의 의무가 아닐까 한다. 우리는 구성원끼리 서로 ㉢배척하고 ㉣갈등을 유발하는 시민권보다 서로의 이해를 통해 통합으로 나아가는 인권을 강조해야 한다.

16 밑줄 친 어휘의 한자 표기로 옳지 않은 것은?

① ㉠ - 墜落

② ㉡ - 待遇

③ ㉢ - 排斥

④ ㉣ - 葛藤

17 위의 글을 읽고 내용을 정리한 것으로 가장 적절하지 않은 것은?

① 내다보기 – 들여다보기
② 분리의 원칙 – 포괄의 원칙
③ 동질성 조장 – 이질성 조장
④ 시민 중심의 설계 – 인권 중심의 설계

18 단락의 통일성을 고려하여 다음의 글을 퇴고하려 할 때 삭제해야 할 문장은?

> 친한 친구간일수록 돈거래를 삼가야 한다. ⊙사소한 금전문제로 친구 사이의 관계가 멀어지는 경우를 주변에서 종종 보았기 때문이다. ⓒ그래서 나는 어지간해서는 친구에게 돈을 빌리지 않을 뿐더러 빌려 주지도 않는다. ⓒ물론 돈이 친구와의 관계를 돈독하게 할 수도 있다. ⓔ그래서 친한 친구가 돈을 꾸어달라고 할 때는 난처하기 짝이 없다.

① ⊙　　　　　　② ⓒ
③ ⓒ　　　　　　④ ⓔ

19 흥부전과 함께 신재효가 정리한 판소리 여섯 마당에 들지 않는 것은?

① 배비장타령
② 수궁가
③ 적벽가
④ 가루지기타령

20 다음의 (　　) 안에 들어갈 알맞은 한자로 묶인 것은?

> (　)雪之功, 讀書三(　), 汗牛充(　)

① 形, 妹, 動
② 螢, 昧, 棟
③ 兄, 每, 東
④ 炯, 味, 動

1 다음 괄호에 들어가기 적절한 것을 순서대로 나열한 것은?

(   ) cats cannot see in complete darkness, their eyes are much more sensitive (   ) light than human eyes.

① Despite, to
② Though, at
③ Nonetheless, at
④ While, to

Q 밑줄 친 부분에 들어갈 가장 적절한 단어를 고르시오. 【2～3】

2

I don't think the Prime Minister would ever _____ a referendum on the Constitution. He doesn't believe in referendums.

① conflict
② comprise
③ convolve
④ countenance

3

The Public Prosecutors' Office celebrates its 60th anniversary on Friday, although it is a history _____ by some disgraceful incidents.

① tarnished
② respected
③ peculated
④ indulged

4 다음 밑줄 친 부분과 의미가 가장 비슷한 것은?

Could you make out what he was saying?

① remember
② recite
③ publish
④ comprehend

5 밑줄 친 단어와 반대의 뜻을 갖는 것은?

On hearing from her son, she was shedding tears in spite of herself.

① unconsciously
② quietly
③ shyly
④ sorrowfully

6 다음 문장이 밑줄 친 부분 중 어법상 가장 어색한 것을 고르시오.

Blowing out birthday candles is ①an ancient test to see if a ②growing child is ③enough strong to blow out a ④greater number each year.

7 어법상 빈칸에 들어가기에 적절한 것은?

> The sales industry is one _____ constant interaction is required, so good social skills are a must.

① but which
② in which
③ those which
④ which

8 다음 중 문장의 전환이 잘못된 것은?

① I should be very glad to speak English.
　= I should be very glad if I could speak English.
② A Korean would not do such a thing.
　= If he were a Korean, he would not do such a thing.
③ He said to me, "Are you fond of reading?"
　= He asked me that I was fond of reading.
④ All the students ought to observe the rules.
　= The rules ought to be observed by all the students.

9 주어진 문장 중 밑줄 친 말과 같은 뜻으로 쓰인 것은?

> Going up the slop, we came to even ground.

① Take all even numbers.
② Even a child can lift it.
③ The surface of the lake was even.
④ Though he tried to amuse us, his story was dull and even.

10 본문의 내용과 일치하지 않는 것은?

> Government bureaucracies, fair or not, almost inevitably find themselves subject to raids by one disgruntled executive, congressional, or judicial overseer or another. The dream of a bureaucracy freed from interference from elected officials, which has been fancied by public administration theorists for over one hundred years, seems likely to remain just that. It is far too easy for those with political motives to bash bureaucracies and demand reforms.

① It is hard for government bureaucracies to have independence from elected officials.
② It is hard for government bureaucracies to get along with the officials from the executive, congressional, and judicial bodies.
③ The experts believe the ideal relationship between bureaucracies and elected officials is mutual interference.
④ Bureaucracies are easily criticized by politicians.

11 주어진 문장을 영어로 옳게 옮긴 것은?

> 그녀를 보면 나는 언제나 내 친구가 생각난다.

① I never see her but I remind of my friend.
② I never see her but I am not reminded of my friend.
③ I never see her but I am thought of my friend.
④ I never see her without being reminded of friend.

12 빈칸에 들어갈 가장 알맞은 것은?

> Andrew : How soon will the package arrive at its destination?
> Postal clerk : It will go out this afternoon and arrive tomorrow morning.
> Andrew : Fine, Here's a twenty-dollar bill.
> Postal clerk : And _____. eight dollars and seventy-five cents.

① that will be five dollars more.
② it's to a local address.
③ here's your change.
④ I'd better do that.

13 다음 글의 주제로 가장 적절한 것은?

Have you ever wondered why some highways in the United States have names like Mohawk trail? These highways are no longer trails but they started out as such. Animals may pass to and from watering places and feeding grounds. Later prehistoric Indian hunters followed the animals and widened the trails. Early settlers then used the same paths, first on foot, later on horseback. Next wagons were taken over the same trails, widening them even more. Then railroad engineers found that often these same gently graded wagon roads provided the best routes for the railroads. Finally, when automobile roads were needed, engineers often made use of some of the grades that the Indians had first discovered so long ago. For this reason, many highways now have Indian names in addition to their state or national designations.

① Indian settlements
② Wagon trails
③ Highway names
④ Road construction

14 다음 글의 밑줄 친 old hat과 그 뜻이 가장 가까운 것은?

By A.D. 2020, the United States population will have risen to about 400 million, and nine out of ten Americans will be living in supercities or their suburbs. But cities, like industry, will tend to decentralize; with instant communications, it will no longer be necessary for business enterprises to cluster together. Futurist Marshall McLuhan even foresees the possibility that many people will stay at home, doing their work via countrywide telecommunication.

None of the forecasters seem to have any good solution for the traffic problem, though they count on automated highways. McLuhan and others predict that both the wheel and the highway will be obsolete, giving way to hovercraft that ride on air. Planes carrying 1,000 passengers and flying just under the speed of sound will be <u>old hat</u>. The new thing will be transport by ballistic rocket, capable of reaching any place on earth in 40 minutes.

① dangerous
② autonomous
③ old-fashioned
④ adventuresome

15 다음 중 본문의 내용과 관계없는 것은?

What are our intellectual cycles like? When are we most creative? Some reporters looked at daily and monthly records kept by many famous people such as Goethe, Victor Hugo, Mozart, and Charles Darwin. These studies indicated that great artists, writers, musicians, and scientists tend to have peaks of creativity every 7.6 months, followed by a low period. Moreover, the studies propose that high points of creativity come in a longer seven-year pattern. Sigmund Freud believed that his best work came in seven-year cycles. Possibly, we all have high points and low points in our creativity cycles. This may be the reason why we have 'good days' or 'bad days' at work, or do well or poorly on an exam.

① 우리의 창의력은 지적인 주기에 따라 달라진다.
② 괴테, 위고, 다윈, 모차르트의 창의력은 7.6개월 주기로 가장 낮았다.
③ 7년에 한 번씩은 창의력이 고조되는 시기가 있다.
④ 창의력의 주기는 우리가 시험을 잘 보거나 잘못 보는 이유와 관련이 있다.

16 다음 글의 요지로 알맞은 것은?

I believe that only one person in a thousand knows the trick of really living in the present. Most of us spend 59 minutes an hour living in the past with regret for lost joys, or shame for things badly done or in a future which we either long for or dread. The only way to live is to accept each minute as unrepeatable miracle.

① Few people know how to really live in the present.
② The present is unrepeatable.
③ There is neither the past nor the future for man.
④ One should not regret for lost joy.

17 주어진 문장 뒤에 이어질 글의 순서로 가장 적합한 것은?

While I was walking in the library I saw two kinds of users : serious users and not so serious-social users.

(A) They spend their time on reading and writing.
(B) The other kinds of students are social students.
(C) The serious students are the most number in the library. They always seem busy.
(D) They seem the opposite of the first kind of students.

① (A) — (B) — (C) — (D)
② (B) — (A) — (C) — (D)
③ (C) — (A) — (B) — (D)
④ (C) — (A) — (D) — (B)

18 다음 글을 읽고 밑줄 친 곳에 들어갈 속담으로 알맞은 것을 고르면?

The saying _____ suggests the importance to a writer of thinking by examples. By putting the right examples in a paragraph or composition, a writer can tell his or her idea to a reader. But the art of using the right examples calls for imagination. Using examples well calls for both reasoning and control. Examples must make abstract ideas more concrete. At the same time, examples must not lead a reader away from a writers central purpose.

① do bodily what you do at all
② don't put the cart before the horse
③ one picture is worth 1,000 words
④ the best advice may come too late

19 다음 빈칸에 들어갈 말로 알맞은 것은?

> 문방구점은 학교에서 코 닿을 곳에 있다.
> → The stationery shop stands _____ from the school.

① of stone's throw
② in stone's throw
③ at a stone's throw
④ within stone's throw

20 다음 글의 제목으로 알맞은 것은?

> Striking public workers continued to hobble France as public transit, mail, electrical generation and air－transport services were severely disrupted. Angered by the government' decision to try to cut a $ 50 billion debt in the national social－security system by limiting benefits and raising taxes, the workers vowed to continue their strike. Despite Parisian commuters, battling snow and freezing temperatures, took to bicycles, roller skates, bateaux mouches(tourist boats) and their own two feet to escape a record 500km of traffic jams clogging roads.

① Striking in France
② Traffic jams in France
③ Government's decision
④ Freezing temperature

1 다음의 주장과 관련된 설명으로 옳은 것은?

> 양이의 화가 금일에 이르러서는 비록 홍수나 맹수의 해로움일지라도 이보다 심할 수 없겠사옵니다. 전하께서는 부지런히 힘쓰시고 경계하시어 안으로는 관리로 하여금 사학의 무리를 잡아 베이시고 밖으로는 장병으로 하여금 바다를 건너오는 적을 정벌케 하옵소서. 사람 노릇을 하느냐 짐승이 되느냐 하는 고비와, 존속하느냐 멸망하느냐 하는 기틀이 잠깐 사이에 결정되오니 정말 조금이라도 지체해서는 아니 되옵니다.

> ㉠ 개항 이후 서양세력의 경제적 침투를 경계하고 있다.
> ㉡ 서양문물을 제한적으로 수용할 것으로 주장하고 있다.
> ㉢ 흥선대원군의 통상수교거부정책과 동일한 맥락에 있다.
> ㉣ 성리학적 정통에 입각하여 크리스트교를 이단시하고 있다.

① ㉠㉡
② ㉠㉣
③ ㉡㉢
④ ㉢㉣

2 다음 중 비슷한 내용을 시대순으로 맞게 배열한 것은?

① 국학 - 국자감 - 태학 - 성균관
② 10정 - 주현군 - 영진군 - 속오군
③ 건원중보 - 저화 - 상평통보 - 조선통보
④ 주자감 - 사정부 - 어사대 - 사헌부

3 통일신라시대 민족융화정책과 관계있는 것은?

① 정전의 지급
② 유교정치이념 수용
③ 집사부의 기능 강화
④ 9서당의 조직

4 다음 중에서 신라하대의 사회상을 맞게 설명한 것만으로 짝지어진 것은?

> ㉠ 사원전의 증가로 국가경제가 큰 지장을 받았다.
> ㉡ 해상세력의 성장은 왕권강화에 큰 도움이 되었다.
> ㉢ 선종은 호족과 일반 민중의 지원을 받아 크게 유행하였다.
> ㉣ 진골귀족들은 도당유학생들의 개혁안을 적극 수용하였다.

① ㉠㉢
② ㉠㉣
③ ㉡㉢
④ ㉢㉣

5 다음 중 조선시대 사림에 대한 설명으로 옳지 않은 것은?

① 삼사에서 주로 언론과 문필직을 담당하였다.
② 중앙집권체제보다 향촌자치를 주장하였다.
③ 성리학을 중요시하였으나 다른 학문도 포용하였다.
④ 도덕과 의리를 중시하고 왕도정치를 추구하였다.

6 조선초기 국가시책과 관련하여 편찬된 다음 서적들의 의도로 옳은 것은?

> • 효행록
> • 삼강행실도
> • 국조오례의

① 가부장권의 확립
② 부국강병의 추구
③ 중앙집권의 강화
④ 유교적 질서의 확립

7 조선왕조가 성립하여 발전하고 있을 때 유럽에서 있었던 일이 아닌 것은?

① 신항로가 개척되었다.
② 십자군의 동방원정이 있었다.
③ 잔 다르크가 등장하였다.
④ 프로테스탄트 교회의 성립이 있었다.

8 다음 중 고려가 거란의 침입을 물리친 결과 나타난 것끼리 묶은 것은?

> ㉠ 여진족의 대두
> ㉡ 광군사의 설치
> ㉢ 천리장성과 나성의 축조
> ㉣ 고려·송·거란이 정립하는 국제관계의 안정

① ㉠㉡
② ㉠㉢
③ ㉡㉢
④ ㉢㉣

9 조선시대 붕당이 일어나게 된 배경으로 가장 알맞은 것은?

① 향약에 대한 훈구세력의 반발
② 성종의 훈구세력 등용책 강화
③ 훈구세력의 사림세력 기반 침해
④ 사림세력 상호간의 대립과 반목

10 초기국가에 대한 설명이 바르게 된 것은?

① 고구려 – 민중과 노비는 농경, 목축 등 생산에 종사하였다.
② 옥저 – 영흥, 덕원, 안변 등지를 중심으로 성장하였다.
③ 삼한 – 수전농업이 발달함에 따라 우경이 실시되었다.
④ 부여 – 왕은 전국을 5부로 나누고 자신의 관리를 파견하여 이를 직접 통치하였다.

11 각 역사서에 대한 설명으로 옳지 않은 것은?

① 「해동역사」 – 외국자료를 많이 인용하여 민족사 이해의 폭을 넓혔다.
② 「연려실기술」 – 조선의 정치와 문화를 실증적이고 객관적으로 서술하였다.
③ 「아방강역고」 – 화이론적 관점에서 우리 민족의 대외항쟁사를 정리하였다.
④ 「발해고」 – 발해와 통일신라를 남북국시대로 정립하였다.

12 다음 조선조의 법전 편찬순서가 바르게 연결된 것은?

> ㉠ 조선경국전　　ㄴ 육전조례
> ㉢ 대전통편　　㉣ 경국대전

① ㉠ → ㄴ → ㉢ → ㉣
② ㉠ → ㉣ → ㉢ → ㄴ
③ ㄴ → ㉢ → ㉣ → ㉠
④ ㉢ → ㉠ → ㉣ → ㄴ

13 다음의 진술을 입증할 수 있는 사실을 아래에서 가장 적절하게 고른 것은?

> 백제는 고구려와 치열한 경쟁을 하면서 성장했으나, 그 기원은 고구려계의 유이민 집단이었음이 밝혀졌다.

> ㉠ 한강 유역에서 고구려 초기 고분과 유사한 돌무지무덤이 발견되었다.
> ㄴ 백제에서는 시조신으로서 동명성왕에게 제사를 지냈다.
> ㉢ 6세기에 신라에 대항하여 여·제동맹을 결성하였다.
> ㉣ 고구려는 수·당의 침입을 격퇴하여 백제, 신라를 보호하였다.
> ㉤ 백제인뿐만 아니라 고구려인도 일본에 건너가서 문화를 전파하였다.

① ㉠ㄴ　　　　② ㉠㉢
③ ㄴ㉣　　　　④ ㉢㉤

14 각 시대의 지방제도에 대한 특징을 시대순으로 배열한 것은?

> ㉠ 태수 · 현령이 지방관으로 파견되었다
> ㉡ 전국의 지방을 다섯 구역으로 나누었다.
> ㉢ 지방관이 파견되지 않은 군 · 현이 많았다.
> ㉣ 지방행정단위로서 군사방어체제를 전국적으로 조직했다.

① ㉠ – ㉡ – ㉢ – ㉣
② ㉠ – ㉢ – ㉡ – ㉣
③ ㉡ – ㉠ – ㉢ – ㉣
④ ㉡ – ㉣ – ㉢ – ㉠

15 한국 고대사회에서 해상을 통한 원거리 교역이 빈번하게 전개되었는데, 이에 대한 설명으로 옳지 않은 것은?

① 원거리 교역을 본격적으로 시작한 것은 고조선이었다.
② 4세기 초엽 낙랑 · 대방의 축출로 인해 중국 – 삼한 – 일본으로 이어지는 해상교역이 활발하게 되었다.
③ 4세기 중엽 근초고왕은 전남 해안지역을 정복하고 동진 – 백제 – 임나가라 – 왜로 이어지는 교역로를 장악하였다.
④ 9세기 초엽 일본정부는 북부 큐우슈우에 온 신라 상인의 무역활동을 관리하기 위해 규정과 대응책을 마련하였다.

16 경주 안압지, 월성 해자, 함안 성산산성, 부여 궁남지에서 발견된 고대의 기록을 전하는 유물은?

① 비문   ② 목간
③ 경판   ④ 불상

17 조선후기의 다음과 같은 조치들이 가져온 공통적인 결과를 바르게 파악한 것은?

> • 17세기 광산개발에 설점수세제를 도입하였다.
> • 18세기 말 장인의 등록제를 폐지하였다.
> • 18세기 말 육의전을 제외한 시전상인의 금난전권을 폐지하였다.

① 경제발전에 국가의 주도력이 강화되었다.
② 정부의 민간경제활동에 대한 통제력이 약화되었다.
③ 경제발전에 있어서 사익보다 공익의 추구가 우선시되었다.
④ 국가의 피지배층에 대한 인신적 지배가 점차 강화되었다.

18 다음은 고구려의 발전과정을 나타낸 것이다. 시대순으로 세 번째인 것은?

① 계루부의 고씨가 왕위를 세습하게 되었다.
② 중원지방을 점령하고 고구려비를 세웠다.
③ 당의 침략에 대비하여 천리장성을 쌓았다.
④ 신라에 침범한 왜구를 5만의 군사로 물리쳤다.

19 밑줄 친 '의거'에 대한 설명으로 옳은 것은?

> 1932년 4월 29일, 상하이 훙커우 공원에서 일왕의 생일과 상하이 사변의 승리를 축하하는 기념식이 열렸다. 이때 기념식 단상에 폭탄을 던져 일본군 장성과 고관 다수를 처단한 의거가 일어났다. 그로 인해 만보산 사건 이후 급속도로 악화된 중국인의 반한 감정이 크게 줄어들었다. 또 중국 국민당 정부가 한국 독립 운동에 지원을 아끼지 않게 되어, 독립운동 국면의 대반전이 이루어졌다.

① 중국 국민당의 지원을 이끌어내었다.
② 복벽주의 이념에 입각하여 일어났다.
③ 헤이그에 특사를 파견하는 계기가 되었다.
④ 일제의 국가 총동원법 공포 후 발생하였다.

20 다음 상황 이후 전개된 사실로 옳은 것은?

> 중공군은 눈앞에 와 있었고 …(중략)… 화염이 고지들을 무너뜨리면서 흥남 상공에서 치솟았다. 포화의 극성스런 소란에 익숙했던 끝에 이제 답답하게 느껴지는 침묵 속에서, 그렇게 시내를 둘러싼 모든 고지가 중공군들로 덮이고 있었다.
> – 세르주 브롱베르제 엮음, 『한국전쟁통신』 –

① 인천 상륙 작전으로 서울이 탈환되었다.
② 국군과 유엔군은 1·4 후퇴를 하게 되었다.
③ 미국에서 이른바 '애치슨 선언'이 발표되었다.
④ 인민군이 낙동강 일대를 제외한 한반도 대부분의 지역을 장악하였다.

제4과목 간호관리

1 다음 중 비공식적 구조에 대한 설명으로 옳은 것은?

① 일체감과 소속감을 갖게 해 준다.
② 조직화의 정도가 높다.
③ 조직의 수명이 지속적이다.
④ 부서 사이에 업무가 공식적으로 분담되어 있고 직위가 공식적으로 배열되어 있다.

2 다음 목적을 갖는 직무관리 활동으로 옳은 것은?

> • 권한과 책임의 한계를 명확히 한다.
> • 합리적 채용, 배치, 승진 등의 기초자료를 제공한다.
> • 인사고과와 업무개선을 위한 기초자료를 제공한다.
> • 임금결정, 안전관리, 작업조건개선의 기초자료로 활용한다.

① 직무설계　　　　② 직무분석
③ 직무기술　　-　　④ 직무평가

3 다음 중 페이욜(Fayol)이 연구한 관리의 과정으로 옳은 것은?

① 계획 – 조직 – 통제
② 계획 – 조직 – 지휘 – 조정 – 통제
③ 계획 – 실행 – 통제
④ 조직 – 재무 – 조정 – 지휘 – 통제

4 다음 중 인간관계론이 관리에 미치는 영향과 관련 없는 것은?

① 인간의 가치에 대하여 사회적 존재로의 새로운 평가를 하였다.
② 비공식 조직의 발전에 공헌하였다.
③ X이론 인간관의 발전에 공헌하였다.
④ 성과지향적, 인간지향적 관리를 발전시켰다.

5 다음 중 행정관리론의 문제점으로 옳지 않은 것은?

① 관리를 동태적이고 인간적인 과정으로 파악하였다.
② 행정관리론이 제시하는 원리들은 경험적으로 검증되지 않은 것이 대부분이다.
③ 구체적인 상황에 따라 수정이 불가피하다.
④ 조직과 조직구성원들을 합리적 존재로만 간주함으로써 조직과 조직구성원을 기계장치처럼 여겼다.

6 방문간호사업의 질을 측정하고 자 할 때 적절한 질 지표(quality indicators)로 적당한 것은?

> ㉠ 방문간호사의 만족도
> ㉡ 방문간호 담당간호사의 인원
> ㉢ 방문간호 실시건수
> ㉣ 환자의 중증도 변경건수

① ㉠㉡㉢
② ㉠㉡㉣
③ ㉡㉢㉣
④ ㉠㉡㉢㉣

7 간호수가 산정방법에 대한 설명으로 옳지 않은 것은?

① 가정간호수가는 총비용을 총 방문수로 나누어 환자 1인당 방문 당 수가를 산출하는 방문 당 수가 방법이다.
② 장기요양보험의 시설수가는 환자 중증도에 따른 분류군별로 각각 다르게 수가를 산정하는 방법이다.
③ 병원 입원환자에게 적용되는 간호관리료는 일당 수가제(per-diem) 방법으로서 현재 6등급으로 운영되고 있다.
④ 진단명 기준 환자군(DRG)별 포괄수가는 진단명에 따른 자원소모량을 파악하여 수가를 산정하는 방법이다.

8 간호관리자는 교대시 의사소통을 향상시키기 위해 간호사들과 만났다. 간호관리자의 진술 중 갈등관리의 마지막 단계를 가장 잘 나타내는 예는?

① "갈등의 본질을 명확하게 정의해야 합니다."
② "우리들이 세운 전략에 대한 결과 평가를 매달 평가하겠습니다."
③ "우리들이 세운 전략을 적용하기 위해 시간계획을 세웁시다."
④ "다행히 각 그룹의 안건에 대해 다른 사람들의 견해를 이해할 수 있었습니다."

9 MBO에 대한 설명으로 옳지 않은 것은?

① 조직구성원들의 자아실현이 가능하다.
② 직원들에게 변화의 방향과 속도 조절을 허용한다.
③ 상급관리자와 하급관리자가 분리되어 목표를 설정한다.
④ 신규직원들의 조직 내로의 동화가 쉽다.

10 다음 중 예산에 대한 설명으로 옳지 않은 것은?

① 예산은 조직활동의 기대되는 결과를 수치로 표시한 것이다.
② 예산은 부서관리에 필요한 정보를 제공하기 위함이다.
③ 예산제도는 제한된 예산을 부서별로 배정 후 그 예산 안에서 가능한 사업을 계획하는 것이 이상적이다.
④ 예산은 계획의 실현가능성을 조기에 알려준다.

11 다음 중 올바른 권한위임에 대한 설명이 아닌 것은?

① 하급자의 능력과 잠재력을 개발시킬 수 있다.
② 업무를 융통성 있고 신속하게 처리할 수 있다.
③ 권한이 위임됨과 동시에 책임도 위임된다.
④ 관리자의 능력, 지식, 시간 등의 한계를 보강할 수 있다.

12 통솔범위에 영향을 주는 요인에 대한 설명으로 옳지 않은 것은?

① 계층의 수가 많으면 통솔범위가 넓어진다.
② 행정조직의 전통과 제도화의 정도
③ 조직의 기획과 통제의 틀이 갖추어져 있으면 통솔의 범위는 넓어진다.
④ 막료부서의 지원능력

13 권력에 대한 설명으로 옳지 않은 것은?

① 합법적 권력은 권력행사자와 권력수용자가 동등하게 영향력을 행사할 수 있는 능력을 가질 때의 권력
② 강압적 권력은 해고, 징계 등과 같은 벌을 줄 수 있을 때 갖게 되는 권력
③ 전문적 권력은 특정분야나 상황에 대하여 높은 지식을 가질 때 생기는 권력
④ 보상적 권력은 권력행사자가 상대방이 가치 있다고 여기는 것을 해줄 수 있는 능력을 갖는 권력

14 다음 중 효과성에 대한 설명으로 옳은 것은?

① 건강수준의 향상에 기여한다고 인정된 의료서비스 수행의 정도를 말한다.
② 자원이 효율적으로 활용되는 것을 의미한다.
③ 서비스의 기술적 수준을 말한다.
④ 시간, 거리 등의 요인에 의해 의료서비스 비용에 제한을 받는 정도를 말한다.

15 환자의 요구가 여러 수준으로 복잡 다양하며 구성원들이 비전문요원과 전문간호사로 나뉘어 구성되어 있고, 간호사실에서 같은 거리에 환자병실이 존재하며 요구되는 기구와 물품을 모두 사용할 수 있을 때 어떤 간호분담방법을 사용하는 것이 좋은가?

① 팀 간호방법과 일차간호방법의 조합
② 사례접근법
③ 일차간호방법
④ 팀 간호방법

16 다음 중 경로-목표 이론에 대한 설명으로 옳지 않은 것은?

① 리더는 성원들이 목표를 달성할 수 있도록 경로를 제시하거나 쉽게 해주는 것이다.
② 개인은 자신의 노력이 원하는 결과를 얻을 수 있다고 확신할 때 열심히 일한다.
③ 기대이론에 기반을 두고 있다.
④ 구성원들의 리더에 대한 기대가 높으면 보상의 유익성은 증가한다.

17 다음 중 비용효과분석에 관한 설명으로 옳은 것은?

① 목적달성을 일정한 자원 내에서 얼마나 성취했는가를 평가하는 것은 효과성으로 나타난다.
② 투입되는 단위는 화폐단위이고, 산출부분은 비화폐단위인 경우를 비용이익분석이라 한다.
③ 투입, 산출 모두를 화폐단위로 분석하는 경우를 비용효과분석이라 한다.
④ 관리에 투입되는 비용과 그 효과를 분석하는 것이다.

18 다음 중 통제의 기능과 가장 연관성이 많은 것은?

① 하급자의 지도 및 상담
② 운영에 대한 지속적인 평가 및 반영
③ 정책 수립 및 수행
④ 임상적 의사결정

19 다음 중 직원훈련의 과정으로 옳은 것은?

㉠ 면담	㉡ 구두지시
㉢ 서면지시	㉣ 정직
㉤ 해고	

① ㉠ - ㉡ - ㉢ - ㉣ - ㉤
② ㉠ - ㉢ - ㉡ - ㉣ - ㉤
③ ㉡ - ㉠ - ㉢ - ㉣ - ㉤
④ ㉡ - ㉢ - ㉠ - ㉣ - ㉤

20 간호사가 환자에게 약을 투여한 후 다른 약을 잘못 투여한 것을 발견하였을 때 가장 먼저 취해야 할 태도는?

① 같은 근무조의 상급자와 상의한다.
② 수간호사에게 보고한다.
③ 환자에게 일어나는 변화를 주의깊게 관찰한다.
④ 잘못 투여된 약의 부작용을 신속히 알아본다.

1 Duvall의 가족성장주기에 따른 발달과업 중 진수기 가족의 발달과업으로 옳은 것은?

① 자녀의 출가에 따른 부모의 역할 적응
② 배우자의 죽음에 대한 적응
③ 가족 내 규칙과 규범의 확립
④ 자녀의 사회화와 양육

2 다음의 표에서 교차비를 구하는 식으로 옳은 것은?

		질병의 유무	
		있음	없음
과거력	있음	가	나
질병의 요인	없음	다	라

① $\dfrac{\dfrac{가}{가+다}}{\dfrac{나}{나+라}}$

② $\dfrac{가 \times 라}{나 \times 다}$

③ $\dfrac{가 \times 다}{나 \times 라}$

④ $\dfrac{\dfrac{가}{가+나}}{\dfrac{다}{다+라}}$

3 건강관리실에서 지역사회 간호사의 역할로 옳은 것은?

> ㉠ 기록과 추후 관리방법을 계획한다.
> ㉡ 건강관리실을 위한 사전활동으로 대상자에 대한 광고 및 이용을 권장한다.
> ㉢ 보건교육의 조식을 형성한다.
> ㉣ 정규적인 업무순서를 설정한다.
> ㉤ 행정적인 절차를 확인한다.

① ㉠㉢
② ㉠㉡㉢
③ ㉠㉢㉣㉤
④ ㉠㉡㉢㉣㉤

4 다음에서 설명하고 있는 것은?

> 첫 자녀부터 마지막 자녀까지 결혼해서 떠나는 시기이다.

① 진수기
② 노년기
③ 학령기
④ 중년기

5 고등학교 보건교사가 15명의 흡연학생들을 대상으로 금연프로그램을 운영한 결과, 흡연률이 50 % 감소한 것으로 평가되었다. 평가 범주는?

① 사업진행에 대한 평가
② 투입된 노력에 대한 평가
③ 목표달성정도에 대한 평가
④ 사업의 효율성에 대한 평가

6 지역사회 간호사가 고혈압 예방교육을 실시하는 과정에서 대상자의 능력, 특성 등을 평가해 교육 방법을 개선하고 목표를 수정하고자 한다면 이 평가의 유형은 무엇인가?

① 형성평가
② 진단평가
③ 기준평가
④ 총합평가

7 다음 중 건강진단에 대한 설명으로 옳지 않은 것은?

① 일반건강진단 – 일반 근로자의 생산성에 관련된 건강진단이다.
② 특수건강진단 – 특수직업 유해작업장 근로자의 직업병을 판별한다.
③ 배치전 건강진단 – 채용시 건강진단에 유소견자로 배치 전에 재검사한다.
④ 채용시 건강진단 – 해당 직무수행의 적합성을 판정한다.

8 다음 중 백신 관리상태에 대해 확인해야 할 사항이 아닌 것은?

① 유효기간
② 직사광선 차단상태
③ 색깔
④ 저장온도

9 다음 중 건강결정요인으로 옳은 것은?

㉠ 치료행위	㉡ 재활행위
㉢ 성장행위	㉣ 예방행위

① ㉠㉡㉢
② ㉠㉡㉣
③ ㉠㉢㉣
④ ㉠㉡㉢㉣

10 산업장의 간호사정을 하기 위한 방법으로 옳은 것을 모두 고르면?

㉠ 질문지 조사
㉡ 산업장 시찰
㉢ 보건관련자와 면담
㉣ 기존자료의 분석

① ㉠㉡㉢
② ㉡㉢㉣
③ ㉠㉢㉣
④ ㉠㉡㉢㉣

11 가족간호가 앞으로 더욱 중요해지는 이유로 가장 적합한 것은?

① 가족단위의 변화
② 평균수명의 증가
③ 여성의 사회적 지위변화
④ 인구의 증가

12 공기의 자정작용에 관한 설명 중 옳지 않은 것은?

① 태양광선 중 자외선에 의한 살균작용
② 미생물에 의한 유기물 분해작용
③ 강우, 강설 등에 의한 분진이나 용해성 가스의 세정작용
④ 산소, 오존, 산화수소 등에 의한 산화작용

13 다음 중 Pender의 건강증진모형에 대한 설명으로 옳지 않은 것은?

① 개인적 요인은 변화가 쉽게 일어나 구체화할 수 있다.
② 경쟁적이고 즉각적인 요구와 선호는 건강증진행위를 하는 데 방해가 된다.
③ 행위의 수행이나 강화를 위해 명확한 전략을 확인하는 것은 활동계획에의 몰입이다.
④ 이전 관련된 행위는 건강증진행위에 직·간접적으로 영향을 미쳐 행위를 하는 습관을 만든다.

14 물의 오염이 건강에 미치는 영향으로 옳지 않은 것은?

① 유해물질의 오염원이 된다.
② 기생충 질병의 전염원이 된다.
③ 군집독을 유발시킨다.
④ 수인성 질병의 원인이 된다.

15 다음은 무엇에 대한 설명인가?

> 건강한 사람을 대상으로 흡연 여부에 따라 일정한 시간이 경과한 후 호흡기 질환발생이 어떻게 나타나는지를 비교하여 원인요인을 규명하고자 할 때 이용할 수 있는 연구방법이다.

① 환자 – 대조군 연구
② 임상 실험연구
③ 코호트 연구
④ 생태학적 연구

16 다음 중 보건교사가 예방접종을 하기 전에 해야 할 일로 옳은 것은?

> ㉠ 알러지에 대한 과거력을 확인한다.
> ㉡ 대상자의 활력징후를 점검한다.
> ㉢ 만성질환의 유무를 파악한다.
> ㉣ 1개월 이내의 예방접종 이력을 확인한다.

① ㉠㉡㉢
② ㉡㉢㉣
③ ㉠㉢㉣
④ ㉠㉡㉢㉣

17 우리나라의 노인장기요양제도에 대한 설명으로 옳은 것은?

> ㉠ 국민건강보험으로 입원 시 자동으로 노인장기요양보험 서비스를 같이 받게 된다.
> ㉡ 국가가 모든 시설이나 인력을 고용하여 서비스를 제공한다.
> ㉢ 노인들은 전액 무료로 서비스 혜택을 받게 된다.
> ㉣ 65세 이상의 노인 및 65세 미만으로 노인성 질환을 가진 자가 대상자이다.

① ㉠㉡㉢
② ㉠㉡
③ ㉡㉢
④ ㉣

18 지역사회간호사가 하루 동안 다음과 같은 가정을 방문하려고 한다. 방문하는 순서를 바르게 나열한 것은?

> ㉠ 가정형편이 어렵고 입덧이 심한 4주된 임산부
> ㉡ 결핵약을 복용한 지 2일된 결핵환자
> ㉢ 갑자기 아무것도 먹지 않는 신생아
> ㉣ 1년 동안 인슐린을 투여하고 있는 당뇨환자

① ㉢ – ㉡ – ㉠ – ㉣
② ㉠ – ㉢ – ㉣ – ㉡
③ ㉢ – ㉠ – ㉣ – ㉡
④ ㉠ – ㉢ – ㉡ – ㉣

19 다음 중 인구정책에 대한 설명으로 옳은 것은?

> ㉠ 인구정책에는 인구의 양과 질을 조정하는 정책이 있다.
> ㉡ 인구조정정책에는 인구의 질을 향상시키기 위한 주택, 교육, 소득, 자원에 대한 정책 등이 포함된다.
> ㉢ 인구의 양적 정책이란 직접출생률과 사망률을 조정하는 것이고, 질적 정책이란 성별, 연령별 구조를 안정시키는 정책들이 포함된다.
> ㉣ 인구정책에는 인구조정정책과 인구대응정책이 있다.

① ㉠㉡㉢
② ㉡㉢㉣
③ ㉠㉢㉣
④ ㉠㉡㉢㉣

20 다음 중 세균성 이질에 대한 역학적 설명으로 옳은 것은?

① 신장을 침범하는 감염섬 질환이다.
② 잠복기가 길다.
③ 이환기간은 평균적으로 4~7일이다.
④ 병원체가 소량으로 존재한다.

정답 및 해설 P. 284

제1과목 국어

1 다음 글의 구조에 대한 분석으로 바르지 않은 것은?

> ㉠오늘날 21세기의 문화적 정체성 즉 문화적 전용 양상이 각별한 문제로 제기되는 이유는 무엇인가? ㉡그것은 오늘날 생긴 정체성, 즉 문화적 전용 양식의 새삼스러운 질적 변화가 아니라 그 변화의 속도와 폭의 양적 변화가 몰고 온 사회적 및 심리적 혼란에서 찾을 수 있다. ㉢문화는 우리가 생각하고 있었던 것과는 달리 정체성이라는 이름으로 착각되는 영원불변한 실체가 아니다. 그것은 부단한 변화와 변질의 과정에서 드러나는 양상 그 자체이다. ㉣그럼에도 불구하고, 과거 지구 각처의 여러 사회집단들이 각계 각층에서 체험했던 문화적 변화의 속도와 그 폭은 느낄 수도 볼 수도 없을 만큼 적었다. 이런 이유로 얼마 전까지만 해도 한 문화적 집단 속에서 그것에만 고유하게 존재한다고 착각되는 일정한 삶의 패턴을 읽을 수 있었다. 과거에 이러한 상태가 유지될 수 있었던 것은 지역 간의 인적, 정보적 접촉, 상호 침투 등 문화적 전용의 폭과 속도가 적고 느렸기 때문이다.

① ㉠은 문제제기에 해당한다.
② ㉡은 이 글 전체의 일반적 진술에 해당한다.
③ ㉢은 일반적 진술에 대한 구체화에 해당한다.
④ ㉣은 반론 제기 단락이다.

2 다음 식순으로 볼 때, 이 행사의 형식에 해당되는 것은?

> **식순**
>
> • 개회사 – 회장
> • 축사 – 전라남도 지사
> • 주제발표
> ― 주제 : 영산강, 경제개발이냐 환경보존이냐
> ― 발표자
>   김복동(환경청) – 영산강 개발이 환경에 미치는 영향
>   김철수(○○박물관) – 영산강 유역 개발과 문화유산
>   홍길동(상공회) – 영산강 개발이 지역경제에 미치는 영향
> ※ 참고사항
>   1. 청중의 질문을 생략합니다.
>   2. 발표자간 토의의 시간은 없습니다.

① 공청회
② 토론회
③ 배심토의
④ 심포지엄

3 다음 중 밑줄 친 외래어의 순화가 바르게 이루어지지 않은 것은?

① 대한민국 선수단의 골드러시가 계속 이어졌다. → 금메달 행진
② 그대로 진행하기에는 리스크가 너무 크다. → 위험
③ 그 영화는 3주간 박스오피스 정상을 차지하고 있다. → 흥행수익
④ 남산타워는 서울시의 랜드마크이다. → 자랑거리

다음 글을 읽고 물음에 답하시오. 【4 ~ 7】

시는 언어를 매재(媒材)로 하는 예술인 창작문학의 한 양식이다. 그러므로 시의 성질을 알기 위해서는, 우선 시의 언어가 어떤 것인가를 살펴볼 필요가 있다. 언어전달의 한 형식으로서 시가 ㉠특수한 성질의 것임은 사실이다. 그러나 시의 언어와 일상생활의 언어 사이에 확연한 구별이 있는 것은 아니다. 일상생활에서 쓰이는 말이 시에서 그대로 쓰일 뿐만 아니라, 시에서 쓰일 법한 말이 일상생활에서도 흔히 쓰이고 있다. ㉡"그 꽃 참 곱군.", ㉢"그 녀석 눈이 샛별 같다."와 같은 말은 우리가 일상생활에서 흔히 쓰고 듣는 말이다. 이러한 말은 "쌀값이 얼마인가?", "교통사고가 났어."와 같은 말과는 구별되는 점이 있다. 즉 후자의 경우에는 말하는 사람이 실제적인 관심을 보이거나 사실을 보고하고 있는 데 대하여 전자의 경우에는 말하는 사람의 느낌이나 태도나 해석이 나타나 있다. 이와 같이 실제적인 관심을 나타내거나 사실을 보고하기 위한 말이 보통의 언어라면, 느낌이나 태도나 해석을 나타내는 말은 시적인 언어라고 할 수 있다. 같은 교통사고를 두고도 "교통사고가 났어."라는 말과 "차마 눈으로 볼 수 없었다."라는 말은, 전자가 사실을 보고하는 데 비하여 후자는 그 사실에 대한 느낌이나 태도나 해석을 나타냄으로써 시적인 방향을 취하고 있다.

4 이 글의 진술의도는?

① 설득　　　　② 주장
③ 설명　　　　④ 논증

5 ㉠에 대한 적절한 설명이 될 수 없는 것은?

① 정서적 표현　　② 지시적 언어
③ 심상의 중심　　④ 압축된 형식

6 ㉡ "그 꽃 참 곱군."과 같은 시적 표현이 쓰인 시행을 고른다면?

① 파르라니 깎은 머리
② 박사 고깔에 감추오고
③ 정작으로 고와서 서러워라.
④ 두 볼에 흐르는 빛이

7 ㉢의 중요 시적 요소는?

① 어조
② 운율
③ 심상
④ 의미

8 다음 설명과 관계깊은 문학파는?

1920년대 중반 이후 문단을 주도한 카프파의 계급주의 문학을 비판하고, 문학의 예술성을 주장·실천한 유파로서, 카프파의 계급주의 문학이 지나치게 이념을 노출시킨 데 대한 반발로 일어났다.

① 시문학파
② 생명파
③ 모더니즘파
④ 청록파

9 다음 글의 ㉠에 내포된 인물의 심리로 옳은 것은?

> "갔냐?"
> 이것이 맑은 정신을 되찾고 나서 맨 처음 할머니가 꺼낸 말이었다. 고모가 말뜻을 재빨리 알아듣고 고개를 끄덕거렸다. 인제는 안심했다는 듯이 ㉠할머니는 눈을 지그시 내리깔았다. 할머니가 까무러친 후에 일어났던 일들을 고모가 조용히 설명해 주었다. 외할머니가 사람들을 내쫓고 감나무 밑에 가서 타이른 이야기, 할머니의 머리카락을 태워 감나무에서 내려오게 한 이야기, 대밭 속으로 사라질 때까지 시종일관 행동을 같이하면서 바래다준 이야기……, 간혹 가다 한 대목씩 빠지거나 약간 모자란다 싶은 이야기는 어머니가 옆에서 상세히 설명을 보충해 놓았다. 할머니는 소리 없이 울고 있었다. 두 눈에서 하염없이 솟는 눈물방울이 홀쭉한 볼 고랑을 타고 베갯잇으로 줄줄 흘러내렸다.

① 비애감
② 안도감
③ 기대감
④ 조바심

10 다음 중 유배(流配) 가사만으로 묶인 것은?

① 북천가, 한양가, 조천가
② 북천가, 북관곡, 만언사
③ 연행가, 만언사, 일동장유가
④ 연행가, 관동별곡, 일동장유가

11 다음 글에서 알 수 있는 표기의 특징과 거리가 먼 것은?

> 유익ᄒᆞᆫ 이 세 가짓 벋이오, 해로온 이 세 가짓 벋이니, 直딕ᄒᆞᆫ 이를 벋ᄒᆞ며 신실ᄒᆞᆫ 이를 벋ᄒᆞ며, 들온 것 한 이를 벋ᄒᆞ면 유익ᄒᆞ고, 거동만 니근 이를 벋ᄒᆞ며, 아당ᄒᆞ기 잘ᄒᆞᄂᆞᆫ 이를 벋ᄒᆞ며, 말솜만 니근 이를 벋ᄒᆞ면 해로온이라.

① 연철현상이 뚜렷해졌다.
② 초성에 합용병서가 쓰였다.
③ ㆁ, ·는 그대로 쓰였다.
④ 'ㄱ' 탈락현상을 보이는 단어가 있다.

12 다음 시조에 나타난 화자의 처지를 가장 적절하게 표현한 것은?

> 창(窓) 내고쟈 창(窓)을 내고쟈 이 내 가슴에 창(窓) 내고쟈.
> 고모장지 세살장지 들장지 열장지 암돌져귀 수돌져귀 비목걸새 크나 큰 쟝도리로 쑹닥 바가 이 내 가슴에 창(窓) 내고쟈.
> 잇다감 하 답답ᄒᆞᆯ 제면 여다져 볼가 ᄒᆞ노라.

① 가랑잎에 불 붙듯
② 벙어리 냉가슴 앓듯
③ 대추나무에 연 걸리듯
④ 풀 방구리에 쥐 드나들 듯

● 다음 글을 읽고 물음에 답하시오. 【13 ～ 15】

나는 좀 구체적으로 설명할 필요를 느꼈다.
"무릇 피(血)와 기운(氣)이 있는 것은 사람으로부터 소, 말, 돼지, 양, 벌레, 개미에 이르기까지 모두가 한결같이 살기를 원하고 죽기를 싫어하는 것입니다. 어찌 큰 놈만 죽기를 싫어하고, 작은 놈만 죽기를 좋아하겠습니까? 그런 즉 개와 이의 죽음은 같은 것입니다. 그래서 예를 들어서 큰 놈과 작은 놈을 적절히 대조한 것이지, 당신을 놀리기 위해서 한 말은 아닙니다. 당신이 내 말을 믿지 못하겠으면 당신의 열 손가락을 깨물어 보십시오. 엄지손가락만이 아프고 그 나머지는 아프지 않습니까? 한 몸에 있는 큰 지절(支節)과 작은 부분이 골고루 피와 고기가 있으니, 그 아픔은 같은 것이 아니겠습니까? 하물며, 각기 기운과 숨을 받은 자로서 어찌 저 놈은 죽음을 싫어하고 이 놈은 좋아할 턱이 있겠습니까? 당신은 물러가서 눈 감고 고요히 생각해 보십시오. 그리하여 달팽이의 뿔을 쇠뿔과 같이 보고, 메추리를 대붕(大鵬)과 동일시하도록 해보십시오. 연후에 나는 당신과 함께 도(道)를 이야기하겠습니다."라고 했다.

13 이 글에 쓰인 논증의 유형은?

① 귀납적　　　　② 연역적
③ 변증적　　　　④ 유추적

14 이 글의 내용과 관계깊은 것은?

① 의(義)　　　　② 인(仁)
③ 예(禮)　　　　④ 지(智)

15 이 글의 필자가 대상을 바라보는 관점은?

① 현상적
② 지엽적
③ 본질적
④ 편견적

16 다음 중 문단의 구성 요건으로 가장 중요한 것은?

① 형식상의 구성
② 하나의 완결된 생각
③ 참신한 용어의 사용
④ 주제의 구체적인 설명

17 다음 글의 주제는?

> 딕들에 동난지이 사오, 져 쟝스야. 네 황후 긔 무서시라 웨는다, 사쟈.
> 外骨內肉, 兩目이 上天, 前行後行, 小아리 八足, 大아리 二足, 淸醬의 ᄋᆞ스슥ᄒᆞᄂᆞᆫ 동난지이 사오.
> 쟝스야, 거복이 웨지 말고 게젓이라 ᄒᆞ렴은.

① 교언영색(巧言令色)
② 주마간산(走馬看山)
③ 허장성세(虛張聲勢)
④ 면종복배(面從腹背)

18 다음 밑줄 친 단어의 한자를 바르게 표기한 것은?

① 그를 죄인으로 <u>간주</u>(看做)해서는 안 된다.
② 자주국가임을 내외에 <u>천명</u>(天明)했다.
③ <u>성적</u>(成積)을 향상시키도록 노력하자.
④ 흥부전은 <u>해학</u>(該學)이 넘치는 작품이다.

19 다음 중 언어의 특성과 거리가 먼 것은?

① 사회성
② 체계성
③ 연속성
④ 자의성

20 다음은 '과소비의 문제점과 대책'이라는 제목으로 글을 쓰기 위해 개요를 작성한 것이다. ( ) 안에 들어갈 내용으로 적절하지 않은 것은?

Ⅰ. 서론 : 현재의 과소비 실태 소개
  • 유명 상표 선호 현상
  • 고가 외제 물건 구매 현상
Ⅱ. 본론 : 과소비의 문제점과 억제 방안 제시
  1. 과소비의 문제점
    (   )
  2. 과소비의 억제 방안
    • 근검절약의 사회 기풍 진작
    • 과소비에 대한 무거운 세금 부과
    • 건전한 소비 생활 운동 전개
Ⅲ. 결론 : 건전한 소비문화의 정착 강조
---

① 소비재 산업의 기형적 발전
② 개방화에 따른 외국 상품의 범람
③ 충동구매로 인한 가계 부담의 가중
④ 저축률 하락으로 인한 투자 재원의 부족

Q 다음 글을 읽고 물음에 답하시오. 【1 ~ 3】

Andrea's story, of parents whose last heroic act is to ensure their child's survival, captures a moment of almost mythic courage. Without doubt such incidents of parental sacrifice for their progeny have been repeated countless times in human history. (A) from the perspective of evolutionary biologists, such parental self-sacrifice is in the service of "reproductive success" in passing on one's genes to future generations. But from the perspective of a parent making a desperate decision in a moment of crisis, it is about nothing other than (B).
---

1 윗글의 내용으로 미루어 볼 때 윗글 이전의 상황은?

① 한 자식이 위험을 무릅쓰고 자기의 부모를 구출하였다.
② 부모가 자식의 생명을 구하기 위하여 그들의 목숨을 버렸다.
③ 부모와 자식간에 후손문제로 심한 갈등이 있었다.
④ 자식이 보는 앞에서 부모간의 위기시에 자식의 용감한 행동에 대한 논쟁이 있었다.

2 문맥상 (A)에 들어갈 알맞은 단어는?

① Seeing
② To see
③ Seen
④ To be seen

3 문맥상 (B)에 들어갈 알맞은 단어는?

① obligation   ② sacrifice

③ love   ④ service

4 다음 대화의 빈칸에 들어갈 말로 가장 적당한 것은?

> A : Let's meet somewhere later.
> B : How about in front of the City Hall?
> A : O.K. What time shall we _____?

① meet   ② make it

③ decide   ④ make

5 다음 중에서 올바른 표현은?

① The wind blew cold.

② She is engaged with John.

③ She has been born two sons.

④ Hundred cents make a dollar.

6 다음 중 어색한 문장은?

① I introduced him to the class.

② Whatever you do is fine with me.

③ My father made me wash the car this morning.

④ My sister, Jane, graduated high school yesterday.

7 다음 문장의 빈칸에 공통으로 들어갈 수 있는 것은?

> • He suggested your friend _____ be more careful.
> • You _____ have paid attention to his advice.
> • It is quite natural that you _____ take care of your old parents.

① would

② must

③ could

④ should

8 다음 글의 제목으로 알맞은 것은?

> Many educational institutions in the United States have become interested in integrating field experience education with their regular academic programs. Field experience education is a program in which students gain practical experience on jobs as part of their education. In these activities students usually have a greater responsibility for what they learn than they do in the classroom.

① Job Related Education

② The Difference between Job and Education

③ The Importance of Education

④ Field Experience Education

9 다음을 영어로 옳게 옮긴 것은?

> 그녀를 보면 나는 언제나 죽은 누님이 생각난다.

① I never see her but I remind of my dead sister.
② I never see her but I am thought of my dead sister.
③ I never see her without being reminded of my dead sister.
④ I never see her without reminding of my dead sister.

10 다음 글의 빈칸에 가장 알맞은 것은?

> Television is different from all other media. From cradle to grave, it penetrates nearly every home in the land. Unlike newspapers and magazines, television does not require _____.

① literary
② literature
③ literate
④ literacy

11 다음 글을 읽고 본문의 내용과 가장 잘 부합하도록 아래 문장을 완성할 때 들어갈 알맞은 표현은?

> One day there appeared upon my garden wall a wretched looking cat. My children felt sorry for the cat, and offered him bread soaked in milk, holding it out to him at the end of a reed. He took it and ate it all. Then he went away, paying no attention to the "Here, kitty! kitty!" of his friends.

> The children gave bread to the cat _____.

① with reluctance
② out of pity
③ in succession
④ in return for milk

12 다음 빈칸에 들어갈 말로 옳은 것은?

> Official opposition to the wearing of long hair is not peculiar to our electronic petroleum society. Alexander the Great, believing that the beard afforded too convenient _____ to the enemy in close combat, ordered his entire army to shave.

① a handle
② a sight
③ an approach
④ an opportunity

13 다음 글에서 밑줄 친 <u>They</u>가 가리키는 것은?

Wool is one of the oldest kinds of material used for clothing. We do not know exactly when people started to use wool to make clothing. However, we do know that people were wearing wool clothes very early in man's history. People used the wool not only from sheep, but also from other animals. For example, in the desert they used the wool from camels. In the mountains of India they used the wool from cashmere goats. And in the mountains of South America, they used the wool from the llama. All these kinds of wool have one thing in common. <u>They</u> protect the body from outside changes in temperature. This way, wool keeps the body cool in summer and warm in winter.

① camels

② cashmere goats

③ llama

④ all these kinds of wool

14 다음 (   ) 안에 가장 적합한 것은?

When we think of the public face of scientific genius, we often remember someone with old and graying appearances. For example, we think of Albert Einstein's disheveled hair, Charles Darwin's majestic beard, Isaac Newton's wrinkled visage.

Yet the truth is that most of the scientific breakthroughs that have changed our lives are usually made by people who are still in their 30s and that includes Einstein, Newton and Darwin. Indeed, not surprisingly, younger scientists are less affected by (   ) than their elders.

They question authority instinctively. They do not believe it when they are told that a new idea is crazy, so they are free to do the impossible.

① economic concerns

② innovative experimental data

③ religious faith

④ the intellectual dogma of the day

15 다음 주어진 글에 이어 단락이 논리적으로 전개되도록 순서대로 배열된 것은?

Buying at auction is quite different from buying something at a fixed price in a shop. At an auction, it is up to you to make an offer, called "a bid", for what you want to buy.

(A) First, prospective purchasers need not interrupt their working schedules.
(B) You can bid in two ways.
(C) There are two advantages in leaving bids.
(D) Either you can attend yourself or you can leave your bids with a member of the salesroom staff.
(E) Second, the dangers of bidding unwisely are eliminated.

① (B) — (A) — (E) — (C) — (D)
② (B) — (D) — (C) — (A) — (E)
③ (C) — (A) — (E) — (B) — (D)
④ (C) — (D) — (B) — (A) — (E)

16 밑줄 친 부분 중 문법적으로 옳지 않은 것은?

What you will probably not be able to do is ①to arrive at a single, unified, objective, literal ②understanding of that subject matter that ③do full justice to all aspects of the concept. The study of time, even within the limits of the metaphorical concepts we have, is ④an enormously useful enterprise.

17 다음 글을 읽고 본문 전체의 흐름과 관계없는 문장을 고르면?

The evening news on television is very popular with many Americans. They like to find out what is happening in the world. ①On television they can see real people and places. ②They believe it is easier than reading the newspaper. ③Many people think television makes the news seem more real. ④In the United States there are two kinds of television stations. They also think the news on television is more interesting.

18 다음 글을 읽고 물음에 대한 옳은 대답을 고르면?

The office has been closed since 5 p.m. If you require an accountant to look over your income tax form, come by the office between 3 p.m. and 5 p.m. Tuesdays and Thursdays. Our specialist, who is qualified in tax law, will be happy to spend time with you.

How many hours a week is the tax specialist in the office?

① 2 hours a week
② 3 hours a week
③ 4 hours a week
④ 5 hours a week

Alzheimer's disease is the most prevalent neuro-degenerative disease. Medical researchers report a direct link between abnormal mitochondria genes and the amyloid proteins that cause brain cell damage and cell death in Alzheimer's disease. While most of the research on Alzheimer's disease has focused on the type of Alzheimer's that is familial, meaning it is inherited, this type roughly accounts for only 10% of those with the disease. The other 90% of people who develop Alzheimer's have what doctors call sporadic type Alzheimer's. Today, the number of the patients that are suffered from Alzheimer's disease is about 250,000. This week, Reuters Health reported that the National Institutes of Health will spend $ 50 million over 5 years to accelerate research on Alzheimer's disease. President Clinton also said that the number of Americans with Alzheimer's is expected to more than triple by 2050. Currently, 1 to 10 people over the ages of 65, and as many as 50% of those over the ages of 85 have Alzheimer's disease.

19 Alzheimer병에 있어서 뇌세포 손상의 원인은?

① 일반적으로 가장 널리 퍼져 있는 퇴행성 신경계의 질병

② 비정상적인 미토콘드리아 유전인자와 아밀로이드 프로테인의 결합

③ 미토콘드리아 유진인자와 비정싱직인 아밀로이드 프로테인의 직접적인 결합

④ 죽은 뇌세포와 아밀로이드 프로테인의 결합

20 윗글을 참고하여, 2050년에 미국에서 Alzheimer병에 걸릴 것으로 예상되는 환자의 수를 구하면?

① 250,000

② 500,000

③ 750,000

④ 950,000

1 다음 법령이 적용되던 시기의 사회 모습으로 가장 적절한 것은?

> • 창씨하지 않은 사람의 자녀에 대해서는 각급 학교의 입학과 전학을 거부한다.
> • 창씨하지 않은 아동에 대해서는 교사가 질책, 구타할 수 있다.
> • 창씨하지 않은 사람은 공사 기관을 불문하고 일체 채용하지 않는다. 또한 현직자도 점차 면직 조치를 취한다.

① 징용으로 끌려가는 학생
② 태형을 집행하는 헌병 경찰
③ 독립문 건설에 기부금을 내는 부인
④ 고종 강제 퇴위 반대 시위를 전개하는 상인

2 다음 글에서 문화재들에 공통적으로 담겨져 있는 사상은?

> • 고구려의 강서고분 벽화
> • 백제의 금동 용봉봉래산 향로
> • 백제의 사택지적비와 산수문전

① 유교사상
② 불교사상
③ 도교사상
④ 풍수지리사상

3 다음의 제도를 실시한 목적으로 가장 알맞은 것은?

> • 상수리제도　　　 • 기인제도
> • 사심관제도　　　 • 경저리제도

① 지방자치의 강화
② 지방세력 통제
③ 사림세력 성장
④ 지방관의 감찰

4 다음은 고려사회를 크게 동요시킨 사건들이다. 두 사건의 근본적인 공통원인은?

> • 이자겸의 난　　　 • 묘청의 서경천도운동

① 사상간의 갈등
② 족벌간, 지역간의 대립
③ 외세압력에 대한 반발
④ 귀족사회의 구조적 모순

5 조선후기 문화에 대한 설명으로 옳지 않은 것은?

① 객관성과 실증을 중시하여 비기와 도참 등의 예언사상은 쇠퇴하였다.
② 천문학의 새로운 탐구에서 중국 중심의 세계관이 비판되었다.
③ 의학에서는 이론과 임상을 일치시키기 위한 노력이 있었다.
④ 음운연구와 어휘수집 등 국어에 대한 연구가 이루어졌다.

6 다음에 제시된 정치현상과 같은 결과가 초래된 사건은?

> • 고려후기에는 권문세족들이 도평의사사를 중심으로 귀족연합적인 정치운영을 하였다.
> • 조선후기에는 정승과 판서, 유수, 군영대장, 대제학 등이 비변사에 모여 국정을 논의하였다.

① 신라 – 녹읍제가 부활되고 상대등의 권한이 강화되었다.
② 고려 – 과거제도와 노비안검법을 실시하고, 백관의 공복을 제정하였다.
③ 조선 – 탕평책을 실시하고 국왕이 병권을 장악하였다.
④ 대한제국 – 대한국 국제를 반포하고 전제군주국임을 표방하였다.

7 조선중기의 조광조는 다음과 같은 혁신적 정치를 행하고자 하였다. 그 근본의도는?

> • 향약의 시행
> • 도교행사 폐지
> • 현량과 실시

① 지방자치의 추구
② 사림의 지위 강화
③ 붕당의 기반 구축
④ 국왕의 권력 강화

8 다음은 고려시대의 법제에 관한 설명을 나열한 것이다. 옳은 것을 모두 고른 것은?

> ㉠ 고려의 형법은 당률을 참작하여 71조항으로 만들어졌다.
> ㉡ 일상생활에 관계되는 것은 대개 전통적인 관습법을 따랐다.
> ㉢ 형벌에는 태·장·도·유·사의 5종이 있었다.
> ㉣ 대가족 중심의 고려사회를 유지하기 위하여 반역죄, 불효의 죄를 중죄로 취급하였다.

① ㉠㉡㉢
② ㉠㉢㉣
③ ㉡㉢㉣
④ ㉠㉡㉢㉣

9 붕당정치에 대한 설명으로 옳은 것은?

① 북인정권은 5군영을 설치하여 권력기반으로 삼았다.
② 서인은 자영농 육성에 치중하고 상업과 기술발전에 소극적이었다.
③ 남인은 서인들의 북벌운동을 비판하면서 예송논쟁을 일으켰다.
④ 붕당 간의 정치적 갈등을 화합시키려는 탕평책은 영조에 의해 처음 제기되었다.

10 다음 글의 밑줄 친 '이들'이란 어느 계층을 가리키는가?

> • 이들은 19세기에 새로운 시대사상으로 부상한 북학사상을 사상적 기반으로 하였으며, 근대적 상공업사회에 걸맞는 직업적 전문성을 최대한으로 향유하면서 양반 사대부에 대체되는 사회계층으로 성장하여 개화운동의 전위부대 역할을 하였다.
> • 이들은 새로 도래할 시민사회의 주체가 될 요소를 구비하였음에도 불구하고 새 시대의 주도층으로 성장하기도 전에 외세에 의해 그 가능성을 차단당했다.

① 중인   ② 서얼
③ 양반   ④ 장인

11 다음은 조선시대 역사편찬의 경향을 서술한 것이다. 시대순으로 바르게 배열된 것은?

> ㉠ 성리학적 대의명분 중시
> ㉡ 자주적 입장의 통사 편찬
> ㉢ 고구려, 발해사에 대한 재인식
> ㉣ 존화주의적 사관에 의한 역사편찬

① ㉠ - ㉡ - ㉣ - ㉢
② ㉡ - ㉠ - ㉣ - ㉢
③ ㉢ - ㉠ - ㉡ - ㉣
④ ㉢ - ㉠ - ㉣ - ㉡

12 다음은 고려와 조선의 정치에 관한 것이다. 아래와 같은 제도를 현대 민주정치의 운영과 비교해 보았을 때 공통된 의의로 옳은 것은?

> • 고려시대에는 관리의 임명이나 법제의 개폐가 있을 때 언관이 서경하고 간쟁하는 제도를 운영하였다.
> • 조선시대의 양사(사헌부, 사간원)는 서경을 담당하였으며, 경연·서연제도를 두어 국왕과 세자의 학덕을 배양했을 뿐 아니라 상소·구언제도를 운영하였다.

① 국가권력의 정당성이 확립될 수 있었다.
② 행정의 효율을 극대화할 수 있는 조직이 마련되었다.
③ 권력의 남용과 부정을 막는 제도적 장치가 마련되었다.
④ 국가권력과 국민의 자유간에 발생하는 갈등이 해소될 수 있다.

13 고려의 도병마사에 대한 설명으로 옳은 것은?

① 중추원과 어사대의 고관으로 구성되었다.
② 송의 정치제도를 모방하여 둔 기구였다.
③ 무신집권자의 독재권력 강화에 이용되었다.
④ 말기에는 기능이 더욱 강화되어 왕권의 약화를 초래하였다.

14 고려시대에 설치되었던 특수 군사조직의 역할이 잘못 연결된 것은?

① 별무반 – 여진족 정벌에 동원되었다.
② 광군 – 거란의 침입에 대비하였다.
③ 삼별초 – 무신정권의 군사적 배경이 되었다.
④ 도방 – 몽고와의 항쟁에서 주도적 역할을 하였다.

15 다음 사건에 대한 설명으로 옳은 것은?

> 난병이 창덕궁에 밀어닥쳤는데, 수문장 등이 이들을 막아내지 못하여 궐내에 난입하였다. 왕은 급히 대원군의 입궐을 명하였다. 대원군은 곧 무위대장을 동반하여 입궐하였다. …… 서상조가 아뢰기를, "근래 듣자니 중전께서 변란에 대처하시어 누추한 곳에 은신해 계신다고 하니, 삼가 바라건대, 수소문하여 의장(儀裝)을 갖추고 예법에 따라 왕후의 자리로 맞아들이소서." 하니, 왕이 "널리 찾아서 맞아들이는 일을 늦추어서는 안 되겠다." 라고 히였다.

① 동학 농민 운동으로 확대되었다.
② 을미사변과 단발령을 계기로 일어났다.
③ 우정국 개국 축하연에 일어난 사건이다.
④ 구식 군인에 대한 차별 대우가 계기가 되었다.

16 빈칸에 들어갈 단체와 그 단체를 조직한 중심인물을 바르게 연결한 것은?

> 광복에 대비하기 위해 국내에서 조선 건국 동맹이 결성되었는데, 이 단체는 광복 이후 (   )(으)로 발전하였다.

① 신간회 – 안창호
② 한인애국단 – 김구
③ 조선의용대 – 김원봉
④ 조선건국준비위원회 – 여운형

17 다음의 일들이 일어난 시기를 연표에서 고르면?

> 한·미 동맹 강화와 군 현대화, 차관을 통한 경제적 이득 등을 고려해 베트남 파병을 결정하였다.

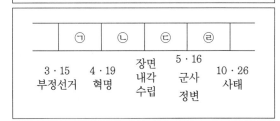

	㉠	㉡	㉢	㉣	
3·15 부정선거		4·19 혁명	장면 내각 수립	5·16 군사 정변	10·26 사태

① ㉠   ② ㉡
③ ㉢   ④ ㉣

18 다음은 조선 초기 세종 때의 업적이다. 이와 직접적인 관련이 있는 조치로 볼 수 있는 것은?

> • 역법계산을 위해 칠정산을 완성하였다.
> • 간의, 혼의 등 천체 관측기구를 제작하였다.
> • 시각측정기구인 앙부일구, 자격루 등을 제작하였다.

① 산불을 낸 자는 중벌에 처하였다.
② 전지의 등급을 6등급으로 세분하였다.
③ 그 해의 풍흉에 따라 전세를 각각 달리하였다.
④ 농사철에 농민들을 부역에 동원하는 것을 법으로 금하였다.

19 다음 글을 쓴 인물에 대한 설명으로 옳은 것은?

> 우리 조선의 역사적 발전의 전 과정은 지리적 조건, 인종학적 골상, 문화 형태의 특징으로 다소의 차이는 있겠지만 세계사적인 역사 법칙에 의하여 다른 민족과 같은 궤도로 발전 과정을 거쳐 온 것이다. 그 발전 과정의 템포나 문화적 특수성은 결코 본질적인 것이 아니다.
> － 「조선봉건사회경제사」 －

① 조선사 편수회를 설립되었다.
② 식민 사관의 정체성론을 반박하였다.
③ 일본인과 한국인의 조상이 같다고 주장하였다.
④ 진단 학회를 중심으로 사료 비판이 강조되었다.

20 다음과 같은 활동을 한 인물은?

> 조선 태종 때에는 왜구의 노략질이 심해져 울릉도를 비우는 공도 정책을 폈다. 이후 일본 어부들이 울릉도에서 불법으로 고기를 잡는 일이 많아지자 1693년 그는 일본으로 건너가 "울릉도와 독도가 조선 땅임에도 일본인들이 함부로 침범하는 일"을 따졌다.

① 안용복
② 이사부
③ 이명래
④ 심흥택

1 조직구조의 구성요인 중 조직 내에 존재하는 분화의 정도를 이르는 말로 수평적 분화, 수직적 분화, 공간적 분산 등을 포함하는 개념은?

① 복잡성　　　　② 공식화
③ 계층화　　　　④ 집권화

2 다음 중 간호서비스 마케팅에 관한 특징으로 옳지 않은 것은?

① 간호서비스의 공급과 수요의 변동이 심할 경우에 대비해서 전략을 세워야 한다.
② 서비스의 표준화가 어렵다.
③ 서비스의 소비자와 제공자가 분리될 수 있다.
④ 무형의 서비스를 유형화할 수 있도록 하는 것이다.

3 목표관리의 특성이 아닌 것은?

① 목표설정과정을 체계화한 것으로 목표설정으로부터 시작해 기획과 통제를 통합하기 위한 기법이다.
② 관리자로 하여금 전략적 기획과 전술적 기획을 통합할 수 있도록 돕는 기구이다.
③ 목표설정이 기존의 하향식 목표설정과 달리 하급자의 참여에 의해 관리자와 하급자 상호 간에 이루어진다.
④ 계량화하기 어려운 업무의 경우에도 그 성과에 대한 적절한 보상이 이루어질 수 있게 보장하는 방법이다.

4 Gorden(1990)의 관리이론 중 통합적 관점으로 옳은 것은?

① 인간관계론
② 과학적 관리론
③ 사회기술이론
④ 의사결정론

5 현재 우리나라의 간호관리료는 몇 등급인가?

① 2등급　　　　② 4등급
③ 7등급　　　　④ 8등급

6 다음 중 의사결정의 개념에 해당하지 않는 것은?

① 선택적 행위
② 관리의 일반적 과정
③ 관리의 한시적 과정
④ 동적인 과정

7 다음 설명은 무엇에 관한 것인가?

> ㉠ 장기적인 계획수립과 단기적인 예산편성을 유기적으로 연관시킴으로써 자원분배에 대한 의사결정을 합리적으로 일관성 있게 하려는 태도이다.
> ㉡ '계획수립 – 사업안 작성 – 전체예산 편성 – 관리통제'의 과정을 거친다.

① PPBS　　　　② 통계
③ CPM　　　　④ 진행표

8 환자분류체계 중 원형분류체계로 옳은 것은?

> ㉠ 환자의 특성에 따라 분류
> ㉡ 투약과 처치 외의 치료적 요소
> ㉢ 3~4개 군으로 나누어 각 범주별로 간호요구
>   량은 광범위하게 기술
> ㉣ 직접 간호요구의 대표적 지표설정

① ㉠㉡㉢
② ㉠㉡㉢㉣
③ ㉠㉢
④ ㉡㉣

9 다음 중 내적 환경으로 옳은 것은?

> ㉠ 노사관계 강화
> ㉡ 마케팅 노력
> ㉢ 생산성
> ㉣ 자원공급과 기술력

① ㉠㉡㉢
② ㉡㉢㉣
③ ㉠㉢㉣
④ ㉠㉡㉢㉣

10 목표에 의한 관리(MBO)의 목적으로 옳지 않은 것은?

① 구성원의 노력을 조직의 목표를 향하여 효율적으로 집중시킨다.
② 구성원의 의욕전환을 통하여 능력개발활동을 최대화한다.
③ 구성원의 판단을 적시에 적절히 행하게 한다.
④ 간호의 전문화 경향에 따라 간호관리 의사결정의 분산화를 촉진시킨다.

11 집단의사결정의 장점이 아닌 것은?

① 충분한 지식과 정보에 근거한 의사결정
② 결정의 시행이 용이
③ 시간과 노력이 적게 소요
④ 구성원 개인의 만족

12 간호관리 체계모형에서 투입요소로만 구성되어 있는 것으로 옳은 것은?

① 환자만족도, 인력, 기획
② 간호의 질, 조직, 자금
③ 인력, 정보, 건물설계
④ 인력, 간호서비스의 질과 양, 건물설계

13 다음 중 권한과 권력의 차이점으로 옳지 않은 것은?

① 권한이란 조직에서 직위에 따른 역할을 부여하는 공식적인 권리이다.
② 권한은 스스로 자신의 직무를 수행할 수 있는 자유재량권을 의미한다.
③ 권력은 타인에게 영향력을 행사할 수 있는 개인의 힘이다.
④ 권력은 조직에서 공동의 목표달성을 지향하며 행사되는 권한이다.

14 ○○병원에서 밤번 근무시 화재가 발생하였다. 다음 중 가장 안전한 장소로 옮겨야 할 대상은?

① 입원환자　　　② 최신 의료장비
③ 간호수가 기록장　④ 환자기록부

15 환자를 담당하는 간호사가 정해지면 입원에서부터 퇴원 후까지도 환자를 전담하여 간호하고 '도와주는 간호사'를 지정하여 자신이 없는 동안에도 환자를 간호할 수 있도록 하는 간호업무 분담방법은?

① 사례접근법　　② 일차간호방법
③ 기능적 분담방법　④ 팀 간호방법

16 다음 중 평가자가 지나치게 비판적이어서 피고과자의 실제 능력보다 낮게 평가되는 것을 무엇이라 하는가?

① 연공오차
② 후광효과
③ 개인적 편견에 의한 착오
④ 혼효과

17 다음 중 총체적 질 관리에 대한 설명으로 옳지 않은 것은?

① 팀 정신을 고양시킬 수 있다.
② 목적은 문제해결에 있고 결과중심적이다.
③ 환자를 포함한 모든 고객에 대한 모든 서비스와 진료결과의 질을 개선한다.
④ 브레인스토밍, 체크리스트 등을 이용할 수 있다.

18 간호단위관리의 목표로 옳지 않은 것은?

① 병원 내의 다른 부서 직원들과 긴밀한 의사소통을 하도록 한다.
② 간호단위의 운영은 어떤 방법으로든 최대의 효과를 얻을 수 있도록 한다.
③ 환자의 건강회복을 위해 필요한 의사의 진단과 치료활동을 돕는다.
④ 간호연구를 계속적으로 실시한다.

19 다음은 간호사의 법적 의무 중 무엇에 대한 것인가?

> 간호사는 간호의 내용 및 그 행위가 정확하게 이루어지는가를 확인해야 할 의무가 있다.

① 확인의무
② 설명 및 동의의무
③ 주의의무
④ 간호의무

20 다음 중 옹호자로서의 관점에서 간호사의 역할은?

① 생산성을 높이도록 이끌어준다.
② 환자에게 가장 유익한 것을 제공한다.
③ 환자가 자유로운 의사결정을 할 수 있도록 도와준다.
④ 환자의 도덕적 성숙을 돕는다.

1 다음 중 보건소의 업무로 옳은 것은?

> ㉠ 감염병 및 질병의 예방관리와 진료에 대한 사항
> ㉡ 보건교육
> ㉢ 학교보건에 대한 협조
> ㉣ 구강보건, 정신보건, 노인보건 및 장애인 재활

① ㉠㉡
② ㉠㉢㉣
③ ㉡㉣
④ ㉠㉡㉢㉣

2 보건간호와 지역사회간호의 차이에 대한 설명으로 옳은 것은?

> ㉠ 지역사회간호의 목적은 지역사회 주민의 적정 기능 수준의 향상이다.
> ㉡ 보건간호사업은 대부분 정부가 주도한다.
> ㉢ 지역사회간호는 주민의 자발적인 참여로 이루어진다.
> ㉣ 보건간호의 대상은 전체 지역주민이다.

① ㉠㉡㉢
② ㉡㉢㉣
③ ㉠㉢㉣
④ ㉠㉡㉢㉣

3 지역사회 간호사가 혈액검사 결과 HIV 양성으로 판명된 대상자를 발견하였다. 이 대상자에 대한 간호계획으로 가장 적절한 것은?

① 감염에 주의하도록 교육하고 후천성 면역결핍증으로 이행될 경우 적합한 의료기관을 제시한다.
② 후천성 면역결핍증 환자들의 지지모임을 제시한다.
③ 가족에게 대상자의 질환을 알리지 않도록 한다.
④ 대상자에게 적합한 의료기관에 의뢰하여 즉시 입원하도록 한다.

4 지시적 상담에 대한 설명으로 옳지 않은 것은?

① 진단과 해결목적으로 상담을 진행하므로 직접 응답이 가능하다.
② 설득, 훈계, 해결책 등을 제시할 수 있다.
③ 상담자의 언어, 감정을 인정한다.
④ 상담자에 대한 시인, 부인, 개인적 반응을 할 수 있다.

5 지역사회 간호사가 가족의 문제에 대해 우선순위를 정하고자 한다. 고려해야 할 사항은?

> ㉠ 간호사의 지식과 자원활용 정도
> ㉡ 가족이 문제를 인식하는 정도
> ㉢ 가족문제의 심각성
> ㉣ 가족에 현존하는 문제의 특징

① ㉠㉡㉢
② ㉡㉢㉣
③ ㉠㉢㉣
④ ㉠㉡㉢㉣

6 모성 클리닉을 방문한 대상자에게 할 수 있는 추후 관리행위는?

> ㉠ 가족 중 한 사람을 모성간호에 협력하도록 교육한다.
> ㉡ 클리닉을 방문할 시기가 지났을 경우 전화 또는 직접 가정방문을 실시한다.
> ㉢ 산모가 산전이나 분만시 및 산욕기 동안 일정한 간격으로 클리닉을 방문할 수 있도록 한다.
> ㉣ 필요시 개업의원, 조산소, 병원 등에 의뢰하고 서로 협력한다.

① ㉠㉡㉢
② ㉡㉢㉣
③ ㉠㉢㉣
④ ㉠㉡㉢㉣

7 보건소에서 암 질환 관리교육에 참여하는 주민이 100명인데, 이 100명이 그 지역 전 암 질환 대상자의 몇 %인가를 산출하고자 한다면 이는 무엇에 대한 평가인가?

① 투입자원에 대한 평가
② 사업진행에 대한 평가
③ 사업효율성에 대한 평가
④ 사업적합성에 대한 평가

8 다음 중 가정간호대상자의 퇴록 기준으로 옳지 않은 것은?

① 환자가 사망한 경우
② 질병이 위중한 경우
③ 가정간호서비스가 월 1회 미만으로 제공되는 경우
④ 환자와 간호사의 관계가 나빠져 서비스를 제공하기 힘든 경우

9 다음 중 학교 내 사고발생의 위험요인으로 옳은 것은?

> ㉠ 어두운 색의 교복
> ㉡ 책상의 뾰족한 모서리
> ㉢ 계단의 조명상태
> ㉣ 노출된 못이나 건축자재 등

① ㉠㉡㉢
② ㉡㉢㉣
③ ㉠㉢㉣
④ ㉠㉡㉢㉣

10 지역사회에 거주하고 있는 고위험군을 발굴하여 대상자의 문제를 사정, 계획, 수행, 평가하고 지역사회 내의 다양한 보건의료서비스로 연계시켜 주는 지역사회간호사 역할로 옳은 것은?

① 사례관리자(case manager)
② 변화촉진자(facilitator)
③ 옹호자(advocator)
④ 조정자(coordinator)

11 보건교사가 보건일지를 작성하고자 한다. 보건일지에 기록하는 내용으로 바르게 짝지어진 것은?

> ㉠ 보건교육의 대상자 및 교육내용
> ㉡ 방문학생의 처치내용
> ㉢ 당일 학교의 특별 지시사항
> ㉣ 학생의 건강자료

① ㉠㉡㉢
② ㉡㉢㉣
③ ㉠㉢㉣
④ ㉠㉡㉢㉣

12 다음 중 산성비의 영향으로 옳은 것은?

> ㉠ 산림의 황폐화
> ㉡ 문화재의 손실
> ㉢ 금속의 부식
> ㉣ 물고기의 떼죽음

① ㉠㉡㉢
② ㉡㉢㉣
③ ㉠㉢㉣
④ ㉠㉡㉢㉣

13 다음은 무엇에 대한 설명인가?

> ㉠ 분뇨처리방법 중 하나이다.
> ㉡ 200~250℃의 고온과 70~80기압을 적용시
> 키는 방법이다.
> ㉢ 충분한 산소를 공급하여 분뇨를 처리하는 방
> 법이다.
> ㉣ 병원균의 완전한 사멸과 전개발생이 없는 위
> 생적인 방법이다.

① 종말처리법
② 비료처리법
③ 습식 산화법
④ 화학적 처리법

14 유병률, 발병률, 발생률에 대한 설명으로 옳지 않은 것은?

① 발생률로 질병에 걸릴 확률을 직접 추정할 수 있다.
② 어떤 집단이 한정된 기간에 한해서만 어떤 질병에 걸릴 위험에 있을 때 전체 인구 중 특정 집단 내에 새로 발병한 총수의 비율은 발병률이다.
③ 특정 시점에서 인구질병이나 질병을 가진 환자수의 크기를 단위인구로 표시한 것은 기간유병률이다.
④ 발생률이 높으면 기간유병률이 높아진다.

15 다음의 설명 중 옳은 것은?

> ㉠ 특이도 – 해당 질환자에게 검사법을 실시한 결과 양성으로 나타나는 비율이다.
> ㉡ 예측도 – 그 검사법이 질병이라고 판정한 사람들 중에서 실제로 그 질병을 가진 사람들의 비율이다.
> ㉢ 민감도 – 해당 질환에 걸려있지 않은 사람에게 검사법을 적용시켰을 때 결과가 음성으로 나오는 비율이다.
> ㉣ 신뢰도 – 정밀성을 말하며 동일대상을 동일방법으로 측정할 때 얼마나 일관성을 가지는지 보는 비율이다.

① ㉠㉡
② ㉠㉣
③ ㉢㉣
④ ㉡㉣

16 다음 중 집단검사시 신뢰도를 높일 수 있는 방법이 아닌 것은?

① 표준화된 환경하에서 측정하도록 한다.
② 측정자의 수를 최소화시킨다.
③ 정확한 검진을 위하여 측정도구를 항상 새 것으로 준비한다.
④ 여러 가지 방법을 병행한 측정치를 가지고 종합적인 평가를 한다.

17 다음 종형 인구구조에 대한 설명 중 옳지 않은 것은?

① 선진국형이다.
② 출생률과 사망률이 모두 높다.
③ 0~14세 인구가 50세 이상 인구의 2배이다.
④ 노인인구의 비중이 커져 노인문제가 야기된다.

18 WHO에서 보건의료제도 구성요인에 포함되지 않는 것은?

① 보건자원공급
② 의료보험
③ 관리
④ 자원의 조직화

19 다음 중 어느 지역 남자의 흡연율이 56%, 음주율이 50%, 비만율이 26%일 때 흡연율을 감소시키기 위해 금연사업을 실시하였다면 사업 후 자료를 비교하기 위한 조사방식으로 옳은 것은?

① 납세인구조사
② 표본조사
③ 상주인구조사
④ 전수조사

20 다음 중 의료기관이 수행하는 가정간호의 범위에 속하는 것을 모두 묶은 것은?

㉠ 간호
㉡ 투약
㉢ 타 의료기관에 의뢰
㉣ 검체의 채취

---

① ㉠㉡㉢
② ㉡㉢㉣
③ ㉠㉢㉣
④ ㉠㉡㉢㉣

정답 및 해설 P. 299

제1과목   국어

1 다음은 미술전을 관람하고 난 후 쓴 감상문이다. 고쳐 쓰기 방안으로 적절하지 않은 것은?

> 제목 : '마티스전'을 다녀와서
>
> 미술 수행 평가를 위해 '마티스전'을 관람하러 ㉠오랫만에 외출하였다. 그동안의 지루한 장마가 그쳤다. ㉡검은 구름 사이로 덮여 있던 새파란 하늘이 손수건만 하게 나타났다. 발걸음도 경쾌하게 미술관을 향하였다. 미술관에 도착하니 사람들로 북적거렸다. ㉢사람들이 많은 전시장을 돌아보며 그림을 관람하고 있었다.
> 마티스의 그림을 책에서만 보았지 이렇게 직접 본 것은 이번이 처음이었다. 특히 마티스 예술의 진수인 단순성과 강렬함이 극대화된 「춤」은 매우 인상적인 작품이었다. 푸른 하늘과 언덕이 극도로 단순화 되었으며, 서로 손을 맞잡고 돌아가는 다섯 명의 무희는 강렬한 생명력을 만들어 냈다. 이 그림은 러시아의 부호 시츄킨의 의뢰로 탄생한 걸작이라 한다. 「춤」이 너무나 마음에 든 시츄킨은 그것과 짝이 될 만한, 음악을 주제로 한 그림을 또 의뢰하였다. ㉣그리고 마티스는 「춤」과 같은 색, 같은 형태의 구성이지만 조용하고 차분한 「음악」을 그렸다고 한다. 이번 '마티스전'을 계기로 다른 작가의 작품에도 관심을 가져야겠다고 생각했다.

① 맞춤법에 어긋나기 때문에 ㉠을 '오랜만에'로 바꿔야겠군.

② 표현이 어색하므로 ㉡을 '덮여 있던 검은 구름 사이로 새파란 하늘이'로 바꾸면 자연스럽겠군.

③ 의미가 모호하므로 ㉢은 '많은 사람들이 전시장을 돌아보며 그림을 관람하고 있었다'로 바꿔야겠군.

④ 접속어의 사용이 적절하지 않으므로 ㉣을 '하지만'으로 바꾸면 좋겠군.

2 다음 내용을 글로 쓸 때 '인과'의 전개방법이 적당한 글은?

① 남녀성비 불균형의 영향

② 신사임당의 생애

③ 제트엔진의 원리와 오징어 운동

④ 경주 천마총의 풍경

3 다음 (   ) 안에 들어갈 적합한 말은?

> 인간과 자유와의 근본적 관계에 대하여 무엇보다도 웅변적으로 이야기해 주고 있는 것은 성서(聖書) 속에 있는 낙원추방의 신화(神話)이다. 신화도 인류 역사의 시초는 선택이라는 행위에 있다고 말하고 있다. (   ) 신화는 이 최초의 자유의 행위가 얼마나 깊은 죄(罪)이었으며, 또 그 결과로서의 고뇌(苦惱)가 얼마나 큰 것이었는가를 강조한다.

① 예컨대

② 그러므로

③ 그러나

④ 심지어

⊙ 다음 글을 읽고 물음에 답하시오.【4～6】

> 순화(純化, 醇化)란 잡스러운 것을 걸러서 순수(純粹)하게 하는 것이다. 따라서 국어순화란, 잡스러운 것으로 알려진 들어온 말(㉠ 외래어, 외국어)을 가능한 한 토박이 말로 재정리하는 것이요, 비속(卑俗)한 말과 틀린 말을 고운말과 ㉡ 표준어(標準語) 및 말의 법대로 바르게 쓰는 것이다. 또 그것은 복잡한 것으로 알려진 어려운 말을 될 수 있는 대로 쉬운 말로 고쳐 쓰는 일도 된다. 한마디로 말하면, 우리말을 다듬는 일, 그것이 바로 국어의 순화이다.

4 이 글에서 말하는 국어순화의 범주에 해당되지 않는 것은?

① 샘플 → 견본
② 아가리 → 입
③ 악장(岳丈) → 장인
④ 깜깜하다 → 캄캄하다

5 ㉠ '외래어'와 거리가 먼 것은?

① 버스　　　　② 담배
③ 와이프　　　④ 잉크

6 ㉡의 규정에 어긋난 것은?

① 현대　　　　② 중류사회
③ 교양인의 언어　④ 서울말

⊙ 다음 글을 읽고 물음에 답하시오.【7～8】

> 사람은 ㉠언어로써 자기의 사상과 감정을 표현하여 전달한다. 언어 표현방식에는 여러가지가 있다. 그 중에서도 음성(音聲)으로 표현되는 방법은 매우 어렵다. 흔히, 음성언어로 ㉡자기를 표현하는 것이 쉽다고 생각하고 있으나, 문자언어보다 더 어렵다.

7 ㉠은 언어의 무엇에 대하여 설명하고자 한 것인가?

① 내용　　　　② 형식
③ 기능　　　　④ 정의

8 ㉡을 달리 나타낼 때 가장 어울리는 것은?

① 풍부한 어휘의 사용
② 자신의 사상과 감정의 표현
③ 자신이 알고 있는 많은 이야기의 동원
④ 자신의 사생활

9 현대문학에 대해 가장 올바르게 설명한 것은?

① 산문시는 일종의 산문으로서 시적인 특징은 찾아볼 수 없다.
② 문학의 5대 장르는 시, 소설, 희곡, 시나리오, 평론이다.
③ 고대소설에 비해 현대소설에서의 인물은 입체적 성격을 띤다.
④ 사실주의는 낭만주의에 반발하여 일어난 사조로, 인간의 잠재의식을 대상으로 한다.

10 다음 중 훈민정음 초성자의 배열이 오늘날과 같이 된 것은 어느 문헌부터인가?

① 훈민정음　　　　② 훈몽자회
③ 언문지　　　　　④ 동국정운

11 괄호 안에 들어갈 한자어로 옳지 않은 것은?

> 현대에서 세계의 패권(①)을 장악(②)하고 있
> 는 나라는 무엇보다도 과학이 발달한 나라다.
> 현대전은 과학전이라는 말도 있거니와 전시 아
> 닌 평시에도 과학에서 경쟁(③)이 날로 얼마나
> 심해져 가고 있는지를 우리는 목도 (④)하고
> 있다. 과학의 목적은 그의 실용성에 있다.
>
> － 박종홍, 학문의 목적 －

① 覇權　　　　　　② 場握
③ 競爭　　　　　　④ 目睹

12 다음 ( ) 안에 들어갈 표현으로 옳지 않은 것은?

> 귀가 (　　　　　).
> ㉠ 어떤 말을 듣고 그럴 듯하게 여겨져 마음이
> 　 쏠리다.
> ㉡ 뜻밖의 반가운 소리를 들어 막혔던 귀가 뚫
> 　 리는 것 같다.
> ㉢ 남이 자기에 대한 말을 하는 것 같다.
> ㉣ 너무 자주 들어 듣기 싫다.
> ㉤ 잔소리를 늘어놓아 듣기 싫다.

① 가렵다　　　　　② 솔깃하다
③ 아프다　　　　　④ 여리다

13 다음 중 단어의 표준 발음으로 옳은 것은?

① 옷한벌[오탄벌]
② 밭아래[받아래]
③ 늙지[늘찌]
④ 피읖에[피으페]

14 다음 제시된 단어를 한자로 쓸 때 옳은 것은?

> 애로 － 누설 － 파탄 － 쇄도

① 厓路 － 漏設 － 派綻 － 刷到
② 哀路 － 漏泄 － 破綻 － 刷到
③ 隘路 － 漏設 － 派綻 － 殺到
④ 隘路 － 漏泄 － 破綻 － 殺到

15 다음 글의 ㉠에 들어갈 적당한 표현은?

> 곰　치 : 으디를 쏴댕겨?
> 구포댁 : (여전히 갓난애의 얼굴에 눈길을 박은 채) 모실 갔다 왔소!
> 곰　치 : 모실? 아니 믄 청승에 모실이여?
> 구포댁 : (하늘을 쳐다보며) 그냥 구경하고 댕겼제……
> 곰　치 : 슬슬이 년은 으디 갔어?
> 구포댁 : (고개를 살래살래 내젓는다.)
> 곰　치 : (마루 위에 벌렁 드러누워 버리며) 이고, 도삼아아 ─.
> 구포댁 : (무표정한 얼굴)
> 곰　치 : (드러운 채) 아무 말도 아니여! (　㉠　) 그래 뱃놈은 물 속에서 죽어사 쓰는 법이여……. 그것이 팔짜니라아 ─ (열을 올려) 나는 안 죽어! 그여코 배를 부리고 말 것이여! 돛 달 때마다 만선으로 배가 터지는 때가 반드시 있고 말고!

① 처절하게
② 희망차게
③ 경쾌하게
④ 아름답게

◎ 다음 글을 읽고 물음에 답하시오. 【16～17】

'다큐멘터리'란 1930년대 현실 참여 다큐멘터리의 대가 존 그리어슨이 로버트 플래허티의 「북극의 나누크」를 묘사하기 위해 붙인 명칭이다. '기록물', '여행록'이라는 어원이 말해주듯 초창기 다큐멘터리는 다른 문화를 기록하는 도구로서 '사실에 기초한 객관적이고 충실한 관찰 기록물'로 관객에게 받아들여졌다. 이는 다큐멘터리의 제작 방식이 극영화의 방식에 비해 현실 세계와의 유사성이 크다는 점에서 기인한다.

초창기부터 현재까지 주류를 이루는 다큐멘터리는 설명적 양식의 다큐멘터리이다. 다큐멘터리와 같은 영상물은 화면에 나타나는 이미지를 통해 정보를 전달한다. 그런데 이 양식에서는 이미지보다는 보이스 오버 내레이션(voice over narration)이 정보를 전달하는 중심 역할을 한다. 내레이션이 절대적인 기능을 하는 이 양식에서는 이미지가 독립된 의미를 갖지 못하고, 시각적 증거물이자 보충물에 불과하다.

화면 밖에 존재하는 보이스 오버 내레이션은 화면에 펼쳐지는 이미지들을 관객에게 설명하고, 이미지들의 의미를 해석하며, 그것들에 대해 논평을 한다. 이때 내레이터는 사건의 모든 정황을 이해하고 꿰뚫어 보지만, 눈앞에 펼쳐지는 사건에 개입하지 않고 충실히 관찰하는 보편적이고 중립적인 정보 전달자의 위치에 있다고 관객들에게 받아들여진다. 관객들의 이런 태도는 다큐멘터리의 '객관성'과 '사실성'을 보증하는 강력한 ㉠기제가 된다. 증거 화면까지 효과적으로 주어지는 상황에서 신뢰감을 주는 성우의 목소리가 전달하는 '객관적인 설명'을 들으며 관객이 다큐멘터리의 객관성과 사실성을 의심하기는 쉽지 않기 때문이다. 이에 이 양식의 보이스 오버 내레이션을 '신의 음성'이라 일컫기도 한다.

하지만 촬영 대상을 선택하고 렌즈 종류를 선택하는 등의 행위 하나하나에 이미 제작자의 주관이 반영된다는 점에서 제작자의 개입을 완전히 배제하기란 불가능하다. 따라서 객관성, 사실성에 대한 믿음은 과장된 것이다.

이러한 반성에서 나온 것이 ⓐ자기반영적 양식의 다큐멘터리이다. 이 양식은 기존의 주류 다큐멘터리가 리얼리티 효과를 위해 사용하지만 관객들에게는 보이지 않는 기법들을 폭로하면서 다큐멘터리를 둘러싼 객관성, 사실성의 신화를 벗겨내고자 한다. 이 양식의 제작자들은, 뤼미에르의 기행 다큐멘터리에서 로버트 플래허티의 「북극의 나누크」까지 초창기의 다큐멘터리들의 제작 동기가 이국적인 풍물과 문화에 대한 유럽 중심주의적인 호기심을 충족시키기 위한 것이었다는 사실에 주목한다. 그리고 기존의 주류 다큐멘터리가 철저하게 서구 백인 남성의 시선을 중심으로 타문화, 유색 인종, 여성 등을 호기심과 관찰의 대상으로만 여긴다는 각성을 다큐멘터리 제작의 출발점으로 삼는다. 그리하여 카메라를 통해 관찰하는 자와 관찰의 대상이 되는 자 사이에 존재하는 권력 관계를 드러내어 이를 객관적인 입장에서 재구성할 것을 목표로 삼는다. 이러한 각성과 목표를 바탕으로 자기반영적 양식의 다큐멘터리는 투명성의 외피를 쓴 기존의 주류 다큐멘터리 제작자의 절대적 권위를 대안적인 화면 구성 방법으로 해체하고 관객의 능동적 사고를 유도하기 위해 다양한 실험을 시도한다.

이 양식에서는 촬영되는 대상과 함께 그 대상을 촬영하는 촬영자가 화면에 나타난다. 때로는 대상을 촬영하는 카메라의 그림자가 화면에 나타나기도 하며 에펠탑 크기의 카메라가 스스로 시내를 걸어 다니는 비사실적인 모습을 보여주기도 한다. 얼굴 쇼트의 안정적 구도 대신 카메라를 위아래로 움직여 대상의 손발을 보여주기도 한다. 화면 속 인물의 움직임이 정지되기도 하며, 관객에게 안전한 거리감과 편안함을 주기 위해 30 ~ 40도 각도로 인터뷰 대상자를 촬영하던 기존의 관습을 거부하고 카메라를 직시하는 대상자를 정면으로 클로즈업하기도 한다. 이와 같은 새로운 촬영 기법과 이것에 의해 구성되는 화면은, 화면에 담기는 시청각적 정보가 카메라에 의해 자동적으로 기록되는 객관적인 것이 아니라 제작자의 의도에 따라 재구성되는 제작물임을 강조하는 역할을 한다.

16 ⓐ에 대한 설명으로 적절하지 않은 것은?

① 관습적인 경우와는 다른 각도에서 대상을 촬영하여 새로운 심리 효과를 불러일으킨다.
② 화면에 펼쳐지는 이미지는 내레이터가 전달하는 내용을 뒷받침하는 보조적 역할을 한다.
③ 화면에 나타나는 비사실적인 이미지를 통해, 보이는 이미지가 창작물임을 알 수 있게 한다.
④ 이미지에 나타나는 카메라의 그림자를 통해 이미지가 인위적인 도구에 의해 제작된 것임을 드러낸다.

17 ㉠의 사전적 의미로 적절한 것은?

① 마음의 작용과 의식의 상태
② 인간의 행동에 영향을 미치는 심리의 작용이나 원리
③ 어떠한 사물이나 현상을 이루기 위하여 먼저 내세우는 것
④ 어떤 일을 해 나가거나 목적을 이루기 위하여 취하는 수단이나 방식

18 국어에서는 '집'이란 의미를 가진 말을 [집]이라 말하지만 다른 나라에서는 다르게 말한다. 이러한 현상을 설명할 수 있는 언어의 특성으로 옳은 것은?

① 법칙성
② 자의성
③ 사회성
④ 역사성

19 다음 소설에 대한 설명으로 옳지 않은 것은?

> 눈이 함빡 쌓인 흰 둑길이다. 오! 이 둑길……. 몇 사람이나 이 둑길을 걸었을거냐……. 훤칠히 트인 벌판 너머로 마주선 언덕, 흰 눈이다. 가슴이 탁 트이는 것 같다. 똑바로 걸어가시오. 남쪽으로 내닫는 길이오. 그처럼 가고 싶어하던 길이니 유감은 없을 거요. 걸음마다 흰눈 위에 발자국이 따른다. 한 걸음, 두 걸음 정확히 걸어야 한다. 사수(射手) 준비! 총탄 재는 소리가 바람처럼 차갑다. 눈앞엔 흰 눈 뿐, 아무 것도 없다. 인제 모든 것은 끝난다. 끝나는 그 순간까지 정확히 끝을 맺어야 한다. 끝나는 일초 일각까지 나를, 자기를 잊어서는 안 된다.
>
> — 오상원의 유예 —

① 피살자의 처지이면서도 일말의 공포나 불안 없이 죽음 자체를 당연한 운명으로 받아들이고 있다.

② 극한 상황에 처한 인물의 내면의식이 대지에 깔린 백설과 일치하고 있다.

③ 일인칭 독백형식을 취하고 있다.

④ 작가의 직접적인 설명을 통해 인물의 성격을 제시하고 있다.

20 밑줄 친 부분을 잘못 고친 것은?

> 제목 : 통일 교육 자료집 배부 알림
> 호국안보의 달을 맞이하여 각 학교의 통일 교육의 수월성에 기여하고져, 통일 교육 관련 자료집을 학교 당 1권 씩 배부하오니 각 학교에서는 교육 자료로 활용하여 주시고, 교육 지원청에서는 이전 회의에서 말씀드린바와 같이 관내 학교로 배부하여 주시기 바랍니다.

① 기여하고져 → 기여하고저

② 학교 당 → 학교당

③ 1권 씩 → 1권씩

④ 말씀드린바 → 말씀드린 바

1 밑줄 친 부분 중 어법상 가장 옳지 않은 것은?

His survival ① <u>over</u> the years since independence in 1961 does not alter the fact that the discussion of real policy choices in a public manner has ② <u>hardly</u> occurred. In fact, there ③ <u>has always been</u> a number of important policy issues ④ <u>which</u> Nyerere has had to argue through the NEC.

2 다음 문장의 밑줄 친 부분과 뜻이 같은 것은?

Always seeking new ways to entertain, Mr. James <u>hit upon</u> the idea of singing together with his audience.

① came upon
② hurt
③ knocked on
④ succeeded in

3 다음 중 밑줄 친 부분의 문맥상 의미와 가장 가까운 것은?

The latest move to <u>stave off</u> a recession saw another reduction in the interest rates last night — the second cut in only eight days. The Central Bank also indicated that further cuts could be enforced.

① improve
② prevent
③ treat
④ recover fromt

4 다음 글에서 문법적으로 틀리거나 어색한 것은?

① <u>There are hundreds of studies</u> showing that how parents treat their children has deep and lasting consequences for the child's emotional life. ② <u>Only recently there have been</u> hard data showing that having emotionally intelligent parents is itself of enormous benefit to a child. ③ <u>The ways a couple handles their own feelings</u> give powerful lessons to their children, who are astute learners, attuned to the subtlest emotional exchanges in the family. Those couples ④ <u>who are more emotionally competent</u> in the marriage are also the most effective in helping their children with their emotional ups and downs.

5 A, B 대화의 연결이 자연스럽지 않은 것은?

① A : Is it okay if I use your computer?

　 B : Not at the moment.

② A : This is the doctor's office, isn't it?

　 B : I'm afraid not. The doctor's office is next door.

③ A : Hey, are you going to wear a red dress?

　 B : You bet, today is a party!

④ A : What about some dessert? We have ice cream.

　 B : Sure, give some more. I'm stuffed.

6 다음 글의 의미로 보아 (　　) 안에 들어갈 적당한 말은?

> Life is like onion : You peel off layer after layer and then you find (　　　　　　).

① yourself lost

② yourself in trouble

③ you are in danger

④ there is nothing

7 다음 밑줄 친 부분에 알맞은 것은?

> As men are made to live dangerously, they should not be sheltered. Life is a perilous adventure ; its richness is in its _____.

① security

② hazards

③ peace

④ freedom

8 다음 글에서 밑줄 친 these 'portables'가 가리키는 것은?

> The so-called 'portable' computers of just a few years ago were heavy machines. They weighed about 15 pounds and were really designed to stay in one place. The idea of traveling with an old 'portable' was out of the question. It would not even fit under an airline seat. Present-day laptop computers, however, are totally different. These 'portables' are really meant to be carried around. They are sometimes even called 'notebooks'. Unlike the heavy monsters of the past, the laptop computers weigh only about five pounds. They can fit easily into a briefcase. In spite of their size, they have much more memory capacity than the older computers.

① old 'portable' computers

② laptop computers

③ the heavy monsters

④ memory capacity

9 다음 문장의 밑줄 친 어구와 가장 가까운 뜻을 고르면?

> His illness <u>stems from</u> a traffic accident.

① comes from
② results in
③ runs for
④ stands for

10 다음 본문의 내용과 일치하지 않는 것은?

> Elephants are the largest land animals in the world. Whales are the largest sea animals. These two animals may, in fact, be related. Biologists now believe that the ancestors of elephants once lived in the sea. There is plenty of evidence to support this idea. For example, the shape of an elephant's head is similar to a whale's. Also, elephants are excellent swimmers. Some have chosen to swim for food to islands up to 300 miles from shore. Like the whale, the elephant, too, uses sounds to show anger or for other kinds of communication. Finally, in certain ways, female elephants behave much like female whales. When an elephant or a whale baby is born, a female friend stays nearby to help the mother.

① Whales are the largest animals in the sea, and elephants on the land.
② There is lack of evidence to believe that the ancestors of elephants once lived in the sea.

③ Elephants and whales use their sounds to communicate.
④ When a whale baby is born, a female friend whale helps the mother.

11 다음 글의 빈칸에 들어갈 가장 적절한 표현은?

> Adall Stevenson was a twice unsuccessful Democratic candidate for president, _____ Dwight Eisenhower in 1952 and 1956. He was, however, greatly admired for his eloquent speeches and subtle wit.

① winning over
② surpassed
③ conspired with
④ defeated by

12 밑줄 친 <u>it</u>이 가리키는 것은?

> Long ago, some people believed that it was a bridge that appeared in the sky when the gods wanted to leave heaven and come down to earth. Today, we know <u>it</u> is simply caused by sunlight shining on raindrops. To see it you must have the sun behind you and the rain falling in front of you.

① a lighting
② the Milky Way
③ a shooting star
④ a rainbow

13 다음 글에서 본문 전체의 흐름과 맞지 않는 문장은?

① Today we depend on electricity more than we realize. ② Electricity gives us light in darkness, coolness in summer and warmth in winter. ③ It cooks our food and washes our clothes and dishes. Electricity gives us movies and television to entertain us in our free time. ④ Sometimes storms cut off the supply of electricity.

14 다음 문장들의 밑줄 친 This(또는 this)가 공통적으로 나타내는 것은?

- This not only expresses ideas but this may actually shape them. (S. Podair)
- Literature is this charged with meaning. (E. Pound)
- This separates men from other animals, but this also reduces them to the level of animals. (T. Szasz)
- This is not merely a means of communication; this is also an expression of shared assumptions. (E. Burr)

① language
② experience
③ ambition
④ happiness

15 다음 글의 바로 뒤에 올 문단의 내용으로 가장 자연스러운 것은?

There is always an argument concerning whether or not to tell a terminally ill patient the truth about his condition. Many people say that patients with an incurable disease have the right to know the truth. I am also all for total honesty. We should always tell a patient the truth about his illness. If he had a terminal disease and his days were numbered, we should let him prepare for his final day. But this is just my opinion. There are many people who think otherwise.

① 가족이 환자에게 미치는 영향
② 진실이 환자의 건강에 미치는 영향
③ 환자에게 진실을 비밀로 해야 한다는 의견
④ 환자의 권리 보호를 위한 제도적 장치의 필요성

16 다음 글의 빈칸에 가장 알맞은 것은?

Dolphins also navigate by some kind of echo system, and it is almost certain that these animals communicate in some way by sound. By swinging their heads from side to side, _____, and letting out a set of ultrasonic blips, dolphins can see through twenty feet of water and tell if a fish is good for eating. The U.S. Navy, whose own apparatus is far less skilled, would give a great deal to learn how the dolphin does this.

① However   ② For instance
③ Similarly   ④ Besides

Kennedy missed being nominated for vice president by a few votes at the National Democratic Convention in Chicago in 1956. But he gained an introduction to the millions of Americans who watched the convention on television, and when he decided to run for president in 1960, his name was widely known. Many people thought that his religion and his youthful appearance would handicap him. Kennedy faced the religion issue frankly, declaring his firm belief in the separation of church and state. He drew some criticism for his family's wealth, which enabled him to assemble a large staff and to get around the country in a private plane. But he attracted many doubting Democratic politicians to his side by winning delegate contests in every state primary he entered. On gaining his party's nomination, Kennedy amazed nearly everybody by choosing Lyndon B. Johnson, who had opposed him for the nomination, as his vice-presidential running mate. Again, he used his considerable political skills to convince doubting friends that this was the practical course. Kennedy's four television debates with the Republican candidate, Richard M. Nixon, were a highlight of the 1960 campaign. In the opinion of one television network president, they were "the most significant innovation in Presidential campaigns since popular elections began." The debates were important in Kennedy's victory in the election. The popular vote was breathtakingly close : Kennedy's winning margin was a fraction of one percent of the total vote.

17 Kennedy의 승리에 중요한 기여를 한 것은?

① His youthful appearance
② His political skills on religion
③ His large staff
④ His television debates

18 Kennedy에 대한 설명으로 옳지 않은 것은?

① Kennedy's victory in delegate contests in every state primary enabled him to attract many doubting politicians to his side.
② Kennedy won a landslide victory in the presidential election.
③ Kennedy ran for president four years after he failed to be nominated for vice president.
④ Kennedy's failure to be nominated for vice president was ultimately a case of turning a misfortune into a blessing.

19 다음 글에 나타난 Louis Pasteur의 최종적인 심경은?

"Mother !" nine-year old Louis Pasteur cried. "A mad dog has bitten my friend Josheph, and now they are burning him with red-hot irons. It's terrible. Why are they hurting Josheph like that?"

"Rabies, Louis. Burning the bites is the only hope of stopping Josheph from catching the disease. If he catches it, no one will be able to save him."

Josheph did get rabies and died, in great pain, some days later. Louis Pasteur never forgot it.

"One day," he thought, "I would like to do something to help people like Josheph."

① surprised

② sorrowful

③ determined

④ confused

20 다음 글의 분위기로 가장 적절한 것은?

Now, when I say I saw my dead mother, I mean just that. I saw her. She was standing by the dugout, wearing a lavender jacket, holding her pocketbook. She didn't say a word. She just looked at me. I pushed hard, and I lifted myself halfway off the ground. I looked up. She was gone. Was it a hallucination, a fantasy, a drunken dream, the mixed-up brain on its mixed-up way? As I say, this is what happened. She had been there. I lay on the field for an indeterminate amount of time, then I rose to my feet and I got myself walking.

① illusive

② festive

③ overblown

④ appalling

1 다음은 선사시대 우리나라의 주거지를 나타낸 것이다. ㉠에서 ㉡으로 바뀌면서 나타난 현상으로 바른 것은?

	위치	형태	출토유물
㉠	강가, 바닷가	움집(단일유적)	간석기, 토기
㉡	산간, 구릉지	지상가옥(밀집 취락 형성)	반달돌칼, 동검

① 풍수지리설이 수용되어 주택과 도읍지 선정에 이용되었다.
② 농경의 비중이 높아지고, 처음으로 신분과 계급이 발생하였다.
③ 빙하기가 끝나면서 해수면이 상승되어 주거지의 변화가 나타났다.
④ 농경이 처음으로 시작되면서 이동생활에서 정착생활로 바뀌었다.

2 조선후기 농업의 변화된 모습의 설명으로 옳지 않은 것은?

① 정부는 이앙법을 금지시켰으나 계속 확대되어 갔다.
② 광작의 보급으로 농민계층의 분화가 촉진되었다.
③ 도조법의 확대는 많은 농민의 토지이탈을 가져왔다.
④ 농업생산이 보다 다양해지고 전문화되었다.

3 다음 중 삼국의 경제제도에 대한 설명으로 옳지 않은 것은?

① 신라는 당제를 모방하여 조·용·조의 세제를 채택하였다.
② 백제의 조세제도는 고구려와 비슷하면서 토지측량은 결부법에 의하여 시행되었다.
③ 고구려에서는 매호마다 곡식으로 걷는 조와 개인에게서 베나 곡식을 걷는 인두세가 있었다.
④ 진대법은 빈농의 재생산 조건을 보장하기 위하여 마련된 것이다.

4 다음은 우리나라 각 시대의 농민생활을 설명한 것이다. 시대순으로 바르게 된 것은?

> ㉠ 공전을 경작할 경우에는 수확량의 4분의 1을 국가에 납부하였다.
> ㉡ 국가에서 지급한 정전을 경작하고, 그 대가로 조를 납부하였다.
> ㉢ 주로 생산업에 종사하였으나, 부경을 갖고 있는 지배자에게 많은 수탈을 당하였다.
> ㉣ 살기 어려워진 농민들은 사원의 노비가 되거나 반란을 일으키기도 하였다.

① ㉢ - ㉡ - ㉣ - ㉠
② ㉢ - ㉣ - ㉡ - ㉠
③ ㉣ - ㉠ - ㉡ - ㉢
④ ㉣ - ㉠ - ㉢ - ㉡

5 삼국시대의 문화에 대한 설명으로 옳지 않은 것은?

① 불교는 왕즉불(王則佛)사상과 윤회설(輪回說) 등을 통해 기존 사회지배질서를 정당화한다는 점에서 왕과 귀족세력에 의해 적극 수용되었다.

② 백제 막고해의 언급과 을지문덕이 우중문에게 보낸 시에서 도가 및 도교 계통의 인식이 삼국에 퍼져있음을 알 수 있다.

③ 임신서기석에 나타난 시경, 서경, 예기는 신라 태학의 필수교육 과목이었다.

④ 삼국은 모두 조상들이 천제(天帝)의 후예임을 강조하였는데, 광개토왕비문과 모두루묘지명문은 고구려인의 이 같은 인식을 잘 보여준다.

6 고려시대의 지방행정운영을 설명한 것 중 바르게 된 것은?

① 지방군은 군사적 주요지역인 양계에만 주둔하였다.

② 지방관이 파견됨에 따라 향리의 역할이 점차 강화되었다.

③ 향·소·부곡 등에는 수령이 파견되어 이들이 행정을 담당하였다.

④ 성종 이전에는 지방관이 파견되지 않고 호족이 자치적으로 담당하였다.

7 다음 중 발해역사에 대하여 바르게 설명한 것만을 골라 묶은 것은?

> ㉠ 처음에는 나라 이름을 진(震)이라고 하였다.
> ㉡ 전국의 행정구역은 5경 15부 62주로 나누었다.
> ㉢ 중앙에는 중서성, 문하성, 상서성의 3성을 두었다.
> ㉣ 수상은 대내상으로서 그 아래에 좌상, 우상을 두었다.

① ㉠㉡㉢
② ㉠㉡㉣
③ ㉠㉢㉣
④ ㉡㉢㉣

8 다음 활동을 전개한 단체에 대한 설명으로 옳은 것은?

> 남만주로 집단 이주하려고 기도하고, 조선 본토에서 상당한 재력이 있는 사람들을 그곳에 이주시켜 토지를 사들이고 촌락을 세워 새 영토로 삼고, 다수의 청년 동지들을 모집하고 파견하여 한인 단체를 일으키고, 학교를 세워 민족 교육을 실시하고 나아가 무관 학교를 설립하여 문무를 겸하는 교육을 실시하면서, 기회를 엿보아 독립 전쟁을 일으켜 구한국의 국권을 회복하고자 하였다.

① 통감부에 의해 해산되었다.
② 정부에 헌의 6조를 건의하였다.
③ 통상 수교 거부 정책을 지지하였다.
④ 청의 양무운동을 개혁 모델로 삼았다.

9 다음의 승려들이 주장했던 내용을 통해 이들이 공통적으로 추구했던 목표는?

> - 원효는 화쟁(和諍)사상을 주장하였다.
> - 의천은 이론과 실천의 양면을 강조하는 교관겸수(敎觀兼修)를 제창하였다.
> - 지눌은 참선과 지혜를 아울러 닦자는 정혜쌍수(定慧雙修)를 내세웠다.

① 불교의 대중화 시도
② 불교사상의 통합 구현
③ 유교와 불교의 타협 시도
④ 불교의 정치이념화 구현

10 조선왕조 건국의 주된 세력으로 가장 올바른 것은?

① 중앙에 생활기반을 둔 신흥지식인, 무인세력
② 고려 말 요동 정벌을 주장한 신흥무인세력
③ 지방에 생활기반을 둔 신흥지식인, 무인세력
④ 고려 말 요동 정벌을 반대한 신흥무인세력

11 다음을 시대 순으로 바르게 나열한 것은?

> ㉠ 윤관의 동북 9성 축조
> ㉡ 의천의 속장경 편찬
> ㉢ 묘청의 서경천도운동
> ㉣ 신분해방운동인 만적의 난

① ㉠㉢㉣㉡
② ㉡㉠㉢㉣
③ ㉡㉠㉣㉢
④ ㉢㉡㉣㉠

12 다음은 갑오·을미개혁 당시에 반포된 홍범14조의 일부이다. 이를 바탕으로 갑오·을미개혁이 백성들의 지지를 받지 못한 가장 근본적인 이유를 바르게 추론한 것은?

> - 청에 의존하는 생각을 버리고 자주독립의 기초를 세운다.
> - 왕실사무와 국정사무를 나누어 서로 혼동하지 않는다.
> - 납세는 법으로 정하고, 함부로 세금을 징수하지 아니한다.
> - 장교를 교육하고 징병을 실시하여 군제의 근본을 확립한다.
> - 민법, 형법을 제정하여 인민의 생명과 재산을 보전한다.
> - 문벌을 가리지 않고 인재등용의 길을 넓힌다.

① 민권의 확립에 의한 민주주의 사회를 기약하지 못했다.
② 농민부담을 줄여 주는 조세제도의 개혁이 추진되지 못했다.
③ 신분제도가 법적으로는 철폐되었으나 현실적으로는 존재하였다.
④ 동학농민군이 요구하였던 토지개혁이 이루어지지 않았다.

13 다음은 19세기 후반에 대두한 근대 민족주의 사상에 관한 내용이다. 이 사상에 대한 설명으로 틀린 것은?

> • 서학에 대항하여 성립된 민족종교사상으로 경천(敬天)사상을 기본으로 하면서 유·불·도를 융합하려 하였다.
> • 인본주의를 기반으로 사해평등주의를 표방하였다.

① 천주교의 유포를 두려워한 집권층의 비호를 받았다.
② 보국안민을 내세워 서양과 일본의 침투를 경계하였다.
③ 신앙운동에 머무르지 않고 정치·사회운동을 전개하였다.
④ 후천개벽을 내세워서 운수가 끝난 조선왕조를 부정하였다.

14 외래문물의 수용에 관하여 바르게 연결한 것은?

① 원은 고려에 화약, 대성악을 전파하였다.
② 송은 고려에 대장경, 성리학 등을 전파하였다.
③ 명은 조선에 송설체, 양명학을 전파하였다.
④ 당은 신라에 나전칠기, 지리도참설을 전파하였다.

15 조선시대의 사회구조와 향촌사회에 대한 설명으로 옳지 않은 것은?

① 신분제도는 양민과 천민의 두 계층으로 나뉘었고 상민은 법제적으로 교육과 정치적 출세가 허용되었다.
② 유교적 질서에 의해 가부장적 가족제도가 엄격하게 지켜졌다.
③ 노비는 양인과의 결혼이 금지되었다.
④ 농민에 비해 공장과 상인은 사회적으로 높은 지위를 가졌다.

16 다음 사실들은 개항 이후 제기된 사회개혁안이다. 이들 개혁안이 지향하고 있는 공통적인 경향은?

> • 문벌을 폐지하고 인민평등의 권리를 세워 능력에 따라 관리를 임명한다.
> • 노비문서를 소각하고 7종의 천인차별을 개선한다.
> • 공사 노비법을 혁파하고 인신의 매매를 금지한다.
> • 중대 범죄는 공판하되 피고의 인권을 존중한다.

① 입헌군주제의 근대적 사회
② 신분적 차별이 없는 평등사회
③ 문벌제도가 없는 공정한 관료사회
④ 민중의 정치참여가 보장된 민주주의 사회

17 다음의 조세제도를 통해 알 수 있는 조선후기 조세제도의 개편방향으로 타당하지 않은 것은?

> ㉠ 가호를 기준으로 농산물·수산물·광산물·공산물 등 현물로 수납하던 조세제도를 개편하여 토지 보유 결수를 기준으로 쌀, 베, 돈으로 내게 하였다.
>
> ㉡ 양인 장정들이 1년에 2필씩 내던 군포를 1년에 1필로 줄여 주는 대신, 일부 상류 신분층에게 선무군관포를 부담시키거나 토지 1결당 결작 2두 또는 돈 5전을 지주들로부터 거두어들임으로써 그 부족분을 보충하였다.

① 조세의 전세화
② 농민부담의 경감
③ 국가재정의 확보
④ 신분적 차별의 폐지

18 다음 중 조선후기 농업의 변화에 대한 설명으로 옳지 않은 것은?

① 크고 작은 저수지를 축조하는 등 수리시설을 확충하였다.
② 「농사직설」을 통해 알려진 이앙법은 즉시 전국적으로 확산되었다.
③ 철제수공업의 발달로 다양한 농기구가 개발되어 농업생산력이 증대되었다.
④ 이모작이 전국적으로 보급되었다.

19 다음은 국가발전단계를 나타낸 것이다. ㉢의 시기 상황으로 옳지 않은 것은?

> ㉠ 군장국가 → ㉡ 연맹왕국 → ㉢ 중앙집권국가

① 불교가 수입되고 태학이 설립되었다.
② 왕에 해당하는 이사금을 배출하였다.
③ 율령을 반포하고 신분제를 확립하였다.
④ 끊임없는 정복활동을 통해 영역국가로 발전하였다.

20 다음은 강화도조약의 일부이다. 그 의미를 잘못 연결한 것은?

> ㉠ 조선국은 자주의 나라이며, 일본국과 평등한 권리를 갖는다.
>
> ㉡ 조선국은 부산 이외의 두 곳을 개항하고, 일본인이 왕래 통상함을 허가한다.
>
> ㉢ 일본국의 항해자가 자유로이 해안을 측량하도록 한다.
>
> ㉣ 일본국민이 조선국 각 항구에 머무르는 동안 저지른 범죄는 모두 일본관원이 심판한다.

① ㉠ 청의 조선에 대한 종주권을 부인하여 일본의 침략의도를 나타낸 것이다.
② ㉡ 통상교역의 목적을 넘어 정치적·군사적 거점을 마련하려는 의도를 드러낸 것이다.
③ ㉢ 조선의 자주권에 대한 명백한 침해로 볼 수 있다.
④ ㉣ 최혜국 대우를 규정한 것으로 불평등한 내용이다.

1 다음 중 효율성과 효과성의 차이에 대한 설명으로 옳은 것은?

① 투입에 대한 산출의 비율을 효과성이라고 한다.
② 효과성은 자원을 최소로 활용하여 목표를 달성하였는가의 능률성을 나타내는 개념이다.
③ 효율성과 효과성은 같은 개념이다.
④ 효율성은 산출량을 의미하고 효과성은 목적달성의 정도를 의미한다.

2 다음 중 간호관리 체계모형에서 투입요소로만 구성된 것은?

㉠ 인력	㉡ 물자
㉢ 자금	㉣ 건물설계
㉤ 간호시간	

① ㉠㉡㉢
② ㉡㉢㉣
③ ㉠㉡㉢㉣
④ ㉠㉡㉢㉣㉤

3 도나베디안의 질 향상을 위한 접근방법이 아닌 것은?

① 과정적 접근법
② 동료 심사평가법
③ 결과적 접근법
④ 구조적 접근법

4 다음 중 행태론적 접근방법으로 옳지 않은 것은?

① 논리적 실증주의
② 사실과 가치의 일원론
③ 목적과 수단의 엄격한 구분
④ 사회심리학적 접근방법

5 다음 중 기획과정의 외적 전제에 속하지 않는 것은?

① 의료수요의 감소 또는 증가
② 시설의 현대화 등의 변화의 필요성 유무
③ 건강보험제도의 변화
④ 새로운 의료서비스의 의료보험 급여대상으로의 책정 여부

6 다음 전략기획과 관련된 설명으로 옳지 않은 것은?

① 자원배분은 보통 목적과 임무 진술에 일치하는 프로그램에 따라 이루어진다.
② 전략기획과정은 잘 고려된 목적과 목표에 자원이 배당되는 것을 보장해준다.
③ 전략기획이 세워지면 해마다의 관리기획을 세우는 데 이용될 수 있다.
④ 전략모델은 신념 → 가치 → 목적 → 기획과정으로 이루어진다.

7 강제배분법에 의해서 최소화시킬 수 있는 평가오류 유형으로만 묶은 것은?

① 중심화 경향(central tendency), 논리적 오류(logical error)
② 혼효과(horns effect), 근접 오류(recency error)
③ 후광효과(halo effect), 논리적 오류(logical error)
④ 중심화 경향(central tendency), 관대화 경향(leniency tendency)

8 다음 중 간호업무의 표준에 대한 설명으로 옳지 않은 것은?

① 권위적인 집단에 의해 이상적인 것으로 받아들여지는 실무를 규범적 표준이라 한다.
② 경험적 표준은 환자를 관리하는 많은 기관에서 실제로 관찰될 수 있는 실무를 말한다.
③ 경험적인 표준이 규범적인 표준보다 높은 실무 수준을 갖는다.
④ 법을 시행하고 조정하는 조직체에서는 규범적인 표준을 공표한다.

9 다음 중 병원조직의 특성으로 옳지 않은 것은?

① 고도의 자본집약
② 다양한 의료서비스
③ 단일화된 지휘체계
④ 업적평가의 어려움

10 계선 – 막료조직의 장·단점에 관한 설명으로 옳지 않은 것은?

① 조직의 신축성을 기할 수 없다.
② 의사소통의 경로가 혼란에 빠질 수 있다.
③ 행정이 지연되고 비용이 많이 든다.
④ 관리환경이 안정적이고 확실성이 높은 상황에서 효과적이다.

11 조직갈등의 순기능으로 옳게 짝지어진 것은?

┌─────────────────────────────────────┐
│ ㉠ 건설적인 갈등은 조직의 발전을 가져온다. │
│ ㉡ 적당한 갈등은 현재 상태에 안주하게 만든다. │
│ ㉢ 적당한 갈등은 생산성을 증대시킨다. │
│ ㉣ 생동감 있는 조직이 되게 한다. │
└─────────────────────────────────────┘

① ㉠   ② ㉠㉡
③ ㉠㉢㉣   ④ ㉡㉣

12 다음 중 직무순환의 장점은?

① 비용을 감소시킬 수 있다.
② 변화에 적응하여 융통성을 갖는다.
③ 간호의 계속성을 보장할 수 있다.
④ 작업진행을 원활히 할 수 있다.

13 모집활동에 응모한 지원자들 가운데 직무에 적합한 자질을 갖추었다고 판단되는 간호요원을 선택하는 선발절차가 바르게 연결된 것은?

㉠ 예비면접	㉡ 선발시험
㉢ 조회	㉣ 면접
㉤ 신체검사	㉥ 선발
㉦ 지원서 접수	

① ㉦㉠㉡㉢㉣㉤㉥
② ㉦㉠㉡㉣㉤㉢㉥
③ ㉦㉠㉡㉣㉤㉢㉥
④ ㉠㉡㉢㉣㉤㉥㉦

14 다음 중 직무급을 설명한 것으로 옳은 것은?

① 간호사의 근속연수, 학력, 면허증, 연령 등을 고려해서 결정되는 보수를 말한다.
② 각 직위의 직무가 가지고 있는 책임성과 난이도 등에 따라 직무의 상대적 가치를 분석 및 평가하여 그에 상응되게 임금을 결정한다.
③ 직무내용, 근무환경, 생활조건 등의 특성을 고려해서 지급한다.
④ 건강보험, 연금보험 등이 대표적이다.

15 다음 중 리더십이론에 대한 설명으로 옳지 않은 것은?

① 특성이론에서 리더의 특성은 상황이 변화해도 그 효과가 일정하다.
② 특성이론은 인성적 특성이 리더십에 중요요소가 된다는 점을 인식시켜 주었다.
③ 행동이론은 지도자의 어떤 행동, 어떤 유형의 행동이 개인 및 집단의 성과에 어떻게 반영되는지 연구한다.
④ 특정 상황에 알맞은 리더가 효과적이라고 하는 이론은 상황이론이다.

16 다음 중 조직에서 정당성이 인정된 합법적인 것으로 스스로 직무를 수행할 수 있는 자유재량권을 의미하는 것은?

① 책임　　　　　　② 권력
③ 의무　　　　　　④ 권한

17 다음 중 간호업무의 구조적 평가에 대한 설명으로 옳지 않은 것은?

① 간호사가 간호계획에 따라 간호를 제공하는지 평가한다.
② 오리엔테이션 계획, 실무교육 계획, 환자의 응급벨 설치여부 등을 평가한다.
③ 서면화된 간호행정 정책과 절차를 가지고 있는지를 평가한다.
④ 간호가 수행되는 환경, 구조, 전달체계 등의 표준과 기준을 평가한다.

18 다음 중 병원환경에 적합한 온도와 습도는?

① 13~15℃, 20~25%
② 15~18℃, 30~35%
③ 18~23℃, 35~75%
④ 23~28℃, 40~50%

19 다음 중 가치분석에 대한 설명으로 옳지 않은 것은?

① 비용절감을 위한 방법이다.
② 물품의 규격화, 표준화 방법을 모색한다.
③ 물품의 구입가격이나 원가를 조사·분석하는 것이다.
④ 물품의 기능을 분석하여 불필요한 기능을 제거하고, 더 높은 성능을 발휘하면서 값싼 물품을 찾아보는 방법이다.

20 다음 보기의 이론과 관계 깊은 것은 무엇인가?

> ㉠ 근로자가 업무를 수행하는 방법을 연구하고 과업수행을 향상시키는 방법에 대해 실험한다.
> ㉡ 차별성과급제를 도입하였다.
> ㉢ 작업표준을 만들기 위해 시간과 동작연구를 실시하였다.

① 과학적 관리론
② 인간관계론
③ 행정관리론
④ 관료제

---

1 다음은 최근 우리나라 가족주기의 특성변화에 대한 설명이다. 옳은 것은?

> ㉠ 초혼연령이 길어지고 있다.
> ㉡ 확대기는 짧아지고 있다.
> ㉢ 결혼에 있어서 두 사람의 의견이 중시되고 있다.
> ㉣ 축소완료기가 감소하고 있다.

① ㉠㉡㉢
② ㉠㉢
③ ㉡㉣
④ ㉠㉡㉢㉣

2 다음 중 지역사회 간호과정의 기초이론에 속하는 것은?

> ㉠ 체계이론　　㉡ 변화이론
> ㉢ 가족이론　　㉣ 교환이론

① ㉠㉡
② ㉠㉢
③ ㉠㉡㉣
④ ㉠㉡㉢㉣

3 감염병 예방접종률을 높이기 위한 목적으로 정부에서 전국민을 대상으로 보건교육을 실시할 때 가장 효과적인 방법으로 옳은 것은?

① 시범회
② 인터넷, 방송
③ 강연회
④ 지도·가정방문

4 다음 중 패널토의의 장점으로 옳은 것은?

① 질의응답이 가능하지 않다.
② 참가자 전원이 대등한 관계에 있다.
③ 한 가지 주제만 다룰 수 있다.
④ 청중과 발표자 사이의 의사교환이 자발적으로 이루어진다.

5 다음 중 장애예방을 위한 재활간호사업으로 옳은 것은?

┌─────────────────────────────────┐
│ ㉠ 미혼모 대처방안 수립   │
│ ㉡ 영유아 성장발달 평가교육   │
│ ㉢ 예방접종   │
│ ㉣ 선천성 대사이상 검사   │
└─────────────────────────────────┘

① ㉠㉡㉢   ② ㉡㉢㉣
③ ㉠㉢㉣   ④ ㉠㉡㉢㉣

6 보건교육시 학습목표영역 중 정의적 영역과 관련한 지문이다. 관련된 사항으로 적절한 것은?

┌─────────────────────────────────┐
│ 학습목표 : 대상자는 담배연기로 죽어가는 쥐에 관 │
│ 심을 갖는다.   │
└─────────────────────────────────┘

① 감수   ② 반응
③ 조직화   ④ 가치화

7 다음 중 모성 클리닉에서 능동적으로 간호대상자를 발견하는 방법으로 옳지 않은 것은?

① 지역주민에게 적극적으로 홍보한다.
② 출생신고자료와 전·출입 신고자료를 이용한다.
③ 모성 클리닉을 내소하는 대상자를 관리한다.
④ 간호사가 직접 가정방문을 통하여 발견한다.

8 모성보건사업의 내용 중 분만간호에 대한 설명으로 옳지 않은 것은?

① 분만준비를 위하여 산모와 가족을 교육하고 준비된 물품을 확인한다.
② 분만시작을 아는 법, 처치법, 의사·간호사 및 조산사를 부르는 시간, 병원가는 시간 등을 가족과 산모에게 지도한다.
③ 분만 직후 산모와 아기에게 간호를 제공한다.
④ 전 수유기간을 통하여 건강관리를 받도록 도와준다.

9 보건교사가 예방접종을 하기 전에 해야 할 일로 옳은 것은?

┌─────────────────────────────────┐
│ ㉠ 알러지에 대한 과거력을 확인한다.   │
│ ㉡ 다른 예방접종 유무를 확인한다.   │
│ ㉢ 만성질환의 유무를 파악한다.   │
│ ㉣ 감기나 설사, 발열증세가 있는지 확인한다.   │
└─────────────────────────────────┘

① ㉠㉡㉢   ② ㉡㉢㉣
③ ㉠㉢㉣   ④ ㉠㉡㉢㉣

10 다음 제시문의 ㉠, ㉡에 들어갈 인구구조 유형은?

> 인구구조의 유형에서 0~14세 인구가 50세 이상 인구의 2배가 넘는 전형적인 후진국형 인구구조는 (㉠)이고 저출산과 고령화로 인한 출생률이 사망률보다 더욱 낮아 인구가 감퇴하는 인구구조는 (㉡)이다.

	㉠	㉡
①	종형	항아리형
②	피라미드형	호로형
③	종형	호로형
④	피라미드형	항아리형

11 다음 중 가족간호에서 가구원들 총화로서의 접근방법에 대한 설명으로 옳지 않은 것은?

① 가족 자체를 포함하는 간호를 제공한다.
② 취약한 가족원을 중심으로 접근한다.
③ 구성원들 각자의 독립작용을 강조한다.
④ 사업제공시 가족단위로 문제점들을 포괄하여 함께 중재한다.

12 다음 중 스모그에 대한 설명으로 옳은 것은?

> ㉠ smoke와 fog의 합성어이다.
> ㉡ 광화학적 반응으로 발생된다.
> ㉢ 태양광선에 의해 생성된 오존이 대기성분과 화학반응으로 발생한다.

① ㉠㉡   ② ㉡㉢
③ ㉠㉢   ④ ㉠㉡㉢

13 다음 중 토양오염의 원인으로 옳은 것은?

> ㉠ 화학비료와 농약의 사용
> ㉡ 쓰레기 매립장에서 유출되는 침출수의 유입
> ㉢ 생활하수의 유입
> ㉣ 중금속 등의 산업폐기물 유입

① ㉠㉡㉢   ② ㉠㉢
③ ㉡㉣   ④ ㉠㉡㉢㉣

14 중금속이 인체에 미치는 영향에 대한 설명으로 옳지 않은 것은?

① 카드뮴 – 오염시 구토, 설사, 위염 증의 증상이 나타난다.
② 아연 – 오염시 구토, 피부질환, 탈모 등의 증상이 나타난다.
③ 크롬 – 오염시 고혈압, 구내염, 치주염 등의 증상이 나타난다.
④ 수은 – 오염시 구내염, 단백뇨, 신염 등의 증상이 나타난다.

15 다음 중 코호트 연구방법의 목적으로 옳지 않은 것은?

① 정기적인 관찰이 필요하다.
② 표본의 크기가 작아도 연구가 가능하다.
③ 위험요인 노출을 반복적으로 측정할 수 있다.
④ 위험요인과 발병률의 인과관계를 확인할 수 있다.

16 다음 중 뉴만의 체계이론에서 3차 예방에 속하는 것은?

> ㉠ 방어체계를 재구성해 준다.
> ㉡ 저항선, 조기치료를 돕는다.
> ㉢ 유연 방어선을 강화해 준다.
> ㉣ 예방에 관한 것이다.

① ㉠　　　　　　　② ㉠㉣
③ ㉡㉢　　　　　　④ ㉢㉣

17 다음 두 지역 중 어느 지역이 부양비가 높은가?

지역	0~14세	15~64세	65세 이상
○○지역	45%	38%	17%
××지역	30%	67%	3%

① ○○지역이 높다.
② ××지역이 높다.
③ 두 지역이 같다.
④ 이 자료로 구할 수 없다.

18 다음 중 가장 원시적인 피임방법은?

① 기초체온법
② 자궁 내 장치
③ 콘돔
④ 난관 절제술

19 부양비에 대한 설명으로 옳지 않은 것은?

① 인구의 사회·경제적 구성을 나타내는 지표이다.
② 생산능력을 가진 인구와 생산능력이 없는 노인 및 어린이 인구의 비를 뜻한다.
③ 우리나라의 경우 도시보다 농촌이 낮다.
④ 부양비가 높을수록 생산연령층 인구가 적다는 것을 의미한다.

20 다음 중 수인성 감염병의 역학적 특성으로 옳지 않은 것은?

① 여름철에 특히 발병률이 높다.
② 이환율과 치명률이 낮고 2차 발병률도 낮다.
③ 환자가 2~3일 내에 폭발적으로 발생한다.
④ 이환율은 연령, 성별, 직업, 빈부의 격차 등에 의해 차이가 없다.

정답 및 해설 P. 312

제1과목 국어

1 다음 중 로마자 표기법이 옳지 않은 것은?

① 집현전 : Jiphyeonjeon
② 식혜 : Sikhye
③ 학여울 : Hakyeoul
④ 낙동강 : Nakdonggang

2 다음 제시된 글에 나타난 오류로 옳은 것은?

정합리 교수님, 기말 과제 성적이 'C+'이던데 혹시 'B-'로 올려주실 수 없을까요? 이번에 정말 열심히 해서 시험 성적도 좋은데, 과제 점수가 낮아서 장학금을 못 받을 수도 있을 거 같아요. 정말 딱 한 번만 부탁드립니다.

① 성급한 일반화의 오류
② 애매어의 오류
③ 순환논증의 오류
④ 연민에의 호소

3 다음 중 한자어와 그 뜻이 옳게 연결된 것은?

① 傲慢 – 태도나 행동이 건방지거나 거만함
② 使札 – 남의 행동을 몰래 엿보아 살핌
③ 他道 – 어떤 대상이나 세력을 쳐서 거꾸러뜨림
④ 便料 – 깊이 생각하여 헤아림

4 다음 중 제시된 낱말의 활용으로 옳지 않은 것은?

① ㉠ 걷잡다 : 학교에서 제일 큰 철수는 걷잡아 190㎝는 된다.
   ㉡ 겉잡다 : 불어오는 바람에 산불은 이미 겉잡을 수 없었다.
② ㉠ 다리다 : 주름진 옷을 내일까지 꼭 다려 놓도록 해라.
   ㉡ 달이다 : 약을 정성껏 달여야 효과가 있다.
③ ㉠ 벌리다 : 두 팔을 벌려 맑은 공기를 가슴 가득 마셔 보세요.
   ㉡ 벌이다 : 가게 주인이 벌여 놓은 물건들을 흐뭇하게 바라보고 있다.
④ ㉠ 붙이다 : 어린 딸은 나에게 부러진 나무 인형을 붙여 달라고 말하였다.
   ㉡ 부치다 : 비 오는 날엔 빈대떡을 부쳐 먹는 것이 제격이다.

5 다음 제시된 글에 대한 설명으로 가장 옳지 않은 것은?

동지(冬至)ㅅ들 기나긴 밤을 한 허리를 버혀 내여
춘풍(春風) 니불 아레 서리서리 너헛다가
어론님 오신날 밤이여든 구뷔구뷔 펴리라

① 사랑하는 임의 안위에 대해 걱정하고 있다.
② 추상적인 시간을 구체화하여 제시하고 있다.
③ 의태어를 사용하여 생동감을 자아내고 있다.
④ '어론님 오신날'은 화자의 소망과 관련된 구절이다.

"죽은 아이 나이 세기"란 말이 있다. 이미 가 버린 아이의 나이를 이제 새삼스레 헤아려 보면 무얼 하느냐, 지난 것에 대한 헛된 탄식을 버리라는 것의 좋은 율계(律戒)로서 보통 이 말은 사용되는 듯하다.

그것이 물론 철없는 탄식임을 모르는 바 아닐 것이다. 그러나 어떤 기회에 부닥쳐 문득 죽은 아이의 나이를 헤어 봄도 또한 사람의 부모된 자의 어찌할 수 없는 깊은 애정에서 유래하는 눈물겨운 감상에 속한다.

"그 아이가 살았으면 올해 스물, 아, 우리 철현이가 ...."

자식을 잃은 부모의 애달픈 원한이, 그러나 이제는 없는 아이의 이름을 속삭일 수 있을 때 부모의 자식에 대한 추억은 얼마나 영원할 수 있는지 알 수가 없다. 우리가 만일에 우리의 자질(子姪)들에게 한 개의 명명(命名)조차 실행치 못하고 그들을 죽여 버리고 말았을 때, 우리는 그 때 과연 무엇을 매체로 삼고 그들에 대한 좋은 추억을 가슴에 품을 수 있을까?

법률의 명명하는 바에 의하면 출생계는 이 주 이내에 출생아의 성명을 기입하여 당해 관서에 제출해야 할 것으로 규정되어 있다. 어떠한 것이 여기 조그만 공간이라도 점령했다는 것은 결코 단순한 일이 아니다. 고고의 성을 발하며 비장히도 출현하는 이러한 조그만한 존재물에 대하여 대체 우리는 이것을 무어라고 명명해야 될까 하고 머리를 갸우뚱거리지 않는 부모는 아마도 없을 터이지만, 그가 그의 존재를 작은 형식으로서라도 주장한 이상엔 그 날로 그가 다른 모든 것과 구별되기 위해서는 한 개의 명목을 갖지 않으면 아니 될 것은 두말 할 것이 없다. 모든 것이 그 자신의 이름을 가지듯이 아이들도 또한 한 개의 이름을 가지지 않으면 아니 된다.

만일에 그가 이름을 가지지 않는다면 그는 실로 전연히 아무것도 아닌 생물임을 면할 수 없겠기 때문이니, 한 개의 이름을 가지고 있고 그 이름을 자기의 이름으로써 인식할 수 있을 만큼 성장치 못한 아이의 불행한 죽음이, 한 개의 명명을 이미 받고 그 이름을 자기의 명의로서 알아들을 만큼 성장한, 말하자면 수일지장(數日之長)이 있는 그러한 아이의 죽음에 비하여 오랫동안 추억될 수 없는 사실 – 이 속에 이름의 신비로운 영적 위력은 누워 있는 것이라 할 수 있다.

세상의 모든 부모는 장차 나올 터인 자녀를 위하여 그 이름을 미리미리 생각해 두는 것이 좋을 것이다.

일찍이 로마 황제 마르쿠스 아우렐리우스가 마르코만 인(人)들과 싸우게 되었을 때, 그는 일군대를 적지에 파견함에 제하여 그의 병사들에게 말하되 "나는 너희에게 내 사자(獅子)를 동반시키노라!"고 하였다. 이에 그들은 수중지대왕(獸中之大王)이 반드시 적지 않은 조력을 할 것임을 확신한 것이었다. 그러나 많은 사자가 적군을 향하여 돌진하였을 때 마르코만 인들은 물었다. "저것이 무슨 짐승인가?" 하고. 적장이 그 질문에 대하여 왈 "그것은 개다. 로마의 개다!"하였다. 여기서 마르코만 인들은 미친 개를 두드려 잡듯이 사자를 쳐서 드디어 싸움에 이겼다.

마르코만 인의 장군은 확실히 현명하였다. 그가 사자를 개라 하고 속였기 때문에 그의 졸병들은 위축됨이 없이 용감히 싸울 수 있었던 것이다. 그는 사람이 얼마나 많이 (   )를 이해하고 있었던 것이다.

6 윗글에 대한 설명으로 옳지 않은 것은?

① 지적 사유를 바탕으로 이름의 힘과 중요성에 대해서 역설하고 있다.

② 적절한 예시를 들어 독자의 이해를 돕고 설득력을 강화하였다.

③ 일상적 사물에 관한 개성적 시각이 돋보인다.

④ 간결한 문장을 사용한 경쾌하고 예술성을 내포한 경수필이다.

7 윗글의 (　) 안에 들어갈 말로 적절한 것은?

① 군중심리에 의한 사기에 의하여 지배되고 있는가
② 권위 있는 사람의 주장에 지배되고 있는가
③ 그 실체를 알기 전에 그 이름에 의하여 지배되고 있는가
④ 대상에게 주어지는 이름을 얼마나 중요하게 여기는가

8 어법에 맞게 고친 것으로 적절하지 않은 것은?

① 점유자는 소유의 의사로 선의, 평온 및 공연하게 점유한 것으로 추정한다.
　→ 점유자는 소유의 의사를 가지고 선의로, 평온하게 그리고 공공연하게 물건을 점유한 것으로 추정한다.
② 식목, 채염 또는 석조, 석회조, 연와조 및 이와 유사한 건축을 목적으로 한 토지의 임대차 기간은 10년
　→ 식목, 채염 또는 건축(돌, 석회, 벽돌 등으로 된 구조의 건축)을 목적으로 한 토지의 임대차 기간은 10년
③ 사고 원인 파악 및 재발 방지 대책을 조속히 마련하라.
　→ 사고 원인 파악과 재발 방지 대책의 조속한 마련을 하라.
④ 정의감의 발로나 부당한 폭행에 대항하는 과정에서 발생한 폭력 사범
　→ 정의감에서 발생한 폭력 사범이나 부당한 폭행에 대항하는 과정에서 발생한 폭력 사범

◎ 다음 글을 읽고 물음에 답하시오. 【9 ~ 10】

(가) 자연에 인공이 끼여서는 자연이 아니다. 자연은 미추(美醜)를 초월한, 미 이전의 세계. 사람의 꾀에서 생겨나는 인공의 미가 여기에는 있을 수 없다. 자연에는 오직 자연의 미가 있을 따름이며, 자연의 ㉠攝理에 입각한 만유존재(萬有存在) 그 자체의 미가 있을 뿐이다. 미추(美醜)를 인식하기 이전, 미추의 세계를 완전 이탈한 미가 자연의 미다.

(나) 나는 언제나, 우리 민족 ㉡更生의 도(道)가 생기(生氣)를 진작(振作)함에 있음을 역설해 왔다. 이미 생기를 진작하였으면, 거기에는 반드시 진작된 생기를 인도할 이상(理想)이 있어야 한다. 만약 이 이상이 수립되지 못하였다 하면, 비록 생활의 의기(意氣)가 아무리 강렬히 진작되었다 할지라도, 그 모처럼 진작된 생기는 온전한 역량과 참된 가치를 충분히 발휘하지 못하고, 부질없이 대양에 표류하는 선박과 같이 되고 말 것이다. 그러한 즉, 우리의 민족 갱생의 원동력은 생기의 진작이요, 민족 갱생의 지남차는 이상의 수립이다.

9 (가)와 (나) 각각의 글에서 가장 핵심적인 어구를 골라 묶어 놓은 것은?

① 인공의 미, 생기의 진작
② 자연의 미, 이상의 수립
③ 추의 세계, 생기의 진작
④ 자연의 미, 생활의 의기

10 밑줄 친 ㉠, ㉡의 독음을 바르게 적은 것은?

① 섭리, 갱생
② 섭리, 경생
③ 진리, 경생
④ 진리, 갱생

(가) 폭풍이 지나가기를 / 기다리는 일은 옳지 않다.
폭풍을 두려워하며 / 폭풍을 바라보는 일은 더욱 옳지 않다.
스스로 폭풍이 되어
머리를 풀고 하늘을 뒤흔드는 / 저 한 그루 나무를 보라.
스스로 폭풍이 되어
폭풍 속을 날으는 / 저 한 마리 새를 보라.
은사시나뭇잎 사이로 / 폭풍이 휘몰아치는 밤이 깊어갈지라도
폭풍이 지나가기를 / 기다리는 일은 옳지 않다.
폭풍이 지나간 들녘에 핀 / 한 송이 꽃이 되기를
기다리는 일은 더욱 옳지 않다.

　　　　　　　　　　　　　　　　　　　　　　　　- 정호승, 폭풍(暴風) -

(나) 발돋움하는 발돋움하는 너의 자세는 왜
이렇게 / 두 쪽으로 갈라져서 떨어져야 하는가.
그리움으로 하여
왜 너는 이렇게 / 산산이 부서져서 흩어져야 하는가.
모든 것을 바치고도 / 왜 나중에는
이 찢어지는 아픔만을 / 가져야 하는가.
네가 네 스스로에 보내는
이별의 / 이 안타까운 눈짓만을 가져야 하는가.
왜 너는 / 다른 것이 되어서는 안 되는가.
떨어져서 부서진 무수한 네가
왜 이런 선연(鮮然)한 무지개로
다시 솟아야만 하는가.

　　　　　　　　　　　　　　　　　　　　　　　　- 김춘수, 분수(噴水) -

(다) 그대 아는가 / 나의 등판을
어깨에서 허리까지 길게 내리친 / 시퍼런 칼자욱을 아는가.
질주하는 전율과 / 전율 끝에 단말마(斷末魔)를 꿈꾸는
벼랑의 직립(直立) / 그 위에 다시 벼랑은 솟는다.
그대 아는가 / 석탄기(石炭紀)의 종말을
그 때 하늘 높이 날으던 / 한 마리 장수잠자리의 추락(墜落)을.
나의 자랑은 자멸(自滅)이다. / 무수한 복안(複眼)들이

그 무수한 수정체(水晶體)가 한꺼번에
박살나는 맹목(盲目)의 눈보라.
그대 아는가 / 나의 등판에 폭포처럼 쏟아지는
시퍼런 빛줄기 / 2억 년 묵은 이 칼자욱을 아는가.

　　　　　　　　　　　　　　　　　　　　　　　　- 이형기, 폭포(瀑布) -

11 (나)에서 영감을 얻어 다음과 같은 시를 썼다고 가정할 때, 고려했을 사항으로 적절하지 않은 것은?

흔들리지 않고 피는 꽃이 어디 있으랴.
이 세상 그 어떤 아름다운 꽃들도
다 흔들리면서 피었나니
흔들리면서 줄기를 곧게 세웠나니
흔들리지 않고 가는 사랑이 어디 있으랴.
젖지 않고 피는 꽃이 어디 있으랴.
이 세상 그 어떤 빛나는 꽃들도
다 젖으며 젖으며 피었나니
바람과 비에 젖으며 꽃잎 따뜻하게 피웠나니
젖지 않고 가는 삶이 어디 있으랴.

　　　　　　　　　　　　　　　　　　　　　　　　- 도종환, 흔들리며 피는 꽃 -

① 연의 수를 줄여서 시의 주제를 뚜렷하게 전달하는 것은 어떨까?
② 아픔을 통한 재탄생의 기쁨을 표현할 수 있는 다른 소재는 없을까?
③ 의문형 어미의 사용 효과가 좋으니 이를 살려 의미를 강조하면 어떨까?
④ 좀 더 친근함을 느낄 수 있도록 다정하게 호칭을 사용하는 것은 어떨까?

12 (가)와 (다)에 나타난 표현상의 공통점으로 적절한 것은?

① 시구의 반복과 변형을 통해 주제를 강화하고 있다.
② 명령형 어미를 구사하여 소망의 간절함을 드러내고 있다.
③ 과거와 현재의 상황을 대비시켜 삶의 모순을 드러내고 있다.
④ 사실에 바탕을 둔 묘사를 통해 대상의 속성을 표현하고 있다.

13 (가)~(다)에 대한 설명으로 가장 적절한 것은?

① (가), (나)의 화자는 선택 상황에서 심리적 갈등을 겪고 있다.
② (가), (다)의 화자는 현재의 상황을 회의적으로 바라보고 있다.
③ (가), (다)의 화자는 자신이 처한 현실을 의지적으로 극복하고 있다.
④ (나), (다)에는 존재의 비극적 상황에 대한 인식이 나타나 있다.

14 밑줄 친 부분과 같은 발음 현상이 생기지 않는 것은?

> 자취 10년쨌데 아직도 밥물 맞추기가 참 어렵다.

① 담력
② 안락
③ 국물
④ 종로

15 외래어 표기가 모두 옳지 않은 것으로만 묶인 것은?

① 메세지 – 가운 – 필름 – 앙케이트
② 프런트 – 슈퍼마켓 – 휘슬 – 꽁트
③ 넌센스 – 케잌 – 플룻 – 할로윈
④ 브라우스 – 사이다 – 플랑크톤 – 컨닝

16 다음 중에서 맞춤법이 옳은 문장은?

① 하든 일을 마치고 집에 가자.
② 내일 꼭 만들어 줄게.
③ 문을 꼭 잠궈라.
④ 어제 담은 김치가 맛있다.

17 다음 글의 밑줄 친 '퇴영적(退嬰的)'의 상대어로 알맞은 것은?

> 창조라고 하면 이상하게 못마땅한 것처럼 대하는 사람도, 그 자신의 생활이 구습(舊習)의 <u>퇴영적(退嬰的)</u>인 반복이나 외래풍조의 모방에 불과하다는 평을 받는다면, 아마도 속으로는 매우 섭섭함을 느낄 것이다. 이것은 생활의 의의(意義)가 반복이나 모방에 있다기보다도 날로 새로워져가는 개척과 창조에 있음을 말하는 것이다.

① 진취적(進取的)
② 진보적(進步的)
③ 혁신적(革新的)
④ 고답적(高踏的)

18 다음 중 토의에 대한 설명으로 옳은 것은?

① 상대방의 논의를 중심으로 한다.
② 주제와 성격에 따라 형식이 달라진다.
③ 최선의 해결책만 논의한다.
④ 특별한 순서나 규칙이 필요 없다.

Q 다음 글을 읽고 물음에 답하시오. 【19 ~ 20】

이 날 양생은 저녁 예불이 끝나기를 기다려서 법당으로 들어가 자기 소매 속에 깊숙이 간직해 가지고 갔던 저포를 내어, 부처님 앞에 던지기에 앞서 스스로 바라는 바를 사뢰었다. "오늘 제가 부처님을 모시옵고 저포놀이를 해볼까 합니다. 만약 소생이 지오면 법연(法筵)을 베풀어 부처님께 보답해야 할 것이오며, 그렇지 아니하여 만일 부처님께서 지신다면 반드시 아름다운 여인을 소생의 배필로 점지하여 주시옵기 간절히 바라옵니다."

– 김시습, 만복사저포기(萬福寺樗蒲記) –

19 윗글에서 밑줄 친 부분의 역할로 보기 어려운 것은?

① 기복신앙의 대상
② 인류의 스승으로서 교주
③ 소원을 성취시켜 주는 자
④ 주인공 소망 성취의 중개자

20 다음 중 윗글의 전체 내용이 지닌 의의로 옳은 것은?

① 소설 전개의 필연성 획득
② 개인적인 사건 속의 인물
③ 실제적 지명으로 배경 제시
④ 전기소설 양식의 극복

제2과목 영어

1 밑줄 친 부분과 의미가 가장 가까운 것은?

Their office work has largely been underlined{supplanted} by the use of a computer program that fulfills the same function.

① supported
② substituted
③ dismissed
④ provided

2 다음에 주어진 사전 뜻풀이 가운데, 밑줄 친 fix의 의미로 가장 적절한 것은?

They fixed the date of marriage for next Sunday.

① to repair
② to correct, to adjust
③ to make firm or stable, to fasten
④ to decide, to settle, to specify (a price, date, etc.)

◎ 다음 글의 밑줄 친 부분의 의미로 가장 적절한 것을 고르시오. 【3～4】

3

> I can get you <u>off the hook</u> once you are done with this process.

① clean
② free
③ involved
④ exposed

4

> You'd better not say anything to the owner of the building about painting your apartment. If I were you, I'd <u>let sleeping dogs lie</u>. The last time you asked him to do some repairs, he raised your rent.

① be fortunate
② try very hard
③ not make troubles
④ take it or leave it

5 밑줄 친 부분 중 어법상 옳지 않은 것은?

> John took ①<u>carefully</u> notes ②<u>of</u> all the presentations throughout the conference, ③<u>to be able</u> to refer to ④<u>them</u> later.

6 우리말을 영어로 가장 잘 옮긴 것은?

> 소년이 잠들자마자 그의 아버지가 집에 왔다.

① The boy had no sooner fallen asleep than his father came home.
② Immediately after his father came home, the boy fell asleep.
③ When his father came home, the boy did not fall asleep.
④ Before the boy fell asleep, his father came home.

7 다음 문장 중 어법상 옳지 않은 것은?

① It is foolish for you to do such a thing.
② He ordered that it be done at once.
③ I was really amazed when I was offered the job.
④ The heavy rain kept them from going on a picnic.

8 다음 중 우리말을 영어로 잘못 옮긴 것은?

① 어떠한 경우에도 낯선 사람들을 들어오게 해서는 안 된다.
→ On no account must strangers be let in.
② 상처에 염증이 나면 즉시 나에게 전화해.
→ Should the wound be inflamed, call me at once.
③ 나는 학생들이 수업시간에 지각하도록 내버려두지 않겠다.
→ I won't have my students arriving late for class.
④ 두 명의 가수 모두 넓은 음역의 풍부한 목소리를 가지고 있다.
→ Either of the singers has a rich voice with great range.

9 다음 글의 제목으로 가장 적절한 것은?

The term home schooling or home tuition, as it is called in England, means educating children at home or in places other than a mainstream setting such as a public or private school, There are many reasons why parents choose home schooling for their children. Some parents are dissatisfied with the quality of education in the public schools. Others do not want their children to have to worry about "peer pressure," or social pressure from friends. They say it may interfere with the child's studies. These parents fear this type of pressure will lead to negative behavior such as smoking, drinking alcohol, and taking drugs.

① Types of Pressure in Schools
② Pros and Cons of Home Schooling
③ Side Effects of Home Schooling
④ Reasons for Home Schooling

10 주어진 문장으로 시작하여, 다음 글들을 문맥에 맞게 올바른 순서로 연결한 것은?

The saying for which I had to find the meaning was : "People who live in glass houses shouldn't throw stones."

(A) My first guess was that it was about a situation in which those who want to fight should first think about defending themselves from attack. Obviously, a person whose house is made of glass, which is easily broken, should be careful. If you throw a stone, the person at whom you threw the stone could throw it back and smash your house.

(B) I think this is good advice for anyone who is critical of other people.

(C) However, this saying, whose meaning I looked up in a dictionary of English idioms is not really about fighting. It means that you should not criticize others for faults similar to those you have.

① (A) − (C) − (B)
② (A) − (B) − (C)
③ (B) − (C) − (A)
④ (C) − (A) − (B)

11 다음 글의 빈칸에 알맞은 것은?

If you are too fat, you may soon have serious problems with your health. A group of doctors wrote a report about some of the effects of too much fat. One important effect is stress on the heart. If you are fat, your heart has to work harder. This may lead to a heart has to work harder. This may lead to a heart attack or to other heart problems. Extra fat can also change the amount of sugar in your blood. High blood pressure is another possible result of being fat. Even cancer can sometimes be a result. More studies are needed about all these problems, but one thing from the report is clear : _____.

① you should exercise every day
② being fat causes the heart disease
③ extra fat may make your life shorter
④ extra fat will be obtained from meat

12 다음 글의 내용을 가장 잘 표현한 속담은?

Far too many foreign visitors find themselves in strange and confusing surroundings, not knowing the language of the country. But they don't have to know even one of the world 's 3,000 languages to understand a picture. The back view of an envelope indicates a mail facility. A rectangle with figures for a dollar, pound, and france means a currency exchange. A martini with an olive stands for a bar.

① Don't judge a book by its cover.
② The pen is mightier than the sword.
③ When in Rome, do as the Romans do.
④ One picture is worth a thousand words.

13 다음 글의 내용을 한 문장으로 요약하고자 한다. 빈칸 ⓐ와 ⓑ에 가장 알맞은 것끼리 짝지은 것은?

The United States is often thought of as the most important movie-making country in the world. Hollywood, after all, is there, and Americans do love films. but it is India that makes more films than any other country. The country's total annual output is in the thousands. The country with the most theaters is Russia, which boasts 15,000 movie houses to the United States' 14,000. But people who seem to be the most enthusiastic movie fans on the planet are the Taiwanese. The average citizen of that tiny island nation goes to sixty-five movies per year. In contrast, the average American attends only five films a year.

America's reputation as the movie capital cannot be (ⓐ) in terms of (ⓑ).

① justified — history
② denied — technology
③ justified — statistics
④ denied — population

14 밑줄 친 'Not the smartest cookies in the box,'의 의미로 가장 적절한 것은?

I was recently searching a school that had been broken into. I had my trusty general purpose dog with me, called Louis. We had received reports that the intruders were still inside the school, so I sent the dog in first to try and locate them. He had picked up the scent and as I approached the communal toilet block, he started to bark, telling me there was someone inside. As I entered the room there was a line of about twelve toilet cubicles along the wall. They were all standing with the doors wide open-apart from two which were closed. I shouted that anyone inside the toilet cubicle should come out immediately. No response. Again I called for the suspects to come out and face me. Again nothing. And as I looked under the doors of the cubicles I could see a pair of feet in each one-clearly they were sitting on the toilets. 'Not the smartest cookies in the box,' I thought. Well, I had given them the chance and they refused to open the door, so I sent Louis in who pulled them both out. They will not be breaking into anywhere else for a while.

① The intruders did not accept the things the way they were.
② The suspects did not recognize you when you visited them again.
③ The intruders were not clever enough to find a better hiding place.
④ The suspects were unemotional and not easily hurt by what you said.

15 다음 글에서 밑줄 친 the search가 뜻하는 것은?

Just as I was leaving my friend's office, it struck me that I had no idea where I had parked my car. I could not go up to a policeman and tell him that I had lost a small green car somewhere! I would have to look for it myself. Walking down street after street, I examined each car closely and saw a small green car just by wall. But how disappointed I was to discover that though the car was exactly like my own, it belonged to someone else! Feeling tired now, I gave up the search and went off for lunch.

① 주차장을 찾는 것
② 식당을 찾는 것
③ 사무실을 찾는 것
④ 자동차를 찾는 것

16 다음 글의 밑줄 친 I could see her new house 의 의미로 Fred가 의도한 것과 Jane이 이해한 것을 바르게 짝지은 것은?

Fred and Jane are two friends of mine. I have noticed that Fred has special feelings for Jane even though he has never showed such feelings to me directly. When Jane moved last weekend into a new house in a neighboring city, I advised Fred to go there with a bouquet of roses and to tell her how he felt about her. I saw Fred yesterday, and he looked terribly sad. When I asked why, he answered, "I called Jane and asked if <u>I could see her new house</u>."
"Great!," I said, "What did she say?"
"She said she'd send me a picture of it." He said with a sigh.
Oh, poor Fred!

	〈Fred가 의도한 것〉	〈Jane이 이해한 것〉
①	만나러 가겠다.	집을 보고 싶다.
②	집 사진을 찍겠다.	집을 보고 싶다.
③	집을 사고 싶다.	집 사진을 찍겠다.
④	집을 보고 싶다.	집을 사고 싶다.

17 다음 글의 밑줄에 들어갈 가장 적절한 문장은?

_____ Scientists think the zebra evolved from a horselike animal with no stripes. They have different ideas about what the zebra's stripeless ancestor looked like, but many argue that it was mostly dark-colored or black. (So, to answer an old question, a zebra is probably a black animal with white stripes, rather than the other way around.) The way stripes might have evolved is this : By accidental variation, some of the dark horse foals were born with lighter-colored stripes. Since stripes were protective coloring, they were an advantage. And so striped animals often survived to have striped foals — another example of natural selection. More and more striped animals appeared as the generations passed. Eventually, there were several distinct species of an animal we call the zebra.

① What is the origin of the zebra?
② What good are zebra's stripes?
③ Where did the stripes of the zebra come from?
④ How did the zebra evolve from horses?

18 밑줄 친 부분 중 어법상 옳지 않은 것을 고르시오.

> When I was growing up, many people asked me ① if I was going to follow in my father's footsteps, to be a teacher. As a kid, I remember ② saying, "No way. I'm going to go into business." Years later I found out that I actually love teaching. I enjoyed teaching because I taught in the method ③ in which I learn best. I learn best via games, cooperative competition, group discussion, and lessons. Instead of punishing mistakes, I encouraged mistakes. Instead of asking students to take the test on their own, they ④ required to take tests as a team. In other words, action first, mistakes second, lessons third, laughter fourth.

① if

② saying

③ in which

④ required

19 다음 밑줄 친 부분과 가장 비슷한 의미는?

> When I clean a field for sowing, I am all thumbs.

① am clumsy

② am fast

③ am joyful

④ am tired

20 다음 A와 B의 대화 중 B의 대답에 어울리지 않는 A의 표현은?

> A : _____
> B : Great. I'm on top of the world.

① How are things with you?

② How are you doing?

③ How are going?

④ How far is it?

1 다음 중 시대별 정치·경제·사회에 대한 설명으로 옳은 것은?

① 통일신라시대에 건축에 종사하는 이들 중에는 강고내미나 내미와 같은 관등을 받아 하급귀족에 속한 자도 있었으나 신분은 천민이었다.

② 고려초기에 농업기술이 발달하여 평지뿐만 아니라 산전에서도 매년 경작할 수 있게 되었다.

③ 고려시대에는 5품 이상의 관리의 친속 1인에게 과거를 거치지 않고 관리가 될 수 있는 음서의 특권이 주어졌다.

④ 조선시대 정3품 당하관 이상의 산직을 가진 관인이 받은 자신의 품계를 아들, 사위, 동생, 조카에게 얹어 주던 대가제도는 상설화되어 있었다.

2 다음 사건이 발생한 시기를 연표에서 옳게 고른 것은?

> 경찰, 반민 특위를 습격하다 !
> 어제 경찰이 반민족 행위 특별 조사 위원회(이하 반민특위) 사무실을 습격하여 반민 특위 소속 특경대장과 대원들을 불법적으로 체포·연행하였다. 이 사건은 반민 특위가 노덕술 등 친일 경찰 출신 간부들을 검거하자, 이에 대한 반발로 일어난 것으로 보인다. 이로 인해 반민 특위의 활동이 크게 위축되어 친일파 청산의 기회를 놓치는 것이 아닌가 하는 우려가 커지고 있다.

1945	1948	1961	1972	1979
(가)	(나)	(다)	(라)	
8·15 광복	5·10 총선거	5·16 군사 정변	유신 헌법 제정	10·26 사태

① (가)
② (나)
③ (다)
④ (라)

3 다음을 주창한 종교에 대한 설명으로 옳은 것은?

> 서도(西道)로써 사람들을 가르쳐야 하겠는가 하니 아니다. …… 영부의 모양은 태극의 그림과 같고 혹은 활 궁(弓)자를 겹쳐 놓은 것과 같다. 이 부적을 받아가지고 사람들의 병을 고치며 또 내 주문을 받아가지고 모든 사람으로 하여금 나를 위하게 하라. 그러면 너도 역시 오래 살아서 온 세상을 이롭게 할 것이다.

① 전라도를 중심으로 포교를 시작하였다.
② 5적 암살단을 주도한 나철이 창시하였다.
③ 신채호의 민족주의 역사학을 탄생시켰다.
④ 수덕문·안심가·논학문 등을 전파하였다.

4 우리 역사의 특수성을 보여주는 설명만으로 묶은 것은?

> ⊙ 선사시대는 구석기, 신석기, 청동기 시대 순으로 발전하였다.
> ⓒ 고대사회의 불교는 현세구복적이고 호국적인 성향이 있었다.
> ⓒ 조선시대 농촌사회에서는 두레, 계와 같은 공동체 조직이 발달하였다.
> ② 전근대사회에서 신분제 사회가 형성되어 있었다.

① ⊙ⓒ
② ⓒⓒ
③ ⓒ②
④ ⊙②

5 대한민국 정부가 다음 밑줄 친 증파를 하게 된 배경으로 옳지 않은 것은?

> 이동원 외무부장관 귀하
> 귀하께서는 대한민국 정부가 월남공화국 정부로부터 월남에 대한 한국 전투부대 증파에 관한 요청을 접수했음을 본인에게 통고했습니다.
> 미국정부는 월남에서 싸우고 있는 자유세계 군대에 대한 고도로 효과적인 기여를 다시 증강하려는 대한민국 정부의 결정을 충심으로 환영합니다.

① 미국의 6·25전쟁 지원에 대한 보답
② 한미상호방위조약 체결을 위한 노력
③ 주한미군의 베트남 투입 가능성 차단
④ 한국군의 실전 전투경험 축적을 위한 전투역량 강화

6 다음의 자료에 나타난 나라에 대한 설명으로 옳은 것은?

> 큰 산과 깊은 골짜기가 많고 평원과 연못이 없어서 계곡을 따라 살며 골짜기 물을 식수로 마셨다. 좋은 밭이 없어서 힘들여 일구어도 배를 채우기는 부족하였다.
>
> — 삼국지 동이전 —

① 국동대혈에서 제사를 지내는 의례가 있었다.
② 가족 공동의 무덤인 목곽에 쌀을 부장하였다.
③ 특산물로는 단궁·과하마·반어피 등이 유명하였다.
④ 남의 물건을 훔쳤을 때에는 50만 전을 배상토록 하였다.

7 다음 주장을 고려할 때 가장 적절한 태도는?

> 역사에 대한 서로 다른 관점을 사관(史觀)이라고 한다. 역사가가 어떤 사관을 가지고 책을 저술 또는 편찬하는가에 따라서 역사서의 내용이 달라질 수 있다.

① 과거 사실을 밝히는 일을 지상 과제로 삼는다.
② 대중을 위한 역사를 만들고자 적당한 윤색을 가한다.
③ 역사 서술에는 반드시 현재의 요구를 반영해야 한다.
④ 역사서를 읽을 때 독자는 저자의 사관을 염두에 둔다.

8 다음의 사상적 태도를 취하는 학파에 대한 설명으로 가장 적절한 것은?

> 이(理)와 기(氣)는 논리적으로 구분할 수 있지만 현실적으로 분리시킬 수 있는 것은 아니며, 모든 사물에 있어 이는 기의 주재 역할을 하고 기는 이의 재료가 된다는 점에서 양자는 불리(不離)의 관계에 있다. …… 일물(一物)이 아닌 까닭에 일이면서 이요, 이물(二物)이 아닌 까닭에 이이면서 일이다.

① 도덕적 신념과 그것의 실천을 강조한 동인(東人)들이 주도하였다.
② 임진왜란 이후 일본에 전해져 근세 일본 유학 형성에 영향을 끼쳤다.
③ 앎이 있으면 행함이 있다는 지행합일(知行合一)의 실천성을 중시하였다.
④ 관념적 도덕 세계와 경험적 현실 세계를 함께 존중하는 철학 체계를 수립하였다.

9 다음 중 조선후기 예술에 대한 설명으로 옳은 것은?

① 청화백자를 대신하여 다양한 형태의 분청사기가 유행하였다.
② 세도정권기에는 남송문인화를 우리 실정에 맞게 변형한 진경산수화가 등장하였다.
③ 강세황은 동양화에 서양유화기법을 접목하여 새로운 화풍을 개척하였다.
④ 김홍도는 정조의 화성행차와 관련된 병풍, 행렬도, 의궤 등 궁중풍속도를 그렸다.

10 다음의 현상을 촉발한 원인으로 가장 적절한 것은?

> 근래 아전의 풍속이 나날이 변하여 하찮은 아전이 길에서 양반을 만나도 절을 하지 않으려 한다. 아전의 아들, 손자로서 아전의 역을 맡지 않은 자는 고을 안의 양반을 대할 때, 맞먹듯이 너 나하며 예의를 차리지 않는다.
> – 목민심서 –

① 북벌론이 대두하였다.
② 이양선이 출몰하여 민심이 흉흉해졌다.
③ 소수 가문의 권력 독점으로 벼슬 길이 좁아졌다.
④ 전국적으로 수해가 일어나고 전염병이 만연하였다.

11 다음 중 조선시대의 교육기관에 대한 설명으로 옳지 않은 것은?

① 조선시대 최고의 교육기관은 성균관으로 입학자격이 정해져 있었다.
② 향교는 지방양반 및 향리의 자제들의 교육기관이었다.
③ 기술교육은 해당 관청이 없어 자율적으로 학습해야 했다.
④ 서당은 초등교육기관이었다.

12 고려시대 공음전에 관한 설명으로 가장 알맞은 것은?

① 세습이 가능한 토지이다.
② 공신들에게 지급한 토지이다.
③ 자손이 없는 하급관리나 군인의 유가족에게 지급한 토지이다.
④ 관청의 경비를 조달하기 위해 지급한 토지이다.

13 다음 중 각 시대의 역사의식을 바르게 설명한 것은?

① 조선후기에는 국사인식의 폭이 확대되었다.
② 한말에는 역사의 사회경제적 해석이 중시되었다.
③ 조선전기에는 민중이 역사의 주체로 인식되었다.
④ 고려후기에는 원의 영향으로 자주의식이 약하였다.

14 다음은 16세기에 일어난 일이다. 이로 인해 만들어진 문화의 특징은?

> • 향촌에 향약과 사창의 실시 시도
> • 각 지역마다 서원을 만들어 선현을 봉사하고 자제를 교육
> • 일부 군현에서 그 지역의 읍지 편찬

① 중앙집권적   ② 부국강병적
③ 지방자치적   ④ 왕도정치적

15 다음의 내용과 관련이 적은 것은?

> 우리가 의(義)를 들어 여기에 이르렀음은 그 본의가 결코 다른 데 있지 아니하고, 창생(蒼生)을 도탄 중에서 건지고 국가를 반석 위에다 두자 함이라. 안으로는 탐학한 관리의 머리를 베고, 밖으로는 횡포한 강적(强敵)의 무리를 쫓아 내몰고자 함이라.

① 개화당과의 제휴를 통해 사회변혁을 이룩하고자 하였다.
② 전주화약 이후 정부와의 원한을 씻고 서정(庶政)에 협력하기로 하였다.
③ 신분제도 타파의식을 분명히 하였으며 민중의 지지를 받았다.
④ 항일의병운동으로 연결되었다.

16 다음 중 무신집권 당시의 고려사회를 설명한 것은?

> ㉠ 무신정권의 탄압으로 승려계급이 몰락하였다.
> ㉡ 무신의 토지겸병으로 토지제도가 문란하였다.
> ㉢ 신분의 해방을 주장하는 천민의 반란이 일어났다.
> ㉣ 몰락한 문신을 중심으로 주자학의 연구가 일어났다.

① ㉠㉡
② ㉠㉢
③ ㉡㉢
④ ㉡㉣

17 고려시대의 예술에 대한 설명으로 옳은 것은?

① 부도의 설립은 교종의 유행과 함께 많이 만들어졌다.
② 월정사 8각 9층탑은 원의 영향을 받은 고려후기의 석탑이다.
③ 부석사 무량수전은 배흘림기둥과 주심포 양식의 고려후기 목조건축물이다.
④ 상정고금예문은 현존하는 세계 최초의 금속활자본으로 프랑스에 보관되어 있다.

18 다음 내용을 선언하여 한국의 독립을 최초로 결의한 국제회의는?

> "한국 인민의 노예상태를 유의하여, 적당한 시기에 한국을 해방시키며 독립시킬 것을 결의한다."

① 카이로회담
② 얄타회담
③ 포츠담선언
④ 모스크바 3국 외상회의

19 (가)에 들어갈 독립군의 활동으로 옳은 것은?

> (가)
> • 1940년 대한민국 임시 정부의 정규군으로 창설, 지청천이 사령관으로 활동
> • 1941년 대일 선전 포고문 발표
> • 1945년 미국과 연합하여 국내 진공 작전을 추진

① 서울 진공 작전을 전개하였다.
② 인도·미얀마 전선에 투입되었다.
③ 청산리 전투에서 대승을 거두었다.
④ 하얼빈에서 이토 히로부미를 사살하였다.

20 다음은 발해와 관련된 내용이다. 이와 관련된 것은?

> 대외적으로는 중국과의 대등한 지위를 나타낸 것이며, 대내적으로는 왕권의 강대함을 표현하는 것이기도 하였다.

① 고구려계승의식을 분명히 하였다.
② 3성 6부의 중앙정치조직을 정비하였다.
③ 유학생들이 당의 빈공과에 합격하였다.
④ 인안, 대흥 등의 독자적인 연호를 사용하였다.

1 다음의 설명과 관련된 것으로 옳은 것은?

> 어느 한 제품이 주어진 시장에서 차지하는 위치, 장소를 의미하며 소비자들의 마음 속에 차지하고 있는 상대적 위치를 인식시킨다.

① 포지셔닝
② 표적시장
③ 마케팅 믹스 전략
④ 관계마케팅

2 다음 중 간호관리의 대상자에 대한 설명으로 옳지 않은 것은?

① 간호제공자
② 간호인력의 통제를 담당하는 관리자
③ 사회적 사회작용 단위로서의 간호체계 틀
④ 특정한 장소에서만 간호를 제공받는 자

3 간호업무의 성과에 대한 효율성과 효과성의 차이에 대한 설명 중 옳은 것은?

① 간호업무의 성과는 효율성 측면에서 평가되어야 한다.
② 효과성은 투입에 대한 산출의 비율이다.
③ 적은 인력과 물자를 투입해서 더 많은 산출을 얻었을 때 효과적이라 한다.
④ 효과성이란 업무가 인간에게 미치는 영향 등을 고려한다.

4 심리적·사회적 요구충족으로 인한 생산성 상승효과에서 심리적·사회적 요구충족을 바탕으로 하는 것은?

① 비공식효과
② 호손효과
③ 동기화효과
④ 관리효과

5 서 간호관리자는 상위기관으로부터 차기년도 가정간호사업 계획안을 제출하라는 지시를 받고 준비 중에 있다. 효율적인 사업계획안을 작성하기 위해 최 간호관리자가 고려해야 할 원칙으로 가장 적절하지 않은 것은?

① 간호사의 행동통일을 기하도록 개별적인 노력을 통합하여 작성하여야 한다.
② 현재 사용가능한 자원을 최대한 활용하고 새로운 자원은 최소화하여야 한다.
③ 간호조직의 공동목적을 달성할 수 있도록 계획안을 작성하여야 한다.
④ 계획안을 작성할 때 가장 큰 것으로부터 시작하여 구체화 과정을 통해 연차적으로 파생하여야 한다.

6 다음 중 간호부서의 정책에 대한 설명으로 옳지 않은 것은?

① 정책은 간호조직의 여러 계층에서 제안할 수 있어야 한다.
② 적용범위가 넓고 안정성 및 융통성, 공정성을 가져야 한다.
③ 정책은 하급관리자에게 권한의 위임을 하도록 한다.
④ 정책은 자세하면서도 추상적으로 설명되어야 한다.

7 다음 중 기획의 특성이 아닌 것은?

① 일련의 결정을 준비하는 과정이다.
② 바람직한 방법을 제시한다.
③ 변화지향적이다.
④ 자주 변화하지 않는 고정적인 것이어야 한다.

8 ○○병원 간호부는 최근 환자를 대상으로 만족도 조사를 한 결과 환자들이 간호서비스에 대하여 만족도가 낮은 것으로 나타났다. 따라서 간호부는 간호의 질 향상과 환자 만족도의 증진을 올해 간호부의 기본목적으로 결정하였다. 병원 간호부는 다음에 열거한 어느 유형의 의사결정을 한 것인가?

① 전략적 의사결정
② 관리적 의사결정
③ 운영적 의사결정
④ 사실적 의사결정

9 다음 중 민츠버그의 관리자 역할 중 기업가 역할은?

① 조직의 대표자로서의 역할
② 조직의 성과를 높일 수 있는 프로젝트를 제안하는 역할
③ 외부인과의 관계 유지 역할
④ 조직의 성과를 외부에 알리는 역할

10 직위분류제에서 사용되는 용어에 관한 설명으로 옳지 않은 것은?

① 직위 – 한 사람의 근무를 요하는 직무와 책임
② 직급 – 직무의 성질 및 난이도, 책임의 정도가 유사한 직위의 집단
③ 직렬 – 직무의 종류는 유사하나 곤란도, 책임도가 서로 다른 직급의 계열
④ 직류 – 직무의 종류가 유사한 직렬의 집단

11 효율적인 조직운영을 위해서 조직 구성원들에게 목표에 의한 관리(MBO) 기법의 적용이 필요하다. 그 근거로 타당한 것은?

> ㉠ 구성원간의 상호의존적인 '팀워크'를 확보할 수 있다.
> ㉡ 추상적·질적·가치적·장기적·불가시적 경향을 확보할 수 있다.
> ㉢ 최종결과를 평가하여 목표와 대비시키는 환류과정을 확보할 수 있다.
> ㉣ 자율적 집단확보를 위해 권위주의이론 혹은 민주주의이론을 활용할 수 있다.

① ㉠㉡㉢   ② ㉠㉢
③ ㉡㉣   ④ ㉣

12 집단의사결정에 대한 설명으로 옳은 것은?

① 모든 사람의 의사를 모두 반영할 수 있다.
② 문제해결에 대한 다양한 접근이 가능하다.
③ 신속한 결정과 시행이 이루어진다.
④ 의사결정이 한 사람에 의해 지배될 가능성은 없다.

13 다음 중 환자의 감염관리에 해당하는 것이 아닌 것은?

① 직원의 전염병관리 및 예방접종을 실시한다.
② 산소통 및 그 운반체계를 관리한다.
③ 청소방법을 감독한다.
④ 매개동물로 인한 감염가능성을 파악한다.

14 다음 중 계선조직의 장점으로 보기 어려운 것은?

① 조직의 안정을 기할 수 있다.
② 권한과 책임의 소재가 명백하기 때문에 업무수행이 용이하다.
③ 전문적인 지식과 경험을 활용할 수 있으므로 보다 합리적인 결정을 할 수 있다.
④ 의사결정의 신속성을 기할 수 있다.

15 인적자원관리의 과정을 연결한 것 중 옳지 않은 것은?

① 확보관리 – 간호인력의 배치
② 개발관리 – 교육훈련
③ 유지관리 – 노사관계 및 협상
④ 보상관리 – 승진

16 다음 중 직무기술서 작성요령으로 옳지 않은 것은?

① 직무기술서는 규격화된 형태에 따라 작성되어야 한다.
② 각 직무는 그 직무의 기술수준과 계급적 위치를 시사할 수 있도록 다양한 명칭으로 언급되어야 한다.
③ 직무환경에는 물리적·심리적·감정적 환경과 다른 직무와의 상호관계 등이 포함된다.
④ 직무기술서는 그 직무에 포함되는 과업들이 제시되어야 한다.

17 다음 중 갈등의 순기능에 대한 설명으로 옳지 않은 것은?

① 조직의 균형을 깨뜨려 불안과 무질서를 일으키기도 하지만 경우에 따라서는 조직의 동태적인 발전의 자극제로서 작용할 수 있다.
② 다소의 갈등은 오히려 조직의 발전을 위하여 필요한 개인적·사회적인 비용이라고 할 수 있다.
③ 직원의 사기를 저하시킨다.
④ 다소의 갈등은 조직에 새 바람을 불러일으키고 동태성을 부여할 수도 있다.

18 다음 중 수간호사의 역할이 아닌 것은?

① 환자간호 관리역할
② 교육 및 연구의 역할
③ 직접 환자진료역할
④ 운용관리 역할

19 다음 중 전단적 의료에 대한 설명으로 옳지 않은 것은?

① 어떤 의료행위를 실시하기 전에 환자로부터 동의를 얻지 않고 실시하는 것을 말한다.
② 민·형사상의 책임은 지지 않는다.
③ 응급처치시 환자가 의사표현을 못 할 때 가능하다.
④ 응급처치시 환자의 법정대리인이 없을 때 가능하다.

20 윤리의 원리 중 건강전문가들에 대한 가장 엄중한 의무로 간주되고 있는 것은?

① 선행의 원리
② 자율성의 원리
③ 무해의 원리
④ 정의의 원리

1 다음 중 배심토의의 특징에 대한 설명으로 옳은 것은?

① 단기간 내에 많은 내용을 체계적으로 많은 대상자에게 전달할 때 유용하다.
② 자유로운 분위기에서 발언권을 얻을 필요없이 토의가 이루어진다.
③ 문제에 대해 후속논의나 탐구가 요구될 경우에 활용한다.
④ 청중과 발표자 사이에서 자발적으로 의사교환을 할 수 있다.

2 다음 중 보건진료소의 특징으로 옳지 않은 것은?

① 질병의 예방을 목적으로 한다.
② 영리적으로 운영된다.
③ 공공사업조직이다.
④ 보건진료소 운영협의회를 둔다.

3 다음 중 지역사회 간호사의 옹호자 역할에 해당하는 것은?

① 대상자들의 학습을 촉진하고자 노력한다.
② 개인이나 집단의 유익을 위해 그들의 입장에서 의견을 제시한다.
③ 지역사회 보건사업을 전개하는 데 관련된 타 보건의료인력과 상호유기적인 관계를 구축한다.
④ 의사결정을 하는 데 영향력을 행사하여 보건의료를 위한 변화를 효과적으로 가져오도록 돕는다.

4 신생아실에서 근무하던 간호사가 가정 간호부서로 이동할 경우 갖추어야 할 조건으로 옳은 것은?

① 가정간호에 대한 지식이 풍부해야 하고 임상병리에서 3년 이상 경력을 가져야 한다.
② 병원 내의 가정간호 보수교육을 이수하여야 한다.
③ 보건복지부장관이 인정하는 기관에서 1년 이상 가정간호과정을 이수하여야 한다.
④ 보건대학원에서 1년 이상 보건간호과정을 이수하여야 한다.

5 다음 중 건강증진에 대한 설명으로 옳은 것은?

> ㉠ 건강증진은 질병예방과 유사하다.
> ㉡ 건강증진은 보건교육을 위한 중요한 요소로 하는 것이다.
> ㉢ 건강증진은 건강에 영향을 미치는 요인들을 조절하는 것도 포함된다.
> ㉣ 충분한 휴식과 개인에게 적합한 방법으로 스트레스를 관리하는 것이다.

① ㉠㉢
② ㉢㉣
③ ㉠㉡㉢
④ ㉠㉡㉣

6 다음 중 모자보건의 개념에 해당하는 것을 모두 고르면?

> ㉠ 임산부와 영유아만을 대상으로 함
> ㉡ 영유아의 신체적·정신적·사회적 건강의 유지
> ㉢ 정상분만 및 건강한 신생아의 출산
> ㉣ 자녀들의 예측 가능한 사고나 질환, 기형 등의 예방

① ㉠㉡㉢
② ㉡㉢㉣
③ ㉠㉢㉣
④ ㉠㉡㉢㉣

7 다음 중 모성 클리닉에 적합한 환경이 아닌 것은?

① 조명을 최대한 어둡게 하여 안정감 유지
② 다목적 기능공간으로서 처치실과 분리 배치
③ 대상자가 앉는 의자는 최대한 안락감을 유지할 수 있는 높이로 유지
④ 클리닉 내에 음용수의 설치 및 준비

8 영유아기에 발생할 수 있는 사고에 대한 설명으로 옳지 않은 것은?

① 유아기에는 주로 낙상, 화상, 기도 폐쇄에 의한 사고가 많다.
② 사고의 예방방법으로는 주거환경·사회요인의 개선, 부모의 교육 등이 필요하다.
③ 유아기보다 영아기에 사고로 인한 사망률이 낮다.
④ 유아기에는 주로 교통사고, 익사, 화상, 출혈로 인한 것이 많다.

9 다음의 설명 중 옳지 않은 것은?

① 학생의 건강상태는 학습뿐만 아니라 생애 전과정에 영향을 미친다.
② 학생은 그 지역주민의 10% 미만이기 때문에 관심의 대상이 아니다.
③ 학교는 여러 방면으로 지역사회의 중심체적인 역할을 한다.
④ 학교는 집단적 관리가 가능하므로 교육효과가 높다.

10 다음 중 우리나라 보건의료체계의 특징에 대한 설명으로 옳지 않은 것은?

① 모든 1차 의료기관은 외래진료와 입원진료를 같이 하는 것을 원칙으로 한다.
② 기술적으로 2차 의료기관에서 다룰 수 없는 환자는 3차 의료기관으로 이송한다.
③ 대진료권 내 모든 의료기관의 구심적 역할을 담당하는 것은 3차 의료기관이다.
④ 보건진료소는 경미한 외래진료만 담당하도록 한다.

11 1920년대 우리나라에서 태화여자관에 보건사업부를 설치하고 간호사를 초빙하여 임산부 위생, 아동의 위생지도, 가정방문 등 전염병예방과 환경위생사업을 실시했던 선교사는?

① 릴리안 왈드(Lillian Wald)
② 푀베(Pheobe)
③ 로선복(Elma T. Rosenberger)
④ 윌리암 라스본(W. Rathbone)

12 다음 중 환경을 분류할 때 물리적 환경에 속하는 것은?

① 문화, 경제
② 정치, 인구
③ 공기, 물
④ 종교, 교육

13 저출산문제를 해결하기 위한 정부의 대책으로 옳지 않은 것은?

① 저소득층 가정에 경제적 지원을 해준다.
② 영유아 문제와 학교 문제 등을 해결할 수 있는 방안을 마련한다.
③ 여성이 출산 후에도 일할 수 있도록 출산휴가를 마련하는 제도를 도입하여 실시한다.
④ 단기정책으로 아이의 특정 나이에 맞춰서 추진한다.

14 온열지수에 대한 설명 중 옳은 것은?

① 냉각력 – 기습·기온이 낮고 기류가 클 때 인체의 체온방산량이 감소하는데, 이 때 인체의 열을 빼앗는 힘을 말한다.
② 쾌감대 – 착의상태에서 활동시 쾌적하게 느끼는 기후를 말한다.
③ 불쾌지수 – 인간이 느끼는 불쾌감을 기후상태로 표시한 것으로, 건구온도와 습구온도로 계산한다.
④ 감각온도 – 기류, 기습, 기압, 기온을 합하여 인체의 온감을 지수로 표시한 것이다.

15 다음 중 역학에 대한 설명으로 옳은 것은?

> ㉠ 효율적 치료법을 개발하는 학문이다.
> ㉡ 원인적 연관성 여부에 근거를 두고 질병의 발생원인을 규명한다.
> ㉢ 인간집단 내 환자 및 건강인이 모두 대상이 된다.
> ㉣ 투입된 보건사업의 효과를 규명한다.

① ㉠㉡㉢
② ㉡㉢㉣
③ ㉠㉢㉣
④ ㉠㉡㉢㉣

16 다음 중 BOD로 하천수의 오염도를 나타낼 때 그 기준에 해당하는 농도는?

① 1ppm 이하
② 10ppm 이하
③ 15ppm 이하
④ 20ppm 이하

17 뉴만(Neuman)의 건강관리체계 이론에 대한 설명으로 옳은 것은?

① 저항선은 스트레스원이 정상방어선을 침범하지 못하도록 완충역할을 한다.
② 기본구조는 생존하기 위한 필수적인 구조로 이를 보호하는 3가지 방어선으로 둘러싸여 있다.
③ 유연방어선을 강화하는 것은 2차 예방에 해당된다.
④ 정상방어선은 기본구조의 가장 가까이에서 스트레스원에 대한 내적 저항력을 가진다.

18 다음은 무엇에 대한 설명인가?

> ㉠ 이론적 인구의 한 분류이다.
> ㉡ 인구의 이동이 없고 연령별 사망률과 출생률이 같아 자연증가율이 일정한 인구를 의미한다.

① 폐쇄인구
② 정지인구
③ 개방인구
④ 안정인구

19 사망을 나타내는 지수에 대한 설명으로 옳지 않은 것은?

① 영아사망률은 1년간 출생아에 대한 1세 미만의 영아사망수를 나타내는 지수이다.
② 주산기 사망률은 총출생수에 대한 임신 28주 이후의 태아사망과 생후 1주 미만의 사망수를 나타내는 지수이다.
③ 특수사망률은 전체 인구집단에서 이를 구성하고 있는 성별·연령별·사망원인별 사망률 등을 나타내는 지수이다.
④ 조사망률은 연간 사망자수에 대한 연 중앙 인구수를 나타내는 지수이다.

20 다음 중 우리나라의 인구변화에 대한 설명으로 옳은 것은?

> ㉠ 노인인구에서는 성비가 감소하는 추세이다.
> ㉡ 노령화지수가 증가하는 경향이다.
> ㉢ 노년부양비가 증가하는 경향이다.
> ㉣ 유년부양비가 감소하는 경향이다.

① ㉠㉡㉢
② ㉡㉢㉣
③ ㉠㉢㉣
④ ㉠㉡㉢㉣

정답 및 해설 P. 327

제1과목   국어

1 다음 글의 서술 방식에 대한 설명으로 적절한 것은?

> 인가가 끝난 비탈 저 아래에 가로질러 흐르는 개천물이 눈이 부시게 빛나고, 그 제방을 따라 개나리가 샛노랗다. 개천 건너로 질펀하게 펼쳐져 있는 들판, 양털같이 부드러운 마른 풀에 덮여 있는 그 들 한복판에 괴물 모양 기다랗게 누워있는 회색 건물. 지붕 위로 굴뚝이 높다랗게 솟아 있고, 굴뚝 끝에서 노란 연기가 피어오르고 있다. 햇살에 비껴서 타오르는 불길 모양 너울거리곤 하는 연기는 마치 마술을 부리듯 소리 없이 사방으로 번져 건물 전체를 뒤덮고, 점점 더 부풀어, 들을 메우며 제방의 개나리와 엉기고 말았다.

① 단어의 의미를 풀어서 밝히고 있다.
② 근거를 제시하여 주장을 정당화하고 있다.
③ 시간적 순서를 뒤바꾸어 사건을 서술하고 있다.
④ 사물을 그림을 그리듯이 표현하고 있다.

2 다음 중 고려 속요에 대한 설명으로 옳지 않은 것은?

① 평민이 향유했던 시가 양식이다.
② 작품으로는 청산별곡, 서경별곡, 한림별곡이 있다.
③ 민요적 성격의 서정가요이다.
④ 구전되다가 훈민정음 창제 이후 문자로 기록되었다.

◑ 다음 글을 읽고 물음에 답하시오. 【3 ~ 4】

> 하나의 문장은 여러 단위로 분석될 수 있다. 먼저 한 문장은 이를 구성하고 있는 도막도막의 마디인 어절(語節)로 나뉘는데, 이 어절을 좀더 작은 단위로 분석하면 (   )인 형태소(形態素)가 된다. 형태소는 혼자 설 수 있는 자립형태소와 혼자 서기 어려워 다른 말에 의존하여 쓰이는 ㉠의존형태소로 나뉘거나, 구체적인 대상이나 동작을 표시하는 ㉡실질형태소와 실질형태소에 붙어 주로 말과 말 사이의 문법적인 관계를 표시하는 ㉢형식형태소로 나뉘기도 한다.
> ㉣단어는 원칙적으로는 어절(語節)을 분석한 단위이지만, 한 어절이 그대로 한 단위가 될 수도 있다.

3 "철수는 농부가 되었다."에서 ㉠ ~ ㉣의 수를 바르게 지적한 것은?

① ㉠ 4개   ② ㉡ 2개
③ ㉢ 5개   ④ ㉣ 5개

4 (   ) 안에 들어갈 알맞은 말은?

① 띄어쓰기의 단위
② 소리의 가장 작은 단위
③ 뜻을 가진 가장 작은 말의 단위
④ 하나의 생각을 뭉뚱그린 최소의 단위

5 다음 중 띄어쓰기가 바르게 된 것은?

① 먹을만큼 먹어라.   ② 원하는대로 하여라.
③ 떠난지가 오래다.   ④ 이제 갈 수밖에 없다.

6 다음 글의 성격이 가장 강한 시는?

> 참여문학론의 골자는 문학의 시대와 사회성을 강조한다. 한 개인의 개별적인 체험을 넘어 시대와 사회란 비개인적 차원을 강조하는 이 주장은 완전한 의미에서 문학의 특수성을 주장하는 것이 아니지만, 특수한 역사·사회 그리고 특수한 주제와 가치를 창조하는 차원에서 그런 것들을 모두 초월하자는 순수문학이론과 맞서서 문학의 특수성을 강조하는 것이다.

① 강나루 건너 / 밀밭 길을
　구름에 달 가듯이 / 가는 나그네
　길은 외줄기 / 남도 삼백 리
　술 익는 마을마다 / 타는 저녁놀
　구름에 달 가듯이 / 가는 나그네.

② 바릿밥 남 주시고 잡숫느니 찬 것이며
　두둑히 다 입히고 겨울이라 엷은 옷을
　솜치마 좋다시더니 보공(補空) 되고 말아라.

③ 신이나 삼어 줄걸 슬픈 사연의
　올올이 아로색인 육날 메투리
　은장도 푸른 날로 이냥 베어서
　부질없는 이 머리털 엮어 드릴걸.

④ 그 날이 오면, 그날이 오면은
　삼각산(三角山)이 일어나 더덩실 춤이라도 추고,
　한강(漢江)물이 뒤집혀 용솟음칠 그 날이
　이 몸이 끊기기 전에 와 주기만 할 양이면
　나는 밤하늘에 날으는 까마귀와 같이
　종로(鐘路)의 인경(人磬)을 머리로 들이받아 울리오리다.
　두개골(頭蓋骨)은 깨어져 산산조각이 나도
　기뻐서 죽사오매 오히려 무슨 한(恨)이 남으오리까.

Q 다음 글을 읽고 물음에 답하시오. 【7～8】

> ㈎ 海東(해동) 六龍(육룡)이 ᄂᆞᄅᆞ샤 일마다 天福(천복)이시니.
> 　古聖(고성)이 同符(동부)ᄒᆞ시니.
>
> ㈏ 불휘 기픈 남ᄀᆞᆫ ᄇᆞᄅᆞ매 아니 뮐씨, 곶 됴코 여름 하ᄂᆞ니.
> 　ᄉᆡ미 기픈 므른 ᄀᆞᄆᆞ래 아니 그츨씨 내히 이러 바ᄅᆞ래 가ᄂᆞ니.
>
> ㈐ ᄀᆞᄅᆞᆷ ᄀᆞᅀᅢ 자거늘 밀므리 사ᄋᆞ리로ᄃᆡ 나거ᅀᅡ ᄌᆞᄆᆞ니이다.
> 　셤 안해 자싫 제 한비 사ᄋᆞ리로ᄃᆡ 뷔어ᅀᅡ ᄌᆞᄆᆞ니이다.
> 　　　　　　　　　　　　　－ 용비어천가 －

---

7 이 글에 대한 설명으로 옳지 않은 것은?

① 먼저 한문본을 간행한 뒤, 이를 훈민정음으로 국역하였다.
② 훈민정음으로 기록된 최초의 작품이다.
③ 조선 왕조 건국의 합리화와 왕업의 영광이 무궁하리라는 것을 노래하였다.
④ 세종 29년 5월에는 치화평, 봉래의, 여민락 등 악보를 만들어 연향에 쓰게 하였다.

---

8 ㈐의 주제어로 가장 옳은 것은?

① 설상가상(雪上加霜)
② 천우신조(天佑神助)
③ 천재일우(千載一遇)
④ 간난신고(艱難辛苦)

인간의 특징으로 우선 들어야 할 것은, 인간이 말을 한다는 것이다. 인간의 대뇌에는 말을 하도록 작용하는 중추신경이 있다. 이 신경의 작용으로 발음기관을 움직여서 말을 하게 되고, 또 청신경과 대뇌를 통하여 타인의 언어를 이해하는 것이다. 물론 다른 동물도 자신의 소리로써 그 나름의 신호를 교환한다. 침팬지는 수십 종의 소리를 내어 동료(同僚)를 부르거나 탓하며, 경계, 공포, 고통, 경악, 기쁨, 슬픔 등을 표현한다고도 한다. 그러나 이것은 감정의 직접적 표현에 불과하다.

인간의 언어는 이러한 감탄사에 불과한 것이 아니라, 세분된 음성으로 의미 있는 단어를 이루고, 이 단어를 일정한 법칙에 따라 운용함으로써, 복잡한 의미를 자유롭게 표현하는 상징적인 것이다.

인간이 이 언어를 사용함으로써 자기의 경험을 타인에게 전달할 뿐만 아니라, 타인의 경험을 제삼자에게 전달할 수 있고, 이러한 소통은 기억을 낳게 했다. 또, 인간은 언어를 통하여 복잡한 사상을 추상화할 수 있고 이에 따라 사고능력을 발달시킬 수 있다.

9 윗글의 집필의도를 바르게 말한 것은?

① 가설의 검증
② 주장의 설득
③ 정보의 전달
④ 대안의 제시

10 윗글에서 효과적으로 사용된 글의 전개방식은?

① 대상간의 차이점을 확인하는 방법
② 대상을 그럴 듯하게 그려 내는 방법
③ 인과관계에 따라 일의 전후를 밝히는 방법
④ 시간순서에 따라 일의 전말을 보여 주는 방법

11 밑줄 친 부분과 맥락이 닿는 한자 성어는?

석벽에 매달려 백록담을 따라 남쪽으로 내려가다가, 털썩 주저앉아 잠시 동안 휴식을 취하였다. 모두 지쳐서 피곤했지만, 서쪽을 향해 있는 봉우리가 이 산의 정상이었으므로 조심스럽게 조금씩 올라갔다. 그러나 나를 따라오는 사람은 겨우 셋뿐이었다. … (중략) … 멀리 보이는 섬들이 옹기종기, 큰 것은 구름장만 하게 작은 것은 달걀만하게 보이는 등 풍경이 천태만상이었다. 「맹자」에 "바다를 본 자에게는 바다 이외의 물은 물로 보이지 않으며, 태산에 오르면 천하가 작게 보인다."라고 했는데, 성현의 역량(力量)을 어찌 우리가 상상이나 할 수 있겠는가?

① 浩然之氣
② 勞心焦思
③ 乾坤一擲
④ 焦眉之急

12 다음 글의 전제로 가장 적절한 것은?

> 말로 표현되지 않으면 우리의 생각은 꼴 없이 불분명한 덩어리에 지나지 않는다. 기호의 도움 없이는 우리가 두 생각을 똑똑히 그리고 한결같이 구별하지 못하리란 것은 철학자나 언어학자나 다 같이 인정하는 바이다. 언어가 나타나기 전에는 미리 형성된 관념이 존재할 수 없으며 어떤 생각도 분명해질 수 없다.

① 인간은 언어 사용 이전에도 개념을 구분할 수 있다.
② 언어학자들은 언어를 통해 사고를 분석한다.
③ 말과 생각은 일정한 관련이 있다.
④ 생각은 말로 표현되어야 한다.

13 다음과 관계있는 문학의 형태는?

> 청구영언, 해동가요, 가곡원류

① 어뎌 닛일이여 그릴 줄을 모로던가.
　이시라 ᄒᆞ더면 가랴마ᄂᆞᆫ 제 구퇴야
　보ᄂᆡ고 그리ᄂᆞᆫ 정(情)은 나도 몰라 ᄒᆞ노라.
② 텨 …… ㄹ썩, 텨 …… ㄹ썩,턱, 쏴 …… 아.
　싸린다, 부슨다, 문허 바린다.
　태산(泰山) 갓흔 놉흔 뫼, 딥태 갓흔 바위ㅅ돌이나
　요것이 무어야, 요게 무어야
③ (葉)琴學士의 玉笋門生 琴學士의 玉笋文生
　금혹ᄉᆞ 옥슌문싱 금혹ᄉᆞ 옥슌문싱
④ 生死 길흔
　이에 이샤매 머뭇거리고,
　나ᄂᆞᆫ 가ᄂᆞ다 말ㅅ도
　몯다 니르고 가ᄂᆞᆫ닛고.

14 가전체 문학 작품 중 술을 의인화하여 술이 사람에게 미치는 영향을 쓴, 임춘의 작품은?

① 국순전
② 국선생전
③ 청강사자 현부전
④ 죽부인전

15 다음 내용과 관계있는 시문학상의 유파는?

> 정치적 목적의식은 전혀 없다. 정서의 투명한 순화와 언어 본연의 미감(美感)이 반짝일 뿐이다.

① 주지시파
② 생명파
③ 시문학파
④ 낭만주의 시파

16 다음 밑줄 친 말의 관계는 무엇에 해당하는가?

> 배를 너무 많이 먹어서 배가 아프다.

① 동의관계
② 유의관계
③ 반의관계
④ 이의관계

스스로 제 몸을 보니 일백여덟 낱 염주가 손목에 걸렸고, 머리를 만지니 갓 깎은 머리털이 가칠가칠하였으니 완연히 소화상의 몸이요, 다시 대승상의 위의 아니니, 정신이 황홀하여 오랜 후에 비로소 제 몸이 연화도량 성진행자인 줄 알고 생각하니, 처음에 스승에게 수책하여 풍도로 가고, 인세에 환도하여 양가의 아들 되어 장원급제 한림학사하고, 출장 입상하여 공명 신퇴하고, 양 공주와 육 낭자로 더불어 즐기던 것이 다 하룻밤 꿈이라. 마음에 이 필연 사부가 나의 염려를 그릇함을 알고 나로 하여금 이 꿈을 꾸어 인간 부귀와 남녀정욕이 다 허사인 줄 알게 함이로다.

17 다음 중 제시된 글에 대한 설명으로 옳지 않은 것은?

① 꿈과 현실의 이중구조로 되어 있다.
② 권선징악에 대한 교훈을 준다.
③ 액자소설의 구성이다.
④ 전지적 작가시점이다.

18 이 작품의 주제와 관련이 없는 한자성어는?

① 南柯一夢
② 邯鄲之夢
③ 盧生之夢
④ 胡蝶之夢

19 다음 중 높임말에 속하는 것은?

① 소인(小人)
② 영식(令息)
③ 본사(本社)
④ 졸고(拙稿)

20 한글 맞춤법에 따라 바르게 표기된 것만 나열한 것은?

① 새까맣다 – 싯퍼렇다 – 샛노랗다
② 시뻘겋다 – 시허옇다 – 싯누렇다
③ 새퍼렇다 – 새빨갛다 – 샛노랗다
④ 시하얗다 – 시꺼멓다 – 싯누렇다

1 다음 중 밑줄 친 단어의 쓰임이 적절치 못한 것은?

① Alcohol has a very bad <u>affect</u> on drivers.
② Their opinion will not <u>affect</u> my decision.
③ The incident <u>effected</u> a profound change in her.
④ The new law will be put into <u>effect</u> next month.

2 다음 글에서 밑줄 친 <u>they've broken the ice</u>의 의미로 가장 적절한 것은?

It was the first day of the winter vacation camp. The four boys began to unpack their clothes and make their beds in silence. None of the boys knew each other, and no one knew what to say. Bob couldn't stand the silence any longer. "Hey, look!," he said. The other three boys turned, and Bob did a back flip in the middle of the room. Everyone laughed and clapped, and he bowed. Finally <u>they've broken the ice</u>.

① 잠자리에 들었다.
② 얼음놀이를 했다.
③ 터놓는 사이가 되었다.
④ 모임의 대표를 선출했다.

3 다음 글의 내용과 가장 가까운 속담은?

Within a few hours of birth, a horse is capable of running and of kicking in self-defense because much of its behavior is governed by instincts, or genetically programmed behavior patterns. A colt doesn't need to be taught to run with the herd. If a puppy is raised with cats, it will nevertheless grow up to bark and wag its tail, not meow and purr.

① 고슴도치도 제 새끼는 곱다 한다.
② 하룻강아지 범 무서운 줄 모른다.
③ 개구리 올챙이적 생각을 못한다.
④ 개 새끼는 나면서 짖는다.

4 밑줄 친 부분에 들어갈 알맞은 것은?

Father said that honesty _____ the best policy.

① was
② has been
③ is
④ would be

5 다음 글의 제목으로 가장 알맞은 것은?

The application for appointments and awards is included as part of the application for admission to the Graduate School. Fill in the appropriate section on the application. The deadline is March 1.

More detailed information on graduate awards is available in the Graduate school Handbook. This book is available from the Graduate School, 102 Roudebush Hall.

① How to Study
② How to Apply
③ How to Graduate
④ How to Recommend

◉ 밑줄 친 부분에 가장 적절한 문장을 고르시오. 【6～7】

6

Money is big business in Switzerland — a haven for foreign investments and private bank accounts. Switzerland's financial sector contributes more than 10 percent of the nation's GDP, and the Swiss franc is one of the most traded currencies in the world. What's the secret to the Swiss success? In a word : security. Investors covet the confidentiality of Swiss banks; they also rely on the stable economy and strong Swiss franc. Yet feeling secure is not just about economics. Confidence in the bank is also linked to confidence in the banknote. With the help of devices such as laser—perforated numbers and special color — changing ink, _____.

① Swiss banks have deterred thieves from attempting to intrude
② the Swiss franc has become the most counterfeit—proof currency
③ no effort has been successful to break the secret codes of a Swiss bank account
④ security—related sector has rapidly deteriorated in Switzerland

7

Request Money offers you an organized method _____. Among common uses for Request Money are to receive secure, instant payments for auctions, to request money from your parents, to organize a charity fund, and to collect payments from co—workers for office pools. To send an auction invoice or a personal bill, just enter the recipient's email address and the amount you wish to request. The recipient gets an email and pays you at www.paypal.com.

① to dwindle your profitable business
② to deport more foreign clients
③ to request and track funds
④ to obliterate your financial profile

8 다음 글의 바로 다음 문단에 이어질 내용으로 가장 자연스러운 것은?

There are two main types of computers — analog and digital. An analog computer is a special-purpose machine that can record temperature, speed, or measure other things which change constantly. Analog computers are used to test certain engineering designs, and to simulate space flights for astronauts before they actually go into space, and control the paths of rockets and missile in flight.

① 아날로그 컴퓨터의 역사
② 아날로그 컴퓨터의 수요 증가
③ 아날로그 컴퓨터의 용도
④ 디지털 컴퓨터에 대한 소개

9 다음 글의 주제로 가장 알맞은 것은?

All nations modify their history. Disasters are redefined as victories. Bitter turns to sweet. The British turned the painful retreat from Dunkirk into a triumph of the spirit. The Japanese are much like other peoples when it comes to dealing with their past. Japan's ruthless invasion of China, for example, is described as 'an advance into China.' Most offensive incidents are also wholly ignored, perhaps hoping that not discussing the unpleasant will somehow make it disappear.

① 역사의 왜곡   ② 역사의 법칙
③ 역사의 교훈   ④ 역사의 가치

10 다음 글의 빈칸에 가장 적절한 것을 고르면?

There are rare instances when justice almost ceases to be an abstract conception. Reward or punishment are given quite independent of human interference. At such times, justice acts like a living force. When we use a phrase like " _____ ", we are, in part, admitting that a certain set of circumstances has enabled justice to act of itself.

① No pains, no gains.
② It serves him right.
③ The end justifies the means.
④ A rolling stone gathers no moss.

11 다음 대화의 빈칸에 적절하지 않은 것은?

A : Could you help me carry this heavy bag?
B : Why not?
A : Thank you very much for your kindness.
B : _____

① It's my great pleasure.
② You're quite welcome.
③ Don't mention it.
④ Never mind.

12 다음 영문의 뜻을 가장 잘 나타낸 것은?

> Their throat were parched and their tongues were dry.

① Their mouth were examined.
② They suffered from sore throat.
③ They were dying of hunger.
④ They were very thirsty.

13 어법상 옳지 않은 것은?

> Sometimes there is nothing you can do ① to stop yourself falling ill. But if you lead a healthy life, you will probably be able to get better ② much more quickly. We can all avoid ③ doing things that we know ④ damages the body, such as smoking cigarettes, drinking too much alcohol or taking harmful drugs.

Q 다음 글을 읽고 물음에 답하시오. 【14 ~ 15】

> John Copperfield, 65, flew from Texas to Dallas on business, but he forgot all about his business when he realized that his right eye, blind for 40 years, was found himself staring at black print. At Dallas, Copperfield rushed to an eye specialist, who said one eye was as good as the other. The specialist suggested that a cataract _____ away under the pressure of the high altitude, or perhaps the 'miracle' was the result of Copperfield's intense excitement over his first airplane ride.

14 빈칸에 들어갈 표현으로 가장 적절한 것은?

① ought to have dropped
② should drop
③ might have dropped
④ was being dropped

15 John copperfield에 대한 윗글의 내용과 일치하지 않는 것은?

① 그는 사업상 비행기를 탈 일이 많았다.
② 비행기를 탄 것은 이번이 처음이었다.
③ 안 보이던 오른쪽 눈이 보이게 되었다.
④ 비행기에서 내려서 바로 병원으로 갔다.

16 다음 문장들을 문맥에 맞게 배열한 것은?

> (A) But shared culture isn't our only link to Europe.
>
> (B) European art, music, literature, and architecture have all played an important part in shaping America's cultural development.
>
> (C) Because of this bloody history of warfare, the United Stated, Canada, Iceland and nine European countries signed the NATO treaty in 1949.
>
> (D) The continent also served as the setting for World War Ⅰ, and World War Ⅱ.

① (A) — (B) — (D) — (C)

② (B) — (A) — (C) — (D)

③ (B) — (A) — (D) — (C)

④ (D) — (B) — (A) — (C)

17 다음 글에서 밑줄 친 부분에 해당되지 않는 것은?

> The report describes <u>some of the reasons</u> for the high rate of accidents and suggests solutions for improving the road safety situation in Fairfield. Most of the local roads are narrow and have dangerous curves. Signal lights at Fairfield railroad crossings are more than thirty years old. Despite these poor conditions, Fairfield country has the fewest emergency telephone in the state.

① 도로폭

② 안전벨트

③ 비상전화수

④ 교차로 신호등

ⓠ 다음 글을 읽고 물음에 답하시오. 【18 ~ 19】

> Regardless of their aptitude, some people put money before everything else in choosing a career. You have to ask yourself the most important question in your life. What is it that I am living for? Only for money? Money is <u>no more than</u> a means. It cannot be an end in itself. Only through a strong sense of commitment can you become a true professional I your own career.

18 윗글의 밑줄 친 <u>no more than</u>과 의미가 같은 것은?

① such

② only

③ at least

④ at most

19 윗글에서 진정한 직장인이 되기 위한 가장 강한 요건은?

① 사명감

② 자격증

③ 도전의식

④ 전문의식

20 다음 ( ) 안에 알맞은 단어는?

> • She is at _____ in Korean.
>
> • His sermon came _____ to my heart.
>
> • She doesn't feel at _____ with that man.

① home

② country

③ house

④ place

1 조선후기 다음과 같은 제도의 시행으로 나타난 결과로 옳은 것은?

> • 과세의 기준이 민호에서 토지 결수로 바뀌었다.
> • 토지 1결당 미곡 12두를 납부하였다.
> • 공납을 전세화하였다.
> • 평안도, 함경도를 제외한 전국에서 시행하였다.

① 공인의 활동으로 지방 장시가 성장하였다.
② 국가의 재정사정이 악화되었다.
③ 별공이나 진상 같은 현물징수가 완전 폐지되었다.
④ 장기적으로 양반 중심의 사회를 강화하는 역할을 하였다.

2 다음 중 고려시대의 권농정책과 농민생활의 안정책으로 옳은 것은?

> ㉠ 공전을 개간하면 3년간 조세를 면제하였다.
> ㉡ 상평창을 설치하여 곡가를 조절·안정시켰다.
> ㉢ 고리대를 통한 이식사업을 장려하였다.
> ㉣ 농번기에는 부역동원을 못하게 하였다.
> ㉤ 벽란도를 국제무역항으로 발전시켰다.

① ㉠㉡㉣　　　　　　② ㉠㉢㉤
③ ㉡㉣㉤　　　　　　④ ㉢㉣㉤

3 다음과 같은 설명을 뒷받침할 수 있는 자료로 볼 수 있는 것은?

> 신라사회는 씨족사회의 전통을 계승하여 발전시켰다.

① 전국을 9주로 나누고 5소경 제도를 시행하였다.
② 집사부를 중심으로 병부, 창부, 예작부 등의 관청을 설치하였다.
③ 성적을 3품으로 나누어 관리를 선발하는 독서삼품과가 실시되었다.
④ 화백제도는 모든 사람이 찬성을 해야 결정하는 만장일치의 제도였다.

4 다음은 고려 광종의 개혁정치의 내용이다. 태조 왕건의 정책 중에서 이와 같은 목적으로 실시된 것은?

> • 노비안검법의 실시　　• 과거제도의 실시

① 북진정책의 표방
② 연등회와 팔관회의 중시
③ 사심관제와 기인제의 실시
④ 조세부담의 경감과 노비해방

5 다음 자료를 통하여 알 수 있는 고구려의 경당과 신라의 화랑도의 공통적인 기능으로 타당한 것은?

> • 중국의 사서 「신당서」에 보면 '사람들이 공부하기를 좋아하여 시골 벽촌의 가난한 집에 이르기까지 서로 열심히 하였다. 큰 길가에는 커다란 집을 지어 경당이라 하고, 청소년이 들어가 경서를 읽고 활쏘기를 연습하였다.'라고 하였다.
> • 화랑도는 진골출신의 화랑 1명, 교사로서 지도하는 승려출신 낭도 1명, 그리고 진골 이하 평민에 이르는 수많은 낭도로 구성되어 있다. 청소년집단인 화랑도는 가무와 무예를 익히고 단체활동과 공동의식을 수행하면서 무력양성에 중요한 역할을 하였다.

① 집단의 부정을 방지하고, 집단의 단결을 강화시킬 수 있었다.
② 귀족과 평민의 갈등을 완화하여 국력을 강화할 수 있었다.
③ 유교사상의 학습을 통하여 정치이념을 정비할 수 있었다.
④ 신분제도를 공고히 하여 사회통제력을 강화할 수 있었다.

6 다음은 신라의 황룡사 9층탑과 관련된 글이다. 이 탑의 건립목적과 유사한 성격을 지닌 문화유산은?

> 황룡사의 호법룡은 곧 나의 맏아들이요 (… 중략 …) 본국에 돌아가서 그 절 안에 9층탑을 이룩하면 이웃나라가 항복해 오고, 구한이 와서 조공하여 나라를 다스리는 것이 길이 태평할 것이오, 탑을 세운 뒤에는 팔관회를 베풀고 죄인을 풀어 주면 외적이 침해하지 못할 것이며, 다시 나를 위하여 왕도 남쪽에 사원을 짓고 아울러 나의 복을 빌어 주면 나도 그 은덕을 갚겠소.

① 첨성대
② 측우기
③ 대장경
④ 사택지적비

7 고려시대 역사서의 특징을 설명한 내용 중 옳지 않은 것은?

① 김부식의 「삼국사기」는 당시 보수적인 유교사관을 잘 대변해 주는 사서이다.
② 일연의 「삼국유사」는 종교적 입장에서 고대의 전통문화를 서술하려 하였다.
③ 이승휴의 「제왕운기」는 민족의식을 바탕으로 고구려의 전통을 장엄한 서사시로 엮은 것이다.
④ 이제현의 「사략」에는 유교적 합리주의 사관과 새로운 성리학적 사관도 반영되어 있다.

8 다음 글의 사항들은 신라말기의 어떠한 사항을 설명한 것인가?

> • 최치원 등의 건의가 배척, 탄압되었다.
> • 독서출신과가 제대로 실시되지 못하였다.
> • 도당 유학생들이 반신라적 활동을 하였다.
> • 중앙귀족들은 독점세력 유지에 급급하였다.

① 골품제도의 보수성
② 교 · 선종의 대립요인
③ 전제왕권의 강화
④ 귀족들의 왕위쟁탈전

9 다음은 고려시대 대각국사문집의 일부를 인용한 것이다. 이와 관련된 설명으로 옳은 것은?

> 물물교환의 척도가 되는 포목은 오랫동안 두면 삭아서 못 쓰게 되며 쌀도 자연 썩어버린다. 또 벌레, 굼벵이, 흙비가 내리고 습해지면 창고에 비가 세고, 화재의 염려도 있다. 새 창고에 쌓여 있는 작년에 받아들인 공포는 흙비도 겪지 않았는데 백의 십도 완전한 것이 없다. 오늘날 화폐를 써야만 되는 이유가 바로 여기에 있다.

① 화폐의 가치저장의 기능을 강조하고 있다.
② 거래량의 증가로 주화보다 지폐발행의 필요성이 대두되었다.
③ 당시 상업적 농업의 발달로 화폐유통의 필요성을 강조하고 있다.
④ 물품화폐는 금속화폐에 비해 운반이 쉽고 가치의 안정성이 높다.

10 고려의 향리에 대한 설명으로 옳지 않은 것은?

① 기인과 사심관을 감독하는 기능을 하였다.
② 평민과 천민집단의 실제 행정을 담당하였다.
③ 문과응시자격이 있어 사대부로 성장하였다.
④ 토착세력으로 신분이 세습되었다.

11 14세기 말에 과전법을 실시한 근본의도는?

① 왕실의 재정수입을 늘리기 위하여
② 사대부의 경제적 기반을 마련해 주기 위하여
③ 농민에게 토지를 공평하게 나누어 주기 위하여
④ 고려의 구세력을 무마하기 위하여

12 다음은 고려후기의 역사서이다. 이 저서들의 공통적 서술방향은?

> • 각훈의 「해동고승전」
> • 이규보의 「동명왕편」
> • 일연의 「삼국유사」
> • 이승휴의 「제왕운기」

① 정통의식과 대의명분을 중시하였다.
② 유교사관에 입각하여 기전체로 서술하였다.
③ 존화주의적 역사관을 가지고 있었다.
④ 민족적 자주의식을 바탕으로 하고 있다.

13 다음과 공통적으로 관계되는 조선시대의 사상은?

> • 소격서에서 제천행사를 주관하였다.
> • 민족의식을 높이는 기능을 하였다.
> • 마니산 초제를 주관하였다.

① 풍수지리설
② 도교
③ 산신사상
④ 삼신숭배

14 다음 중 조선전기 대일관계에 대한 설명으로 옳지 않은 것은?

① 계해약조 – 세견선 100척, 세사미두 400석, 거류왜인 100명으로 제한을 두었다.
② 임신약조 – 계해약조에 비해 세견선과 세사미두를 절반으로 줄였다.
③ 정미약조 – 규정을 위반할 경우 행하는 벌칙을 강화하였다.
④ 을묘왜변 – 임시기구였던 비변사가 상설기구화되었다.

15 왜란이 국내에 끼친 사회적 영향으로 옳은 것은?

① 공명첩을 발급하였다.
② 황룡사 9층목탑이 소실되었다.
③ 비변사의 기능이 약화되었다.
④ 신분의 구별이 좀 더 분명해졌다.

16 다음은 조선후기의 실학자 박지원의 글이다. 이 글에 보이는 경제에 관한 필자의 관점을 오늘날의 관점에서 파악하였을 때 가장 유사한 성격을 지닌 것은?

> 영남 어린이들은 백하젓을 모르고 관동 백성들은 아가위를 절여서 장 대신 쓰고 서북 사람들은 감과 감자의 맛을 분간하지 못하며, 바닷가 사람들은 새우나 정어리를 거름으로 밭에 내건만 서울에서는 한 움큼에 한 푼을 하니 이렇게 귀함은 무슨 까닭인가.

① 장거리 운송에는 선박을 이용하는 것이 유리하다.
② 정부의 적극개입을 통해 경기를 회복시켜야 한다.
③ 경제의 개방화를 통해 기업의 대외경쟁력을 길러야 한다.
④ 유통경제를 활성화시켜서 국민생활의 안정을 도모해야 한다.

17 다음 중 조선후기의 정치·군사상의 변화를 바르게 설명한 것은?

① 의정부의 기능이 약화된 대신 왕권이 강화되었다.
② 종합적인 국방계획에 따라 5군영이 설치되었다.
③ 진관을 복구하고 지방군으로 속오군이 편성되었다.
④ 훈구세력과 사림세력의 대립으로 사화가 발생하였다.

18 다음 법률을 반포했던 정부의 정책으로 옳은 것은?

> 제1조 대한 제국은 세계 만국이 공인한 자주독립
>   제국이다.
> 제2조 대한 제국의 정치는 만세 불변의 전제 정
>   치이다.
> 제3조 대한국 대황제는 무한한 군권을 누린다.
> 제6조 대한국 대황제는 법률을 제정하여 그 반포
>   와 집행을 명하고, 대사·특사·감형·복
>   권을 명한다.

① 제1차 갑오개혁을 추진하였다.
② 통상을 거부하는 척화비를 설립하였다.
③ 양전 사업을 실시하여 지계를 발급하였다.
④ 2차 수신사 김홍집이 조선책략을 들여왔다.

19 다음 자료를 활용한 탐구 주제로 가장 적절한 것은?

> 때는 해동 무렵이어서 얼음이 풀린 소자강은 수
> 심이 깊었다. 게다가 성엣장이 뗏목처럼 흘러 내
> 렸다. 하지만 이 강을 건너지 못하면 영릉가를
> 쳐들어갈 수 없었다. …… 양세봉 사령은 전사들
> 에게 소자강을 건너라고 명령하고 나서 자기부터
> 먼저 강물에 뛰어들었다. …… 전사들은 사령을
> 본받아 다 잠방이만 입고 행군했으나 찬바람이
> 살을 에었는데 …….

① 자유시 참변의 배경
② 청·일 전쟁의 영향
③ 조선 의용대 출신의 동참
④ 한·중 연합 작전의 전개

20 다음과 같은 사실들이 행해질 당시에 나타난 현상으로 옳은 것은?

> • 고인돌, 돌널무덤, 돌무지무덤 등이 축조되고
>   있었다.
> • 우세한 부족이 스스로를 하늘의 자손이라고 믿
>   는 선민의식이 나타났다.

① 계급사회가 형성되면서 군장이 등장하고 있었다.
② 토기의 제작이 비로소 이루어져 삶의 질이 향상
  되었다.
③ 우경을 이용하는 본격적인 벼농사가 이루어지고
  있었다.
④ 정치권력의 독점이 이루어져 고대왕국이 확립되
  고 있었다.

1 다음 중 간호관리에 대한 설명으로 옳지 않은 것은?

① 간호관리는 인간의 행위를 다양한 학문으로부터 통합하는 종합과학적 관점의 연구분야이다.
② 간호관리의 학문연구는 간호관리와 거시적 간호관리로 나뉘어진다.
③ 간호관리는 아직 학문으로 인정받지 못하고 있다.
④ 간호관리의 연구대상은 개인, 집단, 조직 전체를 포괄한다.

2 다음의 설명 중 성질이 다른 것은?

① 특별한 것과 일반적인 것의 원인 모두를 강조하나, 대부분 일상적인 원인에 주의를 기울인다.
② 결과치에 영향을 주는 모든 진행과정과 사람들을 횡적으로 중점을 두고 향상시키는 것으로 검토한다.
③ 기존에 설정된 기준에 부응하는 것을 목표로 한다.
④ 지속적으로 질을 향상시키고자 한다.

3 계획적 조직변화를 위한 전략 중 인간관계를 중요한 수단으로 하며, 정보를 제공하고 구성원들의 가치관과 태도변화에 주안점을 두는 전략은?

① 경험적–합리적 전략(empirical – rational strategy)
② 규범적–재교육 전략(normative – reeducative strategy)
③ 권력–강제적 전략(power – coercive strategy)
④ 동지적 전략(fellowship strategy)

4 다음 상황이론에서 사용되는 변수 중 상황변수에 포함되지 않는 것은?

① 환경　　　　　② 조직구조
③ 기술　　　　　④ 조직규모

5 조직구성원이 능력발휘를 할 수 있도록 하는 지도자의 유형이 아닌 것은?

① 구성원에 대한 긍정적 태도를 가진 지도자
② 구성원의 욕구를 파악할 수 있는 지도자
③ 구성원을 의사결정에 참여시키는 지도자
④ 미숙련된 구성원에게 직무적 권한을 허용하는 지도자

6 다음 중 물품관리의 과정에서 가장 우선적으로 고려해야 할 것은?

① 물품관리에 대한 간호사 교육
② 물품사용의 지도와 훈련
③ 표준량 설정
④ 물품청구와 교환

7 "기획은 하나의 기본계획으로부터 시작하여 구체화과정을 동해 순차적으로 여러 개의 계획을 파생시킨다"는 원칙은 기획의 원칙 중 어디에 해당하는가?

① 균형성의 원칙
② 안정성의 원칙
③ 목적부합의 원칙
④ 계층화 원칙

8 다음 중 병원에서의 손익계산서와 관계가 있는 것으로 옳은 것은?

① 고정자산
② 유동자산
③ 입원과 외래의 수익
④ 병원재정의 구조

9 조직의 효율화를 위한 관리기법으로 여러 분야에서 활용되고 있는 목표에 의한 관리(MBO)의 개념에 포함되는 내용은?

> ㉠ 관리자가 결정한 목표설정이다.
> ㉡ 각자의 개별목표, 권한, 책임범위 설정이다.
> ㉢ 정기적으로 각자의 성과, 업적을 측정·평가하는 것이다.
> ㉣ 목표설정에 참여한 staff가 직접 직무수행을 하는 것이다.

① ㉠㉡㉢
② ㉡㉢
③ ㉠㉣
④ ㉣

10 예산을 세움으로써 얻을 수 있는 장점으로 옳지 않은 것은?

① 고급인력을 유용하게 사용할 수 있다.
② 사업계획시 번거로움을 덜어준다.
③ 효율적인 통제관리를 할 수 있다.
④ 조직의 균형유지가 가능하다.

11 다음 중 간호표준에 대한 설명으로 옳은 것은?

① 동일병원 내에서 간호표준은 모두 같아야 한다.
② 통제를 위한 방책은 되지만 기획을 위한 도구는 될 수 없다.
③ 간호목표, 간호처방, 간호방법 등의 질을 판단하기 위해 사용된다.
④ 간호실무의 수준을 이상적인 것으로 정한 경우 이를 경험적 표준이라고 한다.

12 다음 중 개정된 한국간호사 윤리강령 항목으로 옳지 않은 것은?

① 취약한 대상자 보호
② 건강과 품위 유지
③ 건강환경 구현
④ 가족의 참여 존중

13 조직의 분위기가 경직되고 의사소통이 왜곡되며, 인간의 개성을 상실하게 되는 경우는 다음 중 어떤 조직의 원리 때문인가?

① 계층제의 원리
② 명령통일의 원리
③ 조정의 원리
④ 분업화의 원리

14 특수한 목표 또는 복잡하고 중요한 비일상적 업무를 달성하기 위해 임시적으로 조직된 집단이라고 할 수 있는 조직유형은?

① 계선-막료 조직
② 행렬 조직
③ 위원회 조직
④ 프로젝트 조직

15 다음 중 환자분류체계에 대한 설명으로 옳지 않은 것은?

① 환자들의 다양한 간호요구에 따라 적정한 간호인력을 투입하여 수준 높은 의료서비스를 제공하기 위한 도구이다.
② 기존에 개발되어 있는 환자분류체계를 적용한다.
③ 간호비용분석이나 예산수립에 활용할 수 있다.
④ 환자분류체계를 근거로 하여 간호수가의 차등화를 위한 정보를 제공할 수 있다.

16 다음 지문의 내용은 어떤 인사고과의 오류를 해결하기 위한 것인가?

A병원의 甲(수간호사)은 12월에 인사평가를 한다. 11월에 친절간호사 상을 받은 乙(간호사)과 10월에 포스터 그리기 상을 받은 丙(간호사) 외에는 다른 간호사의 업무실적이 기억나지 않는다. 그래서 이번 년도에는 매달 직무수행을 잘한 간호사들을 기록하기로 하였다.

① 후광효과　　　　② 근접효과
③ 관대화　　　　　④ 혼효과

17 상황이론에 대한 설명이 아닌 것은?

① 지도자와 하급자와의 행동적 특성, 과업의 성격, 집단의 구조와 성격 등이 상황적 요인에 포함된다.
② 리더의 유형에 따라 상황이 변화한다.
③ 과학적 방법론에 입각하여 상황적 요인들의 관계를 접근한다.
④ 환경적 상황요소가 리더십의 효율성에 크게 작용한다.

18 간호평가방법 중 간호활동의 대상자인 환자를 가장 중요한 인물로 고려해서 퇴원 후 환자를 면담해서 간호결과를 평가하는 방법은?

① 결과적 평가
② 소급평가
③ 구조적 평가
④ 동시평가

19 간호서비스의 특징으로만 바르게 짝지어진 것은?

| ㉠ 분리성 | ㉡ 무형성 |
| ㉢ 소멸성 | ㉣ 동질성 |

① ㉠㉡
② ㉠㉡㉢
③ ㉡㉢
④ ㉡㉢㉣

20 다음 중 간호사와 의사의 갈등요인으로 적절하지 않은 것은?

① 간호에서 전문적 이념
② 간호사와 의사 간의 도덕적 성숙의 차이
③ 간호실무영역의 확장
④ 간호사와 의사 간의 관계적 역사유산

1 다음 중 민간의료기관의 특성으로 옳은 것은?

① 정부가 관장한다.
② 업무의 수행이 효율적·창의적이다.
③ 주로 국민의 세금으로 운영된다.
④ 영리적으로 운영된다.

2 지역사회 건강진단을 위해 인구통계를 통해 수집해야 할 정보로 옳지 않은 것은?

① 지역간호에서는 영아사망률과 사망원인, 모성사망률과 사망원인 등이 중요하다.
② 산업간호에서는 사망률과 인구이동상태 등의 정보가 필요하다.
③ 인구의 건강상태에 관한 정보에서 상병 및 유병에 대한 정보에는 기간유병률, 시점유병률, 발생률 등이 있다.
④ 실무영역별 인구집단의 흡연, 약물, 음주 등의 건강 형태와 생활양식에 관한 정보가 있어야 한다.

3 중금속을 취급하는 작업장에서 10년간 근무한 근로자가 병변발생 시 건강진단 결과표에 어떤 판정 등급으로 기록하는가?

① B   ② C_2
③ D_1 ④ R

4 지역사회 간호사가 거동이 불편한 독거노인을 관리하기 위한 효과적인 지역사회 간호수단으로 옳은 것은?

① 교육

② 상담

③ 편지

④ 가정방문

5 다음 중 자유방임주의형 의료전달체계의 설명으로 옳지 않은 것은?

① 의료비가 증가한다.

② 의료기관의 선택이 자유롭다.

③ 의료수준의 질이 높다.

④ 정부의 간섭이나 통제가 극대화된다.

6 보육아동의 건강관리사항에 대한 설명 중 옳지 않은 것은?

① 검사항목에 구강검사는 선택사항이다.

② 전염성질환으로 밝혀지거나 의심이 되는 아동은 격리치료 하여야 한다.

③ 건강검진 횟수는 연 1회 이상 실시하여야 한다.

④ 아동검진에 필요한 의료시설을 갖춘 의료기관에서 시행해야 한다.

7 임산부에게 모유수유에 대한 내용을 교육하고자 한다. 이 때 고려해야 할 내용은?

> ㉠ 의료기관의 모자이실에 대한 긍정적 시각
> ㉡ 모유가 시대에 뒤떨어진다는 인식의 변화
> ㉢ 가족 지지의 중요성
> ㉣ 모유의 보관방법

① ㉠㉡㉢

② ㉡㉢㉣

③ ㉠㉢㉣

④ ㉠㉡㉢㉣

8 디프테리아, 파상품, 백일해, 예방접종 시 기본과 추가접종의 시기로 적절한 것은?

① 2, 4, 6개월, 만 4~6세

② 2, 4, 6개월, 15개월, 만 11~2세

③ 2, 4, 6개월, 15~18개월

④ 2, 4, 6개월, 15~18개월, 만 4~6세, 만 11~12세

9 2년 후 임신하려는 여성이 보건소에서 자궁 내 장치를 하려고 한다. 간호사가 수집해야 할 자료에 해당하는 것들은?

> ㉠ 생리 주기를 확인한다.
> ㉡ 임신경험이 있었는지 확인한다.
> ㉢ 자궁에 염증이 있는지 확인한다.
> ㉣ 월경과다가 있는지 확인한다.

① ㉠㉡㉢

② ㉠㉢

③ ㉡㉣

④ ㉡㉢㉣

10 다음 중 산업간호의 목표로 옳지 않은 것은?

① 산업간호는 직업병만을 예방한다.
② 산업장의 작업조건이 근로자의 건강을 해치지 않도록 한다.
③ 근로자의 건강에 해를 끼치는 유해인자의 폭로를 방지한다.
④ 신체적, 정서적으로 적성에 맞는 작업환경에서 일하도록 배치한다.

11 유해물질에 지속적으로 노출되면 체내에서 독성작용을 일으키게 되는데, 유해물질이 체내 독성에 영향을 미치는 요인을 모두 고르면?

> ㉠ 침입경로
> ㉡ 기상조건
> ㉢ 개인의 감수성
> ㉣ 작업의 강도

① ㉠㉡㉢
② ㉡㉢㉣
③ ㉠㉢㉣
④ ㉠㉡㉢㉣

12 다음 중 환경오염에 대한 설명으로 옳지 않은 것은?

① 피해의 관계가 분명하다.
② 피해는 간접적, 지속적으로 나타난다.
③ 불특정 다수인이 피해를 입는다.
④ 광범위한 피해가 일어난다.

13 우리나라 보건행정체계의 특징으로 옳지 않은 것은?

① 보건의료기관을 정부가 주관함으로써 의료서비스에 대한 간섭과 통제력을 최대화하고 있다.
② 민간의료기관 간의 과도한 경쟁으로 합리적 기능분담이 어렵다.
③ 공공부문 간의 독자적인 보건의료전달체계가 운영되지 못하고 있다.
④ 민간과 공공기관 간의 경쟁으로 협조 및 보완체계가 어렵다.

14 대기오염 물질이 인체에 미치는 영향에 대한 설명 중 옳지 않은 것은?

① Aldehyde – 눈, 코, 점막의 자극, 알레르기성 피부염, 폐부종 등을 유발시킨다.
② 일산화탄소 – 건망증, 두통, 의식상실, 현기증 등을 유발시킨다.
③ 황산화물 – 기관지, 만성호흡기 질환, 후두, 비점막 자극증상, 폐수종 등을 유발시킨다.
④ 질소산화물 – 빈혈, 질식, 현기증 등을 유발시킨다.

15 다음의 설명으로 옳은 것은?

① 산업역학 – 인간집단과 환경과의 관계를 연구하는 학문
② 행동역학 – 건강증진과 건강회복을 위해 건강행위를 연구하는 학문
③ 감염병 역학 – 심장병과 암의 분포나 원인을 연구하는 학문
④ 사고역학 – 사람이나 동물에서 사람으로 전파되는 질병의 분포나 원인을 규명하는 학문

16 다음의 감염성 질환 중 모기에 의해 전파되는 질환이 아닌 것은?

① 발진티푸스
② 일본뇌염
③ 황열
④ 말라리아

17 다음 중 제2급 감염병에 대한 설명으로 옳지 않은 것은?

① 예방접종이 가장 효과적인 관리방법이다.
② 원인 미생물의 독력이 약하다.
③ 원인 미생물의 감염력이 크다.
④ 파라티푸스, 홍역 등이 이에 속한다.

18 다음의 자료에서 알 수 있는 3차 성비는?

> ○○지역의 인구는 2021년 현재 179,600명이다. 이 중 남자는 98,470명으로 조사되었고 임신 중인 여성이 945명, 학령기의 여자 아동이 8,400명으로 조사되었다.

① 여자인구와 남자인구가 동등하다.
② 여자인구가 남자인구보다 적다.
③ 여자인구가 남자인구에 비해 많다.
④ 이 자료로는 알 수 없다.

19 다음 중 고령화 사회의 기준으로 옳은 것은?

① 노년부양비
② 노령화 지수
③ 노인 사망률
④ 노인인구 구성비

20 다음 중 우리나라 노인인구의 특징으로 옳은 것은?

> ㄱ 혼자사는 여자 노인의 증가
> ㄴ 성비의 불균형
> ㄷ 노인 의료비의 증가
> ㄹ 경제적 빈곤현상

① ㄱㄴㄷ
② ㄴㄷㄹ
③ ㄱㄷㄹ
④ ㄱㄴㄷㄹ

정답 및 해설 P. 341

제1과목 국어

1 다음에 서술된 A사의 상황을 가장 적절하게 표현한 한자성어는?

> 최근 출시된 A사의 신제품이 뜨거운 호응을 얻고 있다. 이번 신제품의 성공으로 A사는 B사에게 내주었던 업계 1위 자리를 탈환했다.

① 兎死狗烹　　② 捲土重來
③ 手不釋卷　　④ 我田引水

2 밑줄 친 ㉠~㉢의 한자 표기가 옳지 않은 것은?

> 우리가 ㉠계승해야 할 민족 문화의 전통으로 여겨지는 것들이 연암의 예에서 알 수 있는 바와 같이, 과거의 인습을 ㉡타파하고 새로운 것을 창조하려는 노력의 ㉢결정이었다는 것은 지극히 중대한 사실이다. 세종대왕의 훈민정음의 창제 과정에서 이 점은 뚜렷이 나타나고 있다. 만일, 세종이 ㉣고루한 보수주의적 유학자들에게 한글 창제의 뜻을 굽혔던들, 우리 민족 문화의 최대 걸작품이 햇빛을 못보고 말았을 것이 아니겠는가?
>   – 이기백, '민족문화의 전통과 계승' 중에서 –

① ㉠ – 繼承　　② ㉡ – 打罷
③ ㉢ – 結晶　　④ ㉣ – 固陋

3 사동법의 특징을 고려할 때 밑줄 친 단어의 쓰임이 옳은 것은?

① 그는 김 교수에게 박 군을 <u>소개시켰다</u>.
② 돌아오는 길에 병원에 들러 아이를 <u>입원시켰다</u>.
③ 생각이 다른 타인을 <u>설득시킨다</u>는 건 참 힘든 일이다.
④ 우리는 토론을 거쳐 다양한 사회적 갈등을 <u>해소시킨다</u>.

4 밑줄 친 낱말의 사전적 의미로 옳은 것은?

> "그렇지 않다니까요. 저를 그렇게도 못 믿겠다는 겁니까?"
> "흐흥…자고로 <u>오지랖</u> 넓은 사람치고, 자기 앞가림 제대로 하는 경우를 내 아직 보지 못했네. 자네도 마찬가지야."

① 여자들의 치맛자락
② 윗도리에 입는 겉옷의 앞자락
③ 갓의 테두리
④ 발바닥의 오목한 부분

5 다음 글에 나타난 인간의 행동 양식과 거리가 가장 먼 것은?

우리는 무엇이 옳은가를 결정하기 위해 다른 사람들이 옳다고 생각하는 것이 무엇인지를 알아보기도 한다. 이것을 '사회적 증거의 법칙'이라고 한다. 이 법칙에 따르면 주어진 상황에서 어떤 행동이 옳고 그른가는 얼마나 많은 사람들이 같은 행동을 하느냐에 의해 결정된다고 한다.

다른 사람들이 하는 대로 행동하는 경향은 여러모로 매우 유용하다. 일반적으로 다른 사람들이 하는 대로 행동하게 되면, 즉 사회적 증거에 따라 행동하면, 실수할 확률이 그만큼 줄어든다. 왜냐하면 다수의 행동이 올바르다고 인정되는 경우가 많기 때문이다. 그러나 이러한 사회적 증거의 특성은 장점인 동시에 약점이 될 수도 있다. 이런 태도는 우리가 주어진 상황에서 어떻게 행동해야 할 것인가를 결정하는 지름길로 사용될 수 있지만, 맹목적으로 이를 따르게 되면 그 지름길에 숨어서 기다리고 있는 불로소득자들에 의해 이용당할 수도 있기 때문이다.

① 영희는 고속도로에서 주변의 차들과 같은 속도로 달리다가 속도위반으로 범칙금을 냈다.
② 철수는 검색 우선순위에 따라 인터넷 뉴스를 본다.
③ 순이는 발품을 팔아 값이 가장 싼 곳에서 물건을 산다.
④ 명수는 여행을 가서 밥을 먹을 때 구석진 곳이라도 주차장에 차가 가장 많은 식당에서 밥을 먹는다.

6 다음 시의 '벼'는 백성을 나타낸다. '벼'에 대한 설명으로 옳은 것은?

벼는 서로 어우러져
기대고 산다.
햇살 따가워질수록
깊이 익어 스스로를 아끼고
이웃들에게 저를 맡긴다.

서로가 서로의 몸을 묶어
더 튼튼해진 백성들을 보아라.
죄도 없이 죄지어서 더욱 불타는
마음들을 보아라. 벼가 춤출 때,
벼는 소리 없이 떠나간다.

벼는 가을 하늘에도
서러운 눈 씻어 맑게 다스릴 줄 알고
바람 한 점에도
제 몸의 노여움을 덮는다.
저의 가슴도 더운 줄을 안다.

벼가 떠나가며 바치는
이 넓디넓은 사랑,
쓰러지고, 쓰러지고 다시 일어서서 드리는
이 피 묻은 그리움,
이 넉넉한 힘 ……

— 이성부, 「벼」 —

① 가난하고 힘 없는 서민들이지만 이웃과 더불어 살아가는 사람이다.
② 분노가 극도로 치밀어 올랐을 때 하늘을 쳐다보면서 살아갈 수 있는 사람들이다.
③ 자신을 억압하는 존재를 한 없이 사랑하는 사람들이다.
④ 죄가 없으면서도 죄지은 사람처럼 쫓기는 사람들이다.

7 다음 글의 필자가 궁극적으로 말하고자 하는 중심 내용은?

중국에서 역사가 독창적인 학문으로서의 길이 열리기 시작한 것은 중국의 위대한 역사학자 사마천(司馬遷)에서부터였다. 사마천은 「사기(史記)」를 써서 오늘날 우리가 사용하는 '사(史)'라는 말의 근원을 밝히고 있다. 여기서 '사(史)'는 후한(後漢)의 「사연(辭淵)」에 따르면 기사적서(記事的書), 즉 사건을 기록한 책을 의미하는 것이다. 고대의 역사 문헌인 「상서(尙書)」와 「춘추(春秋)」는 한(漢)나라 때 유교 경전으로 중시되었으나, 이런 경전으로부터 독립시켜 역사를 하나의 독자적인 학문으로 정립한 이는 사마천이었다. 「사기」는 중국 고대로부터 사마천 당시의 한무제에 이르는 약 3,000년의 역사를 인물 중심으로 기록한 통사(通史)이다.

'역사'란 말은 '역(歷)'과 '사(史)'로 구성되어 있는데, 이 중에서 '사(史)'자는 입 구(口)와 사람 인(人)을 합친 글자이다. 따라서 이것은 '사람이 한 말' 또는 '말을 전하는 사람'의 의미를 가지고 있다. 또 다른 해석으로는 '사(史)'가 사람이 책을 받쳐 들고 있는 형상을 나타내므로 '사물이나 사건을 글로 써서 남기는 인간'의 의미를 가지고 있다고 할 수 있다. 결국 중국에서의 '사(史)'의 개념은 서양에서와 같이 역사적 사실 그 자체와 역사 서술이라는 이중의 뜻을 지니고 있는 동시에, 다른 한편으로는 역사를 기록하는 사람, 즉 사관(史官)이라는 의미가 강하게 내포되어 있음을 알 수 있다.

① 동양의 역사 개념은 서양의 역사 개념보다 다층적이다.
② 역사는 결국 사관의 기록일 뿐이다.
③ 경전과 사서는 서술 대상 및 서술 방식에서 차이가 있다.
④ 동양이든 서양이든 사서는 본래 인물을 중심으로 서술된다.

8 개발주의자와 환경보호론자가 토론을 할 경우 다음 내용을 결론으로 제시할 때의 추론 방식은?

지구환경의 위기에 대비하여 1992년 6월 브라질 리우에서 개최된 환경과 개발에 관한 유엔 회의에서는 '환경적으로 건전하고 지속 가능한 발달(ESSD ; Environmentally Sound and Sustainable Development)'만이 인류가 나아가야 할 방향임을 천명하게 되었다. 앞으로 성장 위주의 개발 정책은 국제 사회에서 용납되지 않을 것이며, '환경 보전과 조화를 이루는 개발', 즉 환경을 보전하면서 발달을 계속하는 것이 21세기에 인류가 추구해야 할 과제인 것이다.

① 변증법
② 귀납법
③ 연역법
④ 삼단논법

9 다음 글에 관한 설명 중 옳지 않은 것은?

'박제(剝製)가 되어 버린 천재'를 아시오? 나는 유쾌하오. 이런 때 연애까지가 유쾌하오.

육신이 흐느적흐느적하도록 피로했을 때만 정신이 은화(銀貨)처럼 맑소. 니코틴이 내 횟배 않는 뱃속으로 스미면 머릿속에 으레 백지가 준비되는 법이오. 그 위에다 나는 위트와 패러독스를 바둑 포석처럼 늘어놓소. 가공할 상식의 병이오.

나는 또 여인과 생활을 설계하오. 연애 기법에마저 서먹서먹해진, 지성의 극치를 흘깃 좀 들여다본 일이 있는, 말하자면 일종의 정신 분일자(情神奔逸者) 말이오. 이런 여인의 반(半) ─ 그것은 온갖 것의 반이오 ─ 만을 영수(領受)하는 생활을 설계한다는 말이오. 그런 생활 속에 한 발만 들여놓고 흡사 두 개의 태양처럼 마주 쳐다보면서 낄낄거리는 것이오. 나는 아마 어지간히 인생의 제행(諸行)이 싱거워서 견딜 수가 없게끔 되고 그만둔 모양이오. 굿바이. 굿바이. 그대는 이따금 그대가 제일 싫어하는 음식을 탐식(貪食)하는 아이러니를 실천해 보는 것도 좋을 것 같소. 위트와 패러독스와……

그대 자신을 위조하는 것도 할 만한 일이오. 그대의 작품은 한 번도 본 일이 없는 기성품에 의하여 차라리 경편(經便)하고 고매(高邁)하리라.

19세기는 될 수 있거든 봉쇄하여 버리오. 도스토예프스키 정신이란 자칫하면 낭비인 것 같소. 위고를 불란서의 빵 한 조각이라고는 누가 그랬는지 지언(至言)인 듯싶소. 그러나 인생 혹은 그 모형에 있어서 디테일 때문에 속는다거나 해서야 되겠소? 화(禍)를 보지 마오. 부디 그대께 고하는 것이니……. (테이프가 끊어지면 피가 나오. 생채기도 머지않아 완치될 줄 믿소. 굿바이)

감정은 어떤 포즈. (그 포즈의 소(素)만을 지적하는 것이 아닌지 나도 모르겠소) 그 포즈가 부동 자세에까지 고도화할 때 감정은 딱 공급을 정지합네다.

나는 내 비범한 발육을 회고하여 세상을 보는 안목을 규정하였소.

여왕봉(女王蜂)과 미망인 ─ 세상의 하고많은 여인이 본질적으로 이미 미망인 아닌 이가 있으리까? 아니! 여인의 전부가 그 일상에 있어서 개개 '미망인'이라는 내 논리가 뜻밖에도 여성에 대한 모독이 되오? 굿바이.

─ 이상, '날개' 프롤로그 중에서 ─

① 화자는 자신을 '정신 분일자'라고 조롱하면서 이야기를 시작하고 있다.
② 일상어의 익숙한 표현을 사용하여 앞으로 전개될 내용을 비논리적으로 소개하고 있다.
③ 자신을 '박제가 되어 버린 천재'라고 하면서 이야기 속 '나'의 입장을 토로하고 있다.
④ 독자를 상정하는 등 엄격한 전략을 사용하여 프롤로그를 서술하고 있다.

10 아래 글에 대한 다음의 설명 중 옳지 않은 것은?

銀은 ᄀᄐᆫ 무지게, 玉옥 ᄀᄐᆫ 龍룡의 초리, 섯돌며 ᄲᅳᆷᄂᆫ 소리 十십리의 ᄌᆞᄌᆞ시니, 들을 제ᄂᆫ 우레러니 보니ᄂᆫ 눈이로다.

─ 정철, '관동별곡' 중에서 ─

① 시각 인상과 청각 인상을 함께 사용한 복합 감각적 표현이다.
② 자연물에 의탁하여 애끓는 연군지정을 효과적으로 표현했다.
③ 비유법과 대구법을 적절하게 사용하여 자연의 위용을 화려하게 표현했다.
④ 기발한 조어(造語)와 형상적 문체로 금강산 폭포수를 묘사했다.

Q **다음 글을 읽고 물음에 답하시오. 【11 ~ 13】**

> (가) ㉠한국어의 복잡한 높임법도 다분히 사교적인 언어사용법이어서, 행동주체나 청자 또는 객체에 대한 ㉡존경이나 겸양의 뜻이 전혀 없는 경우에도 널리 행해진다.
>
> (나) 이와 같은 종류의 언어는 대체로 피차 합의(合意)에 도달하기 쉬운 문제를 화제로 선택하는 특징을 가진다. 이러한 언어는 서먹서먹한 관계를 개선하고, 부드러운 분위기를 ㉢양성(釀成)하며, 친밀감을 느끼게 하는 데 효과적이다. 무엇인가 어려운 문제에 대한 합의나 승낙을 얻어 내기 위한 교섭에서, 이처럼 의견의 일치를 보기 쉬운 화제로부터 시작하여 단계적으로 본론에 접근하면, 단도직입(單刀直入)으로 난제(難題)를 꺼내는 것에 비해 좋은 결과를 얻는 일이 훨씬 수월해질 것이다.

11 ㉠에 대한 설명으로 옳지 않은 것은?

① 주체를 높일 때는 선어말어미 '–시–'를 사용한다.
② 청자를 높일 때는 종결어미를 사용한다.
③ 청자를 높이는 방법에는 격식체와 비격식체가 있다.
④ 화자의 공손함은 종결어미의 격식체를 통해서 표현된다.

12 ㉡의 예로 알맞은 것은?

① 어린이 여러분, 모두 이리로 오세요.
② 아버지, 선생님께서 오십니다.
③ 선생님은 집이 머셔서 힘듭니다.
④ 선생님은 강의를 열심히 합니다.

13 ㉢의 의미내용으로 적합하지 않은 것은?

① 조성하다
② 형성하다
③ 기르다
④ 만들다

14 다음은 문장 성분상 결함이 있는 문장들이다. 그 성격이 나머지 셋과 다른 하나는?

① 외국에 나가면 말은 저절로 배운다는 이유만으로 훌쩍 떠났다가는 낭패를 당하기 쉽다.
② 나자프의 질서 회복을 위해 특수부대 병력을 파견했으며, 밤 11시 이후 통금령을 내렸다.
③ 결국 의존할 수 있는 것은 그야말로 원활한 시스템 운영일 것이다.
④ 회사는 방송 판매를 통해 얻은 수익금 일부를 활용할 방침이다.

15 다음은 은유에 대한 아리스토텔레스의 정의이다. 이에 알맞은 예는?

아리스토텔레스는 「시학」에서 은유를 한 사물에서 다른 사물로 전이하는 것으로 정의하고, 은유에 의해 시적인 언어가 일상 언어로부터 분리된다고 하였다. 이후 은유는 여러 학자들에 의해 미적 혹은 수사적 목적의 수단으로, 동일시되는 개체와의 유사성에 기초한다고 정리되었다.

아테네에서 자동차를 타고 180여 킬로미터(km)의 산길을 꼬박 세 시간 동안 달렸다. 티바와 리바디아를 지나자 파르나소스 산(해발 2457 m)이 나타난다. 델피가 있는 곳이다. ㉠험준한 바위 벼랑에 동굴들이 보이고, 나무도 없이 군데군데 피어 있는 야생화만이 ㉡어딘가에서 피어오르는 듯한 세월의 깊이를 보여 준다. 6월인데도 산 정상에 남아 있는 흰 눈은 지나가는 흰 구름의 다리를 잡은 채, 서로 서로 옛이야기와 아테네의 최신 정보를 교환하고 있는 듯하다. 산 중턱에 걸려 있는 안개는 어딘지 신성한 기운을 느끼게 해 준다. 이름 모를 새들이 둥지를 틀고 지저귄다. 이제는 사라져버린 ㉢신탁의 소리를 대신하기라도 하는 듯한 새소리가 델피 산기슭을 떠나닌다. … (중략) … 고대 그리스 세계에서 델피, ㉣그곳은 세상의 배꼽이었다. 천국과 지상이 만나는 곳이고, 성과 속, 현실과 신화가 넘나드는 곳이었다. 델피 입구에는 옴파로스의 돌 모형이 놓여 있다. 아폴로 신은 세상의 중심을 잡기 위해 두 마리의 독수리를 각각 반대 방향으로 날려보냈다. 독수리들은 끝없는 창공을 날고 날아서 델피의 옴파로스에서 기진맥진한 상태로 다시 만났다. 둥근 지구를 돌아온 것이다.

① ㉠ 　　　　② ㉡
③ ㉢ 　　　　④ ㉣

16 다음 중 논리적 과정이 옳지 않은 것은?

(가) ㉠ 모든 새는 날 수 있다.
　　㉡ 타조는 새이다.
　　㉢ 그러므로 타조는 날 수 있다.
(나) 개요를 작성할 경우 환경오염의 원인으로 ㉠ 공장매연, ㉡ 수질오염, ㉢ 토양오염을 제시할 수 있다.
(다) 탁자는 물건을 올려놓는 기구이다.
(라) ㉠ 전자파와 생체와의 관계
　　㉡ 장기간의 휴대폰, 전자오락, 컴퓨터 사용 금지
　　㉢ 피해사례 제시 : 백내장, 기형아 출산, 뇌세포 손상
　　㉣ 전자제품을 몸에 가까이 두거나 침실에 두지 말 것

① (가)는 연역적 3단 논법으로 대전제에 모순이 존재하여 결론에 오류가 발생하였다.
② (나)는 주제인 환경오염의 원인이 같은 등급으로 제시되지 않아 적절한 개요작성이라 할 수 없다.
③ (다)는 탁자에 대한 정의로 정의항과 피정의항이 대등하지 못하므로 옳지 않은 정의이다.
④ (라)의 자료를 가지고 '전자파의 유형과 피해'라는 주제로 글을 작성할 수 있다.

17 다음 글의 짜임으로 가장 적절한 것은?

글의 구조적 특징(特徵)들은 이야기를 이해하고 기억하는 데에도 영향을 주게 된다. 이야기의 구조는 상위구조(上位構造)와 하위구조(下位構造)들로 이루어지는데, 상위구조에 속한 요소들, 즉 주제·배경·인물 등의 중요한 골자는 더 잘 기억되고 더 오래 기억된다. 우리가 옛날에 읽었거나 들은 심청전(沈淸傳)을 기억해보면, 심청이 효녀(孝女)라는 점, 뺑덕어멈의 품성(品性)이 좋지 못하다는 점을, 이를 뒷받침해 주는 구체적인 하나하나의 행동들보다 더 잘 기억하고 있음을 알게 된다.

① 전제 - 주지 - 예시
② 주지 - 부연 - 예시
③ 전제 - 종합 - 첨가
④ 주지 - 상술 - 첨가

Q 다음 글을 읽고 물음에 답하시오. 【18 ~ 19】

소의 뿔은 벌써 소의 무기는 아니다. 소의 뿔은 오직 안경의 재료일 따름이다. 소는 사람에게 얻어맞기로 위주니까 소에게는 무기가 필요 없다. 소의 뿔은 오직 동물학자를 위한 ㉠표지다. '야우(野牛) 시대에는 이것으로 적을 공격한 일도 있습니다.' 하는, 마치 폐병의 가슴에 달린 훈장처럼 그 추억이 애상적이다.

암소의 뿔은 수소의 그것보다 더 한층 ㉡겸허하다. 이 애상적인 뿔이 나를 받을 리 없으니 나는 마음 놓고 그 곁 풀밭에 가 누워서 우선 소를 본다.

소는 잠시 ㉢반추를 그치고 나를 응시한다. 이 사람의 얼굴이 왜 이리 창백하냐. 아마 병자인가보다. 내 생명에 위해를 가하려는 거나 아닌지 나는 조심해야 되지. 이렇게 소는 속으로 나를 심리하였으리라. 그러나 오 분 후에는 소는 다시 반추를 계속한다. 소보다도 내가 마음을 놓는다.

소는 식욕의 즐거움조차를 냉대할 수 있는 지상 최대의 권태자다. 얼마나 ㉣권태에 지질렸길래 이미 위에 들어간 식물(食物)을 다시 게워 그 시금털털한 반소화물(半消化物)의 미각을 역설적으로 오락하는 체해 보임이리오.

소의 체구가 크면 클수록 그의 권태도 크고 슬프다. 나는 소 앞에 누워 내 세균같이 사소한 고독을 겸손해 하면서 나도 사색의 반추는 가능할는지 불가능할는지를 좀 생각해 본다.

18 윗글의 특징으로 가장 적절한 것은?

① 서술자와 대상 사이의 거리가 멀다.
② 소의 특성을 객관적으로 기술하고 있다.
③ 대상을 통해 서술자의 심리를 묘사하고 있다.
④ 대상을 해학적으로 풍자하고 있다.

19 밑줄 친 단어의 한자 표기로 옳지 않은 것은?

① ㉠ 標識

② ㉡ 謙虛

③ ㉢ 反芻

④ ㉣ 捲怠

20 다음 학생의 말이 설득 효과를 가지지 못했다면, 그 이유로 옳은 것은?

> 요즈음 고등학생들은 어떻게 된 애들인지 알 수가 없어요. 우리 엄마가 내 동생들도 나같이 말 잘 들으면 아주 행복하시겠다고 하셨어요. 여러분도 따로 효도는 못 하더라도 시험이라도 잘 보도록 하세요. 그래서 부모님께 원하는 것도 받고 칭찬도 듣도록 하세요.

① 전문가의 권위에 의존하고 있다.

② 서로 상반되는 주장을 하고 있다.

③ 주장하는 내용의 타당성이 부족하다.

④ 이해하기 어려운 말을 사용하고 있다.

제2과목 영어

1 밑줄 친 부분 중 글의 전체적 흐름에 맞지 않는 문장은?

> Given the general knowledge of the health risks of smoking, it is no wonder that the majority of smokers have tried at some time in their lives to quit. ①But in most cases their attempts have been unsuccessful. People begin smoking, often when they are adolescents, for a variety of reasons, including the example of parents and pressure from peers. ②The installation of smoke detectors in buildings is required by law. ③If others in one's group of friends are starting to smoke, it can be hard to resist going along with the crowd. ④Once people start smoking, they are likely to indulge in it.

2

Many years of trying to help people with every kind of trouble have left me with one sure conviction : The difficulty could have been overcome or might never have arisen if the people involved had just treated one another with common courtesy. "It's not so much what my husband says," a tearful wife tells me, "as the way he says it." Why does he have to yell at me? A grim-faced office worker mutters, "I hate my boss. He never shows appreciation for anything." Human beings _____ courtesy. Courtesy, politeness, good manners — call it what you will — the supply never seems to equal the demand.

① hunger for   ② are overfed with
③ behave well with   ④ are satisfied with

3

History can provide insights into current issues and problems. _____(A)_____, any attempt to understand the separation of Yugoslavia would be incomplete without an examination of the long history of hatred and cooperation between the Muslim peoples. The division of the Korean peninsula must be understood with reference to the prior international war between the South and the North. Similarly, it is impossible to understand the continuous national unity question in Canada without some knowledge of the colonial period in North America. History is all around us, ___(B)___, we shouldn't ignore it to understand the present.

	(A)	(B)
①	However	in fact
②	For example	thus
③	In addition	otherwise
④	Therefore	conversely

4 다음 글의 목적으로 가장 알맞은 것은?

A good brand name must distinguish the product from competitive brands. The failure to do so creates consumer confusion and increases the chances that consumers will mistakenly select another brand. Sears recently introduced its own distinctively named brand of jeans to compete against the well-known Levi's, Lee, and other brands. Marketers at Sears chose the distinct name — Canyon River Blues — to distinguish this brand from the category leaders as well as to evoke a positive, rustic brand image.

① to admire

② to persuade

③ to reply

④ to warn

5 우리말을 영어로 옳게 옮긴 것은?

① 내가 열쇠를 잃어버리지 않았더라면 모든 것이 괜찮았을텐데.

→Everything would have been OK if I haven't lost my keys.

② 그 영화가 너무 지루해서 나는 삼십 분 후에 잠이 들었어.

→The movie was so bored that I fell asleep after half an hour.

③ 내가 산책에 같이 갈 수 있는지 네게 알려줄게.

→I will let you know if I can accompany with you on your walk.

④ 내 컴퓨터가 작동을 멈췄을 때, 나는 그것을 고치기 위해 컴퓨터 가게로 가져갔어.

→When my computer stopped working, I took it to the computer store to get it fixed.

6 다음 주어진 글에 이어질 순서로 가장 적절한 것은?

Dogs are considered by many to be "man's best friend." They are considered loyal, loving, and courageous members of the family. But at what cost?

(A) Added to this caring cost is the social cost of canine aggression. In one year, insurance companies in the United States paid 250 million dollars to victims of dog attacks.

(B) Every year, people in the United States spend more than five billion dollars on dog food and seven billion dollars on veterinary care for their canine pets.

(C) When other costs are included, experts estimate that aggressive dogs cost society one billion dollars a year.

① (A) − (C) − (B)
② (A) − (B) − (C)
③ (B) − (A) − (C)
④ (C) − (A) − (B)

7

Is it possible to construct machines that will talk and understand speech? As early as the 18th century, attempts were being made to devise ways of mechanically reproducing human voices. The Austrian inventor, Wolfgang von Kempelen (1734～1804), built one such machine, consisting of a pair of bellows to produce air flow, and other mechanisms to simulate parts of the vocal tract. Alexander Bell (1847～1922) also constructed a 'talking head', made out of various synthetic materials, that was able to produce a few distinct sounds. Modern techniques have led to massive progress in this field. It is no longer necessary to build physical models of the vocal tract. Sound waves can be generated electronically by synthesizing the different components of the sound waves.

① Efforts were made to replicate human speech sounds in the 18th century.

② Kempelen devised mechanisms to simulate human vocal parts.

③ Bell's 'talking head' was made out of a variety of artificial materials.

④ It is still important to construct physical models of human articulators.

8

Sputnik I, the first manmade object to orbit the earth, was launched on October 4, 1957. With its launch, the space race was officially begun! The satellite was not much more than a spider-like metal sphere with four external antennae. It contained no scientific instrument other than a small radio transmitter. But Sputnik I, whose name literally means 'traveler', was launched much to the disbelief and shock of the world. Bold claims were made by critics of the day who averred that Russian technology wasn't advanced enough to perform such a feat and therefore the project was a fake. However, those voices were quickly silenced when radio transmissions from the satellite were heard days later.

① Sputnik I looked like a spider.

② Sputnik I contained a radio transmitter.

③ The early Russian success in space made people stunned.

④ The world's disbelief in Sputnik I lasted for a long time.

Although I learned to speak Danish while I was in Denmark, the accent was difficult to master. When I ordered tea and toast in a restaurant, invariably I received tea and a cheese sandwich. I practiced diligently, and I took special care one day to explain that I wanted toast — I did not want a cheese sandwich, just toast. I asked if the waiter understood. "Yes, Yes," he assured me. He soon returned and placed triumphantly before me a toasted cheese sandwich.

① Language Barriers
② Treating Customers
③ How to Teach Danish
④ Ways of Ordering Toast

Beginning at breakfast with flying globs of oatmeal, spilled juice, and toast that always lands jelly-side down, a day with small children grows into a nightmare of frantic activity, punctuated with shrieks, cries, and hyena-style laughs. The very act of playing turns the house into a disaster area : blankets and sheets that are thrown over tables and chairs to form caves, miniature cars and trucks that race endlessly up and down hallways, and a cat that becomes a caged tiger, imprisoned under the laundry basket. After supper, with more spilled milk, uneaten vegetables and tidbits fed to the cat under the table, it's finally time for bed. But before they fall blissfully asleep, the children still have time to knock over one more bedtime glass of water, jump on the beds until the springs threaten to break, and demand a last ride to the bathroom on mother's back.

① the crazy daily life of parents with small children
② difficulties of choosing what to eat for each meal
③ the importance of children's learning good table manners
④ necessities for the early treatment of hyperactive children

11 다음 글의 바로 다음 문단에 올 내용으로 가장 자연스러운 것은?

Gift-giving customs and attitudes toward gifts and gift-giving in the United States and our country are quite different. In our country, there are clear-cut rules governing when you should give gifts, what you should give, how much you should spend and so on. In American culture, there are few clear-cut rules about gift-giving, though there are some customs, particularly related to how gifts are given. You should be aware of these differences, or there may be misunderstandings.

① expressions of appreciation
② personal relationship and gifts
③ principles of gift-giving in the United States
④ money as a gift

12 밑줄 친 부분 중 어법상 가장 옳지 않은 것은?

Lewis Alfred Ellison, a small-business owner and ① a construction foreman, died in 1916 after an operation to cure internal wounds ② suffering after shards from a 100-lb ice block ③ penetrated his abdomen when it was dropped while ④ being loaded into a hopper.

Q 다음 글을 읽고 물음에 답하시오. 【13～15】

In the early 1900s, Henry Ford developed a plan for improving methods of automobile production. Until this time, the purchase of a car was ____㉠____ the financial reach of most people. Ford reasoned that inefficient production techniques resulted ____㉡____ low output, which in turn meant high product prices. By instituting the assembly line and mass production, Ford made it possible for many people to ____㉢____ an automobile.

13 빈칸 ㉠과 ㉡에 들어갈 알맞은 전치사는?

① for, to
② from, on
③ within, from
④ out of, in

14 윗글의 내용상 빈칸 ㉢에 들어갈 알맞은 것은?

① make
② own
③ sell
④ repair

15 윗글은 무엇에 대해 기술한 글인가?

① 대량생산
② 환경보호
③ 산업혁명
④ 자본주의

16 다음 중 문법적으로 옳은 것은?

① Which do you like more, spring and autumn?

② She is more unhappy than her sister.

③ You were more wise than brave.

④ Of gold and silver, the former is more precious.

17 다음 밑줄 친 곳에 알맞은 것은?

```
A : Excuse me. I'll be right back.
B : Where are you going?
A : To the stationery store.
B : For what ?
A : _____
B : You can use my ball-point.
A : Thank you very much.
```

① I've just hit upon a good idea?

② I've run out of ink.

③ This report falls short of my expectation.

④ Mind your own business.

18 다음 빈칸에 들어갈 말을 순서대로 나열한 것은?

```
• Global warming has led to an increase
  _____ temperatures and sea levels, and
  much less polar ice.
• The big problem is _____ I don't get
  many chances to speak the language.
• I am very careful with my money and I
  enjoy _____ a bargain when I go
  shopping.
```

① on-when-find

② in-that-finding

③ to-what-to find

④ with-whether-found

19 다음 글의 요지로 알맞은 것은?

Communication is also possible among bees through their sense of smell. A group of bees, called a colony, uses smell to protect itself from other Communication is also possible among bees through their sense of smell. A group of bees, called a colony, uses smell to protect itself from other bees. This is possible because all the bees in a colony have a common smell. This smell acts like a chemical signal. It warns the group of bees when a bee from a different colony is near. This way, bees from outside cannot enter and disturb a hive. If an outsider does try to enter, the bees of that colony will smell it and attack.

① How bees live
② How bees communicate through smell
③ The chemical signals of bees
④ The way bees smell and attack

20 다음 밑줄 친 곳에 알맞은 것은?

A series of assumptions in the world of educational theory have become _____. As a magazine cover story on February 25, 2008, "How to Make Great Teachers," puts it, "There is general agreement on some of the prerequisites. One is an unshakeable belief in children's capacity to learn. Anyone without this has no business in the classroom."

① ambiguous   ② vulnerable
③ axiomatic   ④ resilient

제3과목   한국사

1 발해의 대외관계에 대한 옳은 설명으로만 묶인 것은?

㉠ 발해는 당나라의 문화를 받아들였으며, 정혜공주의 묘는 전형적인 당나라 양식의 벽돌무덤이다.
㉡ 발해는 북으로 돌궐과 통하였고, 일본과 친선관계를 맺고자 여러차례 사신을 파견하였다.
㉢ 발해는 당나라에 유학생을 파견하여 빈공과 급제자를 배출하였다.
㉣ 발해는 신라와 연합하여 당나라의 공격에 대항하였다.

① ㉠㉡   ② ㉠㉣
③ ㉡㉢   ④ ㉢㉣

2 다음은 우리나라의 어떤 역사책에 대한 설명이다. 이 책의 편찬과 가장 근접한 시기에 일어난 사건은?

이 책은 현존하는 우리나라 최고(最古)의 역사서로서 왕명을 받아 편찬되었다. 이 책은 본기 28권, 지 9권, 표 3권, 열전 10권으로 구성되어 있다.

① 요나라의 성종은 여러 차례에 걸쳐 고려에 침입하여 왔다.
② 묘청 등이 칭제건원과 금나라 정벌을 주장하였다.
③ 고려는 수도를 강화도로 옮겨 몽고와의 전쟁에 대비하였다.
④ 고려는 쌍성총관부를 무력으로 철폐하고 철령 이북의 땅을 수복하였다.

3 다음과 같은 일제 식민 통치의 목적으로 가장 적절한 것은?

> • 문관 총독도 임명할 것.
> • 보통 경찰제를 실시할 것.
> • 교육 기회를 확대시킬 것.
> • 언론·출판의 자유를 허용할 것.

① 헌병 경찰제에 의한 무단 통치 강화입니다.
② 민족의 분열 및 독립운동 세력의 약화입니다.
③ 대한국 국제 선포에 따른 황제권의 강화입니다.
④ 중·일 전쟁 이후 전쟁의 확산에 대한 준비입니다.

4 다음 자료는 고려시대 관제의 한 부분을 설명한 것이다. 밑줄 친 ㉠~㉣에 대한 설명으로 옳지 않은 것은?

> 처음에는 ㉠도병마사라 불리었다. 문종이 관제를 정할 때에 ㉡문하시중, 평장사 등을 판사(判事)로 삼고 ㉢추밀 및 직사 3품 이상을 사(使)로 삼았다. …… 충렬왕 5년에 도병마사를 고쳐 ㉣도평의사사로 하였다. 큰 일이 있으면 사(使) 이상이 모여 의논하였으므로 합좌(合坐)의 명칭이 생겼다.

① ㉠ – 국방 문제를 담당하는 합좌 회의 기구였다.
② ㉡ – 중서문하성의 장관으로 국정을 총괄하는 지위에 있었다.
③ ㉢ – 관리의 임명 등에 동의하는 서경의 권한을 갖고 있었다.
④ ㉣ – 국가의 제반 정무를 관장하는 최고 정무 기구였다.

5 조선 전기(15~16세기)의 향촌사회 조직과 운영에 대한 설명으로 옳지 않은 것은?

① 사창제는 사족 중심의 향촌 질서를 유지하기 위해 실시한 자치적 구휼제도였다.
② 사족은 그들의 총회인 향회를 통해서 자신들의 결속을 다지고 지방민을 통제하였다.
③ 선현의 제사와 교육을 주된 목적으로 하는 서원은 향촌 사림을 결집시키는 기능도 하였다.
④ 총액제에 의한 지방 재정의 운영으로 향촌에서 사림의 지위는 강화되었다.

6 다음 선언이 직접적인 계기가 되어 일어난 사실로 옳은 것은?

> 정우회에서 …… 발표된 선언서는 십여 페이지에 이르는 긴 것으로 내용의 요지를 소개하면 다음과 같다. 종래 조선의 운동 전선은 항상 분열된 상태에 있어, 계급 운동 전체의 이익을 위한 운동에 적지 않은 지장을 주었다. 이것을 거울삼아 민족 운동을 대중에 기반하고 모든 당파적 전술로부터 벗어나서 운동 전체의 이익을 도모하며 …….

① 일제가 문화 통치를 표방하게 되었다.
② 동아일보 주도로 브나로드 운동이 시작되었다.
③ 민족 협동 전선 운동으로 이어져 신간회가 창립되었다.
④ 백정들의 차별을 없애기 위해 조선 형평사가 결성되었다.

7 선사시대 유적지와 그 곳에서 발굴된 유물에 대한 설명으로 옳은 것을 모두 고르면?

> ㉠ 부산 동삼동 유적, 제주도 한경 고산리 유적, 양양 오산리 유적 – 청동기 시대의 덧무늬 토기 출토
> ㉡ 상원 검은모루 유적, 연천 전곡리 유적, 공주 석장리 유적 – 구석기 유물 출토
> ㉢ 서울 암사동 유적, 봉산 지탑리 유적, 김해 수가리 유적 – 신석기 시대의 빗살무늬 토기 출토

① ㉠㉡
② ㉠㉢
③ ㉡㉢
④ ㉠㉡㉢

8 다음 괄호안에 들어갈 사상과 가장 관련이 깊은 것은?

> 그는 전 국토의 자연 환경을 유기적으로 파악하는 인문지리적 지식에다 경주 중앙 귀족들의 부패와 무능, 지방 호족들의 대두, 오랜 전란에 지쳐서 통일의 안전된 사회를 염원하는 일반 백성들의 인식을 종합하여 체계적인 (   )을(를) 만들었다.

① 수선사 결사 운동
② 만적의 봉기
③ 정조의 화성 건설
④ 조선의 한양 천도

9 밑줄 친 '이 세력'이 전개한 활동으로 옳은 것은?

> 전주 화약을 맺은 이후 <u>이 세력</u>이 여러 고을에 집강소를 세우니, 수령은 이름만 있을 뿐이었고 심지어 추방당한 경우도 있었다. 그 지도자 전봉준은 금구 원평에 자리 잡고서 전라우도를 호령하였고, 김개남은 남원성에 머물며 전라좌도를 통솔하였다.

① 경복궁을 침범하였다.
② 홍범 14조를 반포하였다.
③ 황토현 전투에서 관군을 물리쳤다.
④ 우정총국 개국 축하연을 이용하였다.

10 조선 숙종대의 정국에 대한 옳은 설명으로만 묶인 것은?

> ㉠ 지금까지의 당파연립 방식을 버리고 붕당을 자주 교체하는 방식이 대두하였다.
> ㉡ 강력한 왕권을 바탕으로 왕은 붕당 사이의 치열한 다툼을 억눌렀다.
> ㉢ 서인은 송시열을 영수로 하는 노론과 윤증을 중심으로 하는 소론으로 갈라졌다.
> ㉣ 이조전랑이 후임자를 천거하는 관행을 없앴다.

① ㉠㉡
② ㉠㉢
③ ㉡㉢
④ ㉡㉣

11 다음은 발해의 유물과 유적에 대한 설명이다. 이를 토대로 발해문화의 성격을 바르게 추정한 것은?

> • 정혜공주묘는 굴식돌방무덤인데 천장은 모줄임 구조를 이루고 있다.
> • 연화무늬의 기와는 소박하고 직선적이다.
> • 상경 궁전터의 제4궁전은 온돌구조를 갖추고 있다.

① 일본 하쿠호문화에 영향을 끼쳤다.
② 고구려문화를 토대로 성립하였다.
③ 지방의 토착문화가 육성되었다.
④ 말갈문화를 높은 수준으로 끌어올렸다.

12 다음 서적들을 편찬하는 데 공통적으로 나타난 경향은?

> • 「농사직설」   • 「진도」   • 「향약집성방」

① 서민들을 위해 한글로 씌어졌다.
② 양반 중심의 지배질서가 강화되었다.
③ 서역의 영향으로 과학수준이 높아졌다.
④ 우리 실정에 맞게 편찬되었다.

13 조선초기의 대외관계를 바르게 설명한 것은?

① 명과의 친선관계가 성립되었으나, 요동수복운동은 계속되었다.
② 여진족과는 무역을 단절하고 본거지를 토벌하였다.
③ 왜구를 막기 위하여 일본과의 교역을 계속 확대하였다.
④ 류큐, 사이암, 자바 등과도 교류가 있었다.

14 다음 민족 운동에 대한 설명으로 옳은 것은?

> 열차 안에서 벌인 언쟁을 발단으로 전라도 광주에서 한·일 두 나라 학생들 간에 싸움이 벌어졌다. 이 싸움이 한국인과 일본인의 집단 충돌로 확대되어 쌍방에서 각기 수십 명의 부상자가 발생하였다. 일본 경찰은 불온한 사상을 가진 한국 학생들이 이번 사건의 주모자들이라며 그 책임을 물어 한국 학생들을 체포하였다. 이 소식이 전해지자 전국 각지의 학생들이 반일 운동을 일으켰다.

① 신간회의 지원을 받았다.
② 순종의 인산일을 기해 일어났다.
③ 김옥균, 박영효 등이 주도하였다.
④ 신군부 계엄군에 의해 진압당했다.

15 다음은 군역제의 변동과 관련된 사실이다. 시대순으로 바르게 배열한 것은?

> ㉠ 결작의 징수
> ㉡ 대립제의 양성화
> ㉢ 보법의 실시
> ㉣ 호포제의 시행

① ㉡ - ㉢ - ㉣ - ㉠
② ㉡ - ㉣ - ㉢ - ㉠
③ ㉢ - ㉠ - ㉡ - ㉣
④ ㉢ - ㉡ - ㉠ - ㉣

16 조선후기 상업활동에 대하여 바르게 설명한 것은?

① 신해통공으로 시전상인의 모든 금난전권이 폐지되었다.
② 장시가 침체되고 상설시장이 발달하였다.
③ 조운제도는 포구상업의 발달을 가져왔다.
④ 대동법의 실시로 공인의 활약은 크게 제한되었다.

17 우리나라의 전통사상 중에서 다음과 같은 주장을 폈던 사상에 대한 설명으로 옳은 것은?

• 인내천
• 광제창생(廣濟蒼生)
• 보국안민(輔國安民)
• 척왜양 창의(斥倭洋 唱義)

---

① 1890년대 반봉건 · 반외세 민중운동에 이론적 배경을 제공하였다.
② 만민평등사상을 보급하였으나, 전례문제로 인해 정부의 탄압을 받았다.
③ 이 사상을 신봉한 신도들이 주축이 되어 임술농민봉기가 전국적으로 일어났다.
④ 서양의 통상요구에 대해 비판적이었으나, 서학에 대해서는 관대한 입장을 취하였다.

18 다음 조직 체계를 갖춘 독립 운동 단체에 대한 설명으로 옳지 않은 것은?

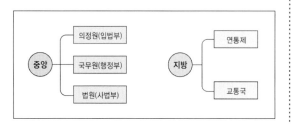

19 다음 헌법이 발표된 시기에 볼 수 있었던 모습으로 적절한 것은?

제39조 대통령은 통일 주체 국민 회의에서 토론 없이 무기명 투표로 선거한다.
제40조 통일 주체 국민 회의는 국회 의원 정수의 3분의 1에 해당하는 수의 국회 의원을 선거한다.
제59조 대통령은 국회를 해산할 수 있다.

---

① 긴급 조치권을 발동하는 대통령
② 3 · 15 선거의 무효를 주장하는 청년
③ 삼청 교육대로 가는 버스를 강제로 탄 학생
④ 반민족 행위 처벌법 제정 소식에 기뻐하는 시민

20 한말의 동도서기론(東道西器論)에 대한 설명으로 옳은 것은?

① 정학(正學)과 정도(正道)를 지키고 사학(邪學)과 이단을 물리치자는 주장이었다.
② 서양의 과학기술에 대한 입장이 청의 중체서용론(中體西用論)과 동일하였다.
③ 「조선책략」의 유포에 반발하여 전개된 개화반대 주장이었다.
④ 왜양일체론(倭洋一體論)에 입각하여 일본과의 개항을 반대하였다.

① 애국 공채를 발행하였다.
② 구미위원부를 설치하였다.
③ 광주 학생 항일 운동을 지원하였다.
④ 3 · 1 운동을 계기로 수립되었다.

1 다음 중 조직구성원들로 하여금 목표달성을 위한 책임을 받아들이고 필요한 활동을 수행하도록 동기를 부여하고 지도하는 간호관리 기능은?

① 기획기능
② 조직기능
③ 지휘기능
④ 인적자원 관리기능

2 Gillis의 투입, 과정, 산출에 이르는 간호관리 체계이론에 대한 설명으로 옳은 것은?

① 투입에는 자료, 인력, 환자간호, 자료수집이 속한다.
② 투입에는 자료, 인력, 공급품, 연구가 속한다.
③ 과정에는 기획, 조직, 인사, 지휘, 통제가 속한다.
④ 산출에는 환자간호, 자료수집, 연구, 인력이 속한다.

3 다음 중 동기부여 과정이론 중 J. S. Adams의 공정이론에 대한 설명으로 옳은 것은?

┌───┐
│ ㉠ 개인보다 집단의 전체를 우선시한다.   │
│ ㉡ 팀보다는 개인을 위주로 동기를 부여시킨다.   │
│ ㉢ 관리자는 계획 수행의 걸림돌을 제거한다.   │
│ ㉣ 개인은 동료와 비교하여 자신의 투입과 보상   │
│   간에 불일치를 하면 동기가 부여된다.   │
└───┘

① ㉠㉡㉢   ② ㉠㉢
③ ㉡㉣   ④ ㉣

4 다음 중 행정관리론의 특성으로 옳지 않은 것은?

① 연역적인 방법론을 사용한다.
② 조직을 부분으로 본다.
③ 생산성에 큰 역할을 두지 않는다.
④ 주요 원리로 계층제 개념, 조정의 원리, 명령통일의 원리, 통솔범위의 원리 등이 있다.

5 다음 중 인간관계론과 관련한 내용으로 옳은 것은?

① 공식집단의 강조
② 조직의 논리성 강조
③ 인간에 대한 체계적인 지식 연구
④ 사회인으로서의 인간 이해

6 다음 중 MBO에 대한 설명으로 옳지 않은 것은?

① 담당업무와 관련된 목표로 한정하되, 취업규칙에 정해진 근무규율은 대상으로 삼지 않는다.
② 일정은 목표주제의 내용에 따라 구체적으로 설정해야 한다.
③ 주기적으로 목표를 점검한다.
④ 관리자는 목표를 통제목적으로 쓸 수 있으며 하향적인 목표를 지향한다.

7 기획의 범위와 수준은 관리계층에 따라 적용범위가 결정되는데, 조직 전체의 전략목적을 달성하기 위해 세워진 수행계획을 세부적으로 세우고, 계획을 수행하기 위해 필요한 방침·절차·규칙 등을 수립하는 관리계층은?

① 간호부장
② 간호감독
③ 수간호사
④ 팀리더

8 예측하려는 현상에 관한 전문지식을 가진 전문가들의 자문을 얻으려는 미래예측기법은?

① 회귀분석
② 목적계획법
③ 민감도분석
④ 델파이기법

9 다음 중 전략기획의 이점이라고 할 수 없는 것은?

① 조직에 대한 방향감각을 민감하게 감지해서 확립할 수 있다.
② 변화하는 환경에 일관성을 갖는 목적달성을 고수할 수 있다.
③ 관리나 지도층이 교체되어도 목표달성에 미치는 영향을 최소화할 수 있다.
④ 관리자가 개인 혹은 조직의 강점과 약점을 객관적으로 보는 습관을 형성시킨다.

10 협상은 크게 분배적 협상과 통합적 협상으로 구분한다. 통합적 협상에 대한 설명으로 옳지 않은 것은?

① 당사자들의 이해를 조화시킴으로써 더 큰 공동이익을 도출해 내려는 협상전략이다.
② 협상 당사자간에 나누어 가질 수 있는 자원의 크기가 변동 가능하다고 가정한다.
③ 'I win-you win' 혹은 상호이익 협상을 추구한다.
④ 제로섬(zero-sum) 방식으로 협상을 진행한다.

11 간호관리자로서 안전관리 상 특별히 더 관심을 기울여야 할 대상이 아닌 것은?

① 건망증 증상을 보이는 환자
② 감정변화로 판단력이 부족한 환자
③ 노숙하다가 응급실에 실려 온 무연고 환자
④ 의료인에 대해 협조를 거부하고 있는 환자

12 다음 중 DRG(포괄수가제)에 대한 설명으로 옳지 않은 것은?

① 환자에게 제공되는 의료서비스의 양과 질에 상관없이 미리 정해진 진료비를 의료기관에 지급하는 제도이다.
② 모든 질병에 적용된다.
③ 불필요한 진료행위와 환자의 치료비 부담이 줄어든다.
④ 의료서비스의 질이 저하된다.

13 다음의 내용들과 관련된 것으로 옳은 것은?

> ㉠ 기능과 생산을 동시에 추구한다.
> ㉡ 조직의 자원을 효율적으로 이용할 수 있다.
> ㉢ 권한라인의 조정이 가능하다.
> ㉣ 관리비용이 증가할 수 있다.

① 프로젝트팀
② 매트릭스(행렬조직)
③ 위원회
④ 프로세스

14 다음 중 의사와 의료시설이 밀착되어 있는 형태로 서 의사가 병원에 소속되어 있는 유형으로 대부분의 우리나라 병원조직의 형태는?

① 개방시스템
② 상황적응시스템
③ 생태시스템
④ 폐쇄시스템

15 다음 중 자기주장의 목적으로 옳지 않은 것은?

① 권리 실현
② 간호업무 향상
③ 자기능력 등의 신장
④ 권력행사

16 다음 중 특성이론의 한계점이 아닌 것은?

① 리더의 특성이 점차 증가되어 연구가 복잡해지고 어려워진다.
② 리더의 특성은 처한 상황에 따라 그 효과가 다르게 나타난다.
③ 행동유형을 측정하고 분류하는 데 있어서 객관적이고 정확하며 또 신빙성 있는 측정방법이 개발되지 않았다.
④ 정확한 판단이 어렵기 때문에 성공적인 리더와 그렇지 않은 리더의 구분이 불분명해진다.

17 다음 중 카츠의 개념적 기술에 대한 설명으로 옳지 않은 것은?

① 외부고객과 내부고객의 요구를 이해한다.
② 개방적이면서 위협적이지 않은 환경을 조성한다.
③ 변화하는 보건의료체계의 현실을 받아들인다.
④ 지도성을 특권이 아닌 책임으로 생각하고 책임을 수용한다.

18 다음 중 기획에 대한 설명으로 옳지 않은 것은?

① 환자기록은 진단 및 치료, 간호에 도움이 된다.
② 간호기록부는 5년간 보존하여야 한다.
③ 기록 후 서명하지 않으면 2개월의 자격정지를 받게 된다.
④ 환자기록은 법적으로 중요한 자료가 된다.

19 다음 중 간호전문직 윤리강령의 기능으로 볼 수 없는 것은?

① 새로 입문하는 간호사의 교육안내 지침기능
② 간호직이 허용하는 최소한의 행동표준의 제공기능
③ 모든 간호상황에 대한 구체적이고 객관적인 지시기능
④ 간호직의 윤리적 조건에 대한 암시기능

20 의료법상의 행정형벌이 처해지는 위법행위로 옳지 않은 것은?

① 보수교육 이수 의무위반
② 무면허 의료행위
③ 무자격자 진단서 교부
④ 정보누설행위

제5과목	지역사회간호

1 다음 중 지역사회의 적정기능 수준의 향상에 영향을 주는 요소로 옳은 것은?

> ㉠ 보건전달 의료체계 ㉡ 사회·경제적 요소
> ㉢ 습관적 요소 ㉣ 정치적 요소

① ㉠㉡㉢ ② ㉠㉢㉣
③ ㉡㉢㉣ ④ ㉠㉡㉢㉣

2 PRECEDE-PROCEED 모형에서 학습자에게 보상, 칭찬, 처벌 등에 의해 행위 유지나 중단을 하게 하는 요인은?

① 소인성요인 ② 강화요인
③ 촉진요인 ④ 보상요인

3 다음 보기가 설명하는 이론은 무엇인가?

> ㉠ 간호목표에 대한 설명을 정상 방어선의 기초로 하였다.
> ㉡ 간호행위를 1차, 2차, 3차 간호요구로 보았다.
> ㉢ 개인, 지역, 가족을 간호대상으로 설정하였다.

① 로저스 – 인간환경이론
② 오렘 – 자가간호이론
③ 로이 – 적응이론
④ 뉴만 – 건강관리 체계이론

4 국민건강증진기금의 용도로 옳지 않은 것은?

① 건강증진을 위한 체육활동의 지원에 사용된다.
② 보건교육 및 교육자료의 개발에 사용된다.
③ 국민의 영양관리에 사용된다.
④ 급성감염성 질환의 관리에 사용된다.

5 다음 중 가족건강에 대한 설명으로 옳은 것은?

> ㉠ 각 가족마다 건강한 가정환경과 생활양식을
>   소유한다.
> ㉡ 가족 구성원들은 개인 구성원의 발전을 촉진
>   시킨다.
> ㉢ 시간이 경과함에 따라 역학관계는 효과적으로
>   조직화되어 있다.
> ㉣ 지역사회와 규칙적인 연계를 가진다.

① ㉠㉡㉢　　　② ㉡㉢㉣
③ ㉠㉢㉣　　　④ ㉠㉡㉢㉣

6 다음의 설명 중 옳은 것은?

> ㉠ 우리나라 모자보건사업은 1923년 로선복을 중
>   심으로 시작되었다.
> ㉡ 해방 이후 보건소에서의 사업은 예방접종, 산
>   전, 분만, 가족계획이 주를 이루었다.
> ㉢ 1960년 모자보건법이 공포되었다.
> ㉣ 현재는 여성과 어린이 건강사업으로 모자보건
>   사업이 재정비되고 있다.

① ㉠㉡㉢　　　② ㉡㉢㉣
③ ㉠㉡㉣　　　④ ㉠㉡㉢㉣

7 다음 중 보건소에서 실시하는 노인보건사업의 내용으로 옳지 않은 것은?

① 노인요양시설의 입소에 대해 안내해 준다.
② 노인보건 및 건강교육상담을 실시한다.
③ 치매관련 전문교육을 실시한다.
④ 노인장애자의 장애등급을 판정한다.

8 35세 여성인 결핵환자가 질병에 대한 무관심으로 자신의 병을 방치하고 있었다. 그러나 방문간호사와의 상담 후 보건소에 내원하였다. 이 행위는 보건간호사의 어떤 역할에 해당하는가?

① 관리자의 역할
② 상담자의 역할
③ 변화촉진자의 역할
④ 대변자의 역할

9 다음 중 탄저병으로 죽은 소가 발견되었다는 신고를 받은 지방의 읍·면장이 취해야 할 행동으로 옳은 것은?

① 즉시 질병관리청장에게 통보하여야 한다.
② 즉시 관할 시장·군수·구청장 또는 시·도 가축방역기관의 장에게 신고한다.
③ 즉시 관할 보건소장에게 신고한다.
④ 즉시 관할 시장·군수·구청장 또는 보건소장에게 통보한다.

10 다음 중 가족이 지역사회 간호사업의 기본이 되는 이유를 모두 고른 것으로 옳은 것은?

> ㉠ 가족은 지역사회 사업수행시 효과적인 단위이기 때문이다.
> ㉡ 구성원의 건강문제는 가족의 건강문제를 반영하기 때문이다.
> ㉢ 가족은 구성원의 건강에 가장 큰 영향력을 발휘하기 때문이다.
> ㉣ 가족의 건강문제는 상호관련적이기 때문이다.

① ㉠㉡
② ㉢㉣
③ ㉡㉢㉣
④ ㉠㉡㉢㉣

11 우리나라 보건행정체계의 특징으로 옳지 않은 것은?

① 보건의료기관을 정부가 주관함으로써 공공보건의료체계가 강하다.
② 민간의료기관 간의 과도한 경쟁으로 합리적 기능분담이 어렵다.
③ 공공부문 간의 독자적인 보건의료전달체계가 운영되지 못하고 있다.
④ 민간과 공공기관 간의 경쟁으로 협조 및 보완체계가 어렵다.

12 환경평가를 하고자 할 때 그 대상으로 옳은 것은?

> ㉠ 수자원 개발 ㉡ 공항건설
> ㉢ 도시개발 ㉣ 산업단지 조성

① ㉠㉡㉢
② ㉡㉢㉣
③ ㉠㉢㉣
④ ㉠㉡㉢㉣

13 다음 중 부영양화를 일으키는 물질로 옳은 것은?

> ㉠ 메틸수은 ㉡ 카드뮴
> ㉢ 질산염 ㉣ 인산염

① ㉠㉡
② ㉢㉣
③ ㉠㉢
④ ㉡㉢㉣

14 진료비 지불제도 유형에 대한 설명으로 옳은 것은?

① 봉급제는 형식적 진료를 막고 개별적 의료서비스 제공이 가능하다.
② 포괄수가제는 의사의 수입이 안정되고 의료인의 자율성이 보장된다.
③ 인두제는 고도의 과학기술 발달로 고급 의료기술 개발에 기여한다.
④ 행위별 수가제는 의사의 환자진료 재량권이 커지고 예방보다는 치료에 중점을 두는 경향이 있다.

15 다음은 무엇에 대한 설명인가?

> 현성 감염이든 불현성 감염이든 숙주가 감염되어 있는 기간을 말한다.

① 잠복기
② 이환기
③ 자연사
④ 불현성 감염

16 다음 예방접종에 대한 설명 중 옳지 않은 것은?

> ㉠ 세균감염성 질환은 예방접종이 효과적이다.
> ㉡ 증상이 심하지 않은 감염병도 모든 어린이에게 예방접종을 해야 한다.
> ㉢ 바이러스 감염의 예방에는 예방접종이 효과적이다.
> ㉣ 모든 감염질환에 대한 예방접종을 개발하여야 한다.

① ㉠㉡㉢
② ㉡㉢㉣
③ ㉠㉡㉣
④ ㉠㉡㉢㉣

17 유병률이 증가하였다. 관련 있는 내용을 모두 고른 것은?

> ㉠ 발생률 증가
> ㉡ 사망률 증가
> ㉢ 이환기 증가
> ㉣ 치료성공률 증가

① ㉠㉡㉢
② ㉠㉢
③ ㉡㉣
④ ㉣

18 다음 중 인구학적 이행에 있어서 제2기에 속하는 것은?

① 높은 출생률과 낮은 사망률로 높은 자연증가율이 나타나는 단계이다.
② 출생률이 낮은 상태로 인구감소를 예측할 수 있는 단계를 말한다.
③ 다산다사형 상태로 인구생산력에 허실이 많다.
④ 출생률과 사망률이 낮은 상태로 균형이 잡힌 소위 소산소사 단계이다.

19 집단 예방접종에 관한 설명으로 옳은 것은?

① 예방접종기록의 보관은 10년이다.
② BCG 예방접종의 부작용으로 경련 및 뇌염 중추신경계 손상이 있다.
③ 홍역을 앓고 1개월 지나지 않은 학생은 예방접종을 받을 수 없다.
④ 예방접종 후 미열이 발생하면 그날 샤워를 한다.

20 다음의 노인문제 중 우리나라에서 문제되고 있는 것을 모두 고르면?

> ㉠ 건강보호 문제
> ㉡ 노인의 역할상실
> ㉢ 노인의 경제적 의존
> ㉣ 심리적 고립

① ㉠㉡㉢
② ㉡㉢㉣
③ ㉠㉡㉣
④ ㉠㉡㉢㉣

제1과목 국어

1 다음 중 중의적인 표현이 아닌 것은?

① 나는 영수에게 돈을 주었다.
② 어젯밤 이야기를 소희에게 했다.
③ 공부를 잘하는 영수와 소희는 친구이다.
④ 나는 소리치며 가는 소희를 따라갔다.

2 다음 글의 시점에 대한 설명으로 옳지 않은 것은?

> (가) 거지반 집에 다 내려와서 나는 호드기 소리를 듣고 발이 딱 멈추었다. 산기슭에 널려 있는 굵은 바윗돌 틈에 노랑 동백꽃이 소보록하니 깔리었다. 그 틈에 끼여 앉아서 점순이가 청승맞게스리 호드기를 불고 있는 것이다.
>
> (나) 그리고 뒷을 떠다 밀렸는지 나의 어깨를 짚은 채 그대로 퍽 쓰러진다. 그 바람에 나의 몸뚱이도 겹쳐서 쓰러지며 한창 피어 퍼드러진 노란 동백꽃 속으로 푹 파묻혀 버렸다.

① 서술자와 주인공 사이의 거리가 매우 가깝다.
② 허구화된 '나'가 이야기를 끌어간다.
③ 등장인물의 직접적 심리묘사가 용이하다.
④ 서술자와 독자 사이의 거리가 가깝다.

3 다음 문장 중에서 밑줄 친 관용 표현이 문맥에 어울리지 않는 것은?

① <u>입추의 여지가 없을</u> 정도로 공연장에는 관람객이 많았다.
② <u>쇠털같이 많은</u> 날에 왜 그리 서두릅니까?
③ 그는 경기에 임하자 <u>물 건너온 범처럼</u> 맹활약을 하였다.
④ 이번 시험을 잘 보았으니 합격은 <u>떼어 놓은 당상</u>이다.

4 다음 글에 대한 설명으로 거리가 먼 것은?

> 불휘 기픈 남ㄱ ᄇᆞᄅᆞ매 아니 뮐씨, 곶 됴코 여름 하ᄂᆞ니
> 시미 기픈 므른 ᄀᆞᄆᆞ래 아니 그츨씨, 내히 이러 바ᄅᆞ래 가ᄂᆞ니,

① 전체의 서사(序詞)로 사적찬(事蹟讚)이다.
② 치화평(致和平)의 가사로 노래했다.
③ 순 우리말로 된 작품으로 125장 중 백미(白眉)이다.
④ 한역자사의 첫 구절을 따서 근심장(根深章)이라고 한다.

Q 다음 글을 읽고 물음에 답하시오. 【5 ~ 6】

(가) 유·익흔 ·이 :세가 ·짓 :벋·이오 ·해·로온· ·이 :세가 ·짓 :벋·이니, 直·딕흔 ·이·를 :벋흐 ·며, :신·실흔 ·이·를 :벋흐·며, 들·온· ·것 한 ·이·를 :벋흐·면 ·유·익흐·고 :거· ·동·만 니·근 ·이·를 :벋흐·며 아:당흐·기 ·잘·흐는 ·이·를 :벋흐·며, :말·솜·만 니· ·근 ·이·를 :벋흐·면 해·로·온이·라.

(나) 孟밍子ᄌᆞㅣ ᄀᆞ르샤ᄃᆡ, 사람이 道도ㅣ 이시매 먹기를 비브르 ᄒᆞ며 오슬 덥게 ᄒᆞ야 편안히 잇고, ᄀᆞᄅᆞ치미 업스면 곧 즘승에 갓가오릴ᄉᆡ, 聖셩人인이 시름흠을 두샤 契셜로 ᄒᆞ여곰 司ᄉᆞ徒도를 ᄒᆡ이샤 ᄀᆞᄅᆞ츄ᄃᆡ 人인倫륜으로뻐 ᄒᆞ시니, 아비와 아들이 親친흠이 이시며 님금과 신해 義의ㅣ 이시며 남진과 겨집이 글히요미 이시며 얼운과 져므니 추례 이시며 벋이 믿븜이 이슈미니라.

5 (가)와 같은 주장을 강화시킬 수 있는 근거가 될 수 있는 한자는?

① 近墨者黑
② 管鮑之交
③ 金蘭之交
④ 矯角殺牛

6 (나)에서 언급하지 않은 것은?

① 교육의 개념
② 교육의 윤리성
③ 교육의 필요성
④ 교육의 내용

7 다음 중 밑줄 친 부분에 나타난 작가의 심정과 가장 유사한 것은?

梨니花화는 볼셔 디고 접동새 슬피 울 제, 洛낙山산 東동畔반으로 義의相샹臺ᄃᆡ예 올라 안자, 日일出츌을 보리라 밤듕만 니러ᄒᆞ니, 祥샹雲운이 집픠는 동, 六뉵龍뇽이 바퇴는 동, 바다히 써날 제는 萬만國국이 일위더니, 天텬中듕의 티쯔니 毫호髮발을 혜리로다. <u>아마도 녈구름 근쳐의 머믈셰라.</u> 詩시仙션은 어디 가고 咳ᄒᆡ唾타만 나맛ᄂᆞ니. 天텬地디間간 壯장흔 긔별 ᄌᆞ셔히도 흘셔이고.

① 춘산에 눈 녹이는 바람 건듯 불고 간 데 없다. / 적은덧 빌어다가 머리 우희 불리고저. / 귀밑의 해묵은 서리를 녹여 볼가 하노라.
② 구름이 무심탄 말이 아마도 허랑하다. / 중천에 떠 있어 임의로 다니면서 / 구태여 광명한 날빛을 따라가며 덮나니.
③ 수양산 바라보며 이제를 한하노라. / 주려 죽을 진들 채미도 하는 것가 / 비록애 푸새엣 것인들 그 뉘 따에 났더니.
④ 어져 내 일이여 그릴 줄을 모르더냐. / 이시라 하더면 가랴마는 제 구태여 / 보내고 그리는 정은 나도 몰라 하노라.

8 밑줄 친 단어들을 시대적 상징성이 같은 것끼리 묶은 것은?

"어디 일들 가슈?"

"아뇨, 고향에 갑니다."

"고향이 어딘데……."

"삼포라구 아십니까?"

"어 알지, 우리 아들놈이 거기서 ㉠도자를 끄는데……."

"삼포에서요? 거 어디 공사 벌일 데나 됩니까? 고작해야 고기잡이나 하구 감자나 매는데요."

"어허! 몇 년 만에 가는 거요?"

"십 년."

노인은 그렇겠다며 고개를 끄덕였다.

"말두 말우. 거긴 지금 육지야. 바다에 ㉡방둑을 쌓아 놓구, ㉢트럭이 수십 대씩 돌을 실어 나른다구."

"뭣 땜에요?"

"낸들 아나. 뭐 관광호텔을 여러 채 짓는담서, 복잡하기가 말할 수 없네."

"동네는 그대루 있을까요?"

"그대루가 뭐요. 맨 천지에 공사판 사람들에다 장까지 들어섰는걸."

"그럼 나룻배두 없어졌겠네요."

"바다 위로 신작로가 났는데, 나룻배는 뭐에 쓰오. 허허, 사람이 많아지니 변고지. 사람이 많아지면 ㉣하늘을 잊는 법이거든."

　　　　　　　– 황석영, 「삼포가는 길」 중에서 –

---

① ㉠, ㉡, ㉢

② ㉠, ㉡, ㉣

③ ㉠, ㉢, ㉣

④ ㉡, ㉢, ㉣

9 다음 문장에 대한 설명으로 거리가 먼 것은?

고인과 더불어 생각하는 곳에서 현대는 살이 찐다. 현대는 고인의 울력으로 아로 새겨지는 미래(未來)의 산실(産室)이요 창조(創造)의 길잡이이기 때문이다.

---

① 앞의 문장과 뒤의 문장은 인과관계로 이어져 있다.

② 온고지신(溫故知新)이란 말과 뜻이 통한다.

③ 조상을 추모하고 공경하라는 말이다.

④ '울력'이란 사람이 함께 하는 일이나 그 힘을 뜻한다.

10 다음 글의 밑줄 친 부분에 포함되지 않는 작품은?

이제, 우리나라 시문(詩文)은 그 말을 버리고 타국의 말을 배워서 쓰니, 가령 십분 비슷하다 하더라도 이것은 다만 앵무새가 사람의 말을 흉내 내는 것이다. 여항(閭巷)의 초동급부(樵童汲婦)가 지껄이고 서로 화합하는 것이 비록 비리(鄙俚)하다고 하더라도, 그 참과 거짓을 논한다면, 이는 진실로 학사대부(學士大夫)들의 이른바 시부(詩賦)와는 비교가 되지 않는다. 하물며, 이 세 가지 별곡은 천기(天機)의 자연이 있고 이속(夷俗)의 비리한 데가 없으니, 자고로 우리나라의 진문장(眞文章)이라면 단지 이 세 편이 있을 뿐이다.

---

① 관동별곡

② 성산별곡

③ 사미인곡

④ 속미인곡

11 다음 중 상대방을 가장 존대한 문장인 것은?

① 보내준 편지 잘 받았습니다.
② 함께 가지 않겠습니까?
③ 가르치신 말씀 잊지 않겠습니다.
④ 다시 뵙기를 바랍니다.

12 다음 글에서 ㉠~㉣의 풀이가 옳지 않은 것은?

> 점순이는 뭐, 그리 썩 예쁜 계집애는 못 된다. 그렇다구 또 개떡이냐 하면 그런 것도 아니고, 꼭 내 안해가 돼야 할 만치 그저 ㉠톱톱하게 생긴 얼굴이다. 나보다 십 년이 아래니까, 올해 열여섯인데 몸은 남보다 두 살이나 덜 자랐다. 남은 잘도 훤칠히들 크건만 이건 위아래가 뭉툭한 것이 내 눈에는 ㉡헐없이 감참외 같다. 참외 중에는 감참외가 제일 맛좋고 예쁘니까 말이다. 둥글고 커단 눈은 서글서글하니 좋고, 좀 지쳐 찢어졌지만 입은 밥술이나 톡톡히 먹음직하니 좋다. 아따, 밥만 많이 먹게 되면 팔자는 고만 아니냐. 헌데 한 가지 ㉢파가 있다면 가끔 가다 몸이(장인님이 이걸 채신이 없이 들까분다고 하지만) 너무 빨리빨리 논다. 그래서 밥을 나르다가 때없이 풀밭에서 ㉣깨빡을 쳐서 흙투성이 밥을 곧잘 먹인다.

① ㉠ 톱톱하게 – 투박하게, 거칠게
② ㉡ 헐없이 – 영락없이
③ ㉢ 파 – 결점, 단점
④ ㉣ 깨빡을 쳐서 – 내동댕이쳐서

13 다음과 같은 문제점이 나타난 문장은?

> 요즘에는 재미있게 읽혀지는 책이 별로 없다.

① 선생님께는 돌 지난 손자가 계시지?
② 어제는 머리가 아프니까 결석을 하였다.
③ 열차가 곧 도착됩니다.
④ 내가 친구 한 명 소개시켜 줄게.

14 다음 관계 관형절 중 생략 성분이 다른 하나는?

① 순이가 어제 산 모자
② 우리 민족이 추구하는 이상
③ 피카소가 그린 그림
④ 아무도 없는 강의실

15 다음의 '증인'이 범하고 있는 오류는?

> 우리는 몇 년 전 국회 청문회에서 과거의 비리를 밝히기 위해 국회의원들이 권력층에 있었던 사람들을 증인으로 출두시켜 신문한 적이 있었다. 그때 어느 증인은 다음과 같은 발언을 하였다.
> "내가 입을 열면 엄청난 사태가 벌어질 것입니다. 그러한 사태는 전적으로 당신들의 책임입니다."

① 순환논증의 오류
② 사람에 호소하는 오류
③ 성급한 일반화의 오류
④ 감정에 호소하는 오류

Q 다음 글을 읽고 물음에 답하시오. 【16 ~ 18】

(가) 만일 김첨지가 주기를 띠지 않았던들, 한 발을 대문 안에 들여놓았을 제 그 곳을 지배하는 무시무시한 정적(靜寂) ── 폭풍우가 지나간 뒤의 바다 같은 정적에 다리가 떨리었으리라. 쿨룩거리는 기침소리도 들을 수 없다. 거르렁거리는 숨소리조차 들을 수 없다. 다만 이 무덤 같은 침묵을 깨뜨리는 ── 깨뜨린다느니보담 한층 더 침묵을 깊게 하고 불길하게 하는, 빡빡 하는 그윽한 소리 ── 어린애의 젖 빠는 소리가 날 뿐이다.

(나) 화수분은 양평서 오정이 거의 되어서 떠나서, 해져갈 즈음해서 백 리를 거의 와서 어떤 높은 고개를 올라섰다. 칼날 같은 바람이 뺨을 친다. 그는 고개를 숙여 앞을 내려다 보다가, 소나무 밑에 희끄무레한 사람의 모양을 보았다. 그것을 곧 달려가 보았다. 가본즉 그것은 옥분과 그의 어머니다. 나무 밑 눈 위에 나뭇가지를 깔고, 어린 것 업는 헌 누더기를 쓰고 한 끝으로 어린 것을 꼭 안아가지고 웅크리고 떨고 있다.

(다) "장 선 꼭 이런 날 밤이었네. 객줏집 토방이란 무더워서 잠이 들어야지. 밤중은 돼서 혼자 일어나 개울가에 목욕하러 나갔지. 봉평은 지금이나 그제나 마찬가지지. 보이는 곳마다 메밀밭이어서 개울가가 어디 없이 하얀 꽃이야. 돌밭에 벗어도 좋을 것을 달이 너무도 밝은 까닭에 옷을 벗으러 물방앗간으로 들어가지 않았나. 이상한 일도 많지. 거기서 난데없는 성 서방네 처녀와 마주쳤단 말이네. 봉평서야 제일 가는 일색이었지."

(라) 화공은 어찌할 줄을 몰랐다. 망지소조(茫知所措)하여 허둥거리던 화공은 눈을 뜻없이 자기의 그림 위에 던지다가 악! 소리를 내며 자빠졌다. 그 그림의 얼굴에는 어느덧 동자가 찍히었다. 자빠졌던 화공이 좀 정신을 가다듬어 가지고 몸을 일으켜서 다시 그림을 보매, 두 눈에는 완전히 동자가 그려진 것이었다.

16 서정성이 가장 두드러지게 나타난 작품은?

① (가)
② (나)
③ (다)
④ (라)

17 다음과 같은 경향을 띤 동인지의 작품끼리 묶인 것은?

> 춘원의 계몽주의를 반대하고 사실주의 문학을 주장하였으며, 구어체 문장의 확립에 노력했고 본격적인 자유시를 우리나라에 소개하였다.

① (가)(나)
② (나)(라)
③ (다)(라)
④ (가)(다)

18 (라)의 내용과 밀접한 관련을 가지고 있는 것은?

① 이심전심(以心傳心)
② 연목구어(緣木求魚)
③ 화룡점정(畫龍點睛)
④ 역지사지(易地思之)

19 밑줄 친 겹받침의 발음이 옳지 않은 것은?

① 가을 하늘은 참으로 <u>맑다</u>. →[막따]
② 감이 익지 않아 대단히 <u>떫다</u>. →[떨 : 따]
③ 우리는 그 책을 <u>읽고</u>, 큰 감명을 받았다. →[일꼬]
④ 그는 흥에 겨워 시를 <u>읊고</u>, 장구를 쳤다. →[을꼬]

20 다음 중 홑문장인 것은?

① 남편은 노래하고, 아내는 춤을 춘다.
② 영희는 사회의 일원으로 훌륭히 생활하고 있다.
③ 궂은 비가 소리도 없이 내린다.
④ 봄이 오니, 새가 운다.

Q 밑줄 친 부분과 의미가 가장 가까운 것을 고르시오. 【1 ~ 3】

1

I was ready to take a relaxing nap, but the <u>incessant</u> noise from outside began to bother me.

① unbearable　　② constant
③ loud　　　　　④ bizarre

2

Letting the lady sit first at the table is the <u>conventional</u> thing to do.

① foolish　　　　② kindly
③ inexperienced　④ usual

3

David is a very persuasive speaker, but when you examine his arguments, most of them are illogical. They simply don't <u>hold water</u>.

① take sides
② make sense
③ clear the air
④ pick a quarrel

● 다음 글을 읽고 물음에 답하시오. 【4 ~ 5】

I've been trying to prepare myself for the English speech contest. Without missing a day I practice in front of a mirror. The contest is at the end of this month and I'll be glad when it's finally over. I've practiced that speech _____ much _____ I even dream about it.
Hope you'll <u>drop me a line</u>, if school isn't keeping you too busy. Take care.

4 윗글의 빈칸에 알맞은 것은?

① it, that
② in, which
③ so, that
④ such, that

6 다음 글의 분위기는?

In the spring when the rains have passed and before the long hot days of summer have come, the country about Winesburg is beautiful. The town lies in the midst of open fields, but beyond the fields are pleasant patches of woodlands. In the wooded places are many little, quiet places where lovers go to sit on Sunday afternoons. Through the trees they look out across the fields and see farmers at work about the barns or people driving up and down on the roads. In the town bells ring and occasionally a train passes, looking like a toy thing in the distance.

① descriptive   ② instructive
③ critical   ④ tragic

7 다음 글에서 밑줄 친 <u>They</u>가 나타내는 것은?

In the United States, about 10 million computers are thrown away every year! Because most unwanted computers are sent to a dump, they have caused a problem. The computer industry and the government are working on ways to solve it. They have concluded that there must be changes in the way computers are built. <u>They</u> must be made in ways that will allow their parts to be recycled.

① Old computers
② Unwanted computers
③ The computer industry and the government
④ Computers

5 윗글의 밑줄 친 <u>drop me a line</u>이 의미하는 것은?

① visit me
② do good to me
③ come and see me
④ write a letter to me

8 다음 문장의 밑줄 친 부분 중 그 쓰임이 옳은 것은?

① When he heard his father was dying, he immediately went to the hospital and arrived just <u>at times</u>.

② <u>At one time</u> the streets of London were lit by gas, but that was at least a hundred years ago.

③ She's very happy in England on the whole, but of course she missed Korea <u>on time</u>.

④ The trains very punctual, they always leave <u>in time</u>.

9 다음 글의 내용을 한 문장으로 요약할 때, 빈칸 ⓐ와 ⓑ에 들어갈 말로 바르게 짝지은 것은?

A recent study suggests that men and women who like to live their lonely lives, even those from a rich family, are more likely to die early in life than those who have many friends. In fact, simply the presence or touch of another person can calm us. It can keep our blood pressure and heart rate at low levels. Also, by talking with others we can learn to take care of ourselves — to eat right, to exercise, to stay away from drugs, and so on.

We can say that a (ⓐ) man is a (ⓑ) man.

① sociable — healthy

② wealthy — healthy

③ sociable — busy

④ wealthy — lonely

10 다음 글의 밑줄 친 Els가 의미하는 것은?

They're lonely victims of a nightmare without end—people who can die just by being exposed to everyday products.

"Our problem is that we are allergic to the 20th century," says David Webb.

Some 20 <u>Els</u> have sought refuge in the tiny town of Mount Shasta, a remote rural community in northern California known for it clean air and water.

"We cannot live with modern furnishings, perfumes, shampoos, synthetic materials or almost anything made by man," said Webb.

① 종말론자들

② 자연주의자들

③ 정신장애자들

④ 환경병 환자들

11 다음 글의 "ice cream headache"에 대한 내용과 일치하지 않는 것은?

Not a lot is known about what causes "ice cream headaches" or "brain freeze" as these headaches are commonly called. Scientists know that this type of headache is triggered by cold food or drink hitting the roof of the mouth, but they still have no idea what causes the pain. One theory suggests that pain is caused because the blood vessels constrict from the cold. Scientists do know that the pain reaches its peak somewhere between 25 and 60 seconds after eating or drinking something too cold and that the temperature of the forehead falls by almost two degrees. The pain typically lasts from a few seconds to a minute or two.

Although this type of headache can occur anytime, it is more common during very hot weather or when a person is overheated. Hot weather and ice cream seem to go together, which is probably the reason why most ice cream headaches occur in the summer.

① "ice cream headache"의 원인에 대해 명확히 밝혀진 것은 없다.
② 찬 음료수를 마시고 25~60초 정도 사이에 고통이 극에 달한다.
③ "ice cream headache"에 의한 고통은 5~10분 정도 지속된다.
④ 더운 날씨에 더 자주 발생한다.

12 다음 글에서 본문 전체의 흐름과 맞지 않는 문장은?

While it is probably true that you could earn a living in any one of several different occupations, you will be happiest if you are working at something which interests you. ① In your schoolwork, if you like science and don't like literature, you find more fun learning your science lesson. ② Not all of us have the same abilities, as you already know from your schoolwork. ③ It will be the same when you are through school. ④ If you like machinery and the precise things which can be done with it, you will probably enjoy working in a factory.

13 밑줄 친 부분의 뜻을 가장 잘 나타낸 것은?

A man of sense would not say such a foolish thing.

① If he was a man of sense, he
② If he is man of sense, he
③ If he were a man of sense, he
④ As he was a man of sense, he

14 다음 글의 바로 앞에 올 내용으로 가장 자연스러운 것은?

The chameleon helps itself by changing its color. When a bigger animal comes near, the chameleon changes its color quickly. Then it looks like the rock or ground that is nearby. Its camouflage hides it from other animals. Birds also have a special way of protecting themselves. Because they have wings and feathers, they can fly. This keeps them safe from many animals on the ground.

① The chameleon has a special way of changing its color.

② This is way a chameleon protects itself.

③ Animals use different means of protecting themselves.

④ The chameleon is special in its own way.

ⓠ 빈칸에 적당한 말을 고르시오. 【15 ~ 16】

15

He spoke English so well that he was _____ for an Englishman.

① regarded

② taken

③ thought

④ looked

16

She never noticed someone was watching her, and it was with surprise that she heard _____.

① herself speaking

② speak to herself

③ herself spoken to

④ speaking to herself

17 밑줄 친 부분과 같은 뜻으로 쓰인 것은?

This should make quite a comfortable and attractive house if it's done up a bit.

① repaired   ② swept

③ cleared   ④ produced

18 다음 문장을 바꾸어 쓸 때 옳지 않은 것은?

The captain said to his men, "Stay where you are."

① The captain ordered his men to stay where they were.

② The captain told that his men stay where they were.

③ The captain ordered that his men stay where they were.

④ The captain told his men to stay where they were.

19 '메리의 인형과 제인의 인형은 매우 예쁘다.'를 옳게 영작한 것은?

① Mary's and Jane's dolls are very pretty.
② Mary and Jane's dolls are very pretty.
③ Mary and Jane's dolls is very pretty.
④ Mary's and Jane's doll is very pretty.

20 다음 글을 읽고 주어진 물음에 대한 대답으로 옳은 것은?

> Dentist : So, you have a toothache. Let's see. You have a cavity.
> Patient : Is it bad? What are you going to go?
> Dentist : _____ I'm going to have to extract it.
> Patient : How long will it take? And how much will it cost?
> Dentist : It's $ 50. And it will probably take about two minutes.
> Patient : You mean I have to pay $ 50 for only two minutes work?
> Dentist : Only two minutes, huh? Okay, then I'll do it very slowly!

① Are you serious?
② Take it easy.
③ Are you ready to do?
④ Are you scary?

---

1 다음 의거를 일으킨 단체에 대한 설명으로 옳지 않은 것은?

> 일본이 침략 정책을 진행하고 있는 이때에 한국인 지사 이봉창이 단신으로 삼엄한 경비망을 뚫고 일왕의 마차를 향해 폭탄을 던지는 사건이 발생하였다. …(중략)… 이봉창 지사의 의거는 극히 비밀스러운 조직이 부여한 사명을 수행한 것이다. 이봉창 지사 동지들의 계속적인 분투와 희생이 앞으로도 계속 이어질 것으로 예견된다.

① 김구가 조직하였다.
② 윤봉길이 홍커우 공원 의거를 일으켰다.
③ 조선 혁명 선언을 활동 지침으로 하였다.
④ 중국 국민당 정부의 지원을 이끌어내었다.

2 다음은 「한서지리지」에 실린 8조법이다. 이 조목을 통해 알 수 있는 사실이 아닌 것은?

> • 사람을 죽인 자는 사형에 처한다.
> • 상처를 입힌 자는 곡물로 배상한다.
> • 남의 물건을 훔친 자는 노비로 삼는다.

① 노예제도가 존재하였다.
② 사유재산이 인정되었다.
③ 노동력과 인간생명을 중시하였다.
④ 형벌제도가 아직 발생하지 않았다.

3 조선초기의 각 왕과 그 시대의 정치적 업적을 바르게 연결한 것은?

① 태조 – 호패법 실시
② 세종 – 사병제도 폐지
③ 세조 – 과전법 시행
④ 성종 – 경국대전 완성

4 다음 중 발해문화의 특징으로 옳은 것은?

① 관제는 당의 3성 6부의 영향을 받았다.
② 발해의 미술은 화려하고 사치스러웠다.
③ 주작대로 등은 고구려의 영향을 받았다.
④ 일부 당문화를 수용했으나 고구려의 문화적 영향을 많이 받았다.

5 다음에 제시된 고려전기의 정책들이 공통적으로 추구한 목표는?

> • 최승로의 시무28조 수용
> • 광종의 과거제도 도입
> • 12목에 중앙관리 파견
> • 국자감 정비
> • 경학 · 의학박사 지방파견

① 향촌자치제 추진
② 호족세력의 입지강화
③ 중앙집권화의 추진
④ 문벌귀족의 세력강화

6 통일신라의 민정문서에 나타난 농민의 지배방법은?

① 토지소유 정도에 따라 호를 9등급으로 나누어 조세징수의 기준으로 삼았다.
② 중앙에서 촌주를 파견하여 농민을 다스렸다.
③ 일반 농민들에게 관료전, 정전 등 토지를 지급하였다.
④ 호구와 인구 외에 가축과 과일나무까지 철저하게 편제하여 관리하였다.

7 불교공인 이후 신라사회의 모습이 아닌 것은?

① 왕권이 이전에 비해 크게 강화되었다.
② 새로운 사회윤리와 국가정신을 확립하였다.
③ 거대한 무덤에 막대한 부장품을 넣는 장례가 유행하였다.
④ 원시종교에 대신하여 불교가 사회지도이념으로 자리 잡게 되었다.

8 다음 삼국시대 예술품 중 중앙아시아 계통의 문화의 영향이 보이는 것은?

① 가야의 토기
② 백제의 산수문전
③ 고구려의 고분벽화
④ 신라의 분황사탑

9 다음의 불교종파가 형성된 시기를 시대순으로 바르게 배열한 것은?

> ㉠ 정토종　　　㉡ 선종 9산
> ㉢ 조계종　　　㉣ 천태종

① ㉠→㉡→㉢→㉣
② ㉠→㉡→㉣→㉢
③ ㉡→㉠→㉢→㉣
④ ㉡→㉠→㉣→㉢

10 신라 미술품에 대한 설명으로 옳은 것은?

① 황룡사 9층 목탑은 임진왜란 때 소실되었다.
② 천마총은 대표적인 굴식 돌방무덤이다.
③ 무열왕릉비의 이수와 귀보의 조각이 현존한다.
④ 김생의 글씨는 신라말에 이루어진 집자비문에 전해진다.

11 다음 중 삼한사회 역사적 특수성만을 모아 놓은 것은?

> ㉠ 철의 생산과 수출
> ㉡ 순장제 의식의 발달
> ㉢ 제정의 분리
> ㉣ 벼농사의 발달

① ㉠㉡㉢
② ㉠㉡㉣
③ ㉠㉢㉣
④ ㉡㉢㉣

12 다음 자료를 읽고 이와 관련된 시대의 모습을 보기와 같이 추론하였다. 옳은 것을 고르면?

> • 진성여왕이 임금이 된 지 몇 해만에 유모 부호 부인과 그녀의 남편 위홍 각간 등 3, 4명의 총신들이 권력을 마음대로 하여 정사를 어지럽히니 도적이 벌떼처럼 일어났다.
> • 국내의 여러 주·군이 공세를 바치지 않아 국고가 비고 나라의 살림살이가 어려워 왕이 사자를 보내어 독촉하자 이로 말미암아 도적이 벌떼처럼 일어났다.
> • 궁예가 강원도의 도적 양길에게 의탁하니 양길은 기뻐하며 궁예를 잘 대우하여 일을 맡겼다. 궁예는 양길에게서 나와 치악산 석남사에 주둔하면서 주천·내성·울오·어진 등의 여러 현을 두루 공격하여 모두 항복을 받았다.

> ㉠ 당시에는 중앙정부의 지방통제가 어려웠다.
> ㉡ 진골 귀족세력은 왕권에 눌러 약화되었다.
> ㉢ 농민에 대한 가혹한 수취가 점점 심화되었다.
> ㉣ 6두품 귀족의 횡포가 당시 사회동요의 주된 원인이었다.
> ㉤ 지방세력은 농민봉기를 이용하여 세력을 확대하였다.

① ㉠㉡㉢
② ㉠㉢㉤
③ ㉡㉢㉣
④ ㉡㉣㉤

13 1920년대에 다음 정책을 시행한 원인은?

• 벼 품종 교체   • 수리 시설 확대 • 화학 비료 사용   • 쌀 수출량 증대

① 물산 장려 운동   ② 임야 조사 사업

③ 산미 증식 계획   ④ 민립 대학 설립 운동

14 유교를 통치이념으로 채택함으로써 조선사회에 나타난 영향으로 옳지 않은 것은?

① 지배층의 농민지배를 긍정하는 지주전호제를 받아들였다.

② 덕치주의와 민본사상을 바탕으로 한 왕도정치가 추구되었다.

③ 불교·유교·토속신앙을 배척하고 핍박하였다.

④ 양천과 반상의 구분을 엄격히 하였다.

15 다음은 고려시대의 한문학의 경향을 서술한 것이다. 시대순으로 바르게 배열한 것은?

⊙ 시·문을 주로 한 귀족취향의 보수적 경향 ⓒ 정통과 대의명분을 존중하는 한문학의 등장 ⓒ 중국의 모방단계에서 벗어난 독자적 경향의 추구 ⓔ 우리나라 전통과 연결된 새로운 문학세계의 추구

① ⊙ - ⓒ - ⓔ - ⓒ

② ⊙ - ⓔ - ⓒ - ⓒ

③ ⓒ - ⊙ - ⓔ - ⓒ

④ ⓒ - ⓔ - ⊙ - ⓒ

16 조선시대에 다음 제도를 실시한 공통적인 목적은?

• 향·소·부곡 폐지 • 도첩제 • 호패제도 • 노비변정사업

① 농민에 대한 토호의 사적 지배 방지

② 유민의 단속과 민란의 방지

③ 양인 확보를 통한 국역대상자의 증가

④ 권문세족의 약화를 통한 경제적 불평등의 완화

17 다음과 같은 개혁 내용이 추진된 시기에 있었던 사실로 옳은 것은?

개혁의 주요 내용
• 개국 기념 사용   • 궁내부 신설 • 과거제 폐지   • 도량형 통일 • 고문과 연좌제 폐지

① 임오군란

② 비변사 설치

③ 을미의병

④ 군국기무처 설치

18 다음에 나열된 고분의 공통된 특징을 바르게 설명한 것은?

> • 쌍영총   • 무용총
> • 강서고분   • 각저총

① 많은 부장품이 이곳에서 출토되었다.
② 통일 전의 신라고분에 큰 영향을 주었다.
③ 석실이 있고 내부에는 벽화가 그려져 있다.
④ 고구려의 고분으로 평양 근처에 있다.

19 대동법에 대한 설명으로 옳은 것은?

① 모든 공납은 현물 대신 쌀로 바치게 하였다.
② 대동법의 실시 결과 공인(貢人)이 등장하였다.
③ 지주의 부담이 줄어들어 1결마다 4두를 부담하였다.
④ 상류의 신분층에게도 군포를 부담시켰다.

20 다음 인물들의 공통점으로 알맞은 것은?

> • 박규수   • 오경석   • 유홍기

① 통상 수교를 거부하였다.
② 통상 개화를 주장하였다.
③ 토지 제도를 개혁하였다.
④ 신분 제도를 폐지하였다.

제4과목 간호관리

1 한국 간호사 윤리강령에 관하여 옳은 것을 고르면?

> ㉠ 1972년 제정, 1983·1995·2006·2013년 개정
> ㉡ 인간의 존엄과 생명의 기본권 존중
> ㉢ 모든 도덕문제 해결
> ㉣ 건강증진·질병예방·건강회복·고통경감

① ㉠㉡
② ㉠㉡㉢
③ ㉠㉡㉣
④ ㉠㉡㉢㉣

2 다음 중 지문에서 제시한 교육방법의 내용과 관련한 방법을 옳게 나열한 것은?

> ㉠ 실제상황과 비슷한 사례를 공동으로 연구하여 문제점을 도출하고 그에 대한 대안을 모색한다.
> ㉡ 실제상황에서 교사는 고도의 지식과 기술을 시범해 보일 수 있어야 하며, 학습자는 연구 중에 있는 신참여자이어야 한다.
> ㉢ 간호사와 학습자는 1:1의 상호 학습을 할 수 있다.

① 사례연구 – 역할모델법 – 프리셉터십 제도
② 역할모델법 – 사례연구 – 프리셉터십 제도
③ 인턴십제도 – 역할모델법 – 프리셉터십 제도
④ 사례연구 – 역할모델법 – 인턴십제도

3 다음은 리더와 관리자에 대한 설명이다. 이 중 성격이 다른 하나는?

① 지위에 수반되는 권한에 기인한 합법적인 권력을 갖는다.
② 공식적인 조직 내의 지위를 가진다.
③ 조직의 목적을 성취하기 위해 인간, 환경, 돈, 시간, 다른 자원들을 다룬다.
④ 추구하는 목적에 조직의 목적이 반영되지 않을 수도 있다.

4 다음 중 F. W. Tayler에 대한 설명으로 옳지 않은 것은?

① '시간과 동작연구'를 실시하였다.
② 조직구성원의 심리적·사회적 욕구를 중시하였다.
③ 공장조직을 철저한 직능식 조직으로 바꾸었다.
④ 분업을 장려하였다.

5 다음 중 기획예산제도의 절차로 옳은 것은?

① 계획수립 – 사업안 작성 – 예산편성
② 계획수립 – 예산편성 – 사업안 작성
③ 예산편성 – 계획수립 – 사업안 작성
④ 사업안 작성 – 예산편성 – 계획수립

6 통제활동의 기준이 될 수 있는 것을 모두 고르면?

> ㉠ 간호실무표준
> ㉡ 편성된 부서예산
> ㉢ 목표관리에 의해 설정된 목표
> ㉣ 업무의 위임 정도

① ㉠㉢　　　　　　② ㉡㉣
③ ㉠㉡㉢　　　　　④ ㉠㉡㉢㉣

7 다음 중 간호인력수요 측정에 영향을 주는 요인에 해당하는 것은?

> ㉠ 직무분석
> ㉡ 간호전달체계
> ㉢ 다른 부서의 지원
> ㉣ 환자의 중증도

① ㉠㉡㉢　　　　　② ㉠㉢
③ ㉡㉣　　　　　　④ ㉠㉡㉢㉣

8 간호기록에 대한 설명으로 옳은 것은?

① 실제로 수행한 업무는 기록을 빠뜨렸더라도 법적으로 인정받을 수 있다.
② 환자의 호소가 근거가 없어 보일 경우 '환자의 호소가 근거 없음'이라고 기록한다.
③ 환자의 호소를 기록하지 않아 환자에게 해를 끼친 경우는 과오라고 할 수 있다.
④ 증인이 필요한 경우를 대비하여 다른 환자의 실명을 기록에 남겨 둔다.

9 개방체계모델을 이용한 간호생산성의 개념에서 산출에 해당하는 것은?

① 간호시간
② 환자간호 전달체계
③ 간호를 제공하는 데 드는 비용
④ 노동법

10 다음은 ANA의 '정신간호 실무표준'을 열거한 것이다. 결과표준에 속하는 것은?

① 환자는 치료계약서의 조항들을 분명히 표현한다.
② 동료평가의 매커니즘은 그 기관 내부에 존재하며 실무간호사에 의해 확립된다.
③ 환자의 편에 서서 증가하는 개인적 치료의 책임감을 촉진시키도록 한다.
④ 정신과 전문간호사는 개인, 집단, 가족의 심리치료에 있어서 진보적인 임상기술을 사용한다.

11 영기준예산에 대한 설명 중 옳지 않은 것은?

① 목표가 활동중심적이다.
② 시간소모가 많다.
③ 관리자가 우선순위를 결정할 수 없다.
④ 자원을 효율적으로 사용할 수 있다.

12 다음 중 권한위임에 대한 것으로 옳지 않은 것은?

① 권한의 위임시 피위임자는 책무도 함께 위임받게 된다.
② 위임은 두 명의 상사가 함께 하는 것이 효과적이다.
③ 일상적인 일을 위임한다.
④ 권한의 범위를 명확하게 한다.

13 다음 중 병원이 당면한 조직상의 문제점에 포함되지 않는 것은?

① 조직의 경직화로 인하여 신축성 있는 조직활동이 어렵다.
② 병원행정가, 의사, 간호사 및 기타 병원관계자 사이에 갈등의 요소가 존재한다.
③ 매우 전문화되고 다양한 직종에 의해 업무가 수행되므로 조정의 문제를 갖는다.
④ 목적과 운영방법을 변화시켜야 한다는 압력에 봉착하고 있다.

14 다음의 내용이 설명하는 것으로 옳은 것은?

> ㉠ A 간호사는 4명의 환자를 분담받았다.
> ㉡ A 간호사는 4명의 환자의 입원에서 퇴원까지의 총체적인 간호를 한다.
> ㉢ A 간호사가 비번인 경우에는 다른 간호사에게 업무수행 지시를 한다.
> ㉣ A 간호사는 일은 어려웠으나 일에 대한 만족도는 높다.

① 일차간호방법　　　② 사례간호
③ 모듈방법　　　　　④ 기능적 분담방법

15 다음 중 직무명세서에 해당하는 내용은?

① 직무에 대한 성격조건, 경험, 지식, 기술숙련 등이 기술된다.
② 책임, 기구와 장비, 사용될 물품과 서식, 감독 내용 등이 기술된다.
③ 부서, 직무별, 근무위치, 직무개요 등이 포함된다.
④ 명백하고 간결하게 행동을 기하는 동사를 사용하여 설명되어야 한다.

16 다음 중 생활주기이론에 대한 설명으로 옳지 않은 것은?

① 집단의 성숙도가 증가된 경우에는 높은 과업중심과 높은 관계성의 리더십 유형을 갖는다.
② 집단의 성숙도가 높을수록 리더는 과업중심적이다.
③ 집단의 성숙도가 높을수록 리더십 유형이 달라진다.
④ 집단의 성숙도를 4단계로 나누어 리더십 유형을 제시하였다.

17 환자가 간호를 모두 받은 이후에 평가하는 것으로, 결점을 발견하여 시정함으로써 간호의 질을 높이려는 평가방법은?

① 구조적 평가
② 동시평가
③ 동료평가
④ 소급평가

18 다음은 간호사의 법적 의무 중 무엇에 대한 설명인가?

> 유해한 결과가 발생되지 않도록 집중할 의무로서, 이를 게을리 하여 타인의 생명이나 건강에 해를 초래할 경우 민사, 형사상 책임추궁의 핵심이 된다.

① 간호의무
② 설명 및 동의의 의무
③ 주의의무
④ 확인의무

19 다음 중 인사고과자가 피고과자의 한 가지 단점 때문에 모든 것을 나쁘게 평가하는 오류는?

① 후광효과
② 혼효과
③ 논리적 오류
④ 개인적 편견에 의한 오류

20 간호사가 겪는 윤리적 갈등내용으로 옳지 않은 것은?

① 3년제 졸업생들이 바람직한 병상간호에 대한 강한 이상을 주장하는 반면, 4년제 졸업생들은 전문직 개념이 강한 주장을 하여 간호전문직 내에 갈등이 존재한다.
② 일반간호사는 노동자 대 관리자의 계보에 따라 행정직 간호사와의 갈등을 겪고 있다.
③ 간호사들이 환자들과의 업무관계를 통한 기술적 건강관리에 강한 전통을 가진 반면, 새로운 과학기술은 기본적인 병상간호에 많은 시간을 할애할 것을 유도한다.
④ 지위와 자율성에 있어서 의사와의 동등성을 바라지만, 의사의 역할은 대부분의 임상전문가들이 바라는 것보다 더 많은 힘과 명성을 얻고 있다.

1 다음 중 건강증진에 대한 설명으로 옳은 것은?

> ㉠ 건강증진은 건강에 영향을 끼치는 요인들을 조절하는 것이다.
> ㉡ 개인에게 적합한 방법으로 스트레스관리를 하는 것은 건강증진의 한 방법이다.
> ㉢ 예방접종은 건강증진의 한 방법이다.
> ㉣ 건강증진은 질병을 조기에 발견하는 것이다.

① ㉠㉡
② ㉠㉢
③ ㉡㉣
④ ㉢㉣

2 다음 중 WHO에서 제정한 PHC의 원칙으로 옳지 않은 것은?

① 포괄성
② 균등성
③ 지역주민의 참여
④ 통합성

3 다음 중 평가계획에 대한 설명으로 옳지 않은 것은?

① 평가계획은 지역사회주민의 참여가 있어야 한다.
② 평가계획은 전문가인 지역사회 간호사의 재량으로 결정한다.
③ 평가도구는 사업의 시작부터 고려되어야 한다.
④ 평가범주는 사업의 평가를 어느 범위에 중점을 둘 것인가를 결정하는 것이다.

4 다음 자격기준에 대한 설명 중 옳지 않은 것은?

① 보건진료원 – 간호사 및 조산사, 기타 대통령령으로 정하는 자로서 보건복지부장관이 실시하는 직무교육을 24주 이상 받아야 한다.
② 가정간호사 – 간호사로서 보건복지부장관이 정하는 기관에서 가정간호과정을 1년 이상 이수하여야 한다.
③ 보건교사 – 대학이나 전문대학의 간호학과를 졸업하고 간호사 면허증을 취득하여야 한다.
④ 보건간호사 – 간호대학, 대학의 간호학과를 졸업하고 간호사 면허증을 취득하여야 한다.

5 다음의 내용에 대한 평가범주가 평가한 측면으로 옳은 것은?

> 어린아이를 가진 부모를 대상으로 어린이 안전에 관한 9차례의 세미나를 개최하여 350가구 이상이 참여하였다. 세미나의 의사일정, 참석자수, 배포된 자료의 종류, 세미나를 준비하고 개최하는 데 종사한 실무자들의 시간, 사용비용 등을 각 세미나마다 기록하였다.

① 사업실적 평가
② 사업과정 평가
③ 사업효율성 평가
④ 투입된 업무량 평가

6 다음 중 지역사회 간호사가 보건교육을 실시하려고 할 때 보건교육 계획 시 가장 먼저 해야 할 것은?

① 목적의 설정
② 기준 및 시험의 설정
③ 우선순위의 결정
④ 교육요구의 사정

7 「산업재해보상보험법」상 다음에서 설명하는 보험급여는?

> 업무상 사유로 부상을 당하거나 질병에 걸린 근로자에게 요양으로 취업하지 못한 기간에 대하여 지급하되, 1일당 지급액은 평균임금의 100분의 70에 상당하는 금액으로 한다. 다만, 취업하지 못한 기간이 3일 이내이면 지급하지 아니한다.

① 장해급여   ② 유족급여
③ 휴업급여   ④ 간병급여

8 보건간호사가 모자보건사업을 실시하려고 할 때 그 지역의 문제점을 파악하기 위한 행동으로 옳지 않은 것은?

① 각종 통계자료를 분석하거나 전문가의 조언을 듣는다.
② 가정방문 및 지도자와의 상담을 통해 파악한다.
③ 지역사회 방문 전 영유아사망률, 모성사망률, 출생률 등의 지표를 파악한다.
④ 지역사회의 문제점을 직접 조사하거나 기존자료를 통해 파악한다.

9 다음 중 학교보건법에 대한 설명으로 옳은 것은?

> ㉠ 보건실은 학생 및 교직원의 건강관리와 응급처치 등에 필요한 시설과 기구를 갖추어야 한다.
> ㉡ 보건실의 크기는 면적에 대한 제한이 없다.
> ㉢ 학생과 교직원의 이용이 쉽고 통풍과 채광이 잘 되는 장소여야 한다.
> ㉣ 학교환경위생 및 식품위생검사에 필요한 기구를 갖추어야 한다.

① ㉠㉡㉢
② ㉡㉢㉣
③ ㉠㉢㉣
④ ㉠㉡㉢㉣

10 산업안전보건법상 보건관리자의 직무는?

> ㉠ 보호구 구입시 적격품의 선정
> ㉡ 화학물질의 유해성 조사
> ㉢ 전체 환기장치에 대한 설비의 점검
> ㉣ 건강진단 결과 발견된 질병자의 지료

① ㉠㉡㉢
② ㉡㉢㉣
③ ㉠㉢㉣
④ ㉠㉡㉢㉣

11 다음 중 호흡기 유해물질의 관리방법으로 옳은 것은?

> ⊙ 호흡용 보호기구 착용
> ⓒ 작업공정이나 환경의 개선
> ⓒ 원인을 감소시키기 위한 근로자 교육
> ② 작업장의 환기, 국소배기장치의 설치

① ⊙ⓒⓒ ② ⓒⓒ②
③ ⊙ⓒ② ④ ⊙ⓒⓒ②

12 다음의 설명 중 옳지 않은 것은?

① 지상에서 11~12km 이내의 대기층은 대류권이다.
② 공기의 성분 중에서 이산화탄소가 차지하는 비율은 0.1%이다.
③ 지상에서 12~50km까지의 대기층은 성층권인 동시에 오존층이다.
④ 지상에서 20km 이내의 대기층 공기성분은 지구표면의 화학성분과 비슷하다.

13 다음 중 용존산소에 대한 설명으로 옳지 않은 것은?

① 용해되어 있는 염류농도가 높을수록 감소한다.
② 용존산소가 많으면 유기성 물질의 산화분해가 잘 되지 않는다.
③ 하천의 용존산소는 온도가 상승하는 경우 감소된다.
④ 용존산소는 수중식물의 광합성 작용에 의해서 증가한다.

14 이주여성이 증가하면서 언어장벽으로 인해 보건의료서비스를 받지 못함을 발견하였다. 이때 통역서비스를 개발하는데 기여했다면 이 역할은 무엇인가?

① 변화촉진자
② 옹호자
③ 직접제공자
④ 관리자

15 다음 중 전염병 발생과정을 바르게 나열한 것은?

> ⊙ 새 숙주로의 침입
> ⓒ 전파
> ⓒ 병원소로부터 병원체 탈출
> ② 새로운 숙주의 감수성 및 면역

① ⓒ - ⓒ - ⊙ - ②
② ⊙ - ⓒ - ⓒ - ②
③ ⊙ - ② - ⓒ - ⓒ
④ ⓒ - ⓒ - ② - ⊙

16 다음 중 모기를 매개로 한 감염성 질환으로 옳은 것은?

> ⊙ 장티푸스   ⓒ 뎅기열
> ⓒ 일본뇌염   ② AIDS
> ⓜ 말라리아

① ⊙ⓒⓜ ② ⓒ②ⓜ
③ ⓒⓒⓜ ④ ⊙ⓒ②

17 고등학교 보건교사가 15명의 흡연학생들을 대상으로 금연프로그램을 운영한 결과, 흡연률이 50% 감소한 것으로 평가하였다. 평가 범주는?

① 사업진행에 대한 평가

② 투입된 노력에 대한 평가

③ 목표달성정도에 대한 평가

④ 사업의 효율성에 대한 평가

18 건강행위변화단계 모델에 근거하여 금연교육을 할 때 다음과 같은 정보를 제공하기에 가장 적합한 대상자는?

> 금연시기 설정 등 금연 계획, 금연 서약서 작성, 금단증상의 대처방법, 자신감 강화

① 금연에 전혀 관심이 없는 사람

② 6개월 이내에 금연 의도가 있는 사람

③ 1개월 이내에 금연 의도가 있는 사람

④ 지난 주에 금연을 시작한 사람

19 지역사회간호 수단 중 가정방문의 장점으로 옳은 것은?

① 거동이 불편하여 내소할 수 없는 대상자에게 간호를 제공할 수 있다.

② 같은 문제를 가진 가족끼리 서로의 경험을 나눌 수 있다.

③ 방문간호사의 시간과 비용을 절약할 수 있다.

④ 특수상담이나 의뢰활동을 즉각적으로 실시할 수 있다.

20 다음 중 노인복지 관련법으로 옳은 것은?

> ㉠ 국민건강보험법
> ㉡ 지역보건법
> ㉢ 생활보호법
> ㉣ 노인복지법

① ㉠㉡㉢

② ㉡㉢㉣

③ ㉠㉢㉣

④ ㉠㉡㉢㉣

정답 및 해설 P. 371

제1과목 **국어**

1 밑줄 친 부분의 말하기 방식과 가장 유사한 것은?

> 형님 놀부 댁에서 쫓겨나 마을 어구에 당도하니
> 여러 아이놈들이 밥 달라는 소리가 귀를 찢는다.
> 그러더니 흥보 큰아들이 나앉으며,
> "아이고, 어머니!"
> "이 자식아, 너는 또 어찌허여 이상한 목소리를
> 내느냐?"
> "어머니 아버지, 날 장가 좀 들여주오. 내가 장가
> 가 바뻐서그런 것이 아니라 가만히 누워 생각허니
> 어머니 아버지 손자 가 늦어 갑니다."
> 흥보 마누라가 이 말을 듣고 더욱 기가 막히더라.

① (지방의회 의원에 출마하면서 유권자에게) "저
   는 여러분의 충실한 대변인이 되고 싶지 출세에
   관심 있는 사람이 아닙니다."
② (약속에 늦게 와서 기다리는 친구에게) "미안해,
   난 일찍 출발했는데 길이 워낙 막혀서 말이야."
③ (자꾸 그릇을 깨는 동생에게) "아니, 너 혹시 그
   릇 집에 뭐 잘 보일 일이 있는 거 아냐?"
④ (넘어져서 다리를 다친 아이에게) "그래도 걸을
   수 있으면 되는 것 아니겠어?"

2 다음 의미를 가진 한자어의 표기로 옳은 것은?

> 잊어버림, 기억에서 아주 사라진 상태를 말한다.

① 妄覺
② 妄却
③ 忘刻
④ 忘却

3 현대 국어의 자음에 대한 다음과 같은 분류에서
파열음, 파찰음, 마찰음, 유음, 비음의 다섯 가지
로 나누는 기준은?

> 현대 국어의 자음(子音)은 파열음(破裂音) /ㅂ,
> ㅃ, ㅍ, ㄷ, ㄸ, ㅌ, ㄱ, ㄲ, ㅋ/ 파찰음(破擦音)
> /ㅈ, ㅉ, ㅊ/ 마찰음(摩擦音) /ㅅ, ㅆ, ㅎ/ 유음
> (流音) /ㄹ/, 비음(鼻音) /ㅁ, ㄴ, ㅇ/ 등의 열아
> 홉이다.

① 소리 내는 위치
② 소리 내는 방법
③ 혀의 위치
④ 입술의 모양

4 밑줄 친 부분의 띄어쓰기가 옳지 않은 것은?

> 우리는 올바른 행동을 하지 않는 사람이 오히려 더 큰 소리를 치면서 막무가내로 행동하는 경우를 종종 보게 된다. 법을 어긴 자가 법을 집행하는 사람에게 "나를 처벌하려면 ㉠법 대로 해라."라는 식으로 도리어 큰소리치기도 한다. 나이가 얼마 되지도 않으면서 삼촌뻘 되는 상대에게 "나도 나이를 ㉡먹을 만큼 먹었어."라며 삿대질을 하기도 한다. 무릇 사람이란 본대로 들은 대로 행하는 것이 도리에 어긋나지 않는 행동을 하는 것이다. 그럼에도 불구하고 ㉢하나뿐인 자기 존엄을 스스로 내팽개치는 사람이 있으니 개탄스럽지 ㉣않을 수 없다.

① ㉠   ② ㉡

③ ㉢   ④ ㉣

5 밑줄 친 부분이 어법에 맞는 것은?

① 요즘 머리가 <u>벗겨져서</u> 고민이야.
② 신발이 꽉 끼어서 잘 <u>벗어지지</u> 않는다.
③ 마당에서 어머니가 김치를 <u>담고</u> 계시다.
④ 이제 그만 분을 <u>삭이고</u> 내 말을 들어라.

6 다음 중 중복된 문장이 없이 옳은 문장은?

① 법률을 소급하여 거슬러 올라가는 사건이 발생하였다.
② 음식이 너무 작아 둘로 양분할 수 없다.
③ 이것 저것 따지는 비판을 삼갑시다.
④ 그는 영어를 잘 하였으므로 전쟁 중 통역을 맡았다.

7 밑줄 친 단어의 표기가 옳지 않은 것은?

① 검은 안경을 쓴 형사의 <u>본때</u>는 든든히 믿고 있는 어떤 힘을 가리키고 있는 게 분명했다.
② 얄팍한 양철 난로가 <u>금세</u> 빨갛게 달아오르면서 방 안이 훈훈 해졌다.
③ 나는 이 집에 <u>눈곱만큼</u>의 미련도 없다.
④ 요즘 청소년들도 <u>떡볶기</u>를 즐겨 먹는 것은 마찬가지다.

8 밑줄 친 표현의 발음이 옳지 않은 것은?

① 하늘이 <u>맑게[말께]</u> 개었다.
② <u>끝을[끄츨]</u> 맞추어서 접어야 종이가 반듯하지.
③ <u>주의[주이]</u>사항을 꼭 읽어 보시기 바랍니다.
④ 아이가 내 발을 꼭 <u>밟고[밥:꼬]</u> 있다.

9 다음 글이 제시한 유형에 해당하는 오류가 아닌 것은?

> "바람을 피다."는 잘못된 말이다. 왜냐하면 '피다'는 자동사이므로 목적어와 함께 올 수 없기 때문이다. 따라서 타동사 '피우다'를 사용하여 "바람을 피우다."와 같이 써야 한다. 이처럼 자동사와 타동사의 구분을 하지 못해 오류를 저지르는 경우가 많으니 글을 쓸 때는 이를 유의할 필요가 있다.

① 밤을 <u>새지</u> 말고 일찍 자라.
② 담배를 <u>필</u> 사람은 밖으로 나가세요.
③ 아침에 서두르다가 면도날에 턱이 <u>벴다</u>.
④ 소풍 전날이 되면 항상 마음이 <u>설레였다</u>.

내가 '녹색평론'에서 그 시를 처음 읽고 깜짝 놀란 것은, 이건 바로 우리 고향 마을과 곱단이와 만득이 이야기다 싶었기 때문이다. 지금은 칠순이 훨씬 넘은 장만득 씨는 아직도 문학청년 기질을 가지고 있다. 불과 몇 년 전까지만 해도 신춘문예 철만 되면 가슴이 울렁거린다고 했다. 가슴이 울렁거린 게 아니라 응모도 해 봤으리라고 나는 넘겨짚고 있다. 그 울렁거림이 얼마나 참을 수 없는 울렁거림이라는 걸 알고 있기 때문이다. 만일 그 시가 김용택이라는 유명한 시인의 시가 아니라 처음 들어 보는 시인의 시였다면 나는 장만득 씨가 가명으로 등단을 했으리란 걸 의심치 않았을 것이다. 나는 그 시를 읽고 또 읽었다. 처음에 희미했던 영상이 마치 약물에 담근 인화지처럼 점점 선명해졌다. 숨어 있던 수줍은 아름다움까지 낱낱이 드러내자 나는 마침내 그리움과 슬픔으로 저린 마음을 주체할 수가 없어서 <u>혼자서 느릿느릿 포도주 한 병을 비웠다.</u>

10 다음 중 이 글의 구성에 대한 설명으로 옳지 않은 것은?

① 액자식 구성의 작품이다.
② 제시된 부분은 외화의 도입부에 해당한다.
③ 이 글로 미루어 보아 글의 앞부분에는 김용택의 시가 있을 것이다.
④ 제시된 부분은 과거의 이야기로, 내화에서는 현재의 이야기가 서술될 것이다.

11 밑줄 친 부분에 나타난 화자의 심경으로 옳은 것은?

① 과거의 슬픔으로 인한 좌절
② 새로운 사실로 인한 놀라움
③ 확실하지 않은 사실에 대한 궁금함
④ 과거의 회상으로 인한 감동과 그리움

12 위 소설에는 앞부분에 화자가 읽은 '시'가 전재되어 있다. 그 '시'가 이 글에서 하는 역할로 옳지 않은 것은?

① 이후에 전개될 내화의 사건에 대해 암시한다.
② 화자가 과거를 회상하게 하는 매개체 역할을 한다.
③ 갈등해소를 위한 수단으로 쓰인다.
④ 산문의 단조로움에서 벗어나게 한다.

13 공통으로 쓰인 한자의 독음이 같은 것으로 묶인 것은?

① <u>更</u>新된 계약 문서를 조사하다.
  <u>更</u>生의 길로 인도하다.
② 불교에서는 <u>殺</u>生을 금지한다.
  계산이 相<u>殺</u>되었다.
③ 그 안건은 <u>否</u>決되었다.
  그 노인은 <u>否</u>塞한 말년을 지내고 있다.
④ 개펄이 開<u>拓</u>되어서는 안 된다.
  답사의 목적은 비문을 <u>拓</u>本하는 것이다.

14 다음 글이 범하고 있는 오류와 동일한 오류를 범하고 있는 것은?

> 김소월은 한국인의 전통적 정서와 율격이 혼연일체가 된 민요시를 써서 수많은 독자를 사로잡은 민족시인이다. 그러나 애석하게도 그는 서른 두 살의 나이로 죽었다. 「메밀꽃 필 무렵」이란 작품을 발표하여 산문인 소설을 시의 경지까지 끌고 갔다는 평을 받은 이효석도 삼십대의 나이에 세상을 떠나고 말았다. 뿐만 아니라, 1935년에 조선일보 신춘문예에 「소나기」가 당선되어 문단에 나온 김유정도 약 2년여 동안 주옥 같은 작품들을 왕성하게 발표하였으나, 결국은 서른 살에 병사(病死)하고 말았다. 이러한 사실들로 미루어 볼 때, 천재성을 발휘하는 작가들은 요절(夭折)한다는 말이 과히 틀린 말은 아닌 것 같다.

① 너는 이제 누이동생과 다투는 일을 그만두었느냐?
② 당신은 참 훌륭한 선수야. 그러니 당신의 야구단도 훌륭한 팀일거야.
③ 구름은 수증기의 응결체다. 수증기의 입자는 너무 작아서 눈에 보이지 않으므로 구름도 눈에 보이지 않는다.
④ 걸인들은 동정을 받을수록 점점 게을러질 뿐이야. 내가 지금까지 세 사람에게 동정을 베푼 적이 있는데, 셋 다 그랬거든.

15 다음 ㉠~㉣ 중 퇴고의 대상이 되는 어휘는?

> 현대인은 너무도 약다. 전체를 위하여 약은 것이 아니라, 자기 중심·자기 본위로만 약다. 백년대계(百年大計)를 위하여 영리한 것이 아니라 당장 눈 앞의 일, 코 앞의 일에만 ㉠아름아름하는 ㉡고식지계(姑息之計)에 현명하다. ㉢염결(廉潔)에 밝은 것이 아니라, 극단의 ㉣실용주의(實用主義)에 밝다. 이것은 실상은 현명(賢明)한 것이 아니요, 우매(愚昧)하기 짝이 없다. 제 꾀에 제가 빠져서 속아 넘어갈 현명이라고 할까.

① ㉠ ② ㉡
③ ㉢ ④ ㉣

16 밑줄 친 단어와 같은 뜻으로 바꾸어 쓸 수 있는 말은?

> 돛이 오르자 썰물에 갈바람을 맞으며 배는 조용히 미끄러져 나갔다.

① 샛바람
② 하늬바람
③ 마파람
④ 된바람

17 다음 글의 주장으로 가장 적절한 것은?

우리에게 친숙한 동물들의 사소한 행동을 살펴보면 그들이 자신의 환경을 개조한다는 것을 알 수 있다. 가장 단순한 생명체는 먹이가 그들에게 헤엄쳐 오게 만들고, 고등동물은 먹이를 구하기 위해 땅을 파거나 포획 대상을 추적하기도 한다. 이처럼 동물들은 자신의 목적을 위해 행동함으로써 환경을 변형시킨다. 이러한 생존 방식을 흔히 환경에 적응하는 것으로 설명한다. 그러나 이러한 설명은 생명체들이 그들의 환경 개변(改變)에 능동적으로 행동한다는 중요한 사실을 놓치고 있다. 가장 고등한 동물인 인간도 다른 생명체와 마찬가지로 생존이나 적응을 넘어서 환경에 대해 적극성을 보인다. 이는 인간의 세 가지 충동-사는 것, 잘 사는 것, 더 잘 사는 것-으로 인하여 가능하다. 잘 살기 위한 노력은 순응적이기보다는 능동적인 모습으로 나타나게 된다. 인간도 생명체이다. 더 잘 살기 위해서는 환경에 순응할 수만은 없다.

① 인간은 환경에 적응해 왔다.
② 삶의 기술은 생존을 위한 것이다.
③ 생명체는 환경을 능동적으로 변형한다.
④ 인간은 잘 사는 것을 삶의 목표로 한다.

18 다음 글에 쓰인 추론방식은?

이상을 흔히 청춘의 특전이라고 한다. 참으로 이상이 없는 청춘은 사막과 같은 것이다. 그러나 현실이 따르지 않는 이상은 한낱 공허한 메아리일 뿐이다. 뼈마디 쑤시는 현실에 발을 붙이고 이상을 추구하는 것만이 우리의 현실을 고양하는 정도임을 깨달아야 한다.

① 연역법   ② 변증법
③ 귀납법   ④ 삼단논법

19 다음 ㉠~㉤ 중 문맥상 그 의미가 같은 단어끼리 묶인 것은?

어떠한 ㉠이상을 추구하며 그것을 실현하면 벌써 현실이 되어 버리고, ㉡이상은 아닌 것이다. 그렇게 되면 이번에는 그 ㉢이상의 것을 추구하게 되며, 그 ㉣이상의 것이 다시 ㉤이상이 되고 마는 것이다.

① ㉠㉡㉢ / ㉣㉤
② ㉠㉡ / ㉢㉣㉤
③ ㉠㉡㉤ / ㉢㉣
④ ㉠㉢㉤ / ㉡㉣

20 다음 내용과 관련있는 좋은 글의 요건은?

• 플로베르의 일물일어설(一物一語說)
• 베이컨은 "학자와 함께 생각하고, 대중과 함께 말하자."라고 했다.

① 표현의 명료성
② 태도의 진실성
③ 구성의 치밀성
④ 내용의 충실성

1 다음 두 사람의 대화 내용이 가장 어색한 것은?

① A : Hi, Ted! Glad to see you. Is this seat taken?

　B : No, help yourself.

② A : I'd like to invite you to a party this Friday.

　B : Thanks for your invitation. I'd love to come.

③ A : Oh! Do I have to dress up?

　B : Come as you are.

④ A : Could you save my place, please?

　B : I appreciate your cooperation.

2 밑줄 친 표현과 의미가 가장 가까운 것은?

> The complexity of their work means that educational psychologists have to undergo a <u>rigorous</u> professional training.

① high-level

② delicate

③ harsh

④ trifling

3 다음 대화의 빈칸에 들어갈 말로 가장 적절한 것은?

> A : Tim, we have a staff meeting around four, don't we?
> B : You're right. I'm glad you reminded me. I almost forgot.
> A : Do you have any idea what's on the agenda today?
> B : I think that we're dealing with new strategies for raising sales figures.
> A : _____
> B : Me too. I thought last week's meeting was never going to end.

① Did you see all those data at the last meeting?

② I guess we are out of time. Don't you think so?

③ I hope the meeting doesn't drag on like last time.

④ I feel like most decisions at the last meeting were too hasty.

4

He is very _____ about the music he picks. He exclusively listens to hip hop and reggae.

① fastidious   ② capricious

③ unreasonable   ④ frugal

5

Joe's statement _____ one interpretation only, that he was certainly aware of what he was doing.

① admits in   ② allows to

③ admits of   ④ allows for

6

A : Are you ready to go to the party, Amy?
B : I don't know whether I can go. I'm feeling a little sick, and my dress is really not that nice. Maybe you should just go without me.
A : Come on, Amy. Stop _____. I know you too well. You're not sick. What is the real root of the problem?

① shaking a leg

② hitting the ceiling

③ holding your horses

④ beating around the bush

7 괄호 안의 어구를 가장 적절하게 배열한 것은?

For the next couple of months, the crucial task is (survive / to / food / finding / enough).

① to survive finding food enough

② to survive food enough finding

③ finding to survive enough food

④ finding food enough to survive

8 다음 대화의 빈칸에 들어갈 말로 알맞지 않은 것은?

A : I want to go home early.
B : So soon? You look gloomy these days.
_____

① What does it matter to you?

② What's eating you?

③ What's getting on your nerves?

④ What's weighting on your mind?

9 다음 글을 읽고 본문의 내용과 일치하지 않는 것을 고르면?

Kareem Abdul − Jabbar was a basketball star in the United States. When he was born in New York City in 1947, his parents named him Ferdinand Lewis Alcindor, Jr. He studied at the University of California at Los Angeles(UCLA) in the late 1960s. At that time, he led the university's basketball team to three championships. It was also during his college years that he converted to the Muslim faith. He changed his name to Kareem Abdul − Jabbar. In 1969, Kareem began his professional basketball career as a center on the Milwaukee Bucks team. Later, in 1975, he joined the Los Angeles Lakers. When he retired in 1989, Kareem held several all−time records in basketball. He had also been named 'most valuable player' six times.

① Kareem's original name was Ferdinand Lewis Alcindor, Jr.
② Kareem led the UCLA basketball team to three championships in the late 1960s.
③ Kareem began his professional basketball career in the LA Lakers.
④ Kareem changed his name because of his religion.

10 다음 문장 중 문법적으로 옳은 것을 고르시오.

① They each enjoy volunteering at a hospital.
② They each enjoy to volunteer at a hospital.
③ They each enjoys to volunteer at a hospital.
④ Each of them enjoys to volunteer at a hospital.

11 윗글의 빈칸에 들어갈 말의 순서로 가장 적절한 것은?

A feminist is not a man−hater, a masculine woman, or someone who dislikes housewives. A feminist is simply a woman or man who believes that women should enjoy the same rights, privileges, and opportunities _____ men. Because society has deprived women of many equal rights, feminists have fought for equality. _____, Susan B. Anthony, a famous nineteenth century feminist, worked to get women the right to vote. Today, feminists want women to receive equal pay for equal work. They support a woman's right to pursue her goals and dreams, whether she wants to be an astronaut, athlete, or full−time homemaker. Because the term is often misunderstood, some people don't call themselves feminists _____ they share feminist values.

① like−In contrast−if
② as −For instance−even though
③ to−However−as
④ in−By the way−when

12 다음은 무엇에 관한 글인가?

Observers have noted a rash of violence among American youth in recent months. A group of high school boys in an upper—middle class community molest a young mentally retarded woman. Even murder has been committed. The most publicized violence occurred in April when a gang of young men viciously assaulted a young woman jogging in New York City's Central Park. While these are primarily isolated incidents and could not be called a trend among American's youth violent acts committed by youth are increasing and many want to know why … why young people behave in such violent ways and can anything be done to change them.

① a rash of violence among youth

② committed suicide

③ juvenile delinquency

④ primarily isolated incidents

13 빈칸에 가장 알맞은 것은?

There are many situations in which we will do our evaluating silently to ourselves. _____ _____ there may simply be no opportunity to respond aloud, or we feel that the subject is too sensitive to respond to openly. At other times, however, a spoken response can aid the evaluating process by making us more aware of how we think and what we value.

① For example   ② However

③ Besides   ④ And

14 다음 단락의 사상을 가장 잘 나타낸 표제는?

Practically all boat owners are mad about photo— graphy. It is sad fact, however that most of the boatmen who enjoy taking pictures find their efforts do not attain the results they had hoped for. They forget that the 'eye' of the camera works much like their own, and the reflection of the sun on water, which makes them squint and put on sunglasses, will also have a bad effect on the film in the camera unless they take proper precautions. The intensity of light on water is unbelievable. The procedures used on land which produce good pictures will not have the same results in the case of boating pictures.

① Water colors

② Photography on the water

③ The Eye of a Camera

④ Light and Water in photograph

15 다음 글의 요지는 무엇인가?

Robert bought an adding machine with the under- standing that he return it within thirty days when he found it to be unsatisfactory for his needs. He found that the machine did not suit needs and was preparing to return it within the promised time, when it was stolen. The loss fell on Robert. He was a man of reputation and means and had to put up with the loss.

① Robert's buying an adding machine from a shop.
② Robert's buying an adding machine and his fame.
③ Robert's buying an adding machine and bearing the lost.
④ Robert's returning an adding machine within 30 days.

16 다음에서 밑줄 친 This(또는 this)가 공통적으로 가리키는 것은?

• Starving for <u>this</u> without hard work is like trying to harvest where you haven't planted. (David Bly)
• Self-trust is the first secret of <u>this</u>. (Ralph W. Emerson)
• Failure is the condiment that gives <u>this</u> its flavor. (Truman Capote)
• <u>This</u> is more a function of consistent common sense than it is of genius. (An Wang)

① money   ② liberty
③ fame   ④ success

17 다음 글에서 God에 대한 주인공의 자세는?

He still believed that God might at any moment make himself manifest out of the winds or the clouds, but he no longer demanded such recognition. Instead he prayed for it. Sometimes he was altogether doubtful and thought God had deserted the world. He regretted the fate that had not let him live in a simpler and sweeter time when at the beckoning of some strange cloud in the sky men left their lands and houses and went forth into the wilderness to create new races.

① 절대적   ② 회의적
③ 호의적   ④ 찬미적

18 다음 글의 밑줄 친 부분 중, 어법상 가장 옳지 않은 것은?

People who are satisfied appreciate what they have in life and don't worry about how it compares to ① <u>what</u> others have. Valuing what you have over what you do not or cannot have ② <u>lead</u> to greater happiness. Four-year-old Alice runs to the Christmas tree and sees wonderful presents beneath it. No doubt she has received fewer presents ③ <u>than</u> some of her friends, and she probably has not received some of the things she most wanted. But at that moment, she doesn't ④ <u>stop to think</u> why there aren't more presents or to wonder what she may have asked for that she didn't get. Instead, she marvels at the treasures before her.

19 우리말을 영어로 잘못 옮긴 것은?

① 우리는 그녀의 행방에 대해서 아는 바가 전혀
없다.
→We don't have the faintest notion of her
whereabouts.

② 항구 폐쇄에 대한 정부의 계획이 격렬한 항의를
유발했다.
→Government plans to close the harbor
provoked a storm of protest.

③ 총기 규제에 대한 너의 의견에 전적으로 동의한다.
→I couldn't agree with you more on your
views on gun control.

④ 학교는 어린이들의 과다한 TV 시청을 막기 위
한 프로그램을 시작할 것이다.
→The school will start a program designed
to deter kids to watch TV too much.

20 다음 문장을 가장 자연스럽게 옮긴 것은?

> 우리는 건강을 잃고 나서야, 비로소 건강의 가치
> 를 깨닫는다.

① It is not until we lose our health that we
realize the value of it.

② No sooner had we realized the value of our
health when we lost it.

③ We will realize the value of our health
even though we lose it.

④ It will not be long before we realize the
value of our health.

제3과목   **한국사**

1 다음 전투에 대한 설명으로 옳은 것은?

> 〈6일간의 혈전, ○○○전투〉
> 완루구에서 홍범도 장군은 일본군의 포위 작전을
> 미리 알아채고 치고 빠지는 전술로 적들을 교란
> 시켰다. 마주오던 일본군은 우리 부대가 이미 진
> 지를 빠져 나간 줄도 모르고 자기편끼리 사격을
> 퍼부었다. 이 틈에 우리는 적의 후미를 공격해
> 대승을 거두었다. …… 어랑촌에서 적은 병력으
> 로도 적의 총공세에 맞서 싸우던 김좌진 부대는
> 뒤이어 당도한 우리 부대의 지원 사격에 힘입어
> 승리를 이끌었다.

① 한국광복군의 결성으로 이어졌다.
② 한·중 연합 작전으로 거둔 승리였다.
③ 간도 참변이 일어나는 계기가 되었다.
④ 해산 군인의 참여로 전투력이 강화되었다.

2 조선 후기(17 ~ 19세기)의 상공업 발달에 대한 설
명으로 옳지 않은 것은?

① 인구의 자연 증가와 인구의 도시 유입으로 상품
화폐 경제의 진전이 보다 촉진되었다.

② 물산이 모이는 포구에서의 상거래는 장시에서의
상거래보다 규모가 컸다.

③ 선대제가 성행하면서 상인들이 수공업자들에게
예속되었다.

④ 의주의 중강과 봉황의 책문 등 국경을 중심으로
관무역과 사무역이 이루어졌다.

3 신라의 주요 지식인의 활동에 대한 설명으로 옳은 것으로만 묶인 것은?

> ㉠ 원광 – 세속오계를 짓고, 수나라에 군사를 청하는 걸사표(乞師表)를 작성하였다.
> ㉡ 강수 – 외교문서 작성에 큰 공을 세웠으며, 왕에게 풍간의 뜻을 담은 화왕계(花王戒)를 지어 바쳤다.
> ㉢ 원효 – 금강삼매경론, 대승기신론소와 같은 걸출한 저술을 남겼으며 황룡사 9층탑을 세울 것을 건의하였다.
> ㉣ 최치원 – 신라 하대 도당유학생을 대표하는 지식인으로 계원필경, 제왕연대력과 같은 저술을 남겼다.

① ㉠㉡
② ㉠㉣
③ ㉡㉢
④ ㉢㉣

4 조선시대의 학파 및 학설에 관한 설명으로 옳지 않은 것은?

① 주로 서경덕 학파와 이황 학파, 조식 학파가 동인을 형성하였고, 이이 학파와 성혼 학파가 서인을 형성하였다.
② 16세기 중반부터 성리학에 대한 이해가 심화되면서 학설과 지역적 차이에 따라 서원을 중심으로 학파가 형성되기 시작하였다.
③ 18세기 호락(湖洛)논쟁은 노론과 소론 간의 학문적 논쟁이었다.
④ 주로 서경덕 학파와 조식 학파로 구성된 북인은 서인보다 성리학적 의리명분론에 구애를 덜 받았다.

5 다음의 글이 보여주는 시기에 일어난 경제적 상황과 가장 관계가 없는 것은?

> 배에 물건을 싣고 오가면서 장사하는 장사꾼은 반드시 강과 바다가 이어지는 곳에서 이득을 얻는다. 전라도 나주의 영산포, 영광의 법성포, 흥덕의 사진포, 전주의 사탄 등은 비록 작은 강이나 모두 바닷물이 통하므로 장삿배가 모인다. 충청도 은진의 강경포는 육지와 바다 사이에 위치하여 바닷가 사람과 내륙 사람이 모두 여기에서 서로의 물건을 교역한다.

① 전국적으로 장시는 1천여 개소였고, 보통 5일마다 열렸다.
② 시전상인의 금난전권이 더욱 강화됨에 따라 도고상업이 위축되었다.
③ 경강상인의 활동으로 한강유역에는 나루터가 많이 늘어났다.
④ 덕대(德大)가 노동자를 고용하여 대규모 광산을 개발하였다.

6 다음 글을 쓴 역사가에 관한 설명으로 옳은 것은?

역사란 무엇이뇨? 인류 사회의 아(我)와 비아(非我)의 투쟁이 시간에서 발전하여 공간까지 확대하는 심적 활동의 상태의 기록이니, 세계사라 하면 세계 인류의 그리 되어 온 상태의 기록이며, 조선사라 하면 조선 민족이 그리 되어 온 상태의 기록이니라.

그리하여 아에 대한 비아의 접촉이 많을수록 비아에 대한 아의 투쟁이 더욱 맹렬하여 인류 사회의 활동이 휴식할 사이가 없으며, 역사의 전도가 완결될 날이 없다. 그러므로 역사는 아와 비아의 투쟁의 기록이니라.

① 우리의 민족정신을 '혼'으로 파악하고 '혼'이 담겨있는 민족사의 중요성을 강조하였다.

② 우리 고대 문화의 우수성과 독자성을 강조하여 식민주의 사관을 비판하였다.

③ 한국사가 세계사의 보편적 발전 법칙에 입각하여 발전하였음을 강조하여 식민주의 사관의 정체성 이론을 반박하였다.

④ 「진단학보」를 발간하고 문헌고증을 중시하는 순수 학문적 차원의 역사 연구에 힘썼다.

7 다음과 같은 국제회의의 결정에 따라 국내에서 볼 수 있었던 모습으로 적절한 것은?

2. 조선에 임시 정부 수립을 실현하며, 이에 대한 방침을 강구하기 위하여 남조선의 미국군 사령부 대표와 북조선의 소련군 사령부 대표로서 공동 위원회를 설치한다.

3. ……공동 위원회의 제안은 조선 임시 정부와 타협한 후 미·소·영 중 정부에 제출하여 최고 5년간의 4개국 조선 신탁 통치에 관한 협정을 할 것이다.

① 38도선을 넘는 김구 일행
② 6·25 전쟁에 참전하는 중국 국인
③ 좌우 합작 7원칙 발표를 취재하는 신문 기자
④ 신탁 통치를 둘러싸고 대립하는 좌·우익 인사

8 다음 금석문 중 신라 진흥왕대의 정복사업을 살피는데 도움이 되는 것으로만 묶인 것은?

㉠ 임신서기석
㉡ 남산 신성비
㉢ 단양 적성비
㉣ 북한산 순수비

① ㉠㉣
② ㉡㉢
③ ㉡㉣
④ ㉢㉣

9 조선시대 의궤(儀軌)에 관한 설명으로 옳지 않은 것은?

① 현재 남아있는 의궤는 모두 18세기 이후에 만들어진 것이다.

② 국가나 왕실에서 거행한 주요 행사를 기록과 그림으로 남긴 책이다.

③ 강화도 외규장각에 보관되어 있던 의궤들은 병인양요 때에 프랑스군에 의해 약탈당하였다.

④ 「화성성역의궤」는 화성의 성곽을 축조한 공사에 관한 내용을 기록한 것이다.

10 다음은 지방 토착 세력의 역사적 변천에 대한 서술이다. 시대순으로 바르게 나열된 것은?

> ㉠ 속현에 감무가 파견되기 시작함으로써 자치적인 지배력에 영향을 받기 시작하였다.
> ㉡ 농민 봉기를 배경으로 각처에서 일어나 반독립적인 호족세력으로 성장하였다.
> ㉢ 사심관 제도, 기인 제도를 통하여 견제를 받기 시작하였다.
> ㉣ 군공 등으로 첨설직을 가지게 된 자들이 나타나게 되었다.

① ㉠ - ㉡ - ㉢ - ㉣
② ㉡ - ㉢ - ㉠ - ㉣
③ ㉡ - ㉢ - ㉣ - ㉠
④ ㉡ - ㉣ - ㉢ - ㉠

11 다음의 ㉠과 ㉡ 사이에 있었을 것으로 추정되는 사실은?

> ㉠ 처음으로 역분전을 정하였다. 통합시의 조신, 군사들에게 관계는 논하지 아니하고 그들의 성행의 선악과 공로의 대소를 보아 지급하였는데, 차등이 있었다(태조 23년).
> ㉡ 문무양반 및 군인전시과를 개정하였다. 제1과 전 100결, 시 70결에서 제18과 전 20 결까지 관등의 고하에 따라 차등을 두어 응분의 전시를 지급하였다(목종 원년).

① 거란의 침입으로 토지가 황폐화되었다.

② 문벌귀족들의 농장확대로 토지제가 문란해졌다.

③ 우경에 의한 깊이갈이가 일반화되어 생산성이 향상되었다.

④ 관직체계가 정비되고 관리들의 공복제도가 마련되었다.

12 유네스코 선정 세계문화유산에 대한 설명으로 옳은 것은?

① 창덕궁 돈화문은 팔작지붕의 주심포식 건물로 현존 최고의 궁궐 정문이다.

② 종묘의 영녕전에서는 춘·하·추·동과 섣달에 맞춰 5차례 제례를 지냈다.

③ 불국사는 법화경의 사바세계, 무량수경의 극락세계, 화엄경의 연화장세계를 형상화 한 사찰이다.

④ 해인사 장경판전은 온도·습도·통풍을 일정하게 유지하기 위하여 판전 창의 크기를 동일하게 하였다.

13 다음은 실학자들이 주장한 토지개혁안이다. 이들이 지향하였던 공통된 목표로 옳은 것은?

> • 유형원의 균전론
> • 이익의 한전론
> • 정약용의 여전론

① 자영농의 육성
② 토지국유제의 확립
③ 사회주의 사회의 건설
④ 근대적인 토지소유권 제도 확립

14 조선시대에는 언관(言官)제도가 발달하였다. 다음 중 조선의 언관기구와 그 기능이 가장 유사한 고려의 기구를 연결한 것은?

① 사헌부 – 어사대
② 사간원 – 중추원
③ 의금부 – 어사대
④ 승정원 – 중추원

15 조선시대의 왕권강화책과 가장 관계가 깊은 것은?

① 재상의 합의제
② 3사제도
③ 6조직계제
④ 상소제도

16 다음의 정치세력들이 추구했던 사상과 밀접한 관련이 있는 것은?

> • 성리학 이외의 학문과 사상들을 이단으로 배격하였다.
> • 도덕과 의리를 바탕으로 하는 왕도정치를 추구하였다.
> • 삼사에서 언론과 문필직을 장악하였다.
> • 경학을 중시하는 학풍을 지니고 있었다.

① 자주적 역사의식을 지니고 있었다.
② 국방강화와 민생안정에 주력하였다.
③ 향약의 전국적 시행을 추진하였다.
④ 과학기술의 발달에 관심을 가지고 있었다.

17 다음의 조선시대 수취체제에 관한 설명 중 옳지 않은 것끼리 묶은 것은?

> ㉠ 방납업자는 농민으로부터 실제 책정된 공납의 3 ~ 4배를 받았다.
> ㉡ 공납의 폐단을 개혁하기 위해 대공수미법이 제안되었다.
> ㉢ 환곡은 상평창이 담당하였고 구휼을 목적으로 하여 실제 농민들의 부담을 덜어 주었다.
> ㉣ 군역이 요역화되면서 농민들의 부담은 줄어들었고, 담당자 확보도 수월해졌다.
> ㉤ 군역은 보법→방군수포제→균역법→호포제의 순으로 변천하였다.

① ㉠㉡   ② ㉠㉤
③ ㉡㉣   ④ ㉢㉣

18 다음에서 고구려가 삼국 중 가장 먼저 이룩한 사실들로만 짝지어 놓은 것은?

> ㉠ 고대왕국의 세력기반을 튼튼히 하였다.
> ㉡ 한강 유역을 확보하였다.
> ㉢ 율령을 반포하고 관제를 정비하였다.
> ㉣ 불교를 수입하고 국가정신 확립에 힘썼다.

① ㉠㉡ ② ㉠㉣
③ ㉡㉢ ④ ㉢㉣

19 다음 중 독립협회의 설명으로 옳지 않은 것은?

① 만민공동회를 개최하여 자주민권운동을 전개하였다.
② 고종의 비협조와 황국협회의 방해로 해산하였다.
③ 독립신문을 발간하였으며 국민계몽을 위해 애썼다.
④ 구본신참의 원칙에 따른 개혁을 추진하였다.

20 고려시대에 국가불교가 발전한 사실과 관련된 내용으로 옳은 것을 모두 고르면?

> ㉠ 승과를 실시하여 합격한 승려들에게 법계를 부여하였다.
> ㉡ 팔관회와 연등회가 성대히 거행되었으며, 왕이 보살계를 받는 보살계도량이 별도로 열렸다.
> ㉢ 승정을 담당한 승록사라는 기구가 있었으며 승군이 조직되어 국방의 일익을 담당하기도 했다.
> ㉣ 현존하는 팔만대장경은 대부분 해인사에서 제작되었다.

① ㉠ ② ㉠㉡
③ ㉠㉡㉢ ④ ㉠㉡㉢㉣

---

1 다음 중 간호관리의 목표가 아닌 것은?

① 건강의 유지 및 증진
② 사기의 앙양
③ 환경에의 적응과 변화의 유도
④ 간호업무의 실질적 합리화

2 간호관리의 체계모형에 대한 설명으로 옳지 않은 것은?

① 관리는 기획, 조직, 인사, 지휘, 통제라는 전환과정을 거친다.
② 효과성은 계획된 목표를 성공적으로 달성하였는지를 측정한다.
③ 투입요소로는 인력, 물자, 자금, 시설, 정보 등이 속한다.
④ 효과성은 최소의 자원을 투입하여 기대되는 목표로 달성하고자 하는 능률성과 관련된 개념이다.

3 다음의 설명과 관련한 것으로 옳은 것은?

> ㉠ 현상을 변화시키려 노력한다.
> ㉡ 부하들에게 스스로 해결책을 찾도록 격려한다.
> ㉢ 추종자에게 개별적 관심과 배려를 보이고 지적 자극을 부여한다.

① 변혁적 리더십 ② 거래적 리더십
③ 섬기는 리더십 ④ 카리스마적 리더십

4 K병원 외과병동에 근무하는 간호사들은 허쉬와 블랜차드의 리더십이론에서 제시한 구성원 성숙도 (Maturity)가 최저인 1단계(M1)에 놓여 있다. 이 병동에 적합한 간호관리자의 리더십 유형은?

① 높은 과업지향성과 낮은 관계지향성
② 높은 과업지향성과 높은 관계지향성
③ 낮은 과업지향성과 낮은 관계지향성
④ 낮은 과업지향성과 높은 관계지향성

5 다음 중 간호관리자의 의사결정적 역할이 아닌 것은?

> ㉠ 중요한 협상에서 조직 대표
> ㉡ 변화를 위한 사업 촉진
> ㉢ 조직의 모든 자원 할당
> ㉣ 직원의 동기 유발, 채용, 훈련 담당

① ㉠㉡㉢   ② ㉠㉢
③ ㉡㉣   ④ ㉣

6 간호조직은 간호사들이 모인 집합장소이기 때문에 사회적 요소가 중요하며 간호사들의 비공식집단, 집단역할을 이해하는 것이 간호관리의 초점이 된다는 관점은?

① 행동과학론
② 인간관계론
③ 상황론
④ 과학적 관리론

7 다음 중 기획의 특성에 관한 설명으로 옳지 않은 것은?

① 기획은 간호관리자와 간호직원들이 원하는 방향으로 행동하도록 구체적이고 세부적인 계획을 한다.
② 기획은 여러 선택으로부터 행동방향을 선택하는 의사결정을 요구한다.
③ 기획은 역동적이며 개방체계의 특징을 지닌다.
④ 기획은 고정불변하고 넓은 광범위한 형태를 지니므로 성공을 위해서는 모든 단계의 투입요소를 점검해야 한다.

8 다음 중 간호부 철학에 포함되어야 할 요소를 설명한 것으로 옳지 않은 것은?

① 간호 및 간호관리의 의미가 진술되어야 한다.
② 환자, 가족, 직원 그리고 지역사회 주민들과 관련된 교육의 한계가 진술되어야 한다.
③ 전문직으로서의 위상과 독립성을 위해 병원의 목적에 아무 구애받지 않고 독자적으로 간호철학을 세워야 한다.
④ 인간에 대한 기본신념이 나타나 있어야 한다.

9 다음 중 계층제에 대한 설명으로 옳지 않은 것은?

① 조직 내 분쟁의 해결 통로
② 조직의 내부통제의 경로
③ 권한위임의 통로
④ 자문과 조언의 통로

10 다음 중 전략적 기획에 대한 설명으로 옳지 않은 것은?

① 간호직원에게 비전을 제시할 수 있다.
② 간호관리자는 전략적 기획을 통해 간호문제와 관련된 의사결정을 효과적으로 할 수 있다.
③ 전략적 기획은 단순하며 세분화되고 구체화된 계획이다.
④ 전략적 기획은 희소자원의 배치에 효율적으로 기능한다.

11 MBO의 한계에 대한 설명으로 옳지 않은 것은?

① 환경변화에 대한 신축성이 용이하다.
② 환경변화에 대한 신축성이 결여되기 쉽다.
③ 조직 전체의 참여가 어렵다.
④ 부서간의 지나친 경쟁을 초래한다.

12 다음 중 도나베디안(Donabedian)이 통제의 목적으로 개발한 접근방법 중 결과적 접근법에 사용되는 평가기준을 모두 고르면?

> ㉠ 사망률
> ㉡ 환자의 건강지식 유무
> ㉢ 환자만족도
> ㉣ 교육 및 연구

① ㉠㉡   ② ㉠㉢
③ ㉠㉡㉢   ④ ㉡㉢㉣

13 다음과 같은 주장을 펼친 사람은?

> 인간은 처해있는 환경에서 다른 에너지 영역들과 직접적이고 지속적인 상호작용 속에 있는 생물학적인 에너지 영역이다.

① 오렘   ② 뉴먼
③ 로이   ④ 로저스

14 다음 중 막료로서 직능적 권한을 행사할 수 있는 관리자는?

> ㉠ 간호 질보장 관리자
> ㉡ 간호교육 관리자
> ㉢ 간호정책 담당자
> ㉣ 병동의 중간관리자

① ㉠㉡㉢   ② ㉡㉢㉣
③ ㉠㉢㉣   ④ ㉠㉡㉢㉣

15 다음 중 위원회의 기능으로 옳지 않은 것은?

① 정보의 수집과 분석기능을 갖는다.
② 충고와 조언의 기능을 한다.
③ 의사결정의 책임이 크다.
④ 조직의 계층제를 통해 행정의 통일성을 갖는다.

16 다음은 노동조합의 어떤 기능인가?

> ㉠ 조합원 전체의 노동생활의 조건을 가능한 좋은 조건으로 개선하기 위한 가장 기본적인 기능을 의미한다.
> ㉡ 단체교섭 기능, 경영참가 기능, 노동쟁의 기능, 노동시장의 통제기능 등으로 구분할 수 있다.

① 경제적 기능
② 공제적 기능
③ 정치적 기능
④ 개인적 기능

17 조직의 모든 부서장이 매번 필요한 예산에 대해 합당한 근거를 제시하고 정당성에 대한 예산을 분배하기 위한 모임에 참여하여 예산을 세우는 방법은?

① 자본지출예산
② 분업예산
③ 영기준예산
④ 가변예산

18 브롬의 기대이론에서 직원이 결과와 보상에 대해 인식하는 가치는 무엇인가?

① 가치성
② 유인가
③ 기대
④ 수단성

19 다음 중 갈등에 대한 설명으로 옳지 않은 것은?

① 갈등은 행정의 획일성을 가져온다.
② 구성원의 심리적·육체적 안정을 저해한다.
③ 사기의 저하와 반목 및 적대감을 유발한다.
④ 갈등이 지속되는 경우 불안이 일상화되어 조정이 어려워진다.

20 다음 중 안전관리를 소홀히 하여 발생한 사고가 아닌 것은?

① 환자의 운반차의 바퀴를 점검하지 않아 바퀴가 빠져 환자가 다쳤다.
② 무의식 환자에게 2시간마다 체위변경을 하였으나 욕창이 발생하였다.
③ 시력이 나쁜 환자를 혼자 외래로 보냈다가 환자가 다쳤다.
④ 미끄러운 바닥을 닦지 않아 환자가 넘어져서 다쳤다.

1 다음 중 UN에서 발표한 새천년개발목표에 해당하는 것으로만 묶인 것은?

> ㉠ 절대빈곤 및 기아퇴치
> ㉡ 유아 사망률 감소
> ㉢ 모자 보건 향상
> ㉣ 전쟁종식과 평화

① ㉠㉡㉢　　　　　② ㉠㉣
③ ㉡㉢　　　　　　④ ㉡㉢㉣

2 다음 중 지역사회 보건사업의 내용으로 옳지 않은 것은?

① 목적은 지역사회로부터 세계 인구집단의 건강증진이다.
② 사업은 지역사회 주민 전체를 대상으로 시행한다.
③ 사업완료까지 장기간이 소요된다.
④ 하향식 전달체계를 이루어 진행한다.

3 다음 중 방문활동의 원칙이 아닌 것은?

① 방문활동은 업무계획에 의해 이루어진다.
② 간호사가 전염병의 매개가 되어서는 안 된다.
③ 전문적인 방법으로 간호를 제공한다.
④ 방문활동은 다른 업무와 연결되어 있지 않아야 한다.

4 학교에서 실시하고 있는 건강검사에 대한 내용으로 옳은 것은?

① 건강검진의 대상은 초1, 중1, 고1, 대1이다.
② 학교 건강검사는 신체발달상황, 신체능력, 건강조사, 건강검진이다.
③ 신체발달상황의 검사항목은 키, 몸무게, 앉은키, 가슴둘레이다.
④ 건강검진은 보건교사가 1차 스크리닝 한 후 해당되는 학생이 지원대상이다.

5 다음 중 발달이론적 관점에서 가족을 설명한 것으로 옳은 것은?

① 가족은 개인과 상호작용을 한다.
② 가족은 발달, 성장기가 있으며 시기에 따라 요구 및 역할의 목표가 다르다.
③ 내부의 상호작용과 외부 체계와의 관계에 중점을 둔다.
④ 가계도 등의 사정기술을 적용할 수 있다.

6 모유수유에 대한 보건교육을 실시하고자 할 때 학습목표 설정 시 포함되어야 하는 요소에 해당하는 것은?

> ㉠ 최종 행위변화를 기술한다.
> ㉡ 방법을 기술한다.
> ㉢ 행위가 일어나는데 기대되는 조건을 기술한다.
> ㉣ 매체를 기술한다.

① ㉠㉡　　　　　　② ㉠㉢
③ ㉡㉢　　　　　　④ ㉡㉣

7 다음 중 '고혈압 자가관리'에 대해 사회자의 안내로 2~5명 정도의 전문적인 지식이 있는 연사가 10~15분 토의 후 청중들에게 질문을 주고받는 형식의 학습방법으로 옳은 것은?

① 심포지엄　　　　② 분단토의
③ 패널토의　　　　④ 집단토론회

8 보건교육 실시진행 과정에서 대상자의 능력 또는 특성을 파악하고 교육방법을 개선하거나 목표를 변경하기 위한 평가는?

① 형성평가　　　　② 종합평가
③ 총괄평가　　　　④ 진단평가

9 다음 중 SWOT 분석의 전략이 옳지 않게 짝지어진 것은?

① SO 전략 - 공격적 전략
② ST 전략 - 다각화 전략
③ WO 전략 - 방어적 전략
④ WT 전략 - 방어적 전략

10 다음의 산업간호사의 역할 중 대변자의 역할로 옳은 것은?

> ㉠ 작업장을 안전하게 하기 위한 조직의 구성원이 된다.
> ㉡ 근로자의 건강문제를 상담한다.
> ㉢ 근로자가 의사의 진료가 필요할 경우 의사에게 건강상태를 알려준다.
> ㉣ 근로자의 건강문제로 상급자와 회의한다.

① ㉠㉡　　　　　　② ㉠㉢
③ ㉡㉢　　　　　　④ ㉢㉣

11 다음과 같은 인구구조를 가진 지역사회의 노년부양비는?

> • 0~14세 : 2,000명
> • 15~44세 : 5,000명
> • 45~64세 : 6,000명
> • 65~74세 : 700명
> • 75세 이상 : 400명

① 3.6 %　　　　　② 6.4 %
③ 8.5 %　　　　　④ 10.0 %

12 쾌감대에 대한 다음의 설명 중 옳은 것은?

> ㉠ 옷을 입은 상태에서 안정시 가장 쾌적하게 느끼는 기후범위를 말한다.
> ㉡ 기온, 기습, 기류 3인자가 종합하여 인체로부터 열을 빼앗는 힘을 의미한다.
> ㉢ 온열요소에 의해 이루어지는 종합적인 상태 및 조건을 의미한다.
> ㉣ 습도와 온도의 영향에 의하여 인체가 느끼는 불쾌감을 숫자로 표시한 것이다.

① ㉠　　　　　　　② ㉢
③ ㉡㉣　　　　　　④ ㉢㉣

13 다음 중 하수처리를 하는 방법 중 최종침전에 해당하는 것은?

① 침사조
② 하수의 스크리닝
③ 호기성 처리
④ 염소처리

14 상수의 정수처리과정을 나타낸 것으로 옳은 것은?

① 폭기 – 소독 – 여과 – 침전
② 소독 – 침전 – 여과 – 폭기
③ 여과 – 폭기 – 침전 – 소독
④ 침전 – 폭기 – 여과 – 소독

15 다음 중 만성퇴행성 질환의 경우 발생률과 유병률의 관계에 대해 옳은 것은?

① 발생률과 유병률 모두 낮다.
② 발생률과 유병률 모두 높다.
③ 발생률과 유병률이 같다.
④ 발생률은 낮고 유병률은 높다.

16 다음 법정 감염병의 종류 중 코로나19가 해당하는 감염병은?

① 제1급 감염병
② 제2급 감염병
③ 의료관련 감염병
④ WHO 감시대상 감염병

17 다음 중 주산기 사망률을 산출하는 공식으로 옳은 것은?

① $\dfrac{\text{생후 28일 미만의 사망자 수}}{\text{1년간의 출생자 수}} \times 1,000$

② $\dfrac{\text{후기 주산기와 초생아 사망 수}}{\text{1년간 출생자 수}}$

③ $\dfrac{\text{임신, 분만, 산욕기 합병증으로 사망한 모성 수}}{\text{1년간의 출생자 수}}$

④ $\dfrac{\text{1년 이내에 사망한 영아 수}}{\text{1년간의 출생자 수}} \times 1,000$

18 다음 중 피라미드형 인구구조에 대한 설명으로 옳지 않은 것은?

① 선진국형의 인구유형이다.
② 다산다사형 특성을 가진다.
③ 0~14세 인구가 50세 이상 인구의 2배보다 많다.
④ 고출생, 고사망의 인구유형이다.

19 보건간호사가 현재 A지역에서 거주하고 있는 노인들의 건강상태를 분석하고자 할 때 이용이 가능한 자료 중 가장 의미 있는 것은 무엇인가?

① 노인의 의료기관 이용률
② 유년부양비와 노인부양비
③ 평균수명
④ ADL과 IADL

20 다음 중 양로시설에서의 보건사업으로 옳지 않은 것은?

① 보철 및 상담
② 지역사회 참여활동
③ 비전문인에 의한 일상생활 보조와 감독
④ 여가활동

PART

02

정답 및 해설

제1과목	국어								
1	2	3	4	5	6	7	8	9	10
④	④	④	④	②	①	④	④	③	④
11	12	13	14	15	16	17	18	19	20
②	③	③	④	②	①	①	②	③	②

1 ④

'비록'은 '~일지라도', '~이지만' 등의 어미가 붙는 용언과 함께 쓰인다.
㉣은 인과관계를 나타내는 문장이므로 '따라서'가 오는 것이 옳다.
※ 기만하다 … 남을 그럴듯하게 속이다.

2 ④

'내둘리다'는 '아찔할 정도로 정신이 어지러워지다'는 의미이며, '둘레를 돌려 감거나 싸다'는 의미로 쓰기 위해서는 '두르다'를 써야 한다.
㉣ 내둘리지 → 둘리지

3 ④

'마스터 플랜'은 '기본 설계', '종합 계획'으로 순화하여 표현할 수 있다.

4 ④

필자는 과거의 문화를 오늘날과는 또 다른 문화로 볼 것을 제시하며, 스코틀랜드의 '킬트(kilt)'를 통하여 자신의 논지를 뒷받침하고 있다.

5 ②

① 후손에 → 후손에게
③ 요금 인상 등 → 요금 인상과 같은
④ 비용과 노력, 그리고 시간이 든다. → 비용과 노력이 들고, 시간이 걸린다.

6 ①

싣다
㉠ 물체를 운반하기 위하여 차, 배, 수레, 비행기, 짐승의 등 따위에 올리다.
㉡ 사람이 어떤 곳을 가기 위하여 차, 배, 비행기 따위의 탈 것에 오르다.
㉢ 글, 그림, 사진 따위를 책이나 신문 따위의 출판물에 내다.
㉣ 다른 기운을 함께 품거나 띠다.
㉤ 보나 논바닥에 물이 괴게 하다.
※ '싣다'는 주로 무정물을 대상으로 하여 쓰이지만 문맥에 따라서는 유정물을 대상으로 하여 쓰이더라도 수용 가능한 경우가 있다. 예를 들어 '이 배는 사람이나 짐을 실어 나른다.'라는 문장에서는 '실어 나르는' 대상으로 '사람'이나 '짐'이 모두 다 가능하다. 즉, 관점에 따라 '사람을 차 따위에 싣다.'라고 하는 것도 가능하다 할 수 있다. 그러나 이 문제에서 의도하는 것은 사람은 '태우다'로 사용해야 하는 것에 중점을 둔 문제이므로 정답은 ①이 된다.

7 ④

① 웃입술 → 윗입술
② 깡충깡충, 넷째
③ 소금장이 → 소금쟁이
• 깡총깡총 → 깡충깡충, 양성 모음이 음성 모음으로 바뀌어 굳어진 단어는 음성 모음 형태를 표준어로 삼는다〈표준어 규정 제8항〉.
  예 깡충깡충, 막둥이, 쌍둥이, 바람둥이, 발가숭이, 오뚝이, 뻗정다리
• 네째 → 넷째, 다음 단어들은 의미를 구별함 없이, 한 가지 형태만을 표준어로 삼는다〈표준어 규정 제6항〉.
  예 돌(생일, 주기), 둘째, 셋째, 넷째, 빌리다

8 ④

① 시간에 얽매여 사는 현대인이 많다.
② 그는 다른 차 앞으로 끼어드는 나쁜 습관이 있다.
③ 가는 길에 문구점에 꼭 들러라.

9 ③

4월이 와서 새잎이 돋아나나 현실은 과거의 부정적인 모습을 탈피하지 못했음을 지적하고 있다. 이에 시적 화자는 4월은 갈아엎는 달이라는 표현을 통해 기존의 질서를 무너뜨리고 진정한 자유의 시대가 오기를 갈망하고 있다. 그러므로 왕소군이 오랑캐의 땅으로 떠나면서 비록 아름다운 봄이 왔으나 자신의 신세는 그렇지 못한 것을 한탄하였다는 춘래불사춘이 적절하다.

10 ④

'대로'는 '어떤 모양이나 상태와 같이'의 의미를 가지는 의존명사이다.
① 부사 : 결과에 있어서도 참으로
② 부사 : 전체 가운데 얼마쯤
③ 부사 : 둘 이상의 사람이나 사물이 함께, 어떤 상황이나 행동 따위와 다름이 없이

11 ②

같은 의미를 표현하는 데 있어 우리나라에서는 '별'이라고 하고 프랑스에서는 'étoile' 또는 'aster'라고 하는 것은 언어의 자의성과 관련 있다. 또한 주연이가 마음대로 '휴대폰'과 '커피'의 명칭을 바꿔 부르면서 의사소통이 되지 않은 것은 언어의 사회성과 연관된다.

Plus Study 언어의 특성

ⓐ 기호성 : 언어는 의미라는 내용과 말소리 혹은 문자라는 형식이 결합된 기호로 나타난다.
ⓛ 자의성 : 언어에서 의미와 소리의 관계가 임의적으로 이루어진다.
ⓒ 사회성 : 언어가 사회적으로 수용된 이후에는 어느 개인이 마음대로 바꿀 수 없다.
ⓔ 역사성 : 언어는 시간의 흐름에 따라 변한다.
ⓜ 규칙성 : 모든 언어에는 일정한 규칙(문법)이 있다.
ⓗ 창조성 : 무수히 많은 단어와 문장을 만들 수 있다.
ⓢ 분절성 : 언어는 연속적으로 이루어져 있는 세계를 불연속적으로 끊어서 표현한다.

12 ③

① '철수는 아파서 (철수는) 결석했다.'라는 종속적으로 이어진 문장(겹문장)
② '우리 편이 이기기'라는 명사절을 지닌 안은 문장
③ '돈이 많다'라는 서술절을 지닌 안은 문장
④ '좋은'이라는 관형어, '많이'라는 '부사어'가 들어 있는 확장문형

13 ③

① 허생은 곧바로 운종가로 갔다(동사).
② 선을 쌓는 집은 반드시 경사가 있다(관형사형 어미).
③ 뛰어난 인재를 얻어서 그를 가르친다(대명사).
④ 하루의 계획은 아침에 있다(관형격 조사).

14 ④

정석가 … 임에 대한 변함없는 사랑을 불가능한 상황을 설정하여 역설적으로 표현하였다.

15 ②

정철의 「관동별곡」 … 개심대에서 비로봉을 바라보며 공자의 덕(浩然之氣)을 흠모하고 있다.
① 안빈낙도 ② 호연지기 ③ 우화등선 ④ 요산요수

16 ①

제시된 글은 이희승의 '독서와 인생'의 일부분으로 사람과 동물의 차이점을 설명하면서 독서의 필요성을 강조하는 부분이다.
① 대조
② 묘사
③ 시사
④ 예시

17 ①

② 여지 → 여유
③ 뒷꽁무니 → 뒤꽁무니
④ 몇 일 → 며칠

18 ②

제시된 글은 이문구의 연작소설 '관촌수필' 중 '일락서산'으로 1인칭 주인공 시점으로 쓰여졌다.

※ 이문구의 관촌수필 중 일락서산
    ㉠ 갈래 : 연작소설(일락서산만을 따로 보면 단편소설)
    ㉡ 성격 : 비판적, 회고적
    ㉢ 배경 : 1970년대 겨울의 관촌
    ㉣ 주제 : 산업화로 인한 농촌의 피폐

19 ③

㉠ 철마와 함께 전통을 파괴하는 원인이 된다.
㉡㉢ 자신이 그리던 고향의 모습, 즉 전통을 상징한다.
㉣ 산업화로 인하여 고향이 파괴되었음을 보여준다.

20 ②

위 서문에 따르면 전체 지방량이 신체의 25%를 넘으면 문제가 된다고 하였으므로 과유불급이 가장 적절하다.
① 많으면 많을수록 더 좋다는 것을 의미한다.
② 지나친 것은 미치지 못한 것과 같다는 것을 의미한다.
③ 화를 바꾸어 오히려 복이 된다는 것을 의미한다.
④ 인생에 있어서 길흉화복은 항상 바뀌어 미리 헤아릴 수가 없다는 것을 의미한다.

1 ①

prove ~을 증명하다, 입증하다
keep on ~ing 계속해서 ~하다
encourage ~에게 용기를 북돋워 주다, ~을 격려하다
put out (다른 곳으로) ~을 옮기다, 밖으로 내놓다
go to bed 잠자리에 들다
close (공장·학교 따위) ~를 폐쇄하다, 닫다

① 종속절의 내용이 변하지 않는 진리나 속담일 때에는 주절의 시제와 상관없이 항상 현재시제를 쓰는데, 종속절이 '지구가 둥글다'라는 불변의 진리를 나타내고 있으므로 현재시제를 써야 한다.
② keep on ~ing는 '계속해서 ~ 하다'라는 의미로 keep on 뒤에 ~ing가 와야 한다.
「encourage + 목적어 + to부정사」는 '(목적어)가 ~하도록 격려하다'라는 의미로 목적어 다음에 to부정사가 오는 것에 주의해야 한다.
③ remember + to부정사는 미래, remember ~ing는 과거의 경우에 쓴다.
I remember to meet her next week.
나는 그녀를 다음 주에 만날 것을 기억하고 있다. (앞으로 할 일)
I remember meeting her last week.
나는 그녀를 지난주에 만났던 것을 기억하고 있다. (지나간 일)
④ 현재완료시제는 for many years와 잘 호응하고 있으며 주어와의 관계로 보아 수동태가 알맞다.

「① 콜럼버스는 지구가 둥글다는 것을 증명했다.
② 나의 부모님께서는 계속하여 내가 공부하도록 격려해 주셨다.
③ 잠자리에 들기 전에 고양이를 밖으로 내놓는 것을 기억하세요.
④ 그 호텔은 여러 해 동안 폐쇄되어 왔다.」

2 ④

living 생계, 생활 방편 fly (항공기 따위)를 조종하다
commercial (항공편 따위가) 영업용인, 군용이 아닌
strong (차·술·약 따위가) 진한
I'm afraid (that) ~ ~인 것 같다, (유감이지만) ~라 생각하다
busy (전화가) 통화 중인
prefer ~을 좋아하다, 오히려 ~을 택하다
give ~ a hand ~를 도와주다, 거들다
keep one's hands off ~을 손대지 않다, ~에 간섭하지 않다
④ '저 좀 도와주시겠어요?'라는 말에 대해 '제가 기꺼이 손을 떼겠습니다.'라고 대답하는 것은 알맞지 않다.

「① A : 당신의 직업은 무엇입니까?
　 B : 저는 대형 항공사의 민간 여객기를 조종합니다.
② A : 커피를 어떻게 해 드릴까요?
　 B : 진하게 해 주세요.
③ A : 그녀의 전화가 통화중인 것 같아요. 기다리시겠습니까?
　 B : 전 그녀에게 메시지를 남기고 싶어요.
④ A : 이 책들은 너무 무거워요. 저 좀 도와주시겠어요?
　 B : 물론이죠. 기꺼이 손을 떼겠습니다.」

3 ③

tend (환자, 어린이들을) 돌보다, 간호하다
wounded 부상을 입은
① not A but B : A가 아니라 B다
② cannot ~ too : 아무리 ~해도 지나치지 않다
③ 많은 의사들이 필요 되어지다'라는 의미이므로 수동태 were required가 맞다. '형용사/분사' 앞에 정관사 the를 써서 '~하는 사람들'을 뜻하는 복수 명사를 만들 수 있다. the sick(=sick people), the wounded(=wounded people, the persons (who are) wounded)로 표현한다.
④ to make matters worse 설상가상으로

4 ②

somnolent 거의 잠 든, 조는, (사람을) 지치게 만드는
concentrate 집중하다, 모으다
① 삐걱거리는
② 졸리는

③ 쉰 목소리의, 건장한, 껍질의
④ 고르지 않은, 거친, 대충 한

「그의 졸린 목소리 때문에, 학생들은 그의 수업들에서 집중하는데 어려움을 느낀다는 것을 깨달았다.」

5 ①

agenda 의제 controversial 논란이 많은
revamp 개조하다 Social Security 사회보장제도
① 개조하다
② 포기하다, 버리다, 의절을 선언하다
③ 저지하다, 억누르다, 억제하다
④ 비난하다, 자책하다

「대통령이 자유의제가 개인들에게는 더 많은 힘을 주고 정부에게는 더 적은 힘을 줄 것이라고 말했다. 그리고 사회보장제도와 같이 논란이 많은 생각들을 개조함으로써 정당 노선들을 초월하는 지지를 받을 것을 약속하였다.」

6 ④

thumbing through (책 등을) 휙휙 넘겨보다
① (대본)을 서로 맞추어 보며 읽다
② (마치 연극배우처럼 힘 있게) 말하다, 열변을 토하다
③ 숙독하다
④ 대충 읽다

「나는 톰 소여의 처음 몇 페이지를 휙휙 넘겨보기 시작했다.」

7 ③

serve (손님)을 응대하다, (손님)의 주문을 받다
close call 위기일발, 구사일생
let go of ~을 놓아 주다, 해방하다(=release)
'Have you been served?'는 '주문하셨습니까?'라는 의미로 'Are you being waited on?'으로 바꿔 쓸 수 있다. '주문하셨습니까?'라는 질문에 대한 대답으로 '이미 주문했습니다.'라는 의미의 'I'm being waited on.'이 알맞으며, 'I'm being served.', 'I'm being helped.' 등도 같은 의미이다.

「① 네, 가는 중입니다.
② 그것은 위기일발이었어요.
③ 네, 이미 주문했습니다(이미 안내를 받고 있어요).
④ 제 손 좀 놓아 주세요.」

8 ②

oaptly 적절히　gateway 입구　gentler 고상한
'gut feeling'과 'intuition'은 직관을 뜻하는 단어이다.
① 주의　② 직관　③ 논리　④ 근거

「우리들 중 대부분은 우리의 머리로 살고 우리가 그렇게 적절하게 '직감'이라고 부르는 느낌을 거의 신경 쓰지 않는다. 우리의 직감은 우리가 신용하는 것보다 더 많이 안다. 그러니 귀 기울이기 시작하라. 이것이 우리의 내면세계 혹은 직감으로 가는 통로이다. 논리, 추리, 이론적 설명과 반대되는 직감은 종종 논리에 반대되고 이성에 도전적이며 머리와 정신보다 오히려 육체에 강하게 연결되는 고상한 정보의 원천이다. 우리 내면에 주의를 집중하는 것은 끝없는 정신적 과정에 정지 버튼을 누르기를 요구한다. 그것은 우리의 감정, 느낌, 육체에 집중토록 하고 있다. 이것으로 우리는 우리의 직관적인 자아에 접근하는 첫 번째 중요한 단계에 들어선다.」

9 ②

in retrospect 뒤돌아보아(보면), 회상하면
take in ~을 속이다(=deceive, cheat, play a trick on)
real estate agent 부동산 중개인
① ~을 세심하게 조사하다, 점검(검사)하다
② ~을 속이다, 기만하다
③ ~을 존경하다(=respect, look up to, admire, esteem)
④ (남)을 즐겁게 하다, 기쁘게 하다

「되돌아보니, 나는 변덕스러운 어투로 말하던(어투를 가진) 그 부동산 중개업자에게 속았다.」

10 ①

substantial (양·크기가) 상당한　the number of ~의 수
working 일하는, 노동에 종사하는
childcare 어린이 양호(보육), 육아(育兒)
factor into (계획·예산 따위에서) ~을 고려하다(=factor in)
administration 행정 기관, 정부, 경영
policymaking 정책 입안(수립)　lead to (어떤 결과)에 이르다
poll 여론 조사, 투표, 선거
① ~을 참작하다, 고려하다
② ~을 줄이다, 축소하다
③ ~을 대신하다, 대용하다
④ ~을 제외하다, 배제하다

「근로 주부 수의 상당한 증가는 여론 조사에서 예상치 못한 결과를 가져온 주된 이유들 중 하나였는데, 그들의(근로 주부들의) 육아를 위한 비용이 정부의 정책입안에 고려되지 않았다.」

11 ③

quack 돌팔이 의사, 엉터리 치료를 하다
alternative 양자택일, 대안　victim 희생자, 피해자
① 의대생들에게 더 많은 훈련이 제공되어야 한다.
② 대안적인 의약품이 큰 도움이 될 수 있다.
③ 의료사기의 피해자가 되는 것을 스스로 방지하자.
④ 어떤 경우는 며칠 동안 의사에게 진료 받는 것을 피하는 것이 좋다.

「점점 더 많은 사람들이 의사를 외면하는 대신, 의학에 관한 훈련을 하지 않고 검증되지 않은 치료를 행하는 사람들에게 가고 있다. 그들은 감기부터 암까지 모든 것을 치료받기 위해 돌팔이 의사에게로 간다. 그리고 그들은 위험한 상황에 처하게 된다. 많은 사람들은 검증되지 않은 치료가 얼마나 위험한지를 실감하지 못한다. 무엇보다도 그 치료는 대개 효과가 없다. 그 치료법들이 해롭지 않을지 몰라도 누군가가 검증된 치료 대신 이런 방법을 사용한다면 그 사람은 해를 입게 될지도 모른다. 왜? 왜냐하면 그 사람이 그런 방법을 사용하는 동안 그 사람의 병이 더욱 악화될지도 모르기 때문이다. 이것은 심지어 그 사람을 죽게 만드는 원인이 될 수도 있다.」

12 ④

participate in ~에 참여하다, 참가하다　survey 조사
sponsor ~을 후원하다　weekly magazine 주간지
turn out 결국은 ~이 되다, 결국은 ~임이 밝혀지다
concerned 관심(흥미)이 있는, 염려하고 있는
serious 심각한　homeless 집 없는
① 선행사가 사람(Younger students)이고 주격으로 쓰였으므로 주격관계대명사 who가 쓰였다.
② the survey를 수식하는 과거분사이다.
③ 'turn out+to부정사'는 '~임이 밝혀지다'라는 의미이며 to부정사가 to be일 때에는 생략할 수 있다.
④ less와 호응할 수 있는 than이 알맞다.

「한 주간지의 후원을 받은 그 조사에 참여한 좀 더 어린 학생들은 더 나이가 든 학생들보다 집 없는 사람들(노숙자들)에 대한 심각한 문제에 대해 덜 염려하고 있는 것으로 드러났다.」

13 ③

gender 성, 성별　reflect 나타내다
command 지휘하다, 명령하다　influence 영향, 설득
direct 지시하다　bossy 으스대는
emphasize 강조하다, 역설하다
improve 개선하다, 이용하다
① 개인적인, 사교적이지 않은
② 교양적인, 인격적이지 않은
③ 자발적인, 강제적이지 않은
④ 일시적인, 영구적이지 않은

「학자들은 아이들이 행동하는 동안 사용하는 언어를 바탕으로 성별에 차이점이 나타나는 것을 발견하였다. 남자아이들은 종종 서로 서로 이야기를 할 때 명령하는 듯한 말투를 사용한다. 예로 한 소년이 대장이 될 때 그는 "너희들 먼저 가라. 나를 위해 기다리지 마라."라고 말하였을 것이다. 다른 소년들의 지휘자와 같이 그는 하려는 것을 정확하게 그들에게 지시한다. 그러나 한 소녀가 친구들을 설득하길 원할 때 소녀는 명령어을 사용하는 대신 다른 표현 방식을 사용한다. 소녀는 "이 방법을 우리 함께 노력해보자. 이것을 하자."라고 말할 것이다. 이것은 소녀가 으스대지 않고 다른 소녀들에게 지시하기 위해 노력하는 방법이다. "우리 ~하자"의 형태를 사용함으로서 소녀 역시 같은 그룹에서 모든 소녀들에게 그 의미를 강조하는 것이다. 이런 차이점들은 주어진 문화와 성에 따른 규율을 따르면서 성장해 온 부분을 보여준다. 만약 남자와 여자가 차이점이 많은 것을 자발적으로 이해하려 한다면 그들의 관계는 개선될 수 있을지도 모른다.」

14 ④

업무능력과 안전운전을 방해하는 것을 찾으면 된다.

「많은 사람들이 겨울에 감기나 기침으로 고생한다. 증상을 완화시킬 수 있고 대중적으로 쉽게 구할 수 있는 약들이 많이 있다. 그러나 그 약들은 또한 어떤 부작용을 일으킬 수 있다. 구체적으로 그것들로 인해 졸립거나 반사능력이 느려질 수 있다. 이것은 당신의 업무능력과 안전운전을 방해한다. 또한 어떤 사람들은 이 약들로 인한 위장장애를 호소한다. 의사들은 약을 복용하기 전에 항상 지시사항을 꼼꼼히 읽어 볼 것을 제안한다.」

15 ②

coin 동전　paper money 지폐
vary 여러 가지이다, 다양하다
currency 통화(通貨), 화폐
bill 지폐　of value 가치 있는, 귀중한, 중요한
square 정사각형

「우리가 돈에 대하여 생각할 때, 우리는 보통 화폐, 즉 동전이나 지폐를 생각한다. ⓐ 현대 세계에서 거의 모든 나라들은 다른 유용한 물건들과 교환하기 위해서 동전과 지폐를 사용한다. ⓑ 동전의 크기와 모양은 여러 나라에서 서로 다르며, 지폐의 크기와 색깔 역시 다양하다. 예를 들면 인도에서는 몇 개의 동전은 정사각형의 면을 가지고 있다. ⓒ 일본에서는 동전들이 중앙에 구멍이 있다. ⓓ 미국에서는 모든 지폐가 똑같은 크기이며 똑같은 색깔이다. 단지 지폐의 인쇄내용만이 다를 뿐이다.」

16 ③

「근육은 육체가 움직일 때 열을 발생시킨다. 그러나 육체가 쉬고 있을 때는 내장의 대사활동에 의한 것 이외에는 열은 거의 발생되지 않는다. 사실 내장은 대부분의 체열의 출처이다. 예를 들어 간장 같은 기관의 온도는 전체적인 체온보다 훨씬 높다. 혈액은 열을 내장에서 폐와 피부로 옮겨가고 그런 다음에는 호흡을 통해서 폐가, 또 공기와의 접촉을 통해서 피부가 열을 방출하게 된다.」

17 ①

「때때로 내게 행복한 시간에 대한 아름다운 환상이 떠오르는데 그 때는 맨하탄이 느리게 움직일 것이고 미국인이 동양의 한가로운 사람이 된 경우이다. (대부분의 미국 성인은 학창시절의 습관대로 생활을 계획한다) 경찰관들은 교차로에서 당신에게 인사말을 나눌 것이다. 그리고 운전자들은 멈추어서 서로 말을 건네며 날아가는 기러기 떼에 대해서 이야기를 나눌 것이다. 간이식당 등은 사라질 것이고 사람들은 카페에서 온통 오후를 즐기는 방법을 배우게 될 것이다.」

※ 【18 ~ 20】

invoke 빌다, 호소하다 proper 적당한, 적절한
conclude 끝내다, 결론짓다 oppose ~에 반대하다
clarified 명백하게(뚜렷하게) 하다
determine 결심하다, 결정하다 dominance 우월, 지배

「그들의 입장이 무엇이건 열렬한 지지자들은 각 성의 적절한 역할에 대한 그들의 생각들을 지지하기 위해서 다른 문화들로부터 예들을 끌어와 호소한다. 많은 사회에서 여성들이 분명히 남성에 보조적이기 때문에 어떤 전문가들은 자연의 양상은 남성이 지배하는 것이라고 결론을 내린다. 그러나 세마이 부족 가운데서는 아무도 다른 사람에게 명령할 권한이 없고, 서아프리카에서는 여성들이 대체로 추장이다. 이런 사회에서 여성의 위치는 만약 자연적 질서가 있다면 많은 다른 조정들을 위해서 만들어진 성 역할이 고정되어 있지 않다는 것을 믿는 사람들의 주장을 지지한다. 그 논쟁은 그 반대하는 편들이 세계의 문화들로부터 예들을 가져다 서로에게 지적인 돌멩이처럼 던지는 한 결코 해결되지 않을 것이다. 그러나 남성과 여성 행동에 있는 생물학적 차이들의 효과는 인간사회의 최초의 형태들의 알려진 예들을 보고, 기술, 사회조직 그리고 성 역할 사이의 관계를 고찰함으로써 명료하게 될 수 있다. 문제는 그 안에서 남성지배의 다른 정도들이 발견되는 그 조건들을 결정하는 것이다.」

18 ①

'in many societies'라고 밝히고 있으므로 여성이 남성에게 복종적이라는 것을 나타내는 단어를 선택한다.
① ~에 보조적인, 부차적인
② 존재하는, 존립하는
③ 비밀의, 공정하지 않은
④ 저체중인, 중량부족인

19 ④

arrangement 조정, 협정 superior 뛰어난, 보다 나은
'sex roles are not fixed~'와 순접관계에 있는 절을 찾는다.

20 ③

성 역할에 대한 두 가지 주장에 대한 논쟁에 대해 설명하고 있다.

제3과목	한국사								
1	2	3	4	5	6	7	8	9	10
④	①	②	①	①	②	③	③	①	④
11	12	13	14	15	16	17	18	19	20
④	③	④	④	②	①	①	④	④	①

1 ④

진경산수화 ··· 18세기 인왕재색도, 금강전도, 압구정도 등에서 정선은 바위산은 선으로 묘사하고 흙산은 묵으로 묘사하는 조선 고유의 화법을 창안하였는데 이를 진경산수화라고 한다. 진경산수화는 중국의 북방화법의 특징적인 기법인 선묘와 남방화법의 특징적인 기법인 묵법을 이상적으로 조화시킨 것을 말한다.

2 ①

고려시대에는 귀족과 사원경제의 발달 및 대외무역의 발달, 외국화폐의 영향 등 상업 활동이 활발해지면서 화폐발행과 사용이 나타나게 되었다. 그러나 화폐발행 이익금의 재정 보완, 정부의 경제 활동 장악 등으로 인하여 강제 유통의 조짐이 보였으나 농업 중심의 자급자족 경제 활동을 추구하고 있었던 농민에게는 화폐는 별 필요가 없었다. 그리고 귀족들 또한 국가 화폐 발행의 독점, 강제적인 사용에 불만이 많아 화폐는 도시에서도 다점이나 주점에서만 사용이 되었다.

3 ②

①③④ 조선 후기의 상업 활동에 대한 설명이다.

Plus Study 조선 전기의 상업 활동

㉠ 통제 경제와 시장 경제를 혼합한 형태로 장시의 전국적 확산과 대외무역에서 사무역이 발달하였다.
㉡ 지주제의 발달, 군역의 포납화, 농민층의 분화와 상인 증가, 방납의 성행 등으로 장시와 장문이 발달하게 되었다.
㉢ 시정세, 궁중과 부중의 관수품조달 등의 국역을 담당하는 대가로 90여종의 전문적인 특정 상품에 대한 독점적 특권을 차지한 어용상인인 시전이 발달하였다.
㉣ 5일 마다 열리는 장시에서 농산물, 수공업제품, 수산물, 약제 같은 것을 종·횡적으로 유통시키는 보부상이 등장하였다.

4 ①

고려 초기에서 중기에 귀족에서 평민에 이르기까지 성이 보급되는 동시에 본관제도가 정착하였으며, 오래 전부터 써오던 성씨가 있으면 이를 토성이라 하여 정식으로 인정해주고 그들이 사는 고장을 본관이라 하였다. 고려 전기에 백성들은 본관 밖으로 이주할 수 없었다.

5 ①

ⓒ 혜자(고구려) : 일본의 쇼토쿠 태자를 교육하였다.
ⓔ 아직기(백제) : 일본 사신으로 태자에게 한자를 가르치면서 한자를 전파하였다.
ⓗ 노리사치계(백제) : 일본에 불교를 전파하였다.

6 ②

② 정한론은 1870년대를 전후로 하여 일본에서 제기된 조선에 대한 공략론으로, 문제의 사절단과는 관련이 없다.
※ 통신사 … 일본에서 차왜를 보낸 데 대한 답례와 포로 쇄환을 목적으로 한다는 데에서 비롯하여 회답 겸 쇄환사라 하였으나 1936년부터 통신사로 변경되었다. 1607년부터 1911년까지 12회 걸쳐 파견되었으며 대체로 400여명으로 국빈대우를 받았다. 외교 및 선진 문물·기술의 전파 등의 기능을 하였으며 견문록을 통하여 일본이 문화는 낮으나 군사강국이라는 점과 재침략의 우려가 있음을 지적하고 있었다.

7 ③

ⓐⓑ 조선 후기의 생활모습에 대한 설명이다.

8 ③

서문의 사건인 홍경래의 난은 19세기 초 몰락한 양반 홍경래의 지휘 하에 영세농민, 중소농민, 광산노동자 등이 합세하여 일으킨 봉기이다. 19세기에는 임진왜란을 계기로 기능이 강화된 비변사가 권력의 핵심이 되어 인사권을 장악하였다.

9 ①

과전법에서 과전의 지급대상은 관리뿐만 아니라 향리·역리 등을 포함하여 서리와 장인·군인·학생들에게까지 확대되어 적용하였다. 그러나 이는 1회만 행해졌으며 대부분은 국가 공역자에게 지급되었고 농민에게만 배제되었다. 과전법은 토지소유관계의 제약으로 인하여 소유권이 아닌 수조권적 측면으로 실현되었다.

10 ④

조선시대에 들어와서 중앙집권체제가 정비되어 국가권력이 향촌 말단에까지 이르렀음을 알 수 있다. 그 결과 백성들은 지방세력가의 임의적인 지배에서 벗어나게 되었다.

11 ④

세종 때에는 종전에 밀랍으로 활자를 고정시키는 방법에서 탈피하고 밀랍 대신 석자판을 조립하는 방법을 창안하여 종전보다 두 배 정도의 인쇄 능률을 올리게 되었다.

12 ③

ⓐ 1592년 7월
ⓑ 1593년 2월(권율, 왜군 퇴각시)
ⓒ 1597년 9월(정유재란시)
ⓓ 1592년 5월(이순신 최초의 승첩)

13 ④

무오사화(1498) → 갑자사화(1504) → 기묘사화(1519) → 을사사화(1545)

14 ④

박지원은 한전론의 중요성 인정을 주장하였으며, 정전제는 정약용이 주장하였다.

15 ②

공민왕 때에는 개혁을 추진할 신진사대부의 세력이 권문세족에 비하여 미약하였고, 흥선대원군 집정시에는 개혁추진세력을 끌어들이지 못한 채 흥선대원군 혼자 고군분투했다고 볼 수 있으며, 갑신정변을 일으킨 개화당은 민중과 유리되어 있었다.

16 ①

답사 일정은 1884년에 일어난 갑신정변의 전개과정과 동일하다.
① 갑신정변은 김옥균, 서재필, 박영효 등의 급진 개화파가 주도하여 일으켰다.
② 신식 군대 별기군의 창설(1881)은 갑신정변 이전의 일이다.
③ 갑신정변 이후 영국은 러시아 견제를 구실로 거문도를 불법 점령(1885)하였다.
④ 조·미 수호 통상 조약(1882)은 갑신정변 이전의 일이다.

17 ①

제시된 자료는 정미의병이 주도한 서울 진공 작전(1908)에 대한 설명이다. 고종 황제가 강제로 퇴위당하고 군대가 해산되자, 해산 군인들이 의병에 가담하여 전투력이 강화되었다(정미의병). 의병 전쟁이 확산되자 의병 간에 연합 전선이 모색되었다. 이에 유생 의병장들이 중심이 되어 13도 연합 의병 부대(13도 창의군)를 결성하였다. 경기도 양주에 집결한 의병은 이인영을 총대장으로 추대하고 서울 진공 작전을 개시했으나, 우세한 화력의 일본군에게 패배하였다.
② 정미의병은 일제 식민지 직전에 활동하였다.
③ 을미사변과 을미개혁의 단발령 실시에 반발하여 을미의병이 일어났다.
④ 일제 식민지 이후에 국외 항일 무장 투쟁이 전개되었다.

18 ④

일제는 우리나라를 병합한 뒤 조선총독부를 설치하고 현역 육·해군 대장 가운데 조선총독을 임명하였다. 그는 입법, 사법, 행정, 군사 등 식민통치에 관한 모든 권한을 가지고 있었다.

19 ④

1차 미소공동위원회(1946. 3. 26~5. 6)와 2차 미소공동위원회(1947. 5. 21~10. 21)의 사이에 나타난 사건으로는 위조지폐사건(1946. 5. 15), 김규식, 안재홍, 여운형의 좌우합작운동(1946. 7. 25), 대구인민항쟁(1946. 10) 등이 있다.

20 ①

1950년대 미국의 농산물 중심의 원조가 증가하면서 삼백산업의 소비재 산업이 발달하였다. 한편 미국의 과도한 원조로 밀, 면화 생산 농가가 타격을 받았다.

1	2	3	4	5	6	7	8	9	10
③	③	②	②	①	③	③	③	①	③
11	12	13	14	15	16	17	18	19	20
①	②	③	②	③	③	③	②	②	③

1 ③

간호관리의 효과
㉠ 간호의 질이 향상된다.
㉡ 환자의 만족도가 증진된다.
㉢ 병원조직의 효율성이 증대된다.

2 ③

행태과학론
㉠ 개별 사회과학만으로는 인간의 행위에 관한 문제를 해결할 수 없다는 인식하에 제2차 세계대전 후 1950년대부터 행태과학이 발전하게 되었다.
㉡ 행태과학론은 인간행위를 다루는 데 과학적인 접근법을 적용하는 학문으로서 인류학, 경제학, 역사학, 정치학, 심리학, 사회학 등을 포함한다(복잡하고 다차원적 문제해결을 위한 종합과학적 접근법).
㉢ 행태과학론은 조직에서의 인간행위에 관한 과제를 해결하는 데 기여하는 학문이다.
㉣ 행태과학론의 특성
• 조직의 연구에 관심을 둔 행동과학자들은 여러 가지 방법으로 현상을 설명하고, 체계를 변화시키고자 하는 변화담당자로서의 역할을 강조한다.
• 인간행위를 구조화하는 데 있어서 협동-동의체계 또는 권력평등체계에 가치를 두고 있다.

3 ②

① 협상자 역할
③ 대표자 역할
④ 문제처리자 역할

4 ②

직무명세서란 직무분석의 결과 작성되는 직무기술서를 발전시켜서 직무가 요구하는 특성을 보다 구체적으로 명시해 놓은 것으로, 직무를 수행하는 사람에 대한 일반적인 사항, 성격요건, 경험, 지식, 기술숙련, 체력, 교육의 수준요건 등을 명시한다.

5 ①

부서 간에 지나친 경쟁을 유발하여 조직 전체의 성과에 악영향을 끼칠 수 있다.

6 ③

기획과정의 절차
㉠ 미래의 환경에 대한 가정
㉡ 현재에 대한 정보수집 및 분석을 통한 예측
㉢ 조직의 목표설정
㉣ 활동계획의 전재

7 ③

소명진술의 방법 … 환경적 변화에 대처하기 위해서 또는 소명의 영역 안에 있으면서 그 조직의 환경변화에 대응할 수 있도록 하기 위해 의도적으로 막연하고 비구체적으로 진술한다.

8 ③

계선과 막료의 충돌을 막기 위해서는 계선과 참모 사이의 권한과 책임한계를 명확히 하고, 인사교류를 통해 서로의 입장이나 견해를 잘 이해할 수 있게 해야 한다.

9 ①

우리나라의 보건의료체계는 의료공급측면에서 순수민간형, 의료비부담측면에서 혼합형, 관리통제측면에서 자유방임형에 해당한다. 사회보험형의 전국민건강보험제도와 민간위주의 의료공급체계가 상호작용하는 복지지향형의 특성을 가진다.

10 ③

행렬조직(매트릭스 조직)

㉠ 개념 : 전통적인 직능제 조직과 프로젝트 조직을 통합한 형태로, 프로젝트 조직이 직능조직의 단위에 첨가되어 있을 때의 형태이다.

㉡ 특성
- 명령통일 일원화의 원칙에 위배된다.
- 계층수가 적다.
- 의사결정권이 분권화될 수 있다.
- 공식적인 절차와 규칙에 얽매이지 않는다.

11 ①

병원조직의 계속적인 발전을 위한 조직의 원동력으로서의 인적자원인 유능한 전문간호사와 직원을 적절하게 충원 및 확보함으로써 질적, 양적으로 간호인력자원을 유지 및 활용하게 한다.

12 ②

점수법은 항목별로 평가점수를 산정해 놓은 뒤 그 직무평가 기준표에 따라 평가점수를 매기고 점수의 합계로써 직위의 등급을 결정하게 되는 방법이다. 평가결과가 숫자로 표시되기 때문에 등급결정이 쉽고, 중요한 특징을 모두 평가요소로 사용하기 때문에 관계인들이 쉽게 평가결과를 수용한다.

13 ③

팀간호의 장점과 단점

㉠ 장점
- 각 환자에 대한 독특한 개인적 대우를 하므로 환자의 요구를 만족시킨다.
- 팀원의 참여의식과 소속감이 높아지고 협동과 의사소통이 증진됨으로써 사기가 높아진다.
- 저임금의 보조인력의 효율적인 이용으로, 전문직과 비전문직간의 장벽을 최소화시킨다.

㉡ 단점
- 제한된 환자에게 많은 업무를 수행하므로 실수가 많이 생길 수 있다.
- 간호요원 지도 및 위임받은 업무를 조정해야 하기 때문에 시간이 많이 소요된다.
- 팀 구성원이 매일 바뀌게 되면 팀 지도자가 팀 구성원의 지식과 능력을 파악하여 업무를 지시하는 데 한계가 있다.
- 팀 회의와 간호계획이 부적절하게 운영되면 전인간호가 이루어지기 힘들다.

14 ②

① 표준 업무수행 목록을 미리 작성해 놓고 여기에 수행의 가부를 표시하는 방법이다.

③ 조직목표 달성의 결과에 영향이 큰 주요사건을 중심적으로 기록 및 검토하는 방법이다.

④ 사전에 인위적으로 각 평가등급에 분포될 피평가자의 비율을 정한 후에 강제로 배분하는 방법이다.

15 ③

성취욕구이론에 해당된다.

16 ③

갈등관리유형과 적절한 상황

갈등대처방식	적절한 상황
협력	• 양측의 관심사가 너무 중요하며, 통합적인 해결안을 발견해야 할 때 • 양측의 관여를 확보하고자 할 때
수용	• 논제가 다른 상대방에게 더욱 중요할 때 • 다음 논제에 대한 사회적 신용을 얻을 필요가 있을 때
강압	• 신속하고 결단성 있는 행동이 요구될 때 • 비용절감이나 규칙강요와 같은 인기 없는 조치를 시행할 때
회피	• 논제가 사소하고 다른 논제가 더 긴급할 때 • 사람들을 진정시키고 생각을 가다듬게 할 필요가 있을 때

17 ③

간호관리 체계의 산출요소 ··· 간호의 질, 환자만족, 간호사 만족, 이직률

18 ②

①③④ 과정적 평가기준의 항목에 해당한다.

19 ②

① 수간호사는 일반간호사와 의사 및 타 직원들과의 관계를 원활히 하여 조직을 관리한다.
③ 수간호사는 조직목표의 달성을 위하여 구성원들의 행동을 확인·통제한다.
④ 수간호사는 공동목표의 달성을 위하여 영향력을 행사한다.

20 ③

간호사고는 의무에 반하여 발생된 업무상과실로 인정될 때에 법적인 책임을 지게 된다.

제5과목		지역사회간호							
1	2	3	4	5	6	7	8	9	10
④	②	②	④	④	③	④	④	①	③
11	12	13	14	15	16	17	18	19	20
②	③	④	①	④	①	④	①	②	②

1 ④

㉠㉡㉢㉣ 모두 우리나라 지역사회 간호사업의 미래에 대한 전망이다.

2 ②

문제를 해결하고 대상자와 가족들이 정서적 안정을 찾도록 정신보건상담을 하도록 한다. 대상자가 적절한 대처와 일상생활을 할 수 있도록 문제해결을 위해 구체적으로 상담을 해야 하는데 요양원 소개는 맞지 않은 행동이다.

3 ②

방문 전 계획
㉠ 예측되는 요구와 문제에 대처한다.
㉡ 물품과 기구, 약품들을 준비한다.
㉢ 개인, 가족, 지역사회에 대한 기록과 보고서가 있으면 전부 검토한다.
㉣ 방문일시와 목적을 사전에 연락한다.
㉤ 적절한 교통수단과 행선지, 방법 등을 결정하고 복장은 정해진 유니폼이나 편한 복장을 취한다.

4 ④

이 가족은 남편의 만성질환으로 인해 가정간호를 할 가족간호인이 있어야 하고 경제적 문제를 해결해야 한다. 부인이 직장에 다니면서 간호를 한다면 역할분배가 적절하지 않아 부인의 역할편중이 되는 진단을 내릴 수 있고 이것을 해결하기 위해 가족들이 지금까지의 역할을 변화시켜 환자간호를 하는 데 도와주어야 할 것이다. 따라서 가족역할의 배분과 조정이 이루어져야 한다.

5 ④

노인을 가정간호 할 때는 질병과 사고의 예방, 전반적인 영양과 건강관리 및 노인성 만성질환에 대한 적응을 고려하여 수행해야 한다.

6 ③

모성사망률의 감소원인
㉠ 항생제의 개발
㉡ 출산률 저하
㉢ 공공보건사업의 확대
㉣ 보건의료의 유용성 증가
㉤ 삶의 질 향상

7 ④

영유아의 성장발달에 따른 간호중재
㉠ 성장발달 관리
㉡ 예방접종
㉢ 영양지도 및 구강보건
㉣ 사고예방

8 ④

④ 일반출산율 = $\dfrac{\text{특정 1년간의 총출생아 수}}{\text{당해 년도 가임 여자인구}} \times 1,000$

① 조출생률 = $\dfrac{\text{특정 1년간의 총출생아 수}}{\text{당해 년도의 연앙인구}} \times 1,000$

② 모성사망률

= $\dfrac{\text{임신, 출산, 산욕에 의한 사망자수}}{\text{연간 출생아 수}} \times 100,000$

③ 조사망률 = $\dfrac{\text{조사기간 중 발생한 사망 수}}{\text{조사기간의 연앙인구}} \times 1,000$

9 ①

학교보건교육 계획의 지침
㉠ 보건교육계획은 전직원의 책무이다.
㉡ 학교에서의 보건교육계획은 학교와 지역사회의 종합적인 전체 보건사업계획의 일부분으로 이루어져야 한다.
㉢ 지역사회로부터 협조를 얻어야 한다.

㉣ 계획은 지속적이어야 한다.
㉤ 계획은 주도적 역할이 있어야 한다.
㉥ 계획은 행동적인 결과를 가져와야 한다.

10 ③

가족구조도(Family genogram) … 3세대 이상에 걸친 가족구성원에 관한 정보 및 상호관계를 도표로 기록하는 것으로 가족의 질병력 및 구조를 파악하는데 이용한다.

11 ②

감압병은 빨리 감압시키면 안 되고 단계적으로 서서히 감압시키는 것이 중요하다.

12 ③

불쾌지수의 구분과 측정방법
㉠ 불쾌지수
• DI ≥ 70 : 10% 정도의 사람이 불쾌하다.
• DI ≥ 75 : 50% 정도의 사람이 불쾌하다.
• DI ≥ 79 : 100%의 사람이 불쾌하다.
• DI ≥ 80 : 100% 매우 불쾌하다.
• DI ≥ 86 : 견딜 수 없는 상태에 이른다.
㉡ 측정방법
• ℃눈금 이용방법
  DI = 0.72(ta+tw)+40.6(ta : 건구℃, tw : 습도℃)
  DI = 0.4(ta′+tw′)+15(ta′ : 건구℃, tw′ : 습도℃)
• 비교습도 이용방법 : DI = td(0.05~0.55RH)

13 ④

식품의 위생관리방법
㉠ 식품취급자의 건강진단 및 위생교육의 강화
㉡ 식품의 위생관리를 위한 규격의 제정 및 관리
㉢ 식품제조시설 및 영업소의 위생적 관리
㉣ 계속적인 식품위생검사 및 연구기능의 활성화
㉤ 식품품질 관리
㉥ 종업원 위생관리
㉦ 대민 홍보사업

14 ①

황열(Yellow Fever)은 모기에 의해 전파되는 절족동물 매개전염병에 해당한다.

15 ④

대비(ratio)와 구성비(propotion)

㉠ 대비(ratio) : 한 측정값을 다른 측정값으로 나눈 값으로 A : B 또는 A/B의 형태로 나타내는 비례수로 비율보다 넓은 뜻을 가진다.

㉡ 구성비(propotion) : 분모에 분자가 포함되는 $\dfrac{A}{A+B}$의 형태를 나타내며, 대표적인 것은 %로 0과 1의 사이 값을 가진다.

16 ①

감염병이란, 제1급감염병, 제2급감염병, 제3급감염병, 제4급감염병, 기생충감염병, 세계보건기구 감시대상 감염병, 생물테러감염병, 성매개감염병, 인수(人獸)공통감염병 및 의료관련감염병을 말한다〈「감염병의 예방 및 관리에 관한 법률」 제2조 제1호〉.

① 제1급 감염병 : 생물테러감염병 또는 치명률이 높거나 집단 발생의 우려가 커서 발생 또는 유행 즉시 신고하여야 하고, 음압격리와 같은 높은 수준의 격리가 필요한 감염병(17종)

② 제2급 감염병 : 전파 가능성을 고려하여 발생 또는 유행 시 24시간 이내에 신고, 격리가 필요한 감염병(21종)

③ WHO 감시대상 감염병 : WHO가 국제공중보건의 비상사태에 대비하기 위해 감시대상으로 정한 질환(9종)

④ 의료관련 감염병 : 환자나 임산부 등이 의료행위를 적용받는 과정에서 발생한 감염병, 감시활동이 필요(6종)

17 ④

중앙회는 보건복지부령으로 정하는 바에 따라 회원의 자질 향상을 위하여 보수(補修)교육을 실시해야 한다〈「의료법」 제30조 제2항〉.

Plus Study 보건소의 기능 및 업무〈「지역보건법」 제11조 제1항〉

㉠ 건강 친화적인 지역사회 여건의 조성

㉡ 지역보건의료정책의 기획, 조사 · 연구 및 평가

㉢ 보건의료인 및 보건의료기관 등에 대한 지도 · 관리 · 육성과 국민보건 향상을 위한 지도 · 관리

㉣ 보건의료 관련기관 · 단체, 학교, 직장 등과의 협력체계 구축

㉤ 지역주민의 건강증진 및 질병예방 · 관리를 위한 다음 각 목의 지역보건의료서비스의 제공

• 국민건강증진 · 구강건강 · 영양관리사업 및 보건교육

• 감염병의 예방 및 관리

• 모성과 영유아의 건강유지 · 증진

• 여성 · 노인 · 장애인 등 보건의료 취약계층의 건강유지 · 증진

• 정신건강증진 및 생명존중에 관한 사항

• 지역주민에 대한 진료, 건강검진 및 만성질환 등의 질병관리에 관한 사항

• 가정 및 사회복지시설 등을 방문하여 행하는 보건의료 및 건강관리사업

• 난임의 예방 및 관리

18 ①

○○지역의 노령화지수$= \dfrac{17}{45+38} \times 100 = 20.48$

××지역의 노령화지수$= \dfrac{3}{30+67} \times 100 = 3.09$

Plus Study 노령화지수

㉠ 노인인구 증가에 따른 노령화 정도를 나타낸다.

㉡ 노령화지수$= \dfrac{65세 \ 이상 \ 인구}{0 \sim 64세 \ 인구} \times 100$

19 ②

납중독 … 중금속 납이 들어 있는 물질에 장기간 노출돼 다양한 증상이 생기는 질환이다. 납 중독은 식품이나 음료, 토양, 자동차 매연 등 다양한 원인에 의해 일어나며, 특히 토양은 납에 직접적으로 노출되어 있다. 증상은 복통 등의 소화기와 관련 있고, 만성적으로는 혼수, 발작 같은 뇌 증상이 있으며, 이외에 근육이 마비되는 말초신경 장애, 빈혈 같은 조혈기관 이상 등이 나타날 수 있다.

20 ②

장기요양급여의 종류〈「노인장기요양보험법」 제23조 제1항〉
㉠ 재가급여 : 방문요양, 방문목욕, 방문간호, 주 · 야간 보호, 단기보호, 기타재가급여
㉡ 시설급여
㉢ 특별현금급여 : 가족요양비, 특례요양비, 요양병원간 병비

제1과목	국어								
1	2	3	4	5	6	7	8	9	10
③	①	④	②	④	③	④	①	④	②
11	12	13	14	15	16	17	18	19	20
④	②	②	④	①	③	①	③	③	③

1 ③

한자어의 경우 본래 표의문자이기 때문에 각각의 글자
가 하나의 형태소가 된다.

2 ①

① 의존명사 : 어떤 모양이나 상태와 같이
② 부사 : 둘 이상의 사람이나 사물이 함께, 어떤 상황이
나 행동 따위와 다름이 없이
③ 부사 : 전체 가운데 얼마쯤
④ 부사 : 어떤 일이나 현상이나 증상 따위가 생겨 나타
나지 않게

3 ④

전반부에서는 농민들의 보리타작하는 모습을 사실적으
로 묘사하고 있고 후반부에서는 마음이 몸의 노예가 되
어 벼슬길을 헤매이며 시달리는 자신을 반성하고 있다.

4 ②

예덕선생전과 광문자전
㉠ 예덕선생전 : 인분수거꾼인 예덕선생을 통해서 하층민
의 삶을 조명하고, 신분이 인간의 덕성을 가리지 못
함을 이야기하고 있다.
㉡ 광문자전 : 걸인이지만 선하고 신의가 있는 광문을 통
해서 신분중심 사회를 벗어난 새로운 인간상을 제시
하고 있다.

5 ④

㉢㉡ 영어 공용화를 통한 다원주의적 문화 정체성 확립
및 필요성→㉤ 다양한 민족어를 수용한 싱가포르의 문
화적 다원성의 체득→㉠ 말레이민족 우월주의로 인한
문화적 다원성에 뒤처짐→㉣ 단일 민족 단일 모국어
국가의 다른 상황

6 ③

① 나는 영철이를 밀었을 뿐이다. / 영철이를 때린 사람
은 내가 아니다.
② 청중이 전혀 참석하지 않았다. / 청중이 전부 참석한
것은 아니다.
④ 사랑하는 대상이 영희인지, 순이인지 알 수 없다.

7 ④

본문에는 '물질에 따라 방출하는 빛의 진동수가 달라지는
현상은 과학적 탐구에도 이용된다.'고 나와 있다.
① 보기의 내용은 지문의 내용과 일치한다.
② 자외선을 흡수하여 파란색을 방출하는 형광물질을
세제에 사용한다.
③ 마지막 문장을 통해 보기의 내용이 옳다는 것을 알
수 있다.

8 ①

① 수중(樹中)의 공주라는 표현을 통해 비범한 속성을 드
러내고 있다.
②③④ 화자가 느끼는 허무하고 애달픈 정서가 이입되
어있다.

9 ④

'살고기'는 '살코기'의 잘못된 표현이다.

10 ②

㉠ 斬新(벨 참, 새로울 신)

㉡ 收斂(거둘 수, 거둘 렴)

㉢ 宣布(베풀 선, 베 포)

㉣ 問責(물을 문, 꾸짖을 책)

11 ④

군청에서는 감동 행정을 펼치기 위한 사전 작업이 이뤄지고 있다는 것이 이 글의 주제이다. 따라서 음주운전을 적극 만류하지 못해 음주운전에 이르게 한 공무원에 대한 문책은 개인적 문책사유이지 감동 행정과 관련성이 없으므로 통일성을 해친다고 할 수 있다.

12 ②

강남콩 → 강낭콩, 사흘날 → 사흗날, 꺽꽂이 → 꺾꽂이

13 ②

제시된 글의 '위대한 그림'이라는 말이 따로 입증되지 않고 순환되고 있는 것으로 '순환 논증의 오류'를 범하고 있음을 알 수 있다. 순환 논증의 오류는 전제를 바탕으로 결론을 논증하고 다시 결론을 바탕으로 전제를 논증하는 데에서 오는 오류를 말한다.

Plus Study 논증의 오류

㉠ 자료적 오류 : 주장의 전제 또는 논거가 되는 자료를 잘못 판단하여 결론을 이끌어 내거나 원래 적합하지 못한 것임을 알면서도 의도적으로 논거로 삼음으로써 범하게 되는 오류이다.

• 우연의 오류(원칙 혼동의 오류) : 일반적으로 그렇다고 해서 특수한 경우에도 그러할 것이라고 잘못 생각하는 오류이다.

• 흑백 논리의 오류 : 어떤 주장에 대해 선택 가능성이 두 가지밖에 없다고 생각함으로써 발생하는 오류이다.

• 논점 일탈의 오류 : 원래의 논점에 관한 결론을 내리지 않고 이와 관계없는 새로운 논점을 제시하여 엉뚱한 결론에 이르게 되는 오류이다.

• 순환 논증의 오류(선결 문제 해결의 오류) : 논증하는 주장과 동의어에 불과한 명제를 논거로 삼을 때 범하는 오류이다.

㉡ 언어적 오류 : 언어를 잘못 사용하거나 잘못 이해하는 데에서 발생하는 오류이다.

㉢ 심리적 오류 : 어떤 주장에 대해 논리적으로 타당한 근거를 제시하지 않고 심리적인 면에 기대어 상대방을 설득하려고 할 때 발생하는 오류이다.

14 ④

정의를 내리는 방법

㉠ 대상의 본질적인 특징을 들어서 정의한다.

㉡ 비유적인 표현을 들어 정의해서는 안된다.

㉢ 부정적인 어휘를 사용하여 정의해서는 안된다.

㉣ 순환된 어휘를 이용하여 정의해서는 안된다.

㉤ 피정의항과 정의항은 대등관계이어야 한다.

15 ①

① 회의문자 ②③④ 형성문자

※ 한자의 구성원리 … 한자는 표의문자로서 그 글자의 체가 매우 복잡하게 보이나, 자세히 관찰하면 각 글자들은 어떤 한 원칙에 의해 만들어졌거나 조합되어 있음을 알 수 있다. 예로부터 상형(象形), 지사(指事), 회의(會意), 형성(形聲), 전주(轉注) 및 가차(假借)의 여섯 가지 구성원리와 사용방법으로 한자의 구조를 설명해 왔는데 이를 육서(六書)라 한다.

16 ③

① 안이(安易) : 쉬움, 편안함

② 편이(便易) : 편하고 쉬움

③ 무역(貿易) : 나라와 나라 사이에 서로 물건을 매매함

④ 용이(容易) : 어렵지 아니함

17 ①

金蘭之契(금란지계) : 다정한 친구 사이의 교제

18 ③

이 작품은 서포 김만중이 유배지인 남해에서 모친을 위로하기 위해 지은 작품인 「구운몽」이다.

19 ③

김만중 「구운몽」 … 조선중기 양반사회의 생활상을 그린 대표적 귀족소설로서 유교적인 공리주의와 불교의 공사상, 도교적 분위기 등 한국인의 사상적 기반을 총체적으로 반영한 작품이다. 성진이라는 불제자가 하룻밤의 꿈에서 세상의 온갖 부귀영화를 맛보고 깨어난 후, 인간의 부귀영화는 일장춘몽에 불과하다는 것을 느끼고 불법의 진리를 깨닫는다는 내용으로 「옥루몽」, 「옥련몽」과 같은 몽자류 소설의 효시가 된 작품이다.

20 ③

① 구분 ② 묘사 ④ 과정

1 ③

fairly 꽤, 상당히, 정말로 frequently 자주, 빈번히
flash (감흥 · 영감 · 기지 등의) 번득임, 번쩍임, 섬광
illumination 조명, 조도(照度)
momentary 순식간의, 순간적인
glimpse 일견(一見), 힐끗 보기, (빛의) 희미한 번쩍임, 섬광
off one's guard 방심하여, 경계를 게을리 하여
little flashes of illumination, momentary glimpses 등으로 보아 설명하는 단어가 inspiration(영감)이라는 것을 알 수 있다. '영감(inspiration)'은 순간적으로 스쳐 지나가는 '번득임(flash)'과 잘 호응한다.
① 충격, 추진력, 충동
② 욕망, 갈망, 열의
③ 영감, 고취, 감화
④ 이상주의, 관념론
「일부 사람들에게 꽤 빈번히, 아마도 모든 사람에게는 이따금, 조명의 짧은 섬광으로 다가오고 세상의 본질에 순간적인 일견[섬광]으로 다가온다. 이것은 우리가 방심하고 있을 때 우리에게 다가온다.」

2 ③

compatible 사이좋게 지낼, 호환이 되는
① 흡연하는 것을 멈춘 것이므로 stop -ing로 쓴 것이 적절하다. stop to smoke는 '담배를 피우기 위해 멈추다'라는 뜻이다. 또한 that절에서 친구들이 금연한 것은 그 이전에 일어났던 일이므로 had p.p(과거완료)를 썼다.
② 주어가 that a husband understands a wife(명사절)이므로 단수 취급하여 동사를 does not mean으로 써서 옳게 표현하였다. that절 이하는 주어-동사-목적어의 완전한 문장을 이루고 있으며 (the fact) that ~에서 선행사 the fact가 생략되었다고 볼 수 있다.

③ 주어인 the package에 대하여 address는 수동이므로 having been addressed의 형태로 써야 한다. 또한 wrong은 형용사나 분사의 앞에서 wrongly의 형태가 자연스럽다. →The package, having been wrongly addressed, reached him late and damaged.

④ want A to 동사원형(A가 ~하길 원하다), on one's way(~가는 길에) 구문이 쓰였다. dozens of는 '수십의, 많은'의 뜻을 나타내지만 수사와 함께 쓰일 때는 dozen(12개)의 뜻을 가지며 복수형으로 쓰지 않는다.

「① 내가 담배를 끊은 가장 큰 이유는 내 친구들이 모두 이미 담배를 끊었기 때문이다.
② 남편이 아내를 이해한다는 것이 그들이 필연적으로 사이좋게 지낸다는 것을 의미하지는 않는다.
③ 그 소포는 주소가 잘못 적혀있었기 때문에 그에게 늦게 도착하고 손상되었다.
④ 그녀는 남편이 집으로 오는 길에 12개짜리 달걀 두 묶음을 사가지고 오기를 원한다.」

3 ②

make an impression on ~에게 인상을 주다, ~을 감동시키다
lose no time in (doing) 때를 놓치지 않고 ~하다
take into consideration ~을 고려(참작)하다
inclination 경향, 기질, 성향 insensitivity 무감각, 둔감

① If a man you met the night before and made the worst impression on you loses no time~. → If a man you met the night before and who made the worst impression on you loses no time ~. : 목적관계대명사는 생략이 가능하지만 주격관계대명사는 생략할 수 없으므로 'made' 앞에 who를 넣어야 한다.

③ There are usually more ~ as those whom you are dying to meet.→There are usually more ~ than those whom you are dying to meet. : 'more'과 호응하도록 'as'대신 'than'을 넣도록 한다.

④ If you don't mind impolite ~ take the dog for a walk. → If you don't mind being impolite ~ take the dog for a walk. : 'mind'가 타동사이므로 형용사가 오는 것은 옳지 않으며 'being impolite'를 쓰는 것이 적절하다.

「① 만일 전날 밤에 만나서 최악의 인상을 주었던 이가, 바로 그 다음날 아침때를 놓치지 않고 당신에게 전화한다면 가능한 바쁘게 보내라.
② 내가 모든 관련된 요인들을 고려해 볼 때, 나는 간섭하려거나 둔감할 기질 모두가 없다.
③ 보통 당신의 인생에서 무척 만나고 싶어 하는 사람들보다는 없애버리고 싶은 사람들이 더 많다.
④ 만약 당신이 무례하다는 것을 신경 쓰지 않는다면, 당신은 편지를 쓴다든지 개를 산책시킨다고 말하기조차 할 수 있다.」

4 ③

crop 작물 desperate 절망적인, 자포자기의, 필사적인
put up 세우다 poison 독(약)을 넣다, 독살하다
skull and crossbones 해적·죽음의 상징, 독약의 표시
alter 바꾸다, 고치다, 개조하다 editorial 사설, 논설
advertisement 광고, 선전 humor 유머, 해학, 익살
economy 경제, 절약 domestic 국내의, 가정의

「멜론을 재배하는 어떤 농부가 밤에 도둑들이 밭에서 그의 농작물을 훔치고 있다는 것을 알아차렸다. 시장에 내다 팔 남겨진 것을 필사적으로 구하기 위해서, 그는 해적표시가 그려진 표지판을 세웠는데, 표지판에는 "이 멜론들 중 한 개는 독이 들었음."이라고 씌어 있었다. 충분히 확실하게도, 이틀밤 동안 한 개의 멜론도 도둑맞지 않았다. 사흘밤 후에, 그는 그의 표지판이 바뀐 것을 알았다. 이제 표지판에는 "이 멜론들 중 두 개는 독이 들었음."이라고 씌어 있었다.」

5 ④

commercial 광고방송 treat 한턱내기, 큰 기쁨
pub 선술집 ad 광고(= advertisement)
athletic 운동(경기)의, 체육의 equipment 장비, 설비
lounge 휴게실, 라운지 shapely 균형 잡힌, 맵시 있는
blonde (살결이 흰) 금발의 (여성)
leotard 소매가 없고 몸에 착 달라붙는 옷
work out (선수가) 훈련하다, 연습하다 device 장치, 고안품
familiar 잘 알고 있는, 익숙한 deliver 배달하다, 전하다
sales pitch 팔기 위한(구매) 권유 in unison 일제히
excitement 흥분, 자극 elation 의기양양, 득의만면
embarrassment 난처, 당황, 당혹

「TV광고 아나운서이신 나의 아버지는 시애틀에서 근무하시고, 내가 나라의 다른 지방을 방문할 때 그(아버지)의 목소리를 듣는 것은 항상 큰 기쁨이다. 한때 나의 직장은 펜실베니아에 있었다. 운동기구 광고가 휴게실에 있는 TV에서 나왔을 때 나는 친구들과 술집에 있었다. 균형 잡힌 금발의 여성이 몸에 착 붙는 옷을 입고 운동기구로 운동을 할 때, 매우 익숙한 목소리가 구매권유를 하였다. 생각할 여지도 없이 "얘들아, 나의 아빠야"라고 나는 말했다. 내 친구들은 나를 쳐다보기 위해 뒤돌았다. 그들은 일제히 대답했다. "네 아버지 아름다우신데."」

6 ④

talk the same language 다른 사람과 이야기가 통하다, 호흡이 맞다
be on the same wavelength 생각이 같다, 주파수가 맞다
be in sync with each other 우리는 말이 통하는 데가 있다
through with ~을 끝내고, ~과 관계를 끊고

「④ 우리의 관계는 완전히 끝났다.」

7 ②

decision-making 의사 결정   political 정치상의, 정치적인, 정치의 financial 재정적인, 재정의
half (of) the harvests에서 half는 전체에 대한 부분을 나타내는 표현이므로 half의 수는 harvests의 수에 맞게 복수가 되므로 동사도 복수가 되어야 한다.

「의사결정이 보다 높은 수준에 도달함에 따라, 전 세계 수확량의 절반은 식량을 먹기 위해 재배되었다는 사실을 무시한 정치적이며 재정적인 거래로 매매되었다.」

※ **[8 ~ 9]**

drastic (변화·개혁·수단 등이) 과감한, 과격한, 대폭적인
psychic 정신적인, 심리적인, 영혼의
crutch 버팀목, 목다리 alter 바꾸다, 고치다, 개조하다
the society as a whole 전(체) 사회 runaway 폭주하는
treadmill 밟아 돌리는 바퀴(특히 감옥 안에서 징벌로 밟게 한 것), 트레드밀(회전식 벨트 위를 달리는 운동 기구)
capture 사로잡다, 포획하다
accelerative 가속적인, 촉진적인 thrust 추진력, 박력

velocity 속력, 속도 critical 결정적인, 중대한, 비평의
node 복잡한 조직의 중심점
activate 활동적으로 하다, 활성화하다
involve 필요로 하다, ~에 영향을 미치다
babble (~에 대해서) 쓸데없는 말을 하다
shrivel 오그라들다, 줄어들다
malnutrition 영양 부족, 영양 실조
stultify ~을 쓸모없게[헛되게] 만들다, 엉망으로 만들다
nasty 더러운, 불쾌한, 비열한, 험악한, 거친
brutish 야비한, 잔인한 immoral 부도덕한
turn one's back on ~에게 등을 돌리다, ~을 무시하다

「미래의 충격, 즉, 변화의 폐해는 예방 가능하다. 하지만 이에는 과감하고 심지어 정치적인 조치가 필요할 것이다. 개인들이 아무리 그들의 삶의 속도를 맞추어 가려고 애쓴다 할지라도, 우리가 그들에게 어떤 정신적 버팀목을 제공한다 할지라도, 그들의 교육을 아무리 바꿀지라도, 전체 사회는 우리가 가속적으로 밀치는 힘 그 자체에 대한 통제권을 휘어잡을 때까지는 내달리는 트레드밀에 여전히 잡혀 있게 될 것이다. 변화의 엄청난 속도는 많은 요인으로 거슬러 가 볼 수 있다. 인구 증가, 도시화, 신구세대 간의 이동하는 비율 등 이 모두가 그 나름의 역할을 한다. 그러나 기술적인 발전은 분명 이런 원인들의 망(네트워크)의 결정적인 중심이다. 참으로, 그것이 전체 네트를 활성화하는 중심점일 수 있는 것이다. 따라서 대대적인 미래의 충격을 예방하기 위한 투쟁에 있어서의 하나의 강력한 전략은 기술적인 발전에 대한 의식적인 조절을 필요로 한다.
우리는 기술 발전의 스위치를 끌 수 없으며 꺼서는 안 된다. 오로지 낭만적인 바보들만 '자연의 상태'로의 복귀에 대해 떠들어댄다. 자연의 상태란 기초적인 의료가 결여되어 아이가 크지 못하고 굶어 죽게 되고 이로 하여 영양실조는 뇌를 무력화시키고 Hobbes가 우리에게 상기시켜 준 것처럼 전형적인 삶의 모습은 '가난하고, 험악하고, 잔인하며, 단명하고 마는 것'이다. 기술에 등을 돌린다는 것은 어리석은 일일 뿐만 아니라 부도덕하기도 하다.」

8 ④

빈칸 다음의 내용으로 보아 빈칸에는 romantic fools (낭만적인 바보들)가 알맞다는 것을 알 수 있다.

「① 엄한 현실주의자
② 지적인 이상주의자다
③ 영리한 정치인
④ 낭만적인 바보들」

9 ④

defy ~에 도전하다

pros and cons 찬부(贊否)양론, 장단점

「① 미래의 충격은 변화와 전혀 관계가 없다.
② 우리는 기술의 발전에 도전해야 한다.
③ 자연의 상태는 우리가 추구하는 축복이다.
④ 기술 발전에 대한 찬반양론이 있다.」

10 ③

second to none ~에게도 뒤서지 않는다

have had it 질리다, 지긋지긋하다

know better than to do ~하는 것이 좋지 않음을 알고 있다

③ 나는 내 차가 항상 고장 나는 것을 감수해 왔다. →
나는 내 차가 항상 고장나는 것에 진저리가 난다.

11 ④

ointment 연고 pimple 여드름, 뾰루지

originally 독창적으로 wrinkles 주름, 오점

smoother 매끄러운 dermabrasion 피부찰상법(박피술)

subtract 빼다, 공제하다 appearance 발표

④의 It이 가리키는 것은 ermabrasion(피부찰상법)이
고, 나머지는 Retin-A를 가리킨다.

「많은 사람들은 젊음을 유지하길 원하며 의사들에게 레틴-
A에 대하여 질문한다. 이것은 여드름을 가진 사람들을 돕기
위해 독창적으로 개발한 연고이다. 그러나 조사자들은 그것
이 또한 주름의 수를 줄이고, 피부를 매끄럽고 건강하게 만
들어준다고 한다. 공교롭게도 연고를 바른 효과는 즉시 나
타나지 않는다. 피부찰상법(박피술)의 결과는 보통 일주일
정도로 빠르게 나타날지 모른다. 이것은 약간의 노화방지를
해줄 수 있는 위험이 따르지 않는 외과 기술이다. 그것은
피부의 한 층 정도의 벗겨짐을 수반한다. 그 결과 누군가의
발표에 따르면 15년 또는 그 이상을 뺀 것처럼 피부가 젊어
지고 매끄러워 보이게 된다.」

12 ③

「한 장의 그림은 천 가지 말의 가치가 있다. 당신이 당신 자
신에 대해 그리는 그림은 당신 자신에 대한 많은 것을 나타
내 보일 수 있다. 예를 들어 당신의 그림 속 인물이 커다란
귀를 가지고 있다면 당신은 비평에 대해 매우 민감할지도
모른다. (당신의 친구들은 당신을 좋아하기 때문에 종종 그
림을 그려 준다.) 반면에 커다란 눈은 의심과 긴장을 암시한
다. 마지막으로 짧은 팔은 욕구가 부족함을 나타내는 것일
지도 모른다.」

13 ③

even when ~할 때라 할지라도 constantly 끊임없이

by + 명사가 교통수단을 나타낼 때는 단수로 사용한다.

「미국인들이 이 집에서 저 집으로 옮겨다니지 않는다 할지라
도 그들은 꾸준히 여행을 한다. 많은 사람들이 기차로 여행
하지만 비행기 여행이 끊임없이 인기를 얻고 있다. 비행기에
의한 여행이 아무리 보편적이라 할지라도, 사교적인 행사나
사업목적을 위해서는 자동차가 이용되고 있다.」

14 ①

별을 따라 다니지 말라는 부모의 충고에 귀를 기울이지
않고 계속 별을 좇아 다닐 것이다.

「옛날에 어린 나방 한 마리가 어떤 별을 마음에 품었다. 그
가 이것을 엄마한테 말했더니 그녀는 별 대신 다리의 가로
등을 마음에 품으라고 충고했다. 그녀는 말했다. "별이란 건
시간을 보낼 만한 게 못된다. 가로등이라면 시간을 보낼 만
하지." 아빠 나방이 말했다. "그렇게 해서는 성공할 수 없는
거야. 별을 좇아 다니다간 성공할 수 없단다." 그러나 그 나
방은 부모의 말에 주의하지 않았다.」

15 ④

① 반짝이는 모든 것이 금은 아니다.
② 안 하는 것보다 늦은 것이 낫다.
③ 외모로 판단하지 말아라.
④ 다치기 전에 울지 마라.

「스미스씨는 차로 아내를 공항까지 데려다 주고 있었다.

"나는 제 시간에 공항에 도착하지 못할까봐 걱정이예요." 그녀가 걱정스럽게 말했다. "만약 차가 고장나거나 경사로에서 미끄러진다면 ……"

"부디 걱정하지 말아요!" 그가 대답했다. "우리는 지금까지 괜찮았어요. 그렇지 않아요?"

"그렇지만 ……."

"그러면 조용히 있어요. 내가 운전 좀 하게."

스미스 부인은 비행기를 탔다.」

16 ③

「(A) 사회는 사람들 스스로가 해야 할 일을 그들을 위해 하려고 노력할 필요가 없다. 근면하고 검소한 시민들의 돈을 빼앗아 게으른 사람들에게 준다는 것은 어리석고 사악한 짓이다. 우리 사회가 훨씬 더 진보하려면 사람들은 책임지는 것을 배워야 한다.

(B) 어느 사회나 너무 약하거나 운이 없어서 그들 자신과 가족들을 돌볼 수 없는 사람들이 항상 존재한다. 고대 사회에서 그런 사람들은 고통받거나 심지어 죽기까지 했다. 오늘날에 있어서는 국가, 다시 말하면 대체적으로 사회가 그런 약한 구성원들을 계속해서 돌볼 수 있도록 하자.」

17 ③

fan 광팬, 팬 extremely 대단히, 매우
talent 재능, 유능한 performer 연기자
statement 진술, 주장, 말함 cocky 건방진
alive 살아있는 disappoint 실망하다 avoid 피하다, 막다
pay to 지불하다, 보상하다 involved 연루된, 관련된
shame 부끄러움, 치욕 toot one's own horn 잘난체하다

「나는 어떤 영화, TV 스타이면서 랩퍼인 한 사람의 광팬이었다. 나는 그가 매우 재능이 있다고 생각했고 그의 연기를 매우 많이 좋아했었다. 그러나 최근들어 나는 그가 나온 TV를 보거나 잡지에서 그에 대한 글을 읽을 때마다 그는 매우 건방지고 자기가 살아있는 최고의 연기자라는 인상의 말을 한다. 그것은 나를 완전히 실망시켰고 그와 관련된 어떤 것도 보기 위해 지불하는 것을 피하게 만들었다. 치욕스럽게도, 모든 이들은 그가 재능있다는 것을 알고 있다 ; 그는 잘난체 할 필요가 없다.」

「어떤 사람들은 많은 돈이 있다면 행복해질 것이라고 믿는다. 그들은 부자라면 그들이 원하는 것을 할 수 있을 것이고 따라서 행복할 것이라고 믿는다. 반면에 어떤 사람들은 종교에 가치를 두고 또 어떤 사람들은 그들의 두뇌와 건강에 가치를 둔다. 이런 것들에 의해 행복해진다는 것이다. 내게 있어 행복이란 가족과 밀접한 관계가 있다. 난 내 아내와 자식들이 화목하게 살 때 행복하다. 내 가족의 모든 구성원들이 기쁨의 시간과 슬픔을 함께 나누고 서로 대화할 때 행복하다.」

18 ③

19 ①

20 ④

go over 복습하다(= study or review carefully)
review 재검토하다
mention ~에 대해서 언급하다(= refer to)
meaningful 의미심장한(= significant, full of meaning)

① 시험에 대한 태도를 개선하라.
② 공부하기에 좋은 장소를 선택하라.
③ 자세히 읽기 전에 우선 훑어보라.
④ 규칙적으로 공부하라.

「수업이 끝난 후 집에 오면 노트를 다시 보도록 하라. 선생님이 수업중에 언급한 중요한 요점을 복습하라. 교과서 안에서 관련되는 내용을 무엇이든 읽어 보라. 선생님이 다음 날 가르치고자 하는 내용을 알고 나면 그 내용 역시 전반적으로 훑어보고 자세히 읽도록 하라. 그렇게 하면 다음 수업 시간을 이해하는 데 도움이 될 것이다. 이런 일을 규칙적으로 하게 되면 그 내용을 더 잘 알 수 있게 되고 기억도 더 오래 할 수 있을 것이다.」

제3과목	한국사								
1	2	3	4	5	6	7	8	9	10
①	④	③	③	①	③	③	①	①	④
11	12	13	14	15	16	17	18	19	20
②	②	②	①	③	①	①	③	④	③

1 ①

조선시대에는 대명률을 형법의 기본법으로 적용하고, 5형 형벌에 글자로 문신을 새기는 자자와 능지처사와 같은 극형을 추가하였다. 형벌의 종류로는 태·장·도·유·사의 5종이 있었다.

2 ④

신라하대에 들어와서 중앙정부의 통제력 약화로 인해 촌주들은 중앙관제를 모방해 스스로 관반체제(官班體制)를 형성하였다. 이에 따라 촌주라는 직명은 점차 사라지고 관등명으로 그 신분을 표시하거나 대감(大監)·제감(弟監)·장군(將軍)과 같은 경칭을 쓰면서 세력을 확장시켜 나갔다. 특히 신라 하대의 촌주는 선종(禪宗)의 사원과 관련을 맺어 각종 불사(佛事)의 재정적 부담을 담당하는 경우가 많았으며 이것은 촌주층이 과거의 중앙행정기구의 말단이라는 지위를 벗어나 점차 호족(豪族)으로 성장하고 있었음을 나타낸다. 이후 후삼국시대를 거쳐 고려 통일시기에 이르러서는 일부 촌주는 중앙귀족이 되었으며 일부는 지방에 독자적인 세력을 형성하였다.

3 ③

우리나라가 광복 후 처음 치른 총선거는 5·10 총선거(1948)이다.
③ 6·25 전쟁은 1950년, 5·10 총선거는 1948년이다.

4 ③

통치권 강화 정책
㉠ 신라(우역의 설치) : 소지왕 때 우역이 설치되었는데 이는 국왕의 지배력을 효과적으로 전달해주었으며 우역제도의 정착으로 지증왕 시기의 정복사업, 법흥왕 시기의 중앙집권적 통치체제 확립 등을 꾀할 수 있었다.
㉡ 고려(이문소의 혁파) : 공민왕 때 이문소를 혁파함으로써 내정간섭을 종식시키고 왕권강화를 도모하였다.
㉢ 조선(도호부의 설치) : 조선의 지방행정 기구로, 효율적인 중앙집권강화를 위하여 조직을 정비하였다.
㉣ 조선(의흥삼군부의 설치) : 강력한 군사체제를 갖춤으로써 왕권강화의 초석을 마련하였다.

5 ①

제시문에서 설명하고 있는 민주화 운동은 4·19 혁명(1960)이다.
① 4·19 혁명의 배경이다.
② 미·소 공동 위원회가 난관에 직면하자 미국은 한국 문제를 유엔에 넘겼다. 유엔 소총회가 열려 선거가 가능한 지역에서만 총선거를 실시하도록 결의하였다.
③ 2·8 독립 선언이 계기가 되어 3·1 운동(1919)이 전개되었다.
④ 6월 민주 항쟁의 결과 6·29 민주화 선언(1987)이 발표되었다.

6 ③

백제는 왕실의 권위를 높이고 국민의 사상을 통일시키기 위해 동진으로부터 불교를 받아들였는데 그 시기는 침류왕 때이다.

7 ③

지문은 박지원에 대한 설명이다. 박지원은 중상학파로서 「과농초소」, 「한민명전의」 등을 통해 영농방법의 혁신과 상업적 농업을 장려하였다. 또한 청에 다녀와 「열하일기」를 저술하였으며 상공업의 진흥을 강조하고 화폐유통의 필요성을 주장하였다.

8 ①

지문의 내용은 온건개혁파와 동도서기론에 관련된 내용이다.
온건개혁파는 청과의 사대관계를 유지하며 점진적인 개혁을 주장하였다.

9 ①

제시된 자료의 단체는 의열단으로, 김상옥은 의열단에 소속되어 항일 투쟁을 전개하였다.
① 6·10 만세 운동은 사회주의 계열에서 기획을 하고, 일부 민족주의 계열에서 참여를 하면서 계획되었다.
② 의열단이 주도한 민족협동전선 운동으로 민족 혁명당이 결성되었다.
③ 조선혁명간부 학교는 1932년 의열단의 김원봉이 중국 국민당의 지원으로 독립운동 군사간부를 양성하기 위하여 중국 난징에 설립한 군사간부양성학교이다.
④ 황포 군관 학교는 중국 국민당에서 중국 국민 혁명에 필요한 군사간부를 양성하기 위해 만든 학교로 의열단 단원들이 입교하여 훈련을 받았다.

10 ④

성리학의 발달과 함께 왕실 위주의 국가질서론과 주자가례에 대한 학문적 연구로 인하여 예학이 발달하게 되었는데, 예학의 발달은 가족과 종족 상호간의 상장제례의 의식을 바로잡고 유교주의적 가족제도를 확립하는 데 기여하였다. 또한 족보의 편찬과 보학의 발달은 종족의 사회적 위상을 지키려는 양반문벌제도를 강화시키는 데 기여하였다.

11 ②

㉠ 유향소, 서원, 향약은 사림들의 세력기반이다.
㉡ 사창은 향약과 더불어 향촌사회를 안정시키기 위하여 지방의 양반지주층이 운영하던 진휼책이다.
㉢ 현량과는 조광조 등이 왕도정치의 실현을 목적으로 추천제에 의해 사림을 등용하던 제도이다.

12 ②

①③④ 양반신분이 고정되어 갔음을 뜻한다.
② 조선초기를 양천제로 보는 것은 양인을 내부에서 신분이동이 가능한 성취신분으로 이해하려는 견해이다.

13 ②

6·25 전쟁의 사건 순서를 물어보는 문제이다.
㈎ 다부동 전투(1950.8.)
㈏ 정전 회담(1953.7.)
② 흥남 철수 작전(1950.12.)
① 애치슨 선언의 발표(1950.1.)는 6·25 전쟁의 배경이다.
③ 여수·순천 10·19 사건(1948.10.)
④ 한미상호방위조약(1953.10.)

14 ①

무령왕릉은 중국 남조의 영향을 받은 것으로, 도교사상이 유행했음을 알 수 있다.

15 ③

① 탕평책은 능력 위주의 고른 인재등용과 왕권강화 등을 목적으로 숙종 ~ 정조 때 실행되었다.
② 수취체제 개편은 상업발달을 촉진시켜 국내상업과 대외무역활동을 확대시켰다.
④ 공명첩은 양란 후에 시행된 관직수여증으로 공명첩 시행은 신분질서를 와해시키는 원인이 되었다.

16 ①

제시문의 ㈎는 독립협회이다. 독립 협회는 민중의 정치 참여 의식이 높아지자 내정 개혁에 관심을 돌려 자유 민권 운동을 본격적으로 펼쳤다. 전국 곳곳에 설치된 지회를 중심으로 국권, 민권 운동이 확대되는 가운데, 독립 협회는 개혁 지향적인 정부 대신들과 학생, 시민이 함께 참석한 관민 공동회(1898. 10.)를 개최하였다.
② 1차 동학 농민 운동 이후 농민군은 정부와 전주화약을 체결(1894)하여 집강소를 설치하였다.
③ 사회주의 사상은 3·1 운동 이후에 국내에 전파되었다.
④ 보안회에 대한 설명이다.

17 ①

신분제 철폐와 관계있는 개혁 ⋯ 갑신정변, 동학농민운동, 갑오개혁

18 ③

ⓒ 구한말 항일 의병운동 (1895년 을미의병으로 시작)
ⓛ 일제강점기 독립군 (1920년대 국외 무장투쟁 독립군)
ⓙ 한국광복군 (1940년)
ⓔ 조선 경비대 (1946년 1월)
ⓜ 대한민국 국군 (1948년 8월)

19 ④

김구와 김규식은 통일 정부 수립을 위한 남북 협상을 추진하였다. 그 결과 평양에서 남북 협상 회의가 개최되었다. 이 회의에서 김구와 김규식은 김일성, 김두봉 등과 함께 통일 국가 수립을 위해 남한 단독 선거에 반대한다는 공동 성명을 발표하였다(1948. 4.).

① 6 · 25 전쟁(1950)은 대한민국 정부 수립(1948) 이후의 일이다.
② 일제 식민지 시기인 1919년에 대한민국 임시 정부가 수립되었다.
③ 모스크바 3국 외상 회의의 신탁통치 내용이 발표되자 좌우익 대립이 격화되었다.
④ 소련이 유엔 한국 임시 위원단의 입북을 거부하자, 유엔 소총회가 열려 선거가 가능한 지역에서만 총선거를 실시하도록 결의하였다. 이에 대해 김구는 남북 협상을 전개하였다.

20 ③

자료는 미국의 경제 원조에 해당한다. 미국은 6 · 25 전쟁 직후 농산물 중심의 경제 원조를 하였다. 이러한 상황에서 농산물 가격이 하락하면서 농촌 경제는 타격을 받았으나, 원조 농산물을 가공하는 삼백 산업이 발달하게 되었다.

제4과목	간호관리								
1	2	3	4	5	6	7	8	9	10
②	③	③	②	④	④	①	③	③	④
11	12	13	14	15	16	17	18	19	20
③	②	③	②	①	①	①	②	③	②

1 ②

피들러의 리더십 상황유형
ⓙ 리더와 구성원의 관계 : 집단의 분위기를 의미하는 요소로서 구성원들이 리더를 좋아하고 신뢰하며 리더의 말을 기꺼이 따르려는 정도를 의미하여 가장 중요한 상황변수이다.
ⓛ 과업구조 : 과업이 얼마만큼 명확하고 구체적으로 규정되어 있는가를 의미한다.
ⓒ 리더의 직위권력 : 리더가 집단의 구성원들을 지도 · 평가하고 상과 벌을 줄 수 있는 권한이 부여된 정도를 의미하며, 공식적 · 합법적 · 강압적 권력 등을 포함한다.

2 ③

간호관리자는 환자간호를 위한 자원조달의 역할을 하기 때문에 특별한 기술이 필수적으로 요구되며 상담자, 직장동료, 하부직원, 감독자, 결정자, 행정자, 역할모델 등 여러 가지 역할을 한다.

3 ③

'과학적 관리의 아버지'로 알려진 사람은 테일러이다.

Plus Study Henry Fayol(1841~1925)

ⓙ 관리이론의 시조로 생산공장의 관리에 관심을 가진 프랑스 산업관리자이다.
ⓛ 조직활동을 크게 권리활동과 직업활동으로 구분하였다.
ⓒ 모든 기업조직은 다섯 개의 하위체계로 구성된다.
ⓔ 조직의 원칙 : 전문화의 원칙, 명령통일의 원칙, 권한과 책임의 원칙, 감독 폭의 원칙, 권한위양의 원칙이 있다고 하였다.

4 ②

조직을 단순하게 합리적이고 기계적인 조직으로 파악한 것은 과학적관리론의 조직관이다. 인간관계론의 조직관은 역동적이고 상호관계가 있는 체제로 인식하였다. 동적이기 때문에 외부의 제재와 통제를 통해 조종될 수 있다고 본다.

5 ④

인간관계론이 관리에 미친 영향이다.

6 ④

PERT의 특징
㉠ 불확실한 상태에서 기획과 통제를 하는 데 사용되는 작업망 체계모형이다.
㉡ 프로젝트의 주요 활동을 확인하고 그 활동들을 진행도표로서 순서 있게 나열하고 소요시간을 정한다.
㉢ 하나의 프로젝트를 완성하기 위해서 필요한 각 하위 작업들이 진행되는 순서대로 번호가 붙여지고 화살표로 연결된다.
㉣ 각 작업에 대하여 소요되는 시간을 추정한다.

7 ①

실행기획과 전략기획의 차이점

범주	실행기획	전략기획
시간	1년	3 ~ 5년
책임	중간관리자	최고관리자
목표	구체적이고 측정가능한 목표	포괄적이고 진행적이며 일반적인 목표
목적	매년 해야 할 일에 대한 계획과 통제	변화하는 환경에 대처하기 위한 방향설정과 조직의 능력 극대화
과정	연단위로 부서별로 완성	전 조직이 합심해서 완성, 해마다 새롭게 함

8 ③

DRG(포괄수가제) … 환자가 병·의원에 입원해서 퇴원할 때까지 진료받은 진찰, 검사, 수술, 주사, 투약 등 진료의 종류나 양에 관계없이 미리 정해진 일정액의 진료비를 부담하는 제도를 말하며, 포괄수가제는 모든 질병에 해당하는 것이 아니고 7개 질병군에 한하여 이루어지고 있다. 대상질병군은 4개 진료과 7개 질병군이다. 안과에서는 수정체수술(백내장 수술), 이비인후과에서는 편도 및 아데노이드 수술, 일반외과에서는 항문 및 항문주위수술(치질수술), 서혜 및 대퇴부 탈장수술, 충수절제술(맹장염 수술), 산부인과에서는 자궁 및 자궁부속기 수술(악성종양 제외), 제왕절개분만 등이 해당된다.

9 ③

간호생산성 … 실제로 일한 시간과 환자분류체계에서 요구하는 시간을 비교함으로써 측정한다.
※ 이용률(생산성) = 요구되는 간호시간 / 실제 일한 간호시간
㉠ 100% : 실제 간호시간이 요구된 간호시간에 들어맞은 경우
㉡ 100% 이하 : 간호단위가 특정 환자그룹을 간호하는데 기준보다 더 많은 간호자원을 이용한 경우
㉢ 100% 이상 : 간호단위가 환자를 간호하기 위해 필요로 하는 기준자원보다 더 적은 노동자원을 활용한 경우
㉣ 대부분의 기관들은 생산성 85~115%를 받아들일 수 있는 것으로 정하고 있다.

10 ④

① 상호보완적인 개념이다.
② 효율성이 아닌 효과성에 대한 설명이다.
③ 효과성이 아닌 효율성에 대한 설명이다.

11 ③

조직의 규모가 커지면 통제가 어려워지므로 업무내용이 확대되고 그로인해 권한위임이 발생하여 분권화가 된다.

12 ②

3차 진료기관

㉠ 세분화된 특수 전문외래와 입원진료로서 전문의에 의한 진료와 높은 수준의 시설 및 장비를 필요로 하는 진료기관

㉡ 대학병원, 기업형 병원 등

13 ③

프로젝트 조직의 특징

㉠ 특정 프로젝트를 해결하기 위해서 여러 직능을 통합하여 체계화한 것이다.

㉡ 프로젝트 팀 조직은 임시조직이며 역동적인 것이다.

㉢ 기본적인 조직구조로서 계선 또는 막료-계선, 직능적 조직을 설계하고 프로젝트 팀은 사업에 따라 기본 조직구조에 첨가 및 병행해서 사용하는 경우가 많다.

㉣ 프로젝트 팀은 최고관리자가 프로젝트의 목표, 시간의 한계, 일반적 지침들을 정하고 장이 선출한다.

㉤ 프로젝트 팀은 여러 분야로부터 전문가를 선발하여 팀을 구성한다. 팀원은 다양한 배경을 가진 사람들로 구성되며, 서로 낯선 관계에 있는 경우가 많다.

㉥ 프로젝트 팀장은 팀원에게 지시하고 방향을 제시해주는 역할을 하지만 팀원들을 결합시키는 분명한 조직구조는 없다.

㉦ 팀원은 프로젝트 기간동안 신속하고 집중적인 관계를 수립하고, 업무에 대해 자유롭고 대등하게 이야기할 수 있도록 지위의 차이는 거의 무시되어야 한다.

㉧ 팀원은 전문가로서 시간에 구애받지 않고 일하는 경우가 많고, 필요할 때 다른 팀원과 팀장의 자문에 응한다.

14 ②

환자분류체계 중 요인평가 방법의 분류기준이다.

15 ①

직무설계 … 업무에 대해서 수행자를 고려하여 직무의 내용, 직무의 기능, 직무간의 관계를 규명하는 것을 말한다.

16 ①

기대이론

㉠ 브룸(Victor. H. Vroom)에 의해 만들어졌다.

㉡ 행동결정에 있어 여러 가지 행동대안을 평가하여 자기 자신이 가장 중요하고 가치있는 결과를 가져오리라고 믿는 것을 선택한다고 가정한다.

㉢ 결과에 대한 기대감, 개인의 욕구를 반영하는 유의성, 행동의 결과, 성과결과에 대한 기대감인 수단성, 행동패턴 선택의 5가지 변수가 중요한 동기요인이 된다.

17 ①

조직차원의 동기부여 증진방안

㉠ 직무의 재설계
  • 직무충실화의 실행
  • 탄력적 근무시간제의 운영

㉡ 성과 및 보상의 합치 프로그램

㉢ 개인의 임파워먼트 실행

㉣ 인사관리제도의 개선

18 ②

㉣ 조직화의 원리 중 계층제의 원리이다.

Plus Study 간호조직에서의 통제의 필요성

㉠ 조직의 목표와 개인의 목표가 일치하지 않는 경우가 많으므로 간호사들로 하여금 조직의 목표달성에 효과적으로 기여할 수 있도록 공식적인 통제시스템이 필요하다.

㉡ 간호사들로 하여금 효과적인 조직형태를 유지하게 하기 위함이다.

㉢ 의료수요의 증가, 양질의 의료요구의 증가, 의료비의 상승, 의료조직의 효과와 효율성에 대한 필요성 증대와 같은 다양한 사회적 요인으로 인해 비용효과적인 관리혁신이 요구되어 통제가 더욱 필요하다.

19 ③

채도는 낮을수록 환자에게 안정감을 줄 수 있고, 명도가 높을수록 병동이 쉽게 더러워지는 것을 방지할 수 있다.

20 ②

인간이 근본적으로 평등하다는 것은 정의(공평)의 원리에 해당된다. 간호관리자는 최대한 가능한 정도로 차별대우와 불공정함을 막기 위하여 그들 자신의 가치와 선입관을 알고 있어야 할 필요가 있다.

제5과목		지역사회간호							
1	2	3	4	5	6	7	8	9	10
②	④	③	①	①	②	③	①	④	④
11	12	13	14	15	16	17	18	19	20
④	④	④	③	③	②	④	②	①	①

1 ②

지역사회의 궁극적 목표 … 지역사회의 건강유지 및 증진, 질병의 예방을 통해 지역사회의 적정기능수준을 향상시키는 것이다.

2 ④

보건사업을 전개하는 데 있어서 환경적인 요인은 매우 중요한 부분이다. 환경요인에는 사회문화적 · 경제적 · 정치적 · 자연적 요인 등이 속한다.

3 ③

가족보호의 목표
㉠ 목표달성을 위한 방법 : 보건교육, 직접간호의 제공 등이 있다.
㉡ 방법수행을 위한 수단 : 클리닉 활동, 집단교육, 가정방문 등이 있다.

4 ①

지역보건법의 목적을 설명한 것이다〈「지역보건법」 제1조〉.

5 ①

Susser가 제시한 가족발달주기
㉠ 결혼과 출산 등으로 인한 가족의 팽창
㉡ 자녀의 분가로 인한 분산
㉢ 자녀의 경제적 · 정신적 독립
㉣ 자녀의 독립, 구성원의 사망으로 인한 빈 자리를 대치

6 ②

특별시장·광역시장·도지사 또는 특별자치시장·특별자치도지사·시장·군수·구청장은 지역주민의 건강 증진을 위하여 지역보건의료계획을 4년마다 수립하여야 한다.〈「지역보건법」제7조 제1항〉.

7 ③

필수예방접종 … 특별자치도지사 또는 시장·군수·구청장은 다음 질병에 대하여 관할 보건소를 통하여 필수예방접종을 실시하여야 한다〈「감염병의 예방 및 관리에 관한 법률」제24조 제1항〉.

ⓐ 디프테리아

ⓑ 폴리오

ⓒ 백일해

ⓓ 홍역

ⓔ 파상풍

ⓕ 결핵

ⓖ B형간염

ⓗ 유행성이하선염

ⓘ 풍진

ⓙ 수두

ⓚ 일본뇌염

ⓛ b형헤모필루스인플루엔자

ⓜ 폐렴구균

ⓝ 인플루엔자

ⓞ A형간염

ⓟ 사람유두종바이러스 감염증

ⓠ 그 밖에 질병관리청장이 감염병의 예방을 위하여 필요하다고 인정하여 지정하는 감염병

8 ①

제5차 국민건강증진종합계획(Health plan 2030) 사업분야

ⓐ 건강생활 실천

  • 금연

  • 절주

  • 영양

  • 신체활동

  • 구강건강

ⓑ 정신건강 관리

  • 자살예방

  • 치매

  • 중독

  • 지역사회 정신건강

ⓒ 비감염성질환 예방관리

  • 암

  • 심뇌혈관질환(심뇌혈관질환, 선행질환)

  • 비만

  • 손상

ⓓ 감염 및 기후변화성질환 예방관리

  • 감염병예방 및 관리(결핵, 에이즈, 의료 감염·항생제 내성, 예방행태개선등 포함)

  • 감염병위기대비 대응(검역·감시, 예방접종 포함)

  • 기후변화성 질환

ⓔ 인구집단별 건강관리

  • 영유아

  • 아동·청소년

  • 여성

  • 노인

  • 장애인

  • 근로자

  • 군인

ⓕ 건강 친화적 환경 구축

  • 건강친화적 법제도 개선

  • 건강정보 이해력 제고

  • 혁신적 정보기술의 적용

  • 재원마련 및 운용

  • 지역사회 자원 확충 및 거버넌스 구축

9 ④

학생의 건강수준 파악을 위한 자료

ⓐ 사망과 상병 관련 자료 : 사망률, 유병률, 감염병 발생률, 사고발생률, 불구불능 아동률 등

ⓑ 성장발육 관련 자료 : 체격, 체력, 체질측정의 통계 등

ⓒ 건강행위 관련 자료 : 흡연 여부, 약물복용 상태, 운동 및 식습관, 예방접종률, 보건교육 참여율 등

10 ④

산업장의 특성파악을 위한 자료

㉠ 인구 사회학적인 특성

㉡ 직업관련 특성 및 산업재해 통계

㉢ 작업환경 사정 : 근로자들이 작업하는 환경, 작업공정, 작업의 특수성, 질환과의 연계성, 현장 구급약품의 활용실태 등

11 ④

VDT 증후군 예방법

㉠ 작업환경을 개선한다.

㉡ 작업시간을 조절한다.

㉢ VDT 기기의 조건을 개선한다.

㉣ 작업공간을 조절하고 건강관리를 한다.

㉤ 아른거림이 적고 무광택인 CRP를 사용한다.

㉥ 조명이 화면에 비치지 않게 한다.

㉦ 눈이나 손가락 위치가 적당해야 한다.

㉧ 의자의 높이가 조절 가능해야 한다.

㉨ 키보드상의 조명은 300 ~ 500Lux로 한다.

㉩ 작업은 1회 연속작업을 1시간 이내로 한다.

12 ④

면역의 종류

㉠ 선천면역 : 풍속, 인종 및 개인의 특이성에 따라 형성되는 면역이다.

㉡ 후천면역

• 능동면역

• 자연능동면역 : 질병 이환 후 획득되는 면역이다.

• 인공능동면역 : 예방접종 후 형성되는 면역이다.

• 수동면역

• 자연수동면역 : 모체면역, 태반면역 및 모유를 통해 받는 면역을 말한다.

• 인공수동면역 : 면역혈청, 항독소를 접종한 후 면역이 형성되는 것을 말한다.

13 ④

화학적 보존방법

㉠ 지입법

• 염장법 : 10~20%의 소금에 절이는 방법으로 식품의 탈수화 및 세균의 원형질을 분리하여 부패를 막는다.

• 당장법 : 40~50%의 설탕에 절이는 것으로 세균, 곰팡이의 발육이 억제된다.

• 산저장 : 산도가 낮은 초산을 이용하여 미생물의 발육을 억제한다.

㉡ 훈연법 : 매연형성이 우수한 참나무 등을 연소시켜 나오는 연기를 이용하여 살균한다.

㉢ 가스저장법 : 이산화탄소, 질소 등을 이용하여 부패세균의 번식을 억제한다.

㉣ 방부제 : 식염, 초산, 알코올 등의 정균작용에 의하여 방부를 하는 방법을 말한다.

14 ③

환경오염 규제책

㉠ 간접규제 : 과징금 제도, 예치금 제도, 부담금 제도, 오염배출권 제도, 배출부과금 제도, 제품부과금 제도, 환경마크 제도

㉡ 직접규제 : 오염물질 배출시설 설치 제한, 행정명령 등의 벌칙제도

15 ③

정신적 안녕에 대한 설명이고 사회적 안녕은 사회제도와 사회보장이 잘 된 상태를 말한다.

16 ②

코호트 연구(cohort studies) … 특정 인구집단을 연구대상을 선정, 그 대상으로부터 특정 질병의 발생에 관여하리라 의심되는 어떤 특성 인자에 폭로된 정보를 수집한 후, 특정 질병의 발생을 시간경과에 따라 전향적으로 추적·관찰함으로써 특정 요인에 폭로되지 않은 집단에 비해 폭로된 집단에서의 질병 발생률을 비교하는 역학적 연구방법이다.

○ 전향적 코호트연구(prospective cohort study) : 코호트가 정의된 현재 시점에서 폭로에 대한 자료를 수집한다. 폭로에 대해 가장 최신의 자료를 얻는 것이 가능하며 폭로 여부를 분류하는 과정에서의 비뚤림이 최소화될 수 있다. 그러나 잠복기간이 긴 질병의 경우에는 제한점이 있다.

○ 후향적 코호트연구(reconstructed cohort study) : 연구가 계획되기 이전에 이미 폭로여부를 측정한 자료를 이용하여 잠복기간이 긴 질병의 경우에 유용하다.

17 ④

부양비

○ 개념 : 인구의 사회·경제적 구성을 나타내는 지표로 생산능력을 가진 인구와 생산능력이 없는 어린이와 노인인구의 비를 말하는 것이다.

○ 총부양비

• 총부양비가 높을수록 경제적 투자능력이 상대적으로 떨어져 경제발전에 어려움이 많다.

• 총부양비 = $\dfrac{0\sim14세\ 인구+65세\ 이상\ 인구}{15\sim64세\ 인구}\times100$

○ 노년부양비 = $\dfrac{65세\ 이상\ 인구}{15\sim64세\ 인구}\times100$

○ 유년부양비 = $\dfrac{0\sim14세\ 인구}{15\sim64세\ 인구}\times100$

※ 노령화지수

○ 노인인구 증가에 따른 노령화 정도를 나타낸다.

○ 노령화지수 = $\dfrac{65세\ 이상\ 인구}{0\sim64세\ 인구}\times100$

18 ②

인구증가에 따른 사회·경제적 문제점

○ 인구증가로 도시화가 심화되면서 각종 범죄의 서식처가 된다.

○ 산업화로 인하여 공해문제가 증가한다.

○ 사회의 부유층이 확대되어 부익부, 빈익빈 현상이 조장된다.

○ 도시투자를 위한 부담이 증가되어 주택문제가 심화된다.

19 ①

장애인이란 신체적·정신적 장애로 오랫동안 일상생활이나 사회생활에서 상당한 제약을 받는 자를 말한다.

※ 장애인 복지법을 적용받는 장애인 … 지체장애인, 뇌병변장애인, 시각장애인, 청각장애인, 언어장애인, 지적장애인, 자폐성장애인, 정신장애인, 신장장애인, 심장장애인, 호흡기장애인, 간장애인, 안면장애인, 장루·요루장애인, 뇌전증장애인 등이 있다.

20 ①

보건의료정책의 방향

○ 병상부족의 해결과 응급의료 구축

○ 국민의료비 부담을 최소화하면서 의료서비스의 요구를 충족시키는 시책의 개발

○ 의료기관 경영개선을 위한 대책 마련

○ 암, 성인병, 정신질환, 장애인, 노인 등 특수 질환과 대상에 대한 관리대책 수립

○ 농어촌 의료대책을 강구하고 지역보건의료 활성화를 위한 시책 개발

○ 의료사고 해결을 위한 제도적 장치 마련

○ 의료제도의 재정비, 의료정보관리체계의 개발 제기

제1과목	국어								
1	2	3	4	5	6	7	8	9	10
④	④	④	③	③	①	②	④	①	④
11	12	13	14	15	16	17	18	19	20
④	②	②	④	①	①	③	③	①	②

1 ④

④ 여러 가지 물건을 늘어놓다.
① 놀이판이나 노름판 따위를 차려 놓다.
② 가게를 차리다.
③ 전쟁이나 말다툼 따위를 하다.

2 ④

중의적 표현
① '농촌 총각'과 '섬 처녀'가 서로 결혼하기 힘든지, 각각 결혼하기 힘든지 알 수 없다.
② '아름다운'이 '고향'을 수식하는지 '바다'를 수식하는지 알 수 없다.
③ 많은 사람들이 살고 있는 도시를 여행하는지, 여러 도시를 여행하는지 알 수 없다.

3 ④

[송:벼련]으로 발음해야 한다.

4 ③

㉠에는 인과 관계의 접속어가 들어가고 ㉡에는 역접 관계의 접속어가 들어가야 한다.

5 ③

지역에 따른 아리랑의 종류, 이들 민요의 차이점을 대표적인 민요를 예로 들어 비교 설명하고 있으나, 대상의 개념을 명확하게 정의하는 것은 없다.

6 ①

㉮ 박목월의 「청노루」: 평화로운 봄의 정취(서경적, 시각적)
㉯ 윤동주의 「십자가」: 속죄양적 자기 희생의 의지(상징적, 독백적, 자아성찰적, 내면적)
㉰ 김동명의 「내 마음은」: 맑고 정열적인 사랑의 감정(시각적, 비유적)
㉱ 김상용의 「남으로 창을 내겠소」: 전원생활에 대한 소망(전원적, 친근한 회화조)

7 ②

㉯ 일제말의 저항시인 윤동주의 시로 상징적·독백적이다.

8 ④

㉱ 덧없는 세속적 영화(榮華)를 표현한다.

9 ①

이 시는 이항복이 인목대비의 폐위를 반대하여 올린 상소로 귀양가면서 쓴 작품이다.
① 계축일기(癸丑日記): 인목대비 폐위사건을 내용으로 어떤 궁녀가 쓴 일기체의 궁정수상(宮廷隨想)이다.

10 ④

김동리의 「무녀도」… 한국의 전통적 믿음인 샤머니즘과 기독교와의 대립을 그린 작품으로, 액자식 구성을 취한다.
④ 겉 이야기인 외화(外話) 속에 또 하나의 이야기인 내화(內話)가 포함되어 있는 구성이다.
① 주로 단편 소설에 쓰이는 유형으로 단일한 사건으로 구성된다.
② 둘 이상의 사건이 복잡하게 짜여 구성되며, 주로 중·장편 소설에 쓰인다.
③ 독립할 수 있는 여러 개의 사건이 산만하게 나열되어 있는 연작 형식의 구성이다.

11 ④

사잇소리현상과 된소리되기

㉠ 사잇소리현상

- 앞음절의 끝소리가 울림소리(ㄴ, ㄹ, ㅁ, ㅇ)일 때 일어난다.
- 명사를 합성할 때만 일어나므로 사잇소리현상이 일어나는 단어는 모두 합성어이다.
- 언어학적 현상이 주어지더라도 일어나지 않는 경우가 있다(수의적 현상).

㉡ 된소리되기

- 앞음절의 끝소리가 안울림소리일 때 일어난다.
- 체언 + 조사, 어간 + 어미, 단어를 합성할 때 일어난다.
- 언어적 환경이 갖추어지면 반드시 일어난다(필수적 현상).

12 ②

① 아팠음으로 → 아팠으므로
③ 녹혔다 → 녹였다
④ 주라고 → 달라고

13 ②

제시된 글은 박종홍의 「학문의 목적」으로 '학문의 목적과 필요성'에 대해 주장한 논설문이다.

14 ④

모순된 문장을 통해 진실을 드러내는 기법으로 모순어법, 모순형용 등이 있다.
예 찬란한 슬픔의 봄, 소리 없는 아우성

15 ①

인위적인 지(知)의 폐해성을 알기 위해서는 학문이 필요하다는 내용을 나타내고 있다.

16 ①

㉠ 墜落(떨어질 추, 떨어질 락) → 墮落(떨어질 타, 떨어질 락)

17 ③

동질성 추구 – 이질성 지양

18 ③

단락의 통일성을 위해서는 모든 문장이 단일주제로 향하여야 한다. ㉢은 "친한 친구 간일수록 돈거래를 삼가야 한다."는 전체의 중심화제에서 벗어나 있다.

19 ①

판소리 여섯마당 ⋯ 신재효가 판소리 12마당을 6마당으로 정리한 것으로 춘향가, 적벽가, 심청가, 흥부가(박타령), 수궁가(토별가), 변강쇠타령(가루지기타령)이 있다.

20 ②

㉠ 螢雪之功(형설지공) : 갖은 고생을 하며 수학함
㉡ 讀書三昧(독서삼매) : 오직 책 읽는 데에만 골몰함
㉢ 汗牛充棟(한우충동) : 책이 매우 많음

1	2	3	4	5	6	7	8	9	10
④	④	①	④	①	③	②	③	③	③
11	12	13	14	15	16	17	18	19	20
④	③	③	③	②	②	③	③	③	①

1 ④

complete 완전한 sensitive 민감한, 세심한

④ 절과 절이 연결되고 있으므로 앞의 빈칸에는 접속사가 와야 한다. 따라서 전치사인 ①과 부사인 ③은 정답이 될 수 없다. sensitive는 전치사 to와 함께 '~에 민감한'으로 쓰이므로 뒤의 빈칸에는 to가 와야 한다.

「고양이는 완전한 어둠속에서 볼 수 없지만, 그들의 눈은 사람의 눈보다 빛에 훨씬 더 민감하다. 」

2 ④

the Prime Minister 국무총리 convolve 감다
referendum 국민 투표, 총선거 Constitution 헌법
comprise ~으로 구성되다(이뤄지다), 구성하다, 차지하다
countenance 지지(동의)하다

총 2개의 문장에서 빈칸에 들어갈 단어를 찾을 때는 보통 뒤에 있는 문장이 앞에 있는 문장의 결과를 나타내기 때문에 문맥을 살펴보면 된다. 국민투표를 믿지 않는다고 했으므로 ④번이 정답이다.

「나는 국무총리가 지금껏 헌법에 관한 국민 투표를 지지했을 것이라고 생각하지 않는다. 그는 국민 투표를 믿지 않는다.」

3 ①

The Public Prosecutors' Office 검찰청
disgraceful 불미스러운 incident 사건 tarnish 더럽히다
peculate 유용하다, 횡령하다 indulge 빠지다, 탐닉하다

지문의 '~disgraceful incidents'를 통해 불미스러운 사건들에 의해 history(역사)가 더럽혀졌다(tarnished)는 것이 정답임을 알 수 있다.

「검찰청은 비록 이것이 몇몇 불미스러운 사건들에 의해 더럽혀진 역사일지라도, 금요일에 60주년 기념일을 거행한다.」

4 ④

make out 이해하다(= figure out, catch on, comprehend, understand)

① 기억하다, 명심하다
② 낭송(암송)하다, 이야기하다
③ 발표(공표)하다, 출판하다
④ 이해하다

「그가 말했던 것을 이해할 수 있습니까?」

5 ①

on -ing ~하자마자 shed (눈물·피·땀 등을) 흘리다, (빛·소리·냄새를) 발하다
in spite of oneself 자신도 모르게, 무심코
① 무의식적으로 ② 조용하게
③ 부끄러워서 ④ 슬프게, 비참하게

「아들로부터 소식을 듣자마자 그녀는 자신도 모르게 눈물을 흘리고 있었다.」

6 ③

blow out (불 등을) 불어 끄다 candle 초, 양초
ancient 옛날의, 고대의, 예로부터의
③ enough strong → strong enough

enough가 부사로 쓰일 때는 수식하는 단어의 뒤에 위치하므로 '형용사·부사 + enough to do'의 형태로 '~할 만큼 충분히 …한'의 의미가 된다.

「생일초를 불어 끄는 것은 자라는 아이가 매해마다 더 많은 수의 초를 불어 끌 수 있을 만큼 충분히 강해졌는지 보기 위한 예로부터의 시험이다.」

7 ②

social skill 사회적 기능

② 빈칸에는 one을 수식하는 관계사가 와야 하는데 뒤에 문장이 완전하므로 관계 부사(전치사 + 관계 대명사)가 와야 한다.

「판매업은 지속적인 상호작용이 요구되는 하나의 사업영역이다. 그래서 능숙한 사교술이 필수적이다.」

8 ③

be fond of ~ing ~을 좋아하다(= like)
① 부정사가 조건절을 대신하는 경우이다.
② 명사 · 대명사가 조건절을 대신할 때 사용한다.
③ 의문사가 없는 의문문인 피전달문을 간접화법의 명사절로 바꿀 때에는 if(whether) + 주어 + 동사형태를 취한다. that을 if 또는 whether로 고친다.
④ ought to는 조동사이므로 수동태에서는 그냥 사용한다.

「① 만일 내가 영어를 말할 수 있다면 좋을 텐데.
② 한국 사람이라면 그런 일을 하지 않을 것이다.
③ 그는 나에게 "너는 독서를 좋아하느냐?"고 말했다.
④ 모든 학생들은 그 규칙을 준수해야 한다.」

9 ③

even number 짝수 odd number 홀수
① 모든 짝수를 취하라.
② 아이조차도 그것을 들 수 있다.
③ 호수의 표면이 잔잔했다.
④ 그가 우리를 웃기려고 노력했지만 그의 이야기는 지루하고 단조로웠다.

「비탈을 다 오르자 우리는 평탄한 땅에 이르렀다.」

10 ③

bureaucracy (집합적)관료, 관료정치, 관료주의
inevitably 불가피하게, 필연적으로
be subjected to ~을 받다, 당하다 raid 습격, 급습, 침입
disgruntled 불만인, 심술난
congressional 회의의, 집회의, (미)국회의
judicial 사법의, 재판의 overseer 감독, 감독관
fancy 공상하다, 상상하다 bash 세게 때리다, 강타하다
① 정부 관료사회가 선출직 관리들로부터 독립성을 갖는 것은 어렵다.
② 정부 관료사회가 행정, 입법, 사법부와 잘 지내는 것은 어렵다.
③ 전문가들은 관료사회와 선출직 관리들 사이의 이상적 관계는 상호의 간섭이라고 믿고 있다.
④ 관료사회는 정치가들에게 쉽게 비판당한다.

「공정하든지 그렇지 않든지 정부의 관료사회는 어느 정도 필연적으로 불만을 가진 행정관, 국회 또는 사법부의 감독관 또는 그 밖의 이들에 의해서 급습을 받게된다. 백년이 넘도록 공중 행정 이론가들이 마음속으로 그려왔던 선출된 관료들의 간섭으로부터 자유로운 관료사회의 꿈은 그저 그렇게 남아 있을 것 같다. 정치적 동기를 가지고 관료사회를 비판하고 개혁을 요구하는 것은 너무 쉬운 일이다.」

11 ④

never ~ without ...ing ~하면 반드시 …한다(= never ~ that절)
remind A of B A에게 B를 생각나게 하다
① remind of → am reminded of
② 접속사 but에 이미 부정의 의미가 있으므로 not을 지운다.
③ am thought of → thought of

12 ③

20달러를 받고 8달러 70센트를 내주고 있다.

「앤드류 : 소포가 얼마나 빨리 목적지에 도착할까요?
우체국 직원 : 오늘 오후에 나가서 내일 아침이면 도착할 겁니다.
앤드류 : 좋아요. 여기 20달러 있습니다.
우체국 직원 : 여기 거스름돈 있습니다. 8달러 70센트입니다.」

13 ③

trail 오솔길 no longer 더 이상 ~가 아닌
start out 시작하다 prehistoric 선사 시대의
widen 넓어지다, 넓히다 path 길
horseback 말을 타고 하는 take over ~대체하다
wagon 마차, 화물 기차, 차량, 책자 widening 넓히는 것
gently 완만하게, 다정하게, 부드럽게 grades 경사
designation 지명 settlement 정착지, 합의
① 인디언 정착지들
② 마차 오솔길들
③ 고속도로 이름들
④ 도로 건설

「당신은 미국의 몇몇 고속도로가 왜 모호크 오솔길과 같은 이름들을 가지고 있는지 궁금해 해본 적이 있는가? 이 고속도로들은 더 이상 오솔길이 아니지만 그들은 그렇게 시작되었다. 동물들은 물이 있는 곳과 먹이가 있는 곳들을 왕래했을지 모른다. 후에 선사 시대의 인디언들은 동물들을 따랐고, 오솔길들을 넓혔다. 같은 길을 사용했던 초기 정착민들이 처음에는 걷고, 후에는 말을 탔다. 다음에 마차들이 그것들을 더욱 넓히면서 같은 오솔길들을 대신했다. 철도 기술자들이 이와 같이 완만하게 경사진 마차 길들이 철도를 위한 최고의 경로가 된다는 것을 발견했다. 마침내 자동차도로가 필요해 졌을때, 기술자들은 인디언들이 아주 오래 전에 처음으로 발견했던 몇몇의 경사도를 이용했다. 이러한 이유로, 많은 고속도로들이 지금은 그들의 주 또는 국가의 호칭들도 더해져 인디언의 이름들을 가지게 되었다.」

14 ③

super-city 거대도시, 대도시권 suburb 교외, 근교
decentralize 분산시키다, 지방분권화하다
instant 즉각의, 즉시의 no longer 더 이상 ~아닌
communication 의사소통, 통신, 교통(수단)
enterprise 기획, 기업(체) via ~을 거쳐, ~을 통해서
cluster 송이를 이루다, 밀집하다 futurist 미래학자
foresee ~을 예견하다, 미리 알다
countrywide 전국적인 forecaster 예측자, (일기)예보관
telecommunication 원거리통신, 원격통신
count on 의지하다, 기대하다 automate 자동화하다
predict ~을 예언하다
obsolete 시대에 뒤떨어진, 구식의, 못쓰게(쓸모없게) 된
give way to ~에게 지다, 양보하다, 물러나다
hovercraft 호버크래프트(고압공기를 아래쪽으로 분사하여 지상에 띄워서 나는 탈것)
old hat 구식의, 시대에 뒤진, 진부한
transport 수송(선), 운송 ballistic 탄도의, 비행물체의
dangerous 위험한 autonomous 자치권이 있는, 독립한
old-fashioned 구식의, 시대(유행)에 뒤진
adventuresome 모험적인

「서기 2020년까지, 미국의 인구는 약 4억 명까지 증가할 것이며, 미국인 열 명 중에 아홉 명은 대도시나 교외에서 살고 있을 것이다. 그러나 도시도 산업처럼 지방분권화되는 경향을 갖게 될 것이며, 또한 즉각적인 통신수단으로 더 이상 기업체들이 함께 밀집할 필요가 없을 것이다. 미래학자 Marshall

McLuhan은 많은 사람들이 집에 머물면서 전국적인 원거리통신을 통해 일하게 될 가능성을 예측하기도 한다.
예측자들은 자동화된 고속도로를 기대하고 있지만, 그들 중 어느 누구도 교통문제에 관한 좋은 해결책을 가지고 있는 것 같지 않다. McLuhan과 다른 사람들은 바퀴와 고속도로가 모두 구식이 되어 쓸모없게 될 것이며, 공중에서 타는 호버크래프트에 그 자리를 양보하게 될 것이라고 예언한다. 1,000명의 승객을 실어나르고 음속에 조금 못미치는 속도로 나는 비행기도 구식이 되어버릴 것이다. 새로운 것은 지구상에 있는 어떤 곳이든지 40분 안에 닿을 수 있는 탄도로켓에 의한 수송선이 될 것이다.」

15 ②

유명인들의 창의력은 7.6개월 주기로 가장 높았다.

「우리의 지적인 주기는 어떻게 될까? 우리가 가장 창의적일 때는 언제인가? 어떤 연구자들이 괴테, 빅토르 위고, 모차르트, 찰스 다윈 같은 여러 유명인이 남긴 일별 기록과 월별 기록을 살펴보았다. 이 연구들에 따르면 위대한 미술가, 작가, 음악가, 과학자들은 7.6개월마다 창의력이 최고조에 달했으며, 이어서 창의력이 낮은 기간이 뒤따랐다고 한다. 더욱이 그 연구는 창의력이 높은 시점이 보다 길게는 7년 주기로 찾아온다고 주장한다. 지그문트 프로이드는 자신의 최상의 업적들이 7년 주기로 나타났다고 믿었다. 아마도, 우리 모두에게는 창의력이 높은 시점과 낮은 시점이 있을 것이다. 이것이 우리가 일이 잘 되는 날도 있고 안 되는 날도 있고 시험을 잘 보거나 잘못 보거나 하는 이유일 것이다.」

16 ②

① 현실에서 실제로 살아가는 방법을 아는 사람은 거의 없다.
② 현실은 되풀이될 수 없는 것이다.
③ 인간에게는 과거도 미래도 없다.
④ 잃어버린 기쁨을 후회해서는 안된다.

「나는 1000명 중 단 한 명만이 현실에서 실제로 살아가는 비결을 알고 있다고 믿는다. 우리들 중 대부분은 1시간 중의 59분을 과거에서 살면서 잃어버린 기쁨이나 잘못했던 일에 대한 후회를 하거나, 혹은 미래를 열망하거나 두려워하면서 보내고 있다. 살아가는 유일한 방법은 매 순간을 되풀이될 수 없는 기적으로 받아들이는 것이다.」

17 ③

「도서관을 다닐 때 나는 두 종류의 이용자들을 보았다. 즉 진지한 이용자들과 별로 진지하지 않은 사교적인 이용자들이었다.
(C) 진지한 이용자들이 도서관의 대부분을 차지한다. 그들은 항상 바쁜 것처럼 보인다.
(A) 그들은 책을 읽고 글을 쓰는 데 그들의 시간의 대부분을 보낸다.
(B) 이와 다른 학생들은 사교적인 학생들이다.
(D) 그들은 첫 번째 종류의 학생들과 반대부류 같다.」

18 ③

call for 청하다, 요구하다 reasoning 추리, 추론, 논법
① 이왕 하는 일은 몸소 해라.
② 말 앞에 수레를 두지 마라(본말을 전도시키지 마라).
③ 백문이 불여일견이다.
④ 가장 좋은 충고는 너무 늦게 온다.

「백문이 불여일견이라는 속담은 실례를 들어 생각하는 것이 작가에게 얼마나 중요한가를 시사한다. 기사나 작문에서 적절한 실례를 제시함으로써 작가는 그의 생각을 독자에게 알릴 수 있다. 적절한 실례를 사용하는 능력은 상상력을 요구한다. 실례를 잘 사용하는 것은 추론과 제어를 동시에 요구한다. 실례는 추상적인 생각을 보다 구체적으로 만드는 것이라야 한다. 동시에, 실례가 작가의 주요한 논점을 독자로부터 멀어지게 해서는 안된다.」

19 ③

at a stone's throw from ~에서 돌을 던지면 닿을 거리에, 가까운 곳에(= within a stone's throw from)

20 ①

「계속되는 공공기업 노동자들의 파업으로 프랑스가 마비상태에 빠진 가운데 대중교통, 우편, 전력공급과 항공교통이 심각한 타격을 입고 있다. 복지후생부문의 500억 달러 손실을 벌충하기 위해 정부가 제시한 세금인상과 특혜 박탈에 분노한 노동자들은 파업을 계속하기로 결의했다. 이에 당황한 파리 시민들은 추위와 눈에도 불구하고 자전거, 롤러 스케이트, 유람선 또는 도보로 출퇴근하며, 도로를 마비시키고 있는 500km에 달하는 기록적인 교통체증을 피하고 있다.」

제3과목	한국사								
1	2	3	4	5	6	7	8	9	10
④	②	④	①	③	④	②	④	④	①
11	12	13	14	15	16	17	18	19	20
③	②	①	③	②	②	②	②	①	②

1 ④

1866년 병인양요 때 이항로가 척화주전론의 입장에서 올린 글이다. 이들은 성리학 이외의 모든 사상을 이단으로 여겨, 천주교를 비롯한 서양문화를 철저히 배격하였다. 그리고 프랑스의 무력침략에 대항하여 싸워야 한다는 주장을 전개하면서 흥선대원군의 통상수교거부정책을 적극적으로 뒷받침하였다.

2 ②

① 교육기관의 변천 : 태학(고구려) → 국학(통일신라) → 국자감(고려) → 성균관(조선)
② 군대조직의 변천 : 10정(통일신라) → 주현군(고려) → 영진군(조선 전기) → 속오군(조선 후기)
③ 화폐의 변천 : 건원중보(고려, 성종 때) → 저화(조선, 태종 때) → 조선통보(조선, 세종 때) → 상평통보(조선, 숙종 때)
④ 감찰기구의 변천 : 중정대(발해) → 사정부(통일신라) → 어사대(고려) → 사헌부(조선)

3 ④

9서당은 신라의 삼국통일 이후 신문왕 7년(687)에 완성된 중앙군사조직으로, 통일 후 고구려, 백제, 말갈인 등 피정복민까지도 포함하여 편성되었는데, 이들은 옷깃의 색깔로 부대명칭을 구별하였다.

4 ①

ⓛ 해상세력의 성장은 왕권의 약화를 초래하였다.
ⓔ 최치원 등 6두품 지식인들은 중앙에서 배제되었으며, 지방호족과 연결되었다.

5 ③

성리학 이외의 학문은 이단시하여 배격하였다.

6 ④

조선왕조에서는 유교적인 질서를 확립하기 위하여 「삼강행실도」, 「효행록」 등의 윤리서와 의례서를 편찬하고 국가의 각종 행사에 필요한 의례를 제정, 정비하여 「국조오례의」 등을 편찬하였다.

7 ②

조선왕조의 성립은 14세기, 십자군전쟁은 11세기부터 13세기에 걸쳐 일어난 일이다.

8 ④

거란의 항쟁결과

㉠ 국제관계 세력의 균형이 이루어졌다(거란, 송, 고려).

㉡ 강감찬의 건의로 국방을 강화하기 위하여 개경에 나성을 축조하였다.

㉢ 압록강 어귀에서 동해안 도련포에 이르는 천리장성을 축조하였다(거란과 여진의 침입에 대한 방어를 위해).

9 ④

붕당과 사화

㉠ 붕당 : 붕당은 16세기 후반에 사림양반 상호간의 대립과 반목으로 일어난 것으로 정치에 참여하려는 양반은 증가하고, 관직과 토지는 한정되어 있었기 때문이다. 붕당의 시작은 이조전랑직을 놓고 동인과 서인으로 양분되면서 시작되었다.

㉡ 사화 : 훈구파와 사림파의 대립은 훈구파의 농장 확대로 사림의 세력기반을 침해하여 16세기 전반에 걸쳐 발생하였다.

10 ①

② 동예에 대한 설명이다.

③ 삼한은 밭갈이에 가축을 이용하였으며, 우경은 신라 지증왕 때 실시되었다.

④ 왕은 중앙만 통치하였고, 지방은 부족장인 가(加)가 따로 행정구획인 사출도를 통치하였다.

11 ③

「아방강역고」는 국토에 대한 학문적 이해의 축적과 중국으로부터의 서양식 지도의 전래로 중국 중심의 세계관을 변화시켜 편찬한 것으로 우리 국토의 강역의 변천을 주로 연구한 역사지리서이다.

12 ②

㉠ 조선경국전 : 태조 때 정도전이 편찬, 여말선초의 조례를 정리한 최초의 법전으로, 법치주의의 기틀을 확립한 법전이다.

㉡ 육전조례 : 흥선대원군의 왕권강화책 중의 하나로 편찬되었다.

㉢ 대전통편 : 정조 때 「동문휘고」, 「규장전운」, 「탁지지」 등과 함께 편찬되었다.

㉣ 경국대전 : 국초의 여러 법전을 토대로 명의 「대명회전」을 참고하여 편찬된 조선의 기본법전으로, 세조 때 착수하여 성종 때 완성·반포되었다.

13 ①

㉠ 무덤양식은 문화에 따라 독특하게 나타나며 고구려와 백제의 초기 고분이 돌무지무덤으로 유사하다는 것은 지배층의 성격이 유사하다는 것을 보여 준다.

㉡ 삼국사기 등에 기록된 백제의 건국전설에는 백제의 시조인 온조가 주몽의 아들로 되어 있다. 이는 백제의 건국세력이 고구려계 유이민이었음을 보여 준다.

14 ③

ⓐ 통일신라의 지방행정조직을 주·군·현·촌으로 나누어 지방관을 파견하였다(지사, 현령, 촌장).

ⓑ 삼국시대에는 지방행정조직을 다섯 구역으로 나누었다(고구려 : 5부, 백제 : 5방, 신라 : 5주).

ⓒ 고려시대의 속현을 말한다.

ⓓ 조선 세조 때 전란체제로 전국 군·현을 지역단위 방위체제로 하였다.

15 ②

4세기 초엽 낙랑·대방의 축출로 인해 고구려의 무역이 활발하게 되었다.

16 ②

1975년 경주의 안압지에서 목간이 발견된 이래 경주의 월성 해자, 경남 함안의 성산산성, 충남 부여의 궁남지 등에서 신라와 백제의 사회상을 보여주는 목간들이 출토되었다.

※ 목간(木簡) … 목간이란 나무를 긴 판자모양으로 잘라 문자를 기록했던 나무 조각으로 목독(木牘), 또는 목첩(木牒)이라고도 한다.

17 ②

조선후기의 경제생활 … 지주전호제의 확산, 광작의 성행, 정치기강의 문란 등으로 농민의 농토이탈이 심화되었다.

ⓐ 농토로부터 이탈된 농민들은 도시로 나가 영세상업에 종사하거나 광산, 포구 등지에서 품팔이로 생계를 영위하였다.

ⓑ 정부는 광산개발을 정부 주도에서 민간 주도로 이양하는 설점수세제를 시행하였다.

ⓒ 수공업에 있어서 장인의 등록제를 폐지하였고 상업에 있어서는 육의전을 제외한 시전의 금난전권을 폐지하였다.

ⓓ 경제활동은 민간의 자율과 시장경제의 수요, 공급에 따라 이루어져 갔다.

18 ②

① 태조왕(1세기 후반 ~ 2세기)

② 장수왕(5세기 말)

③ 연개소문(7세기 중엽)

④ 광개토대왕(4세기 말 ~ 5세기 초)

19 ①

제시문은 임시 정부의 한인애국단 단원 윤봉길의 홍커우 공원 의거이다.

② 임시 정부는 복벽주의가 아닌 공화주의이다.

③ 을사늑약(1905)이 계기가 되어 고종은 헤이그에 특사를 파견(1907)하였다.

④ 윤봉길 의거는 1932년, 일제의 국가 총동원법 제정은 1938년이다.

20 ②

중국은 미군이 압록강, 두만강 일대까지 진출하면 자국의 안보에 큰 위협이 된다고 판단하고, 북한 정권을 돕기 위해 대규모로 군대를 파병하였다. 중국군은 유엔군에 비하면 화력이 크게 열세였지만, 추위와 산악 지역을 활용한 유격전에 익숙하였다. 중국군은 1950년 11월 하순에 대대적인 공세를 취하며 유엔군을 압박하였다. 전세는 다시 역전되어 유엔군은 북한 지역에서 철수할 수 밖에 없었고, 1951년 1월에는 서울을 다시 빼앗겼다(1·4 후퇴).

①③④는 제시문 상황이 발생하기 직전의 상황이다.

1	2	3	4	5	6	7	8	9	10
①	②	②	③	①	③	③	④	③	③

11	12	13	14	15	16	17	18	19	20
③	①	①	①	④	④	④	②	①	②

1 ①

비공식적 구조의 장점에 대한 설명이다.

※ 비공식적 조직구조

　ⓧ 장점

　　• 조직구성원간의 원활한 협동관계와 집단적 결정에의 참여, 유기적인 상호의존관계를 갖게 함으로써 부과된 업무를 능률적으로 수행할 수 있게 해 준다.

　　• 각기 일정한 배경, 규범, 행동양식, 가치체계 및 사회적 태도를 가지고 있어 조직구성원에게 귀속감과 만족감 및 안정감을 주는 역할을 한다.

　　• 조직구성원들이 서로 정보를 교환할 수 있는 의사소통의 통로를 확립시켜 준다.

　　• 좌절감과 불평에 대한 안전판 역할을 한다.

　　• 일체감과 소속감을 갖게 해 준다.

　　• 공식적 조직구조의 한계를 보완하여 준다.

　ⓛ 단점

　　• 목표와 기대가 공식적 조직의 목표와 상반됨으로써 갈등을 일으켜 공식적 조직의 목표와 상반된 방향으로 움직일 수 있다.

　　• 개인에게 비공식적 조직구조에 동조를 강요함으로써 개인의 자아실현을 방해하고, 능력있는 사람이 조직에 기여하는 것을 약화시킬 수 있다.

　　• 조직 내 불필요한 소문이 만연될 수 있다.

2 ②

① 업무를 수행하게 될 수행자를 고려하여 직무의 내용, 직무의 기능, 직무간의 관계를 규정하는 것을 말한다.

③ 직무분석을 통해 얻은 어떠한 특정 직무에 관한 자료와 정보를 직무특성에 중점을 두고 체계적으로 정리·기록한 문서를 말한다.

④ 공정한 급여체계와 효과적인 승진제도의 필수적 조건으로 직무의 중요성, 위험도, 책임, 요구학력, 능력, 경험, 업무시간 등을 객관적으로 비교·평가하여 직무의 상대적 가치를 결정하는 방법을 말한다.

3 ②

페이욜(Fayol)의 관리과정 … 계획 – 조직 – 지휘 – 조정 – 통제

4 ③

인간관계론은 Y이론 인간관의 발전에 영향을 미쳤다.

5 ①

행정관리론은 관리를 정태적이고 비인간적인 과정으로 파악하여 비공식집단의 생성이나 조직 내의 갈등, 조직목표의 형성 등 동적인 조직형성은 설명하기 어렵다.

6 ③

지역주민의 건강욕구를 해결하기 위하여 고혈압, 당뇨 등의 질환으로 병원 출입이 힘든 거동불편 주민, 독거노인 등 저소득 소외계층 주민을 대상으로 방문간호사업을 하고있다. 방문간호사업의 질을 측정하기 위하여 방문간호담당 간호사의 인원, 방문간호 실시건수, 환자의 중증도 변경건수 등의 질 지표가 있지만, 방문간호사의 만족도가 아니라 수혜자 만족도 등의 중간평가 실시를 실시한다.

7 ③

가동병상수와 병동간호사의 비율에 따라 1∼7 등급으로 운영되고 있다.

8 ④

갈등의 진행과정 … 갈등의 인지 → 갈등심리의 자극 → 갈등의지의 출현 → 행동 → 결과 → 상대방의 반응에서 다시 갈등심리의 자극으로 피드백 되는 과정이다.

9 ③

MBO는 통제에 의한 관리를 목표에 의한 관리로 전환하고자 하는 것으로, 신규직원들은 그들에게 기대되는 것을 명확하게 알 수 있고 계속적인 피드백과 충고, 지지를 받을 수 있어 쉽게 조직 내로의 동화가 가능하다.

10 ③

예산은 우선순위에 따라 자원을 사전에 분배하여 자원배상문제를 최소화하고 목표를 효율적, 효과적으로 달성하게 해준다.

※ 예산의 개념
  ㉠ 일반적 개념 : 조직의 운영관리도구로서 일정기간 중(회계연도)에 목표하는 활동을 위해 필요한 수입과 지출을 총체적으로 계획한 업무계획서이다.
  ㉡ 병원예산 : 재무성과를 병원의 목표·정책·계획에 따라 평가하는 도구이며, 병원의 운영활동을 재무성과에 기초를 두고 금액으로 계획한 것에 맞추어 조직하고 대화하고 통제하는 수단을 제공한다.
  ㉢ 간호조직의 예산 : 간호부가 설정한 목표달성을 위해 다음 회계연도에 해야 할 사업과 활동을 하기 위해 동원되는 모든 자원과 그 결과에 대해 숫자적으로 표시한 계획을 의미한다. 또한, 실질적으로 간호사업계획의 기준이 되고 간호계획을 실현하는 지침이 된다.

11 ③

권한이 위임되었다고 해서 책임까지 위임되는 것은 아니다.

12 ①

통솔범위와 계층의 수는 반비례하므로 계층의 수가 많으면 통솔범위가 좁아진다.

13 ①

합법적 권력은 권력의 수용자가 피수용자의 권력행사의 적당한 영향력 행사권을 인정하고 따라야 할 의무가 있다는 것을 바탕으로 한 권력이다.

14 ①

효과성…올바른 산출과 관련된 개념으로 계획된 목표를 성공적으로 달성하였는가를 측정하는 것을 말한다.

15 ④

팀 간호방법
  ㉠ 팀 간호방법은 사례접근법과 기능적 접근법의 장점을 살리면서 개별간호를 하려는 데 그 목적이 있으며, 간호사가 팀을 이루어 목표를 성취하고자 하는 것으로, 전문적 간호사가 팀 지도자가 되어서 간호를 계획하고 조정하며 팀 구성원들을 지도하는 방법이다. 간호사와 환자 모두의 만족도를 증가시키고 환자간호의 질을 향상시킬 수 있다.
  ㉡ 팀 회의 : 팀 지도자의 계획 및 지도하에 매일 같은 시간에 15~30분 정도의 회의를 하게 된다.

16 ④

경로-목표 이론…하우스는 부하가 얻고자 하는 기대를 높여주고 그 목표를 향한 경로를 열어주는 등 그 경로를 보다 용이하게 해주는 것이 지도자의 역할이라 여긴다. 리더의 행위는 지시적 리더십, 후원적 리더십, 참여적 리더십, 성취지향적 리더십으로 나뉜다.

17 ④

비용효과분석
  ㉠ 비용효과분석은 관리에 투입되는 비용과 그 효과를 분석하는 것이다.
  ㉡ 투입단위는 화폐단위, 산출부분은 비화폐단위로 분석하는 경우이다.
  ※ 비용이익분석…투입, 산출 모두를 화폐단위로 분석하는 경우이다.

18 ②

간호조직에서 통제…간호사들의 제 활동이 일정한 표준을 따르고 있는가의 여부를 검토 및 분석하여 처음 계획에서 차이가 많이 생긴 경우에 이것을 시정하는 관리기능이다.

19 ①

직원훈련의 진행과정 ··· 직원훈련은 다음과 같은 진행단계로 이루어진다.

㉠ 면담 : 관리자는 간호사와 비공식적인 면담을 통해 공식적인 행동규범을 상기시키고 이를 위반했음을 주지시키며 행동을 개선하도록 충고한다.

㉡ 구두견책 : 간호사의 규범위반 행동이 재발견되는 경우에 관리자는 간호사에게 구두로 견책을 하고, 이 때에는 간호사의 위반행동이 재발될 경우 해고를 포함한 과중한 징계조치를 받을 수 있다는 사실을 확실하게 말해야 한다.

㉢ 서면견책 : 간호사의 규범위반 행동이 계속 반복될 경우 서면견책을 하게 되는데, 이는 과중한 징계조치와 해고의 가능성을 경고하는 공식적인 문서로서 간호사의 위반 행동과 그러한 행동이 지속될 경우에 적용되는 벌칙에 대한 명확한 진술이 포함되어야 한다.

㉣ 정직 : 면담과 견책에도 불구하고 간호사의 규범위반 행동이 계속될 경우에는 수일 또는 수주간의 정직 처분을 내린다.

㉤ 해고 : 면담, 견책, 정직에도 불구하고 간호사의 행동이 개선되지 않을 경우에는 그 간호사는 해고될 것이다.

20 ②

투약사고가 일어났을 경우 신속히 수간호사에게 보고한다.

1 ①

② 노년기 ③ 학령기 가족 ④ 학령 전기 가족

2 ②

교차비와 대응비

㉠ 교차비 : 특정 조건하에서 대응비와 요인이 없는 사람 사이에서의 대응비의 비로 산출한다.

㉡ 대응비 : 특정 조건하에서 발생확률과 비발생확률의 비로 산출한다.

3 ④

건강관리실에서 지역사회 간호사의 역할

㉠ 건강관리실에 대한 개실을 결정한다.

㉡ 정규적인 업무순서를 설정한다.

㉢ 건강관리실에 필요한 기구 및 기계들을 준비한다.

㉣ 보건교육의 조식을 형성한다.

㉤ 행정적인 절차를 확인한다.

㉥ 건강관리실을 위한 사전활동으로 대상자에 대한 광고 및 이용을 권장한다.

㉦ 기록과 추후 관리방법을 계획한다.

4 ①

진수기

㉠ 기간 : 첫 자녀가 결혼한 때부터 막내 자녀가 결혼해서 떠나는 시기이다.

㉡ 발달과업

• 부부관계가 재조정된다.

• 성장한 자녀와 부모 사이의 성인 대 성인 관계가 개발된다.

• 자녀가 출가함에 따라 부모의 역할이 적응된다.

5 ③

③ 제한된 기간 동안 설정된 목표가 어느 정도 도달했는지를 구체적 목표(하위 목표)에서 파악하는 것이다.

① 사업수행계획을 기준으로 내용 및 일정에 맞게 수행되었는지 또는 되고 있는지를 파악한다.

② 투입된 인적·물적 자원에 대하여 평가한다.

④ 투입된 인적·물적 자원 등을 비용으로 환산하여 그 사업의 단위목표량에 대한 투입된 비용이 어느 정도인지를 산출하는 것이다.

6 ①

교육을 실시하는 과정 중에 진행상황을 점검하거나 확인함으로써 교육의 문제점을 발견·개선하는 평가이다.

7 ②

특수건강진단은 유해한 작업환경에 노출되는 근로자의 건강을 유지하기 위해 진단한다.

8 ③

백신의 관리에 필요한 사항
㉠ 직사광선의 차단상태
㉡ 보존온도
㉢ 유효기간

9 ②

건강결정요인
㉠ 예방행위, 치료행위, 재활행위
㉡ 의료환경, 자연환경, 사회환경

10 ④

산업장의 간호사정방법
㉠ 산업장 시찰
㉡ 보건관련자와 면담
㉢ 기존자료의 분석 및 정보활용
㉣ 공청회
㉤ 질문지 조사법

11 ②

평균수명의 증가에 따른 노인인구의 증가로 노인의 부양이나 수발과 간호를 담당해 왔던 가족의 부양기능이 약화되고 있기 때문에 그 중요성이 커지고 있다.

※ 가족간호의 중요성
㉠ 건강·불건강행위들은 가족이라는 배경 안에서 학습된다.
㉡ 가족단위는 구성원들이 건강문제를 가질 때 영향을 받으며, 가족은 개인의 건강과 안녕에 있어서 중요한 요인이다.
㉢ 가족은 개인의 건강에 영향을 미치고 개인의 건강과 건강습관은 가족에게 영향을 미친다.
㉣ 건강관리는 개인보다는 가족에 역점을 둘 때 보다 효과적이다.
㉤ 가족의 건강을 회복, 유지, 증진시키는 일은 사회가 존속하는 데 있어 매우 중요하다.

12 ②

공기의 자정작용
㉠ 공기 자체의 희석작용
㉡ 강우, 강설 등에 의한 분진이나 용해성 가스의 세정작용
㉢ 산소, 오존, 산화수소에 의한 산화작용
㉣ 식물의 동화작용에 의한 CO_2, O_2의 교환작용
㉤ 태양광선 중 자외선에 의한 살균작용

13 ①

개인적 요인은 변화가 어려워 행위변화를 중재로 구체화 하기 힘들다.

14 ③

군집독은 실내 공기의 물리·화학적 조성변화가 원인이 되는 것으로 수질오염과는 관련이 없다.

15 ③

코호트 연구 … 건강한 사람 중 특정 유해요인을 갖고 있는 군과 갖고 있지 않는 군으로 나누어 계속 추후관리를 하여 건강문제가 발생하는지 여부를 조사하는 방법이다.

16 ④

예방접종 전 확인내용

㉠ 발열, 영양상태, 심혈관계나 간장 및 신장질환 등 만성질환의 유무를 확인한다.

㉡ 알러지, 이상반응의 과거력, 허약, 감염병, 방사선 치료, 호르몬제제 치료 유무를 확인한다.

㉢ 다른 예방접종이나 생백신접종을 1개월 이내에 한 적이 있는지 확인한다.

17 ④

㉠ 65세 이전은 건강보험이며, 65세 이후에는 요양보험의 적용을 받게 된다.

㉡ 국가 및 지방자치단체는 노인인구 및 지역특성 등을 고려하여 장기요양급여가 원활하게 제공될 수 있도록 적정한 수의 장기요양기관을 확충하고 장기요양기관의 설립을 지원하여야 한다〈제4조 제3항〉.

㉢ 장기요양급여를 받는 자는 대통령령으로 정하는 바에 따라 비용의 일부를 본인이 부담한다. 이 경우 장기요양급여를 받는 수급자의 장기요양등급, 이용하는 장기요양급여의 종류 및 수준 등에 따라 본인부담의 수준을 달리 정할 수 있다〈「노인장기요양보험법」 제40조 제1항〉.

㉣ 노인장기요양제도의 대상자는 노인등으로 65세 이상의 노인 또는 65세 미만의 자로서 치매·뇌혈관성질환 등 대통령령으로 정하는 노인성 질병을 가진 자이다〈「노인장기요양보험법」 제2조〉.

18 ③

가정방문의 우선순위

㉠ 전염성 대상과 비전염성 대상 간에는 비전염성 대상을 우선으로 한다.

㉡ 개인과 집단 사이에서는 집단을 우선으로 한다.

㉢ 급성질환과 만성질환 사이에서는 급성 질환을 우선으로 한다.

㉣ 의심 대상과 문제 대상 사이에서는 의심이 있는 대상을 우선으로 한다.

㉤ 신환자와 구환자 사이에서는 신환자를 우선으로 한다.

㉥ 산재되어 있는 곳과 집합되어 있는 곳 사이에서는 집합되는 곳을 우선으로 한다.

19 ③

인구정책

㉠ 인구정책 : 인구조정정책과 인구대응정책이 있다.

㉡ 인구조정정책

• 인구의 양적 정책 : 직접출생률과 사망률을 조정하는 정책이다.

• 인구의 질적 정책 : 성별·연령별 구조를 안정시키는 정책이다.

㉢ 인구대응정책 : 인구의 질을 향상시키기 위한 주택, 교육, 소득, 자원에 대한 정책이다.

20 ①

세균성 이질의 임상적 특징

㉠ 대소장의 급성세균성 감염병으로 고열과 구역질 또는 구토·경련성 복통 및 후중기를 동반한 설사가 특징이다.

㉡ 어린이에게 전신적 경련은 중요한 하나의 합병증일 수 있다.

㉢ 이질균에서 나오는 독소의 작용으로 구토와 수양성 설사가 일어나고 경미하거나 무증상 경련도 있다.

㉣ 이환 기간이 평균 4~7일이고 수일부터 수주동안 앓는다.

㉤ 전형적인 환례에서는 침습성 이질균으로 인해서 미세 농양이 뭉쳐 대변에 혈액과 점액, 고름 등이 섞여 나온다.

㉥ 세균학적 진단은 직장 면봉법이나 대변을 배양해 이질균을 분리해서 진단한다.

제1과목		국어							
1	2	3	4	5	6	7	8	9	10
④	④	④	③	②	③	③	①	②	②
11	12	13	14	15	16	17	18	19	20
①	②	③	②	③	②	③	①	③	②

1 ④

ⓒ은 문화의 개념을 구체화한 글이며, ⓔ도 역시 ⓛ에서 언급한 문화적 정체성에 대하여 지금까지의 인식을 상세하게 덧붙인 글이다.

2 ④

제시된 내용은 심포지엄의 식순이다. 심포지엄은 공개 토론회 형식의 하나로 특정한 의제에 관해 토의할 때, 다른 입장과 각도에서의 분석이나 논구가 깊어지도록 여러 명의 전문가를 선발하여 참가자가 자기 견해를 발표하고, 그들의 전문적인 지식에 바탕을 둔 전체토론회로 이행하는 형식이다.
※ '청중의 질문 생략, 발표자간 토의 생략'의 참고사항으로 보아 공청회보다 심포지엄이 알맞다.

3 ④

랜드마크는 표지물, 표시로 순화할 수 있다.

4 ③

이 글은 설명문이다. 설명문은 이해, 해설, 설명 등을 목적으로 한다.

5 ②

시적 언어란 언어의 양면 중 함축성을 뜻하며 함축성은 언어의 내포성, 다의성, 정서성, 애매성, 압축성을 가진다.

② 지시적 언어는 사전에 나와 있는 의미대로 쓰이는 언어이다.

6 ③

③은 ⓛ과 같이 화자의 느낌, 해석을 드러내고 있다.

7 ③

'샛별 같다'는 비유적 이미지이므로 심상을 통해 시적 효과가 나타난다(시각적 심상).

8 ①

② 생명파 : 서정주·유치환을 중심으로 모더니즘의 비생명적인 메커니즘과 순수시파의 기교주의에 반발하여 형성된 시파로서, 인간성 옹호·생명의 탐구와 그 집중적 표현을 중시하였다.
③ 모더니즘파 : 시문학파에 이어 나타난 모더니즘 시인들은 기계문명과 도시생활의 영향 속에서 사물과 세계를 바라보는 지성적 방법을 탐구하였다. 그러나 지나치게 현대문명과 도시풍경에 함몰되어 있다는 비판을 받고 있다.
④ 청록파 : 조지훈, 박두진, 박목월 세 시인의 시를 모아 「청록집」(1946) 시집을 낸 데서 일컬어진 것이다. 도시적 감수성의 모더니즘에 대하여 운명을 거부하고 영원한 생명의 고향을 자연에서 찾으려는 특성을 가지고 있다.

9 ②

제시된 글은 윤흥길의 「장마」이다. 할머니의 행동은 삼촌의 한을 씻어 주었다는 것에 대한 안도감의 표현이다.

10 ②

유배 가사는 유배지의 체험을 기록한 가사로 「만분가」, 「북천가」, 「북관곡」, 「만언사」가 있다.

ⓐ 「만분가」 : 무오사화 때 조위가 유배지인 전남 순천에서 지은 유배 가사

ⓑ 「북관곡」 : 숙종 때 송주석이 조부인 송시열의 덕원 유배에 따라가 지은 유배 가사

ⓒ 「만언사」 : 정조 때 안조원이 추자도로 귀양 가서 겪은 참상을 노래한 유배 가사

ⓓ 「북천가」 : 철종 때 김진형이 함경도 명천에 귀양 갔다가 돌아오기까지의 생활과 견문을 쓴 유배 가사

11 ①

이 글의 표기상 특징

ⓐ 분철현상 : 벋이오, 들온, 해로온이라

ⓑ 모음조화 파괴 : 들온

ⓒ 'ㆁ' 사용 : 거동, 아당ᄒ기

ⓓ 'ㄱ' 탈락 : 벋이고 > 벋이오

ⓔ 초성의 합용병서 : ᄢ(명륜제이편)

12 ②

답답한 가슴에 창(窓)을 내고 싶다는 심정을 해학적으로 표현하였다.

① 성미가 몹시 조급하고 도량이 좁은 사람, 외부자극에 빠르게 반응함을 비유적으로 이르는 말이다.

③ 여기저기에 빚을 많이 진 것을 비유적으로 이르는 말

④ 매우 자주 드나드는 모양을 비유적으로 이르는 말

13 ③

이규보 「슬견설」 … 대화체의 수필로 변증법적인 논리전개방식으로 사물에 대한 편견의 배제라는 주제를 표현하고 있다(교훈적, 극적).

③ 변증법 : 정(正), 반(反), 합(合)의 원리로 모순되는 개념을 초월하여 제3의 개념(合)으로 통일시키는 방법이다.

ⓔ •정독은 세밀하나 폭넓지 못하다(정).

•다독은 폭넓으나 세밀하지 못하다(반).

•따라서 효과적인 독서는 정독과 다독을 겸해야 한다(합).

14 ②

생명의 존귀함을 설명한 것이다[측은지심(惻隱之心)].

① 의(義) : 수오지심(羞惡之心)

③ 예(禮) : 사양지심(辭讓之心)

④ 지(智) : 시비지심(是非之心)

15 ③

사물에 대한 편견을 버리고 본질을 파악하고자 한다.

16 ②

문단(단락)

ⓐ 문단의 뜻 : 여러 개의 문장이 모여 하나의 통일된 생각을 나타낸 글의 단위이다.

ⓑ 문단 쓰기의 원리

•통일성 : 한 문단의 모든 화제는 한 주제에 수렴되어야 한다.

•완결성 : 주제문(추상적·일반적 진술) + 뒷받침 문장(구체적·특수적 진술의 형태)

•일관성 : 한 문단의 여러 문장은 서로 일관성을 유지하여야 한다.

17 ③

쉬운 '게젓'이란 우리말이 있는데도 어려운 '동난지이'란 말을 사용하는 장사꾼을 통해 지식의 현학적인 태도(虛張聲勢)를 비판하고 있다.

③ 실속 없이 허세만 떠벌린다.

① 남의 환심을 사기 위해 교묘히 꾸며서 하는 말과 아첨하는 얼굴빛

② 자세히 살펴보지 않고 대강 보고 지나감

④ 겉으로는 순응하는 체하고 속으로는 딴 마음을 먹음

18 ①

② 闡明 ③ 成績 ④ 諧謔

19 ③

언어의 특성

㉠ 자의성 : 언어의 형식(음성·문자)과 내용(의미) 사이에는 필연적인 관계가 없으며, 다만 그 사회의 약속을 유지할 뿐이다. 임의적(任意的)이라고도 한다.

㉡ 사회성 : 언어는 개인이 마음대로 바꿀 수 없는 사회적 약속이다(불역성). 언어는 사회의 산물이며 반영으로서, 사회의 동의와 묵인으로만 변화될 수 있다.

㉢ 기호성 : 화자의 심층구조인 내용(의미·시니피에)에 발화의 과정을 거치면서 표면구조인 형식(음성·시니피앙)에 의해 전달된다.

㉣ 창조성 : 언어는 문화의 발전에 따라 새로운 어휘가 생성된다.

㉤ 체계성 : 언어는 일정한 구조와 규칙과 체계를 이루어 서로 유기적인 관계를 맺고 있다(유기성).

㉥ 역사성 : 언어는 시대에 따라 생성·변화·사멸하여 변화한다(가역성).

20 ②

'개방화에 따른 외국 상품의 범람'은 과소비를 부추기는 원인은 될 수 있으나 과소비의 문제점이라고는 할 수 없다.

※ 【1~3】

heroic 영웅적인 ensure ~을 책임지다, 보증하다, 지키다 progeny (집합적) 자손, 후계자, 결과, 소산 gene 유전자 evolutionary 발달의, 진화의 pass on 나아가다, 반복하다

「안드레아의 이야기는, 그 마지막 영웅적 행동이 자식의 생명을 지키는 것이었던 부모들에 관한 것인데, 거의 신화적인 용기의 순간을 포착한다. 의심할 바 없이 자신의 자식을 위한 부모의 희생에 관한 그러한 사건들은 인간의 역사에서 셀 수 없이 반복되어 왔다. 진화론의 생물학자들의 관점에서 볼 때, 그러한 부모의 자기 희생은 그들의 유전자를 미래세대에 전해 주는 가운데 "재생산적인 성공"이라는 일 가운데에도 있다. 그러나 위기의 순간에 필사적인 결정을 내리는 부모의 관점에서 보면, 그것은 오직 희생에 관한 것일 뿐이다.」

1 ②

2 ③

수동의 의미로 쓰였으므로 (Being) Seen이 맞다.

3 ②

obligation 의무, 책임 sacrifice 희생 service 봉사, 시중

4 ②

"몇 시로 정할까요?, 몇 시로 할까요?" 등의 표현은 관용적으로 "What time shall we make it?"이라고 쓴다.

「A : 나중에 어디에서 만납시다.

　B : 시청 앞에 어때요?

　A : 좋습니다. 시간은 몇 시로 할까요?」

5 ①

blow (바람이) 불다 be engaged to ~와 약혼하다
be engaged in ~에 열중하다, ~에 종사하다
bear (아이를) 낳다

② She is engaged to John.
③ She has born two sons. She has two sons. Two sons were borne by her. She has borne him two sons.
④ A(One) hundred cents make a dollar.

「① 바람이 차갑게 불었다.
② 그녀는 John과 약혼한 사이이다.
③ 그녀는 아들 둘을 낳았다.
④ 100센트는 1달러이다.」

6 ④

wash the car 세차하다 graduate from ~을 졸업하다
④ graduated → graduated from, 동사 graduate는 자동사이므로 전치사와 함께 쓰여야 한다.

「① 나는 그를 학급에 소개했다.
② 네가 하는 어떤 것도 나에게는 괜찮아.
③ 나의 아버지는 오늘 아침에 나에게 세차를 시키셨다.
④ 내 여동생 Jane이 어제 고등학교를 졸업했다.」

7 ④

pay attention to ~에 주의하다, 유의하다
take care of ~을 돌보다, 보살피다
㉠ 주절에 제안동사(suggest)가 있으므로 your ~ careful에 이르는 종속절의 동사는 'should + 동사원형'으로 한다.
㉡ should have p.p.는 '~했어야 했는데(하지 않았다)'의 의미로 과거사실에 대한 후회·유감을 나타낸다.
㉢ 주절에 이성적 판단의 형용사(natural)가 있으므로 that ~ parents에 이르는 종속절의 동사는 'should + 동사원형'으로 한다.

「• 그는 네 친구가 좀더 신중해야 한다고 제안했다.
• 너는 그의 충고에 유의했어야 했다.
• 네가 나이드신 부모님을 돌보는 것은 지극히 당연하다.」

8 ④

① 교육에 관계된 직업
② 직업과 교육의 차이
③ 교육의 중요성
④ 현장경험교육

「많은 미국의 교육기관들은 현장경험교육과 정규학습을 통합하는 방법에 관심을 기울이기 시작했다. 현장경험교육은 학생들이 현장에서 실제 그 직업에 대한 경험을 교육의 일부로 하는 프로그램이다. 이러한 활동에서 학생들은 보통 교실에서보다 그들이 배우는 것에 더 많은 책임감을 갖게 된다.」

9 ③

never(not) ~ without -ing = whenever + S + V, S + V
: ~하면 반드시 ~하다
A remind B of C A는 B에게 C를 상기시키다.

10 ④

from cradle to grave 요람에서 무덤까지, 일생동안
penetrate 관통하다, 침입하다, 스며들다 literary 문학의
literature 문학 literate 읽고 쓸 수 있는, 학식이 있는
literacy 읽고 쓰는 능력, 학식

「TV는 다른 모든 대중매체들과는 다르다. 일생동안 TV는 한 나라의 거의 모든 가정을 침입한다. 신문이나 잡지와는 달리 TV는 읽고 쓰는 능력을 요구하지 않는다.」

11 ②

wretched 가엾은, 불쌍한
feel sorry for ~에 대해 가엾게 여기다 soak 젖다
pay attention to ~에 주의하다
reluctance 마지못해 함, 꺼림
out of pity 불쌍히 여겨

「어느 날 우리 정원 담 위에 불쌍하게 생긴 고양이 한 마리가 나타났다. 우리 집 아이들이 그 고양이를 가엾게 여기고 우유에 적신 빵을 갈대 끝에 매달아 주었다. 그 고양이는 그것을 가져 가서 모두 먹어 버렸다. 그리고 나서 그의 친구들(우리 아이들)이 "이봐, 고양아! 고양아!" 하는 말에도 들은 체 않고 가버렸다.」

12 ④

official opposition 공식적인 반대

electronic petroleum society 오늘날의 전자사회(현대과학의 시대) afford 제공하다

「장발에 대한 공식적인 반대가 오늘날 현대과학의 시대에만 특별한 것은 아니다. 알렉산더대왕은 수염은 백병전에서 너무나 손쉽게 적에게 기회를 준다고 믿었기 때문에 자기 휘하의 전군에게 수염을 깎도록 명령했다.」

13 ④

앞에 나온 내용은 wool의 종류에 대한 것이다.

「모직은 의복에 사용되는 가장 오래된 재료 중의 하나이다. 우리는 정확히 언제부터 사람들이 의복을 만드는 데 모직을 사용했는지 알지 못한다. 하지만 사람들이 인류 역사의 초기부터 모직으로 된 의복을 입고 있었음을 알고 있다. 사람들은 모직을 양에게서만 아니라 다른 동물에게서도 얻어 냈다. 가령, 사막에서는 낙타에서 모직을 얻는다. 인도의 산악지역에서는 캐쉬미어 염소에게서 모직을 얻는다. 그리고 남아메리카에서는 라마에게서 모직을 얻는다. 이 모든 종류의 모직에는 한 가지 공통점이 있는데, 신체를 외부의 온도변화로부터 보호해 준다는 점이다. 이렇게 모직은 신체를 여름에는 시원하게, 겨울에는 따뜻하게 유지시킨다.」

14 ④

gray 백발의, 회색의 disheveled 헝클어진, 흩어진

majestic 장엄한, 위엄있는, 당당한

visage 얼굴, 용모, 모양 authority 권위, 근거

instinctively 본능적으로, 직감적으로

dogma 정설, 교리, 교의

① 경제적 관심 ② 혁신적인 실험데이터

③ 종교적 신념 ④ 그 시대의 지적 신조

'Yet the truth is that most of the scientific breakthroughs that have changed our lives are usually made by people who are still in their 30s'에 착안하면 ( ) 안의 내용이 무엇인지 유추할 수 있다.

「우리가 과학 천재들의 일반적으로 알려진 얼굴을 생각할 때, 종종 나이가 들었던지 반백이 다 된 외모를 떠올린다. 예를 들어, 우리는 Einstein의 헝클어진 머리칼, Darwin의 장엄한 수염, 그리고 Newton의 주름진 얼굴을 생각한다. 하지만 진실은 우리의 삶을 바꾼 과학의 대 발견은 30대의 사람들에 의해 이루어졌고, 여기에는 Einstein, Newton, 그리고 Darwin도 포함된다는 것이다. 실제로, 젊은 과학자들이 그들보다 나이 든 사람보다 그 시대의 지적 신조에 영향을 덜 받았다는 것은 별로 놀랄만한 일은 아니다. 그들은 본능적으로 기존의 원리에 의문을 품는다. 그들은 새로운 생각은 미친 짓이라는 이야기를 들어도 믿지 않고, 불가능한 일에 자유롭게 도전했다.」

15 ②

auction 경매 up to ~에게 달려있는, ~의 책임인

make an offer 신청하다, 제의하다, 제공하다 bid 입찰

prospective 기대되는, 예상되는, 장래의

interrupt 간섭하다, 방해하다, 중단하다

advantage 이점, 장점, 이득 salesroom 판매장, 경매장

leave 맡기다, 일임하다, 위탁하다

unwisely 분별(지각)없이, 어리석게

eliminate 제거하다, 없애다

「경매로 구입하는 것은 가게에서 고정가격에 물건을 구입하는 것과 꽤 차이가 난다. 경매에서는, "입찰"이라고 불리는, 당신이 사고자 하는 것을 신청하는 것은 당신 자신에게 달려있다.

(B) 당신은 두 가지 방법으로 입찰할 수 있다.

(D) 당신 자신이 참석하거나, 또는 경매장 직원 한 명에게 당신의 입찰을 위탁할 수 있다.

(C) 입찰위탁에는 두 가지 이득이 있다.

(A) 첫째, 장래의 구매자는 자신의 작업계획(직장 스케줄)을 방해받을 필요가 없다.

(E) 둘째, 잘못 입찰할 위험이 없어진다.」

16 ③

unified 단일화된 metaphorical 은유적인

do full justice to 공평[공정, 정당]하게 평하다

enormously 막대하게, 엄청나게

③ '~do full justice to~'의 주어는 that앞에 있는 subject matter이다. 주어가 단수이므로 수의 일치를 위해서 do가 아닌 does가 문법에 맞다.

「당신이 아마도 할 수 없는 것은 개념의 모든 발상들을 공정하게 평하는 주제에 관한 각각의, 단일화된, 객관적인, 정확한 이해에 도달하는 것이다. 심지어 우리가 가진 은유적인 개념의 한계 내에서 시간 연구는 엄청나게 유용한 기획이다.」

17 ④

미국인들이 왜 TV 뉴스를 좋아하는지에 관한 글이다.

「TV 저녁뉴스는 많은 미국인들에게 인기가 있다. 그들은 세상에서 어떤 일이 일어나는지 알기를 좋아한다. TV에서 그들은 진짜 사람들과 장소를 볼 수 있다. 그들은 그것이 신문을 읽는 것보다 쉽다고 여긴다. 많은 사람들은 TV 때문에 뉴스가 더욱 사실적이 된다고 생각한다. (미국에서는 두 종류의 TV 방송국이 있다.) 그들은 또한 TV 뉴스가 더 흥미롭다고 생각한다.」

18 ③

accountant 회계사 look over 대충 훑어보다, 조사하다
qualify 자격을 주다, 적임으로 하다

「사무실은 오후 5시부터 문을 닫습니다. 소득세 양식을 조사할 회계사가 필요하시다면 화요일과 수요일 오후 3시에서 5시 사이에 사무실에 들러 주십시오. 세법에 적임자인 전문가가 기꺼이 당신에게 시간을 내줄 것입니다.」

「세법 전문가는 일주일에 몇 시간 근무합니까?」

※ 【19 ~ 20】

prevalent 일반적인 sporadic 산발적인

「노인성 치매는 가장 널리 알려져 있는 신경퇴행성 질환이다. 의료연구원들은 노인성 치매에서 뇌세포를 손상시키고 죽이는 비정상적인 미토콘드리아 유전인자와 아밀로이드 프로테인 사이에 직접적인 결합이 이루어진다고 보고한다. 노인성 치매에 관한 연구의 대부분은 가족성, 즉 유전적 노인성 치매에 초점이 맞추어지고 있는데, 대략 이 유형의 병에 걸린 사람들 중 단 10%만이 여기에 해당된다. 노인성 치매에 걸린 나머지 90%의 사람들은 소위 의사들이 말하는 산발성 유형의 병을 앓고 있다. 오늘날 노인성 치매로 고생하는 환자들의 수는 약 25만 명이다. 이번주, Reuters Health 지는 (미국) 국립보건원이 노인성 치매에 관한 연구에 박차를 가하기 위해 5년에 걸쳐 5천만 달러를 쓰기로 했다고 보도했다. Clinton 대통령은 또한 노인성 치매에 걸린 미국인의 수가 2050년까지 세 배 이상이 될 것이라고 말했다. 현재, 65세 이상 되는 사람들 중에서는 10명당 1명, 85세 이상 되는 사람들 중에서는 50%에 이르는 사람들이 노인성 치매를 앓고 있다.」

19 ②

20 ③

$250,000 \times 3 = 750,000$

1	2	3	4	5	6	7	8	9	10
①	③	②	④	①	①	②	④	③	①
11	12	13	14	15	16	17	18	19	20
①	③	④	④	④	④	④	④	②	①

1 ①

제시문의 법령은 1939년 11월 10일에 제정된 창씨개명이다. 중·일 전쟁 이후 일제는 한국인을 침략 전쟁에 동원하고자, 한국인의 민족성을 말살하기 위해 성과 이름을 일본식으로 바꾸도록 하였다.

① 일제는 전쟁의 막바지인 1944년에는 강제성을 더욱 강화한 징용제를 실시하였다.

② 1910년대 헌병 경찰 통치의 모습이다.

③ 일제 식민지 이전에 독립협회는 독립문을 건설하였다.

④ 일제 식민지 이전에 헤이그 특사를 계기로 고종이 강제 퇴위당하였다.

2 ③

삼국시대 말기, 특히 고구려에서 도교가 전래되어 본격적으로 발달하였다. 그 이전에도 민간신앙으로 지속되어 오다가 불로장생의 신선사상을 띠면서 발전하였다. 강서대묘를 비롯한 고구려 고분벽화에는 천인, 선인의 모습이 그려져 있다. 백제 의자왕 때 사택지적이 남긴 비문에는 세월과 인생의 무상함을 노래하는 노장사상이 담겨 있다. 백제의 금동 용봉봉래산 향로는 봉황 모습의 구성이 도교의 신선사상과 불교의 세계관을 나타내고 있다.

3 ②

① 유향소(향청)

③ 서원, 향약, 유향소

④ 조선의 관찰사

4 ④

문벌귀족들은 과거나 음서를 통하여 관직을 독점하고 과전을 지급받고 공음전의 혜택을 받은 데다가 권력을 이용해서 불법적으로 토지를 겸병하였다. 이러한 정치권력의 독점과 특권의 확대를 둘러싸고 문벌귀족 내부에서 분열이 나타나게 되었는데 그 대표적인 사건이 이자겸의 난과 묘청의 서경천도운동이다.

5 ①

조선후기 문화의 특징

㉠ 서민문화의 대두

- 의식의 확대와 현실에 대한 새로운 인식 반영, 지배층문화 퇴조

- 한글소설(홍길동전, 춘향전), 사설시조(서민의 감정을 사실적으로 묘사), 판소리 등장, 한문학 발달(사회의 부조리 비판)

㉡ 예술의 새 경향

- 실학적 학풍 : 진경산수화(정선), 풍속화(김홍도, 신윤복)

- 복고적 화풍 : 문인화(김정희, 장승업), 민화의 발달(서민적, 도교의 영향)

- 서예 : 추사체(김정희)

㉢ 자연과학의 발달

- 서양의 과학기술 수용(실학자, 천주교 선교사)

- 천문학(이수광 – 일식·월식, 정약용 – 지전설), 지리학, 수학의 발달

- 의학의 발달(허준 – 동의보감)

① 19세기 초부터 예언사상이 현저하게 나타나고 탐관오리를 비방하는 벽서사건이 빈발하였다. 예언사상의 현실부정적인 성격은 당시 농민들에게 혁명적 기운을 불어넣기도 하였다.

6 ①

도평의사사와 비변사의 기능이 확대, 강화됨으로써 왕권이 상대적으로 약화되었다.

7 ②

㉠ 향약의 시행 : 사림의 농민지배력 강화
㉡ 도교행사 폐지 : 오직 성리학만 믿음(16C 사림)
㉢ 현량과 실시 : 사림을 무시험으로 등용

8 ④

㉠ **고려시대의 법률** : 고려의 형법은 당률을 참작하여 만들어졌으며 일상생활에 관계되는 것은 대개 전통적인 관습법을 따랐다. 지방관은 중요한 사건만 개경의 상부기관에 올려보내고 대개는 스스로 처결하였다. 형벌에는 5종(태·장·도·유·사)이 있었는데, 특히 국가에 대한 반역죄와 불효죄는 중죄로 다스려 무거운 형벌을 가하는 등 유교윤리를 강조하였다.
㉡ **대가족사회(천민 제외)** : 가부장의 권한을 강화시키고 조세를 가족단위로 징수하였다. 본관, 성(姓)을 사용하였는데 귀족은 삼국시대부터, 일반평민은 고려전기부터 사용하였고 천민은 사용하지 못하였다.

9 ③

붕당정치(16세기 이후)
㉠ **배경** : 제한된 관직을 획득하기 위한 양반 상호 간의 대립과 반목이 불가피
㉡ **시작** : 인사의 권한을 가졌던 이조전랑의 자리를 두고 동인과 서인으로 양분
㉢ **토대** : 지방의 서원, 농장을 근거로 대립
㉣ **기능** : 긍정적 측면으로는 정치세력간 상호비판과 견제의 기능을 가지고, 부정적 측면으로는 당파의 이익을 앞세우고 학벌·문벌·지방의식과 연결되어 국가사회 발전에 지장을 줌
③ 남인들은 서인들이 추진한 북벌운동의 무모함을 비판하면서 예송논쟁을 일으켜 서인들과 정치적으로 대립하였는데, 예의가 기본적 규범이었던 당시 사회에서 예송논쟁은 붕당정치의 필연적 결과였다고 할 수 있다.

10 ①

'이들'이 직업적 전문성을 가졌다는 점에서 기술직 종사자인 중인을 가리킨다. 중인 중 역관들은 대청무역을 통해 막대한 재력을 쌓았으며, 한의사였던 유홍기와 역관이었던 오경석은 양반인 박규수와 함께 초기 개화파를 지도한 인물이기도 하다.

11 ①

㉠ 정도전 「고려국사」(태조)·권근 「동국사략」(태종) : 15세기 초
㉡ 「동국통감」(성종) : 15세기
㉢ 유득공 「발해고」(정조)·이종휘 「동사」(순조) : 18세기
㉣ 존화주의 : 16세기

12 ③

고려의 서경과 간쟁, 조선시대의 양사, 경연, 서연제도, 상소·구언제도의 공통된 기능은 왕권을 견제하는 것이다. 조선시대에는 언론과 학문이 중시되어 군주의 독재와 관료의 횡포를 견제하고 신민의 여론을 정치에 반영할 수 있는 제도를 마련하였다.

13 ④

① 중서문하성과 중추원의 고관으로 구성되었다.
② 우리나라 정치제도의 특징이다.
③ 무신집권자의 독재권력 강화에 이용된 것은 교정도감 등이다.
④ 도병마사가 도평의사사로 변화되었으며, 권문세가들이 도평의사사에서 나라의 정치를 좌우하여 왕권의 약화를 초래하였다.

14 ④

도방은 무신정권의 신변경호를 담당하였으며, 삼별초가 항몽세력의 중추적 역할을 하였다.

15 ④

제시문은 매천야록에 기록된 임오군란(1882)에 대한 내용이다.

④ 임오군란은 별기군과 구식 군인에 대한 차별 대우와 개화 정책에 따른 민중들의 불만이 폭발하면서 일어났다.

① 동학 농민 운동(1894)은 임오군란 후의 일이다.

② 임오군란 이후 을미사변과 을미개혁 중 단발령으로 을미의병(1895)이 일어났다.

③ 임오군란 이후 우정국 개국 축하연에 급진개화파가 주도한 갑신정변(1884)이 일어났다.

16 ④

국내에서는 여운형을 중심으로 조선 건국 동맹이 결성되어 광복 이후를 대비하였고, 조선 건국 동맹은 이후 조선 건국 준비 위원회로 발전하였다.

17 ④

제시된 글은 5·16 군사 정변 이후 수립된 박정희 정부가 실시한 정책들에 대한 설명이다.

18 ④

세종, 세조 때의 과학기술의 발달은 농정과 밀접한 관련이 있다. 특히 농지의 요체는 오시를 지키는 문제와 직결되었다. 아울러 백성들이 농시를 제대로 지킬 수 없었던 것이 관리들이 농사철에 농민들을 부역에 많이 동원하기 때문이라고 판단하고 이를 법으로 금하였다.

19 ②

백남운은 마르크스 유물 사관의 영향을 받아 사회 경제 사학을 내세웠다. 그는 '조선사회경제사'에서 우리 역사도 서양이나 일본처럼 '고대 노예제 사회, 중세 봉건 사회, 근대 자본주의 사회'의 단계를 거치며 발전했다고 기술하였다.

② 백남운은 한국은 봉건 사회를 거치지 못해 스스로 근대화할 수 없다는 식민 사관인 정체성론 주장을 비판하였다.

① 일제는 1925년 한국사를 연구 편술하기 위해 조선총독부 부설로 한국사 연구기관 설치하였다.

③ 일제는 전쟁에 조선을 강제로 이용하기 위해 일본인과 한국인의 조상이 같다는 내선일체를 주장(1937)하였다.

④ 실증사학자들은 진단학회(1934)를 중심으로 사료 비판을 강조하였다.

20 ①

공도 정책으로 울릉도가 빈 섬이 되자 일본인 어부들이 울릉도에서 불법으로 고기 잡는 일이 많아졌다. 이에 안용복은 일본으로 건너가 일본 정부에 따지고, 울릉도와 독도가 우리 땅임을 확인하는 문서를 받아왔다.

1	2	3	4	5	6	7	8	9	10
①	③	④	③	③	③	①	①	④	④
11	12	13	14	15	16	17	18	19	20
③	③	④	①	②	④	②	②	①	③

1 ①

조직의 구성요소
㉠ 복잡성 : 조직 내 분화가 이루어져 있는 정도
㉡ 공식화 : 조직 내 직무의 표준화 정도
㉢ 집권화 : 의사결정의 집중도 및 직무수행에 관계된 의사결정의 집중도를 포함하는 직위간 권한의 분배정도

2 ③

서비스의 소비자와 제공자가 분리될 수 없고 서비스의 제공자가 서비스의 한 부분이 된다.

3 ④

목표관리(MBO)는 계량화된 목표에만 적용이 가능한 특성을 가지고 있다.

4 ③

Gorden(1990)에 의한 관리이론의 분류
㉠ 구조적 관점 : 과학적 관리론, 관료제이론, 고전적 관리론, 의사결정론
㉡ 인간론적 관점 : 인간관계론, 집단역동
㉢ 통합적 관점 : 사회기술이론, 상황이론, 체계이론

5 ③

현재 우리나라의 병원 입원환자에게 적용되는 간호관리료는 7등급으로 구분되어 의료기관의 등급에 따라 가중치가 적용되고 있다.

6 ③

의사결정은 목표를 달성하거나 문제를 해결하기 위하여 이용가능한 여러 대안의 집합 중에서 하나의 대안을 선택하는 관리의 지속적 과정이다.

7 ①

PPBS(Planning Programing Budjeting System) … 장기적인 계획수립과 단기적인 예산편성을 유기적으로 연관시킴으로써 자원분배에 대한 의사결정을 합리적으로 일관성 있게 하려는 제도이다.

8 ①

㉣ 요인평가방법의 분류기준이다.
※ 원형분류체계 … 환자를 3~4개 군으로 나누어 각 범주별 간호요구량을 광범위하게 기술한다. 환자의 특성을 잘 평가할 수 있다는 특성이 있다.

9 ④

내적 환경에 관한 정보
㉠ 관리상의 실행, 지도력, 개인적 발전
㉡ 재정적 자원, 시설 및 현존하는 기술의 상담
㉢ 환자만족에 대한 지표
㉣ 생산성
㉤ 노사관계 강화
㉥ 마케팅 노력

10 ④

목표에 의한 관리(MBO)의 목적
㉠ 구성원의 노력을 조직의 목표를 향하여 효율적으로 집중시킨다.
㉡ 구성원의 의욕전환을 통하여 능력개발활동을 최대화한다.
㉢ 구성원의 판단을 적시에 적절히 행하게 한다.

11 ③

집단의사결정의 장점

ⓐ 많은 지식, 사실, 관점 등을 이용하여 보다 더 좋은 아이디어의 수집이 가능하며, 또한 구성원 상호간의 지적인 자극을 통한 시너지 효과를 유도한다.

ⓑ 과업의 전문화가 가능하다.

ⓒ 의사소통 기능을 수행한다.

ⓓ 결정에 대한 구성원의 만족과 지지를 쉽게 얻을 수 있다.

12 ③

간호관리 체계모형은 투입(인력, 물자, 정보, 자금, 건물설계), 전환과정(기획, 조직, 인사, 동기부여 등)그리고 산출요소(간호직원 만족, 조직활성화, 간호서비스의 질과 양 등)로 구성되어 있다.

13 ④

권한과 권력의 차이

ⓐ 권한: 조직규범에 의해서 그 정당성이 인정된 합법적인 권력으로, 스스로 직무를 수행할 수 있는 자유재량권을 의미하며, 조직을 떠나면 없어진다.

ⓑ 권력: 타인에게 영향력을 행사할 수 있는 개인의 힘으로, 관리자는 조직에서 부여된 권한을 적절히 발휘하기 위하여 필요한 권력을 지녀야 한다.

14 ①

화재가 발생하였을 때에는 다른 무엇보다도 입원환자를 신속하게 안전한 장소로 옮겨야 한다.

15 ②

일차간호방법

ⓐ 일차간호방법은 환자를 담당하는 간호사가 정해지면 간호사가 환자의 모든 간호를 책임지는 방법으로, 전인간호가 확실하게 이루어질 수 있는 가장 좋은 방법이다.

ⓑ 환자가 퇴원한 후나 그 기관에 다시 입원한 경우에도 그 환자를 간호할 책임이 있다.

ⓒ 일차간호사의 역할

• 환자의 건강상태, 생활실태, 간호요구 등에 대해 사정하고, 간호계획을 세워 실행하며 평가할 책임이 있다.

• 다른 부서의 건강요원들에 의한 관리가 잘 이루어지도록 조정한다.

• 자신이 비번일 경우에도 담당환자를 돌봐줄 '도와주는 간호사'를 지정하여 환자를 어떻게 간호해야 할지를 가르쳐야 한다.

• 환자간호를 위해 자율성, 권위 및 책임감을 갖고 있다.

ⓓ 도와주는 간호사의 역할: 일차간호사가 비번일 때 일차간호사가 작성한 간호계획에 의해 간호를 제공하며, 간호계획이 변경되어야 할 필요가 있으면 일차간호사와 서면 또는 구두적인 의사소통을 통해서 해결한다.

16 ④

① 피고과자의 학력이나 근속연수, 연령 등 연공에 좌우되어서 발생하는 오류를 말한다.

② 근무성적 평가시에 발생할 수 있는 오류로 피평가자의 특정 요소가 매우 우수하여 다른 평가요소도 높게 평가받는 경향을 말한다.

③ 평가요소와 관계없이 성별, 인종, 출신지역 등에 대한 평가자의 개인적 편견이 평가에 영향을 미치는 것을 말한다.

17 ②

총체적 질 관리의 목적은 지속적 향상이며, 과정과 결과중심적이라고 할 수 있다.

18 ②

간호단위의 운영은 최소 비용으로 최대의 효과와 생산성을 얻을 수 있도록 한다.

19 ①

확인의무

㉠ 동료의료인과 간호보조인력 그리고 의료장비 및 의료용 재료·의약품의 사용과정에 있어서 확인의무가 있다.

㉡ 현대의 의료행위는 팀단위의 상호협력관계에 의존하므로 과실이 행위자(간호조무사)의 행위에 기인되고 간호사 과실이 아니어도 그 과실에 대해 확인을 태만히 한 책임을 추궁받게 된다.

20 ③

옹호자로서의 간호사

㉠ 전문적 환자간호의 근본철학으로, 옹호자는 환자를 돌보면서 그 환자들의 실제적인 의존과 자율성 존중의 의무를 인식한다.

㉡ 간호사는 환자가 스스로 자신의 건강요구에 대처할 수 있도록 돕는 역할을 맡고 있다.

㉢ 간호사는 환자가 자신의 존엄성과 인간성을 상실하지 않고서도 자율성을 발휘함으로써 스스로 건강관리를 할 수 있도록 해준다.

㉣ 간호는 무엇보다도 환자의 자유로운 의사결정을 방해하는 요인들(고통, 불안, 예후와 선택 및 권리에 대한 지식부족 등)을 감소시키는 데 기여하며, 환자가 결정할 수 있도록 도와준다.

㉤ 환자의 옹호자가 된다는 것은 환자의 소원이나 자율성을 무시하면서 일하는 다른 건강전문인들과 맞서는 것을 필요로 한다.

㉥ 간호사가 유능한 환자옹호자로서 행동한다면 윤리적 책임이 더 확대될 수도 있고 대다수의 불유쾌한 충돌도 없어질 것이다.

제5과목		지역사회간호							
1	2	3	4	5	6	7	8	9	10
④	①	①	③	④	④	④	④	④	①
11	12	13	14	15	16	17	18	19	20
④	④	③	③	④	③	②	②	②	④

1 ④

보건소의 기능 및 업무〈「지역보건법」 제11조 제1항〉

㉠ 건강 친화적인 지역사회 여건의 조성

㉡ 지역보건의료정책의 기획, 조사·연구 및 평가

㉢ 보건의료인 및 보건의료기관 등에 대한 지도·관리·육성과 국민보건 향상을 위한 지도·관리

㉣ 보건의료 관련기관·단체, 학교, 직장 등과의 협력체계 구축

㉤ 지역주민의 건강증진 및 질병예방·관리를 위한 다음 각 목의 지역보건의료서비스의 제공

• 국민건강증진·구강건강·영양관리사업 및 보건교육

• 감염병의 예방 및 관리

• 모성과 영유아의 건강유지·증진

• 여성·노인·장애인 등 보건의료 취약계층의 건강유지·증진

• 정신건강증진 및 생명존중에 관한 사항

• 지역주민에 대한 진료, 건강검진 및 만성질환 등의 질병관리에 관한 사항

• 가정 및 사회복지시설 등을 방문하여 행하는 보건의료 및 건강관리사업

• 난임의 예방 및 관리

2 ①

㉠ 지역사회간호의 사업목적은 지역사회 주민의 적정기능 수준의 향상이다. 보건간호의 사업목적은 질병의 예방 및 재활, 건강증진에 있다.

㉡ 보건간호사업은 정부 및 기관이 주도하는 데 반해, 지역사회 간호사업은 지역사회가 주도한다.

㉢ 지역사회간호는 주민의 자발적인 참여(상향식, 지방자치적)로 이루어지나, 보건간호는 하향식 또는 중앙집권적인 사업이다.

㉣ 지역사회간호의 대상은 전체 지역주민이나, 보건간호의 대상은 선택된 인구집단이다.

3 ①

HIV 양성으로 판명된 대상자를 발견하였을 때에는 후천성 면역결핍증 진단에 불안해 할 대상자에게 간호를 제공하고 감염에 주의하도록 교육하며, 만약 후천성 면역결핍증으로 이행될 경우 그 대상자에게 적합한 의료기관을 소개하여 치료하도록 한다.

4 ③

비지시적 상담에 대한 설명이다.

※ 비지시적 상담 … 상담자의 걱정, 근심, 막연한 감정, 억압, 무지된 생각 등 감정표현이 필요한 경우 사용된다. 상담자의 언어·감정을 인정하며, 훈계·지시·설득·비평·교정 등의 방법은 사용하지 않는다.

5 ④

가족문제의 우선순위를 결정할 때에는 그 가족문제의 심각성과 문제의 특성을 고려하는 것이 중요하며, 간호사의 지식의 정도와 이용 가능한 자원의 정도, 가족이 그 문제를 어느 정도 인식하고 있는 지도 중요하게 작용한다.

6 ④

대상자의 추후 관리

㉠ 클리닉을 방문할 시기가 지났을 경우 전화 또는 직접 가정방문을 실시한다.

㉡ 필요시 개업의원, 조산소, 병원 등에 의뢰하고 서로 협력한다.

㉢ 가족 중 한 사람을 모성간호에 협력하도록 교육한다.

㉣ 산모가 산전이나 분만시 및 산욕기 동안 일정한 간격으로 클리닉을 방문할 수 있도록 한다.

㉤ 모성을 간호하는 데 필요한 업무를 가족, 지역사회 간호사 등이 분담하고 가족이 책임을 다하도록 교육을 실시한다.

㉥ 모성이 요구하는 기본적인 간호를 제공한다.

㉦ 계획대로 수행하도록 진행상황을 감독하도록 계획한다.

7 ④

① 인적 자원의 소비량과 물적 자원의 소비량을 산출하여 효율과 효과에 대한 평가를 한다.

② 계획단계에서 마련된 수단 및 방법을 통하여 집행계획을 수립한 것을 기준으로 내용 및 일정에 맞도록 수행되었는지 파악한다.

③ 사업을 수행하는 데 투입된 인적자원 및 물적 자원 등을 비용으로 환산하여 그 사업의 단위 목표량에 대한 투입된 비용이 어느 정도인지를 산출한다.

8 ④

담당간호사의 교체나 환자와의 관계개선을 위해 노력하여 환자를 계속 간호하여야 한다.

9 ④

학교 내 사고발생의 요인

㉠ 노출된 못이나 건축자재

㉡ 건물이나 책상의 뾰족한 모서리

㉢ 미끄러운 바닥

㉣ 급한 계단과 계단의 조명상태

㉤ 계단 위의 장애물

㉥ 비 오는 날의 어두운 날씨 및 우산

㉦ 저녁 때 어두운 의복

10 ①

② 개인·가족·지역사회 수준의 건강문제에 대처하는 능력을 증진시키는 역할로 의사결정을 하는데 영향력을 행사하여 보건의료를 위한 변화를 효과적으로 가져오도록 돕는다.

③ 간호대상자 스스로 정보를 얻는 능력이 생길 때까지 알려주고 안내하며 개인이나 집단의 이익을 위해 행동하거나 그들의 입장에서 서서 의견을 제시하는 역할이다.

④ 다양한 자원으로부터 서비스를 받는 대상자를 관리하는 역할이다.

11 ④

보건일지 작성내용

㉠ 당일 학교의 특별 지시사항 및 실천사항

㉡ 보건실 방문학생의 건강문제 및 처치내용

㉢ 보건실 방문학생의 건강통계자료

㉣ 보건교육의 대상자 및 교육내용

㉤ 요양환자관리

㉥ 환경위생관리

12 ④

산성비의 영향

㉠ 산성물질이 토양에 쌓여 그 땅에서 자라는 식물이 피해를 입는다.

㉡ 세계 도처의 삼림이 황폐화된다.

㉢ 토양오염 및 하천이나 호수의 물고기가 떼죽음을 당한다.

㉣ 금속철재, 콘크리트 등 건축구조물과 고고학적 유물을 부식시킨다.

13 ③

㉠㉡㉢㉣ 습식 산화법에 대한 설명이다.

14 ③

시점유병률에 대한 설명이다.

※ **기간유병률** … 일정 기간동안 일정 인구 중에 존재하는 환자 수의 크기를 단위인구로 표시한 것을 말한다.

15 ④

㉠ 민감도 : 해당 질환자에게 검사법을 실시한 결과 양성으로 나타나는 비율이다.

㉡ 특이도 : 해당 질환에 걸려있지 않은 사람에게 검사법을 적용시켰을 때 결과가 음성으로 나오는 비율이다.

㉢ 예측도 : 그 검사법이 질병이라고 판정한 사람들 중에서 실제로 그 질병을 가진 사람들의 비율이다.

㉣ 신뢰도(재현성) : 정밀성을 말하며, 동일대상을 동일방법으로 측정할 때 얼마나 일관성을 가지는지를 보는 비율이다.

16 ③

검진시 신뢰도를 높이는 방법

㉠ 측정도구를 사용하는 도중에 교체하면 일관성 있는 측정이 어렵다.

㉡ 측정자가 측정기구를 다루는 데 익숙하여야 한다.

㉢ 측정자의 수를 최소화하여 측정자간의 오차를 줄인다.

㉣ 인체는 내외적 환경과 상호작용 하여 끊임없이 변동하므로 이를 최소화하여야 한다.

㉤ 병행한 측정치에서 발생할 수 있는 오차를 감소시킬 수 있다.

17 ②

종형 인구구조의 특징

㉠ 선진국형이다.

㉡ 출생률과 사망률이 모두 낮다.

㉢ 0~14세 인구가 50세 이상 인구의 2배이다.

㉣ 인구가 정지되어 정지 인구구조와 비슷하다.

㉤ 노인인구의 비중이 커져 노인문제가 야기된다.

18 ②

보건의료제도 구성요인

㉠ 보건자원 공급

㉡ 자원의 조직화

㉢ 재원 조달

㉣ 관리

㉤ 보건서비스

19 ②

① 관계가 없다.

③④ 경제적인 비용과 시간이 많이 소요되어 타당하지 않다.

※ 표본조사

㉠ 특수목적으로 한정된 내용의 통계자료를 수집할 때 사용한다.

㉡ 표본의 대표성을 확보해야 하고 센서스 조사시 표본선정을 1~5% 범위 내에서 함께 실시하기도 한다.

20 ④

가정간호서비스의 내용

㉠ 환자사정

㉡ 기본간호

㉢ 검사

㉣ 투약 및 주사

㉤ 치료적 간호

㉥ 피부간호 및 피부마사지

㉦ 교육

㉧ 상담

㉨ 훈련

㉩ 의뢰활동

제1과목		국어							
1	2	3	4	5	6	7	8	9	10
④	①	③	④	③	②	③	②	③	②
11	12	13	14	15	16	17	18	19	20
②	④	①	④	①	②	②	②	④	①

1 ④

앞 문장과 뒤 문장이 순접의 관계이므로 역접의 접속어인 '하지만'은 어울리지 않는다.

2 ①

글의 전개방법

㉠ 인과 : 어떤 결과를 가져오게 한 힘, 또는 이러한 힘에 의해 결과적으로 초래된 현상에 관계되는 사고유형이다.

㉡ 서사 : 일정한 시간의 경과에 따라 일어나는 사건이나 동작의 전개에 따르는 행위에 초점을 두는 진술방식이다.

㉢ 유추 : 생소한 개념 또는 복잡한 주제를 친숙하고 단순한 개념이나 주제와 비교하는 지적 작용을 말한다.

㉣ 묘사 : 대상의 감각적인 인상(형태, 색채, 향기, 소리, 맛)을 사실적으로 생동감 있게 그려내는 지적 작용을 말한다.

① 남녀성비의 불균형(원인)은 조화로운 사회생활을 방해(결과)한다.

3 ③

'인류 역사의 시초는 자유로운 선택이라는 행위였으나 그 행위는 깊은 죄이고 큰 고뇌'라는 부정적 측면을 의미하므로, 역접관계의 문장접속부사가 문맥상 적합하다.

4 ④

'깜깜하다'와 '캄캄하다'는 음상의 차이만 있을 뿐 둘 다 표준어이므로 국어순화의 대상이 아니다.

5 ③

①②④ 외래어   ③ 외국어

6 ②

표준어는 교양있는 사람들이 두루 쓰는 현대의 서울말로 정함을 원칙으로 하고 있다.

7 ③

㉠은 언어의 본질적 기능에 대한 설명이다.

8 ②

자신이 가지고 있는 사상과 감정을 표현하는 것이 곧 자기를 표현하는 것이다.

9 ③

① 산문시에도 겉으로는 드러나지 않지만 내재율이 존재하기 때문에 시장르에 속한다.

② 문학의 5대 장르는 시, 소설, 수필, 희곡, 평론이다.

③ 고대소설의 인물들이 평면적이고 전형적이라면 현대소설에서의 작중인물들은 입체적이며 개성적인 특징을 지녔다.

④ 탐미주의와 상징주의의 영향으로 기존의 형식과 내용 및 문법을 무시하고 잠재의식을 지향한 문학은 초현실주의 유파이다. 이상의 「날개」가 대표적이다.

10 ②

「훈몽자회」 … 조선 중종 22년(1527)에 최세진이 편찬한 어린이용 한자교습서 「훈몽자회」에서 한자 3,360자에 국어로 음과 훈을 달고 한자로 간단하게 풀이를 붙였다. 권두 범례에 한글을 '반절'이라고 칭하였으며, 자모의 명칭과 순서를 오늘날과 유사한 8종성법을 규정하였다(ㄱ, ㄴ, ㄷ, ㄹ, ㅁ, ㅂ, ㅅ, ㆁ, ㅋ, ㅌ, ㅍ, ㅈ, ㅊ, ㅿ, ㅇ, ㅎ).

11 ②

손 안에 잡아 쥔다는 뜻으로, '무엇을 마음대로 할 수 있게 됨을 이르는 말'을 나타내는 한자는 '場握'이 아닌 '掌握'으로 쓰는 것이 맞다.
① 으뜸 패, 권세 권. 국제 정치에서, 무력이나 다른 힘으로 남의 나라를 지배하는 경우에 그 우월적인 지위 혹은 권력
③ 다툴 경, 다툴 쟁. 같은 목적을 두고 서로 이기거나 앞서거나 더 큰 이익을 얻으려고 겨루는 것
④ 눈 목, 볼 도. (어떤 모습이나 장면을) 눈으로 보는 것

12 ④

④ '귀가 여리다'는 사람이 모자라거나 솔직해서 남의 말을 곧이듣기를 잘하거나 잘 속아 넘어간다는 뜻이다.
㉠ 귀가 솔깃하다.
㉡ 귀가 번쩍 뜨이다.
㉢ 귀가 가렵다.
㉣㉤ 귀가 아프다.

13 ①

① 받침 'ㄲ, ㅋ', 'ㅅ, ㅆ, ㅈ, ㅊ, ㅌ', 'ㅍ'은 어말 또는 자음 앞에서 각각 대표음 [ㄱ, ㄷ, ㅂ]으로 발음한다. 이 규정을 적용하여 옷한벌[온한벌]이 된다. 여기에 'ㅎ' 뒤에 'ㄱ, ㄷ, ㅈ'이 결합되는 경우에는 뒤음절 첫소리와 합쳐서 [ㅋ, ㅌ, ㅊ]으로 발음한다. 그래서 [온한벌]→[오탄벌]이 되는 것이다.
② 밭아래[받아래] → [바다래]
③ 늙지[늘찌] → [늑찌]
④ 피읖에[피으페] → [피으베]

14 ④

㉠ 隘路(애로) : 좁아서 다니기 힘든 길, 일을 진행해 나가는 데 장애가 되는 점
㉡ 漏泄(누설) : 기체나 액체 따위가 샘 또는 새게 함, 비밀이 새어 나감 또는 새어 나가게 함
㉢ 破綻(파탄) : 일이 잘 이루어지지 못하고 그릇됨, 일이 돌이킬 수 없는 지경에 이름
㉣ 殺到(쇄도) : 전화나 주문 따위가 세차게 몰려드는 것

15 ①

제시된 글은 만선의 일부분이다. '곰치'는 아들 도삼을 풍랑으로 잃고도 만선에의 집념을 버리지 못하고 있다. 그러면서 뱃놈은 물속에서 죽는 것이 운명이라고 체념하는 듯 하지만 의지를 굽히지 않는 모습을 보여주고 있다.

Plus Study 천승세의 만선
㉠ 갈래 : 희곡
㉡ 배경 : 현대의 남해안 작은 어촌
㉢ 주제 : 삶에 대한 집념과 좌절
㉣ 특징
• 억센 사투리를 사용하여 향토적 정서와 친근감을 준다.
• 주인공의 집념과 의지가 오히려 비극의 원인이 된다.

16 ②

설명적 양식의 다큐멘터리를 설명하면서 '내레이션이 절대적인 기능을 하는 이 양식에서는 이미지가 독립된 의미를 갖지 못하고, 시각적 증거물이자 보충물에 불과하다.'라고 하였다.

17 ②

기제
㉠ 연고나 경고 따위의 약을 만드는 바탕으로 쓰는 물질
㉡ 주문에 의하여 만드는 것이 아닌 미리 만들어 놓는 상품
㉢ 일이 이미 처리되어 끝남
㉣ 인간의 행동에 영향을 미치는 심리의 작용이나 원리

18 ②

언어의 자의성 … 언어의 형식(음성)과 내용(의미) 사이에는 아무런 필연성이 없으며, 집단 언중들이 임의적으로 결합시킨 것으로 언어 사회마다 다르게 나타날 수 있다. 예를 들면 국어에서는 [집]으로 발음하지만 영국에서는 [háus]로 발음한다.

① 모든 언어에는 일정한 규칙이 있다.

③ 언어는 사회적 약속이므로, 개인이 임의로 고칠 수 없다.

④ 언어는 시대의 흐름에 따라 형태와 의미가 신생·성장·사멸한다.

19 ④

주인공의 생각을 통하여 독자가 판단하도록 하기 위해 '의식의 흐름 수법'을 사용하고 있다.

※ 오상원의 유예

ㄱ 갈래 : 단편소설, 심리소설, 전후(戰後)소설

ㄴ 주제 : 전쟁이라는 극한 상황 속에서의 인간의 고뇌와 죽음(전쟁의 비인간성)

ㄷ 시점 : 3인칭 전지적 작가 시점[주인공의 자의식이 깊어질 때 1인칭 주인공 시점으로 바뀜(독백부분)]

ㄹ 표현 : 의식의 흐름 수법(시간의 순차적 진행에서 벗어남)

20 ①

기여하고져 → 기여하고자

제2과목	영어								
1	2	3	4	5	6	7	8	9	10
③	①	②	④	④	④	②	②	①	②
11	12	13	14	15	16	17	18	19	20
④	④	④	①	③	②	④	②	③	①

1 ③

alter 변하다, 바꾸다 discussion 논의

③ has always been → have always been

there 구문은 뒤에 오는 명사 a number of important policy issues의 수에 동사를 맞춰야 한다.

「1961년 독립 이후 수년 간 그의 생존은 실질적인 정책 결정에 대한 공개적인 논의가 거의 일어나지 않았다는 사실을 바꾸지 않는다. 사실, Nyerere가 국가집행위원회를 통해 논쟁해 왔던 많은 중요한 정책에는 항상 문제가 있었다.」

2 ①

centertain ~을 재미나게 하다, ~을 대접하다

hit upon (생각이) 문득 떠오르다 audience 청중

come upon ~의 마음 속에 떠오르다

knock on ~을 치다, 두드리다

succeed in 성과를 올리다, 성공하다

turn off (전등, TV 따위)를 끄다

「뭔가 즐거울 새로운 방법을 언제나 찾고 있던 중에 James 씨는 청중들과 함께 노래를 부를 생각이 문득 떠올랐다.」

3 ②

enforce 실시하다, 집행하다, 강조하다 stave off 저지하다, 막다, 피하다 recession 불경기, 후퇴 reduction 감소, 저하 improve 개선하다, 활용하다 prevent 막다, 방지하다, 방해하다 treat 취급하다, 간주하다

「경기침체를 막고자 하는 최근의 움직임으로 인해 지난밤에 또 한 차례 이자율 인하를 불러왔다. – 이는 단 8일 만의 두 번째 인하가 된다. 중앙은행은 또한번 추가 인하가 단행될 것이라고 지적하였다.」

4 ④

consequence 결과, 결말, 영향(력), 중대성, 중요함
enormous 거대한, 막대한, 매우 큰, 극악한, 무도한
astute 기민한, 빈틈없는, 교활한
attune (마음·이야기 등을) 맞추다, 조화시키다, 조율하다
④ more는 competent를 수식하므로 어순이 'who are emotionally more competent'로 되어야 한다.

「부모들이 어떻게 자녀들을 다루는가가 아이들의 정서생활에 강하고 지속적인 결과를 가져온다는 것을 보여주는 수많은 연구들이 있다. 정서적으로 이해력이 뛰어난 부모를 갖는 것 자체가 아이에게 엄청난 이득이 된다는 것을 보여주는 믿을 수 있는 자료가 최근에 와서야 나왔다. 부부가 그들의 감정을 다루는 방식은 빈틈없이 모두 배우는 아이들에게 많은 교훈을 주어 가족 간의 가장 미묘한 감정의 교류에도 동조하게 된다. 결혼생활을 정서적으로 보다 유능하게 하는 부부들은 또한 그들의 자녀들이 감정적인 기복을 겪을 때 가장 효과적으로 도와준다.」

5 ④

stuffed 배부른, 속을 채운

「① A : 당신의 컴퓨터 좀 사용해도 될까요?
　　B : 지금은 안 됩니다.
② A : 여기가 박사님의 사무실이죠, 그렇죠?
　　B : 죄송하지만, 박사님의 사무실은 옆방입니다.
③ A : 너 그 빨간색 드레스 입을 거니?
　　B : 물론이지. 오늘은 파티잖아.
④ A : 디저트 드시겠습니까? 아이스크림이 있는데요.
　　B : 그럼요, 주세요. 배부르네요.」

6 ④

peel off ~의 껍질을 벗기다 layer 층
① 잃어버린 당신 자신
② 곤란한 처지에 빠진 당신 자신
③ 당신이 위험에 빠져 있는 것
④ 아무것도 없다는 것

「인생은 양파와 같다 : 당신이 한 꺼풀씩 껍질을 벗겨내고 나면, 아무것도 없다는 것을 발견한다.」

7 ②

dangerously 위험하게 perilous 위험한
adventure 모험 richness 윤택, 부
① 안전 ② 위험 ③ 평화 ④ 자유

「인간은 위험하게 살도록 창조되어 있다. 그렇기 때문에 인간들은 보호를 받아서는 안된다. 인생살이는 위험한 모험이다. 그래서 삶의 윤택함은 삶의 위험 속에 있다.」

8 ②

'present-day laptop computers' 또는 'notebooks'라고도 불린다.

「불과 몇 년 전만 해도 소위 '휴대용' 컴퓨터는 무거운 기계 덩어리였다. 그것들은 무게가 15파운드였고 실제로는 한 장소에 머물도록 고안되었다. 옛날 '휴대용 컴퓨터'를 들고 여행한다는 생각은 불가능했다. 그것은 심지어 비행기 좌석에도 들어맞지 않았다. 하지만 오늘날의 랩탑 컴퓨터는 완전히 다르다. 이 '휴대용 컴퓨터'는 정말로 가지고 다니도록 고안되었다. 그것들은 때때로 '노트북'이라고 불리우기도 한다. 과거의 무거운 괴물과는 달리, 랩탑 컴퓨터는 겨우 5파운드밖에 나가지 않는다. 그것들은 서류가방에 쉽게 들어간다. 그 크기에도 불구하고 옛날 컴퓨터보다 기억용량은 훨씬 많다.」

9 ①

stem from ~에서 유래하다, 생기다, 일어나다 come from 발생하다, (결과로) 생기다 result in (~의 결과로서) 되다 run for (선거에) 입후보하다 stand for ~을 상징하다, ~을 대표하다 suffer from 해(손해)를 입다
「그의 병은 교통사고로 생긴 것이다.」

10 ②

코끼리의 조상이 한때 바다에서 살았다는 증거를 열거하는 글이다.

「코끼리는 세상에서 가장 큰 육지동물이다. 고래는 가장 큰 바다동물이다. 사실, 이 두 종류의 거대한 동물들은 연관성이 있다. 생물학자들은 현재 코끼리의 조상이 한때 바다에 살았다고 믿는다. 이런 생각을 뒷받침하는 많은 증거가 있다. 가령, 코끼리의 머리형태는 고래의 것과 유사하다. 또한, 코끼리는 수영을 매우 잘한다. 어떤 것들은 먹이를 구하기 위해 해안에서 300마일이나 떨어진 섬까지 헤엄치기도 한

다. 고래처럼, 코끼리 역시 분노를 나타내거나 다른 종류의 의사소통을 위해서 소리를 사용한다. 마지막으로 어떤 면에서, 암코끼리는 암고래와 매우 흡사하게 행동한다. 새끼 코끼리나 새끼 고래가 태어나면, 친구 암컷이 가까이에 머물면서 어미를 돕는다.」

11 ④

Democratic 민주당의 candidate 후보자, 지원자, 지망자
eloquent 설득력 있는, 감동적인, 능변의, 웅변의
subtle 교묘한, 정교한, 미묘한, 포착하기 힘든
admire 존경하다 surpass ~을 능가하다, 뛰어나다

「아돌 스티븐슨은 1952년과 1956년에 드와이트 아이젠하워에게 두 번 패배한 민주당의 대통령 후보였다. 그러나 그는 설득력 있는 연설과 교묘한 재치로 많은 찬사를 받았다.」

12 ④

lightning 번개, 전광 shooting star 유성
the Milky Way 은하수 rainbow 무지개

「옛날에 어떤 사람들은 그것을 신들이 하늘을 떠나 땅으로 내려오고 싶을 때 하늘에 나타나는 다리라고 믿었다. 오늘날, 우리는 그것이 단지 빗방울에 비치는 햇빛에 의한 것이라는 것을 알고 있다. 그것을 보기 위해 당신은 해를 등지고 앞에는 내리는 비를 마주해야 한다.」

13 ④

「오늘날 우리는 우리가 생각하는 것보다 전기에 의지하고 있다. 전기는 우리에게 어두울 때 빛을 주고 여름에는 시원함을 주고, 겨울에는 따스함을 준다. 전기는 우리의 음식을 요리하고 옷을 빨 수 있게 하고 설거지도 해준다. 전기는 우리의 한가한 시간에 즐겁게 영화와 텔레비전도 보게 해준다 (때때로 폭풍이 전기 공급을 차단시킨다).」

14 ①

생각을 표현하고 의사소통을 하고, 문학의 매개체가 되는 인간의 특성은 언어이다.

「• 이것은 사상을 표현할 뿐 아니라 사실상 그것을 형성한다.
• 문학은 의미로 충전된 것이다.

• 이것은 다른 동물로부터 인간을 구분지어 주지만, 이것은 또한 인간을 동물 수준으로 전락시키기도 한다.
• 이것은 단지 의사소통의 수단만이 아니다 ; 이것은 또한 공유하고 있는 전제에 대한 표현이다.」

15 ③

incurable 불치의, 치료할 수 없는
be all for ~에 대찬성이다
terminal 끝의, 말기의 number 수를 세다

「말기의 질병에 걸린 환자에게 그의 상태에 대한 진실을 말해야 하는지 말아야 하는지에 관한 논쟁은 항상 있다. 많은 사람들은 불치병을 앓고 있는 환자들이 진실을 알 권리가 있다고 말한다. 나도 또한 솔직하게 전부 털어놓는 것에 대찬성이다. 우리는 늘 환자에게 그의 병에 대해 진실을 말해야 한다. 만약 그가 말기의 질병을 지니고 있고 그가 살 날이 얼마 남지 않았다면, 우리는 그가 마지막 날을 준비하게 해야 한다. 그러나 이것은 단지 나의 의견일 뿐이다. 달리 생각하는 사람들도 많이 있다.」

16 ②

ultasonic 초음파의(=supersonic)
blip 삑 하는 소리, 삑 소리를 내다

「돌고래들도 역시 어떤 종류의 반사기구를 이용하여 움직이며, 모종의 방법으로 소리에 의해 통신한다는 것은 거의 확실하다. 예를 들면 머리를 이리저리 흔들고, 어떤 형태의 초음파 소리를 냄으로써 돌고래는 물 속에서 20피트를 꿰뚫어 볼 수 있고 또 어떤 물고기가 먹기에 적당한지를 알 수 있다. 미국 해군은 자기들이 가지고 있는 장치로는 기술이 부족하기 때문에 돌고래가 어떻게 이런 일을 하는지 배울 수 있다면 많은 돈을 낼 것이다.」

※ 【17 ~ 18】

nominate 지명하다 vice president 부통령
introduction 소개 convention 관습, 대회
frankly 솔직히 declare 선언하다 firm 굳은
separation 분리 assemble 모으다
attract 마음을 끌다, 끌어 모으다
doubting 의심하는, 불안한
delegate 대표, 위임하다, 뽑다 primary 주된, 최초의

nomination 지명, 추천, 임명 highlight 강조하다
significant 중요한 innovation 혁신 election 선거, 당선
breathtakingly 숨이 막히는 close 접전
margin 차이 fraction 부분

「Kennedy 1956년 시카고에서의 민주당 전당 대회에서 약간의 표차이로 부통령에 임명되는 것을 놓쳤다. 그러나 그는 텔레비전으로 그 대회를 지켜본 수백만의 미국인들에게 소개되었다. 그리고 1960에 그가 대통령 출마를 결심했을 때, 그의 이름을 널리 알려졌다. 많은 사람들은 그의 종교와 그의 젊은 외모가 그에게 장애요소로 작용할 것이라고 생각했다. Kennedy는 솔직하게 종교적 이슈에 직면하고, 교회와 국가의 분리에 대한 그의 확고한 믿음을 분명히 했다. 그는 그가 많은 구성원들을 모으고 개인 비행기로 나라 곳곳을 돌아다닐 수 있게 한 그의 집안의 부유함 때문에 몇몇의 비판을 일으켰다. 그러나 그는 그가 참가했던 모든 주의 예비선거의 대표자 대회에서 승리함으로써, 많은 의심을 하는 민주당 정치인들을 그의 편으로 만들었다. 그의 당에서 임명권을 얻자, Kennedy는 그를 임명하는 것에 반대를 했던 Lyndon B. Johnson을 그의 부통령 러닝 메이트로 선택함으로써 많은 사람들을 놀라게 했다. 다시, 그는 의심 많은 친구들에게 이것이 실질적인 방안이라는 확신을 주기 위해 그의 많은 정치적 기술들을 사용했다. Kennedy와 공화당 후보자인 Richard M. Nixon의 네 번의 텔레비전 토론은 1960년 선거운동의 하이라이트였다. 한 방송망의 회장의 의견에 따르면 그들은 "보통 선거들이 시작된 이래로 대통령 선거에서 가장 의미있는 혁신"이었다. 그 토론들은 선거에서의 Kennedy의 승리에 가장 중요한 것이었다. 그 보통 선거는 숨이 막히는 접전이었다. Kennedy의 승리 차이는 전체 투표의 1% 비율이었다.」
① 그의 젊은 외모
② 종교에서 그의 정치적 기술들
③ 그의 거대한 구성원
④ 그의 텔레비전 토론

17 ④

18 ②

ultimately 궁극적으로 misfortune 불운, 불행
blessing 축복
① 모든 예비선거의 대표자 대회에서 Kennedy의 승리는 많은 의심을 하는 정치인들을 그의 편으로 이끄는 것을 가능하게 했다.

② Kennedy는 대통령 선거에서 압도적인 승리를 거두었다.
③ Kennedy는 부통령에 임명되는 것에 실패한 후에 4년 만에 대통령에 출마했다.
④ 부통령으로 임명되는 것에 대한 Kennedy의 실패는 불행을 축복으로 바꾸는 궁극적인 하나의 사례가 되었다.

19 ③

rabies 광견병
파스퇴르는 장차 광견병에 걸린 사람들을 돕겠다고 결심했다.

「"엄마!" 루이 파스퇴르는 소리쳤다. "미친 개가 제 친구 조셉을 물어서 사람들이 빨갛게 달군 젓가락으로 그 애를 지지고 있어요. 너무 끔찍해요! 왜 그렇게 조셉을 아프게 하죠?" "광견병 때문이란다. 루이. 물린 데를 지지는 게 조셉이 광견병에 안 걸리게 하는 유일한 희망이란다. 만약 그 애가 광견병에 걸리게 되면, 아무도 그 애를 구할 수 없게 될거야." 조셉은 며칠 후 광견병에 걸려서 심한 고통 가운데 죽었다. 루이 파스퇴르는 그 일을 결코 잊지 않았다. "언젠가는 조셉 같은 사람들을 도울 수 있는 어떤 일을 하고 싶어."라고 그는 생각했다.」

20 ①

dugout 대피호, 참호 hallucination 환각, 환영, 환청
indeterminate 쉽게 가늠할 수 없는
rise to one's feet 일어서다
① 환상의 ② 축제의 ③ 과장된 ④ 끔찍한

「지금 내가 돌아가신 어머니를 보았다고 말할 때, 무슨 말인가 하면 단지 그거다. 나는 어머니를 보았다. 어머니는 그녀의 지갑을 들고 연보라색 재킷을 입은 채 참호 옆에 서 계셨다. 어머니는 아무 말씀이 없으셨다. 어머니는 그저 날 바라보고 계셨다. 나는 세게 밀어 땅에서 몸을 반쯤 일으켰다. 나는 위를 올려다보았다. 어머니는 사라지고 안 계셨다. 환영, 공상, 취한 채 꾼 꿈, 혼란스럽게 어지럽혀진 머리였을까? 내가 말한 바와 같이, 이것은 일어난 일이다. 어머니는 거기에 계셨다. 나는 알 수 없는 시간동안 들판위에 누워 있었고, 그리고는 일어서서 걸었다.」

1	2	3	4	5	6	7	8	9	10
②	③	②	①	③	④	②	④	②	③
11	12	13	14	15	16	17	18	19	20
②	④	①	④	④	②	④	②	②	④

1　②

제시된 자료는 청동기시대의 집자리에 대한 설명이다. 청동기시대에는 농경의 발달과 배산임수의 지형에 밀집된 취락을 형성하였다. 아울러 신석기시대보다 높은 지대에 취락이 형성되었는데, 이는 사적 소유의 발생과 계급의 분화에 따른 정복전쟁에 대처한다는 방어적 목적을 띠고 있다.

2　③

도조법은 농사의 풍·흉작에 관계없이 해마다 일정한 지대액(수확량의 3분의 1)을 지주에게 바치는 것으로 소작인에게는 타조법보다 유리하여 생산의욕을 높일 수 있었다.

※ 타조법과 도조법

타조법	도조법
• 정률지대 　(수확량의 2분의 1)	• 정액지대 　(수확량의 3분의 1)
• 경영 자유 없음	• 경영 자유 있음
• 일반적인 현상	• 도지권자에 한정
• 지주에게 유리	• 소작인에게 유리

3　②

백제의 토지측량 단위는 파종량을 기준으로 한 두락제(마지기)를 썼으며 신라는 수확량을 기준으로 결부법을, 고구려는 밭이랑을 기준으로 경무법을 사용하였다.

4　①

㉠ 고려
㉡ 통일신라 중대
㉢ 고구려(초기국가)
㉣ 통일신라 말기

5　③

국학 … 신문왕이 왕권을 강화하고 유교정치이념의 수용을 위해 설립한 것으로, 경덕왕 때 태학감으로 명칭이 바뀐 후 혜공왕 때에 이르러 다시 국학으로 환원되었다.
㉠ 입학자격 : 15 ~ 30세의 귀족자제
㉡ 교육기간 : 9년
㉢ 교육내용
　• 필수과목 : 논어, 효경
　• 선택과목 : 5경(시경, 서경, 역경, 예기, 춘추), 문선

6　④

① 지방의 군사조직은 5도에 주현군을, 양계에 주진군을 주둔하였다.
② 지방관의 파견은 왕권을 강화시켰으며 반대로 향리의 역할은 점차 약화되었다.
③ 고려시대 향·소 부곡은 향리가 통치하였다.
④ 성종 때 12목에 지방관을 파견하였다.

7　②

㉢ 당의 3성이 중서성, 문하성, 상서성이며 발해는 정당성, 선조성, 중대성이다.

8　④

제시된 자료는 신민회에 대한 설명이다.
④ 임오군란(1882) 이후 개화의 방법에 따라 온건 개화파와 급진 개화파로 분화되었는데, 온건 개화파는 청의 양무운동을, 급진 개화파는 일본 메이지유신을 모델로 삼았다.
① 총독부의 105인 사건으로 해산(1911)되었다.
② 독립협회는 관민공동회(1898. 10. 29.)에서 6개항의 국정개혁안을 헌의하였다.
③ 위정척사파는 흥선대원군의 통상 수교 거부 정책을 지지하였다.

9 ②
ㄱ 화쟁사상 : 여러 종파를 융합, 민중을 중심으로 하는 화합사상이다.
ㄴ 교관겸수(천태종) : 교종의 입장에서 선종을 통합하는 것이다.
ㄷ 정혜쌍수(조계종) : 선종의 입장에서 교종을 통합하는 것이다.

10 ③
향촌에서 배출된 혁명파 사대부가 신흥무인세력과 농민세력을 끌어들여 조선왕조를 개창하였다(1392).

11 ②
ㄱ 고려 예종 때 윤관이 동북면 지역의 여진족을 물리치고 축조하였다(1107).
ㄴ 의천은 교장도감을 설치(1086)하여 속장경을 간행했다.
ㄷ 서경 길지설, 금국정벌론, 칭제건원 등을 주장했다(1135).
ㄹ 최충헌의 노비인 만적이 일으킨 난으로 신분해방의 성격을 띤다(1198).

12 ④
갑오·을미개혁이 농민들의 지지를 받지 못한 이유
ㄱ 일본의 강요에 의한 타율적 개혁이었다.
ㄴ 너무 급진적으로 추진되었다.
ㄷ 동학농민군의 요구사항이었던 토지개혁을 수용하지 않았다.

13 ①
제시된 사상은 동학사상에 관한 내용이다. 동학사상은 반봉건적인 성격을 띄고 있었기 때문에 보수적인 집권층은 동학사상을 지지하지 않았다.

14 ④
① 대성악은 송에서 고려 때 수용되었다.
② 성리학은 고려 충렬왕 때 안향이 원에서 들여왔다.
③ 송설체(조맹부체)는 고려 때 원에서 수용되었다.

15 ④
공장과 상인은 농민에 비해 천대를 받았다.

16 ②
봉건적인 신분제가 점차 붕괴되어 가던 상황에서 민중의 평등권을 확립시키려는 노력이 나타났다. 이러한 과정의 결과는 평등사회이다.

17 ④
ㄱ은 대동법, ㄴ은 균역법에 대한 설명으로 균역법 실시 당시 양반, 상민의 구별 없이 군포를 내자는 호포론이 제기되기도 하였으나 반·상의 구별이 없어진다 하여 양반의 반발이 심했다.

18 ②
이앙법은 15세기에 「농사직설」을 통해 소개되었으나 17세기 이후가 되어서야 농촌사회에 보편화되었다.

19 ②
연맹왕국 단계에서 중앙집권국가로 발전하면서 국왕의 권력이 강화되었다.
① 부족적 전통의 원시신앙을 극복하고 국민정신사상을 통일하기 위해 불교가 수용되었다. 한편 유교정치사상을 도입하기 위해 학교가 설립되었는데, 이는 고구려 소수림왕 때이다.
③ 삼국은 율령을 반포하여 정비된 정치제도와 신분제도를 확립하였다.
④ 대외적인 정복활동을 펼쳐 영역국가로 발전하면서 각 지방에 지방관과 군대를 파견하여 국왕의 지배영역을 확대하였다.

20 ④
치외법권조항으로 조선내 거주일본인의 불법행위에 대한 조선의 사법권을 배제하였다. 해안측량권, 치외법권 등은 불평등조약의 대표적 사례이다.

제4과목	간호관리								
1	2	3	4	5	6	7	8	9	10
④	③	②	②	②	④	④	③	③	①
11	12	13	14	15	16	17	18	19	20
③	②	①	②	①	④	①	③	①	①

1 ④

효율성과 효과성

㉠ 효율성 : 최소의 자원을 투입하여 목표를 달성하는 능률성과 관련된 개념이다. 적은 투입량으로 더 많은 산출을 얻었을 때 효율적이라 한다.

㉡ 효과성 : 계획된 목표를 성공적으로 달성하였는가를 측정하는 것이다.

2 ③

간호관리 체계모형

㉠ 투입 : 인력, 물자, 자금, 건물설계, 정보 등의 자원을 포함한다.

㉡ 전환과정 : 투입을 산출로 전환시키기 위해 필요한 관리과정(㉲ 기획, 조직, 인사, 지휘, 통제)과 관리지원기능(㉲ 동기부여, 권력과 갈등, 의사소통, 의사결정, 지도성, 시간관리, 갈등관리 등)을 의미한다. 또한, 전환과정은 관리과정의 각 단계로 진행되며 각 단계에서 관리지원기능이 요구된다.

㉢ 산출요소 : 간호서비스의 질과 양, 간호시간, 재원 일수, 환자 만족, 간호직원 만족, 조직 활성화 등이 있다.

3 ②

질 향상을 위한 접근방법으로는 구조적 접근법, 과정적 접근법, 결과적 접근법이 있다.

4 ②

행태론적 접근방법은 합리적인 제도·조직·절차 등의 연구에 초점을 두었던 전통적 접근방법과는 달리 인간의 행태를 중심으로 행정현상을 분석하려는 접근방법이다. 이러한 행태론에서는 사실과 가치, 존재와 당위의 문제를 구별한다.

5 ②

기획과정의 외적인 전제

㉠ 경제상태 : 인플레이션, 정부의 임금, 가격에 대한 통제 유무, 실업률의 증가 등

㉡ 정부의 방침 : 건강보험제도의 변화와 정부의 의료전달체계의 변화

㉢ 자원공급과 기술 : 의료인력 공급현황, 물품가격의 상승 및 공급량의 변화, 새로운 기술의 획기적인 발전 유무

㉣ 수요 : 의료수요의 변화, 인구학적 양상의 변화, 새로운 의료서비스의 의료보험 급여대상으로의 책정 여부

6 ④

전략모델의 과정은 '임무진술→목적→목표→전략'으로 이루어진다.

7 ④

강제배분법(forced distribution) … 근무성적평정 등에서 평정결과와 분포의 과도한 집중 또는 관대화를 방지하기 위하여 미리 성적분포의 비율을 정해 놓고 평정하는 방법을 말한다.

8 ③

규범적인 표준이 경험적인 표준보다 실무의 수준이 높게 정해지며, 전문적인 조직체에서는 규범적인 표준을 공표한다.

9 ③

병원조직은 일반적으로 의료진에 의한 권한체계와 일반관리자에 의한 권한체계가 공존하는 이원적 지휘체계가 상존하고 있어 50여 직종간에 갈등이 빈번하게 발생한다.

10 ①

계선-막료조직(Line and staff organization) … 막료조직은 명령통일의 원칙과 전문화의 원칙을 조화시켜 관리기능의 복잡화에 대응할 수 있도록 계선 외부에 막료기구를 설치한 조직을 말하며, 막료기구는 전문적인 지식과 경험을 가지고 조직의 목표달성에 간접적으로 기여하고 관리의 질을 높여주는 역할을 하나 명령이나 지휘권은 없다.

㉠ 장점
- 막료의 전문적인 지식과 유익한 경험을 활용할 수 있으므로 보다 합리적인 결정을 할 수 있다.
- 최고관리자의 통솔범위를 확대시킨다.
- 조직활동의 조정이 비교적 용이하다.
- 조직의 신축성을 기할 수 있다.

㉡ 단점
- 계선과 막료 사이에 불화와 갈등이 생길 우려가 있다.
- 계선과 막료 사이의 권한과 책임의 한계가 불명확할 수 있다.
- 의사전달의 경로가 혼란에 빠질 가능성이 있다.
- 행정이 지연되고 비용이 많이 든다.
- 효율성과 생산성 증대를 위해 많은 부문과 계층이 발생하여 조직이 비대해진다(관료제화).
- 조직의 비대화로 조직의 경직을 일으키며 조직원의 창의성이 억제된다.

11 ③

갈등의 순기능
㉠ 조직의 균형을 깨뜨려 불안과 무질서를 일으키기도 하지만 경우에 따라서는 동태적인 발전의 자극제로서 작용할 수 있다(조직의 균형과 갈등).
㉡ 다소의 갈등은 오히려 조직의 발전을 위하여 필요한 개인적, 사회적인 비용이라고 할 수 있다.
㉢ 다소의 갈등은 조직에 새 바람을 불러일으키고 동태성을 부여 할 수도 있다(조직 내의 창의성과 쇄신성의 갈등).
㉣ 조직이나 집단의 통합과 응집력을 파괴할 수 있으나, 갈등이 원만히 해결될 경우에는 조직의 통합과 발전에 기여하게 된다(조직의 통합과 갈등).

12 ②

직무순환
㉠ 개념 : 직무수행자에 의한 여러 가지 과업은 호환성이 있어 이 과업에서 저 과업으로 순환이 가능하다는 것이다(수평적 직무확대기법). 실제 직무에 어떤 커다란 변화가 있는 것이 아니고 단지 서로 하던 과업만 바꾸어서 수행하는 것이다.

㉡ 장점
- 직원의 활동을 다양화함으로써 지루함과 싫증을 감소시켜준다.
- 관리자가 작업의 일정계획을 수립하고 변화에 적응하며, 결원을 보충하는 데 융통성을 가질 수 있다.

㉢ 단점
- 간호의 계속성을 보장하기 어렵고 좌절을 느끼게 만들 수도 있다.
- 비용문제를 유발시킬 수 있다.
- 작업진행의 방해요인이 될 수 있다.

13 ①

간호요원 선발절차
㉠ 지원서 접수
㉡ 예비면접(서류심사)
㉢ 조회
㉣ 면접
㉤ 신체검사
㉥ 선발

14 ②

직무급
㉠ 각 직위의 직무가 가지고 있는 책임성과 난이도 등에 따라 직무의 상대적 가치를 분석 및 평가하여 그에 상응하게 임금을 결정한다.
㉡ 장점 : 개인별 임금격차에 대한 불만을 해소시킬 수 있으며, 능력위주의 임금성격을 띠고 있으므로 유능한 인재를 확보 및 유지할 수 있다.
㉢ 단점 : 직무가치에 대한 객관적 평가기준 설정이 어렵고, 연공 중심의 풍토에서 오는 저항이 발생한다.

15 ①

리더의 특성은 처한 상황에 따라서 그 효과가 다르게 나타난다.

16 ④

권한…조직에서 부여하는 공식적인 권리로 권한은 스스로 직무를 수행할 수 있는 자유재량권을 의미하며, 자신의 일을 결정하고 그 결정에 타인을 따르게 할 수 있는 힘이라고 할 수 있다.

17 ①

간호업무의 구조적 평가…수행되는 환경이나 구조, 전달체계 등에 관한 표준을 정하고 그 기준에 따라 평가하는 것이다.

18 ③

일반적으로 인체에 쾌적한 온도는 18~20℃, 습도는 40~70% 정도이나, 병원환경에서는 온도는 18~23℃, 습도는 35~75% 정도를 추천하고 있다.

19 ①

가치분석기법의 활용…물품의 용도와 기능을 분명히 파악하고, 물품의 구입가격이나 원가를 조사하여 같은 성능을 발휘하면서 더 싼 물품은 없는지, 이를 규격화 또는 표준화시킬 수는 없는가 등을 분석한다.

20 ①

과학적 관리론…종업원의 생산성을 향상시키기 위해 작업에 내한 객관적이고도 과학적인 연구를 강조하는 고전적 경영관리기법의 하나이다.

제5과목	지역사회간호								
1	2	3	4	5	6	7	8	9	10
①	④	②	④	④	①	③	④	④	④
11	12	13	14	15	16	17	18	19	20
③	④	④	③	②	①	①	①	③	①

1 ①

ⓔ 자녀가 성장하여 가족을 떠나 독립 또는 자신의 가족을 만드는 시기부터 부모 세대의 배우자 중 하나 또는 양쪽 모두가 사망하여 가족이 축소되는 시기를 말하며 이러한 축소완료기는 점점 증가하고 있는 추세이다.

2 ④

지역사회 간호과정의 기초이론
ⓐ 일반체계이론
ⓑ 변화이론
ⓒ 교환이론
ⓓ 가족이론
ⓔ 건강신념 모형

3 ②

정부가 교육을 전국민을 대상으로 하는 것은 짧은 시간 안에 많은 사람에게 전파시켜야 하기 때문에 인터넷·SNS·방송·신문 등의 매체를 이용하는 것이 가장 효과적이다.

4 ④

패널토의의 장점
ⓐ 질의응답이 가능하고 질의응답이 빠르게 진행되어 흥미롭다.
ⓑ 진행자의 능력에 따라 토의를 통해 많은 문제를 다룰 수 있다.
ⓒ 청중과 발표자 사이에 의사교환이 자발적으로 이루어질 수 있다.

5 ④

장애예방을 위한 지역사회 중심 재활간호사업
- ㉠ 성장발달 평가교육
- ㉡ 장애증상의 조기발견과 치료
- ㉢ 선천성 대사이상 검사
- ㉣ 예방접종
- ㉤ 학교폭력 사고의 예방
- ㉥ 미혼모 대처방안 수립
- ㉦ 만성성인병 환자의 사고예방
- ㉧ 산업근로자 안전수칙

6 ①

블룸, 콜버그의 교육 목표 분류학의 정의적 영역
- ㉠ 감수 : 가장 낮은 수준의 정의적 행동으로 특정한 현상이나 자극에 긍정적 반응을 보이는 것
- ㉡ 반응 : 단순히 주의를 기울이는 것에서 벗어나 적극적인 참여를 나타내는 것으로 능동적으로 반응하는 단계
- ㉢ 가치화 : 특정한 가치가 내면화된 상태로 자신을 특징 짓는 원리가 신념으로 내면화되는 것
- ㉣ 조직화 : 여러가지 가치가 신념으로 내면화되어 하나 이상의 가치가 관련되는 사태에 직면하게 된다. 그래서 가치를 하나의 체계로 조직화하여 그들 간의 이 상호관계를 결정하게 되는 것
- ㉤ 인격화 : 가치는 한 지위를 차지하며 내적으로 일치됨과 동시에 개인의 행동을 통제하며, 이것으로 행동하도록 하는 것

7 ③

능동적인 대상자 발견방법
- ㉠ 마을 건강원이나 부녀회장, 이장 등을 통하여 공식문서에 누락된 대상자들을 파악한다.
- ㉡ 지역사회의 병·의원과 연계하여 분만 건수를 확인하고 산후관리 대상자 및 신생아관리 대상자를 파악한다.
- ㉢ 직접 가정방문을 통하여 발견한다.
- ㉣ 대상자들의 관리를 위하여 각 읍·면사무소의 출생신고 자료와 전·출입 신고자료를 이용하도록 한다.

㉤ 관련 홍보 포스터를 제작하여 지역에 붙이거나 자료를 지역사회 주민들에게 배부하여 찾아오게 한다.
㉥ 지역주민에게 홍보를 통하여 보건소를 방문하도록 한다.

8 ④

산욕기 간호에 대한 설명이다.
- ※ 분만간호
  - ㉠ 분만준비에 대하여 산모와 가족을 교육하고 준비된 물품을 확인한다.
  - ㉡ 분만시작을 아는 법, 처치법, 의사·간호사 및 조산사를 부르는 시간, 병원에 가는 시간 등을 가족과 산모에게 지도한다.
  - ㉢ 직접분만 개조 및 분만을 개조하러 온 의사나 조산사와 협력한다.
  - ㉣ 분만직후 산모와 아기에게 간호를 제공한다.
  - ㉤ 산후출혈, 제대출혈, 아기 눈의 상태 등을 포함한 산모와 아기의 증후와 증상을 관찰하여 필요한 조치를 한다.

9 ④

예방접종 전 확인내용
- ㉠ 발열, 영양상태, 심혈관계나 간장 및 신장질환 등 만성질환의 유무 확인
- ㉡ 알러지, 이상반응의 과거력, 허약, 감염병, 방사선 치료, 호르몬제제 치료 유무 확인
- ㉢ 다른 예방접종이나 생백신 접종을 1개월 이내에 한 적이 있는 지 확인

10 ④

인구피라미드
- ㉠ 피라미드형 : 출생률과 사망률이 모두 높은 저개발국가의 인구구조에서 나타나는 형태이다.
- ㉡ 종형 : 출생률과 사망률이 모두 낮은 선진국형 인구구조에서 나타나는 형태이다.
- ㉢ 항아리형 : 출생률이 사망률보다 낮아 인구가 감소하는 인구구조에서 나타나는 형태이다.
- ㉣ 호로형 : 생산연령 인구의 유출이 큰 농촌형 인구구조에서 나타나는 형태이다.

11 ③

구성원들 간의 상호작용을 강조한다.

12 ④

스모그(smog)

㉠ 연기(smoke)와 안개(fog)의 합성어이다.

㉡ NO_X, CH, CO, SO_X으로부터 발생한다.

㉢ 광화학작용과 그에 계속되는 화학반응으로 발생한 부유입자는 연기나 먼지 등의 작은 입자와 함께 스모그를 만든다.

13 ④

㉠㉡㉢㉣ 토양오염의 원인이며, 토양오염은 인체에 많은 영향을 미치고 있어 사회적으로 문제가 되고 있다.

14 ③

크롬 … 비중격 천공이나 궤양, 피부염, 신장기능장애, 호흡기능장애, 위장장애 등의 증상이 나타난다.

15 ②

코호트 연구의 장·단점

㉠ 장점

• 발병확률 산출이 가능하다.

• 수집된 정보들의 편견이 가장 적다.

• 확인이 가능하다.

㉡ 단점

• 비교적 높은 질환만 가능하다.

• 표본수가 커야 한다.

• 오랜 시간이 걸리고 비용과 노력이 많이 소요된다.

16 ①

뉴만의 체계이론

㉠ 1차 예방 : 체계 안정성의 유지를 위해 위험요인이 발생되기 전, 반응이 나타나지 않은 상태에서 수행되는 예방활동을 말한다.

㉡ 2차 예방 : 정상 방어선에 스트레스원이 침입된 후 나타난 증상을 완화시켜 체계안정을 취하는 중재를 말한다.

㉢ 3차 예방 : 스트레스원이 파괴시킨 균형을 찾도록 기본구조를 재구성해서 안녕상태를 회복하는 단계를 말한다.

17 ①

$$○○지역 = 45 + \frac{17}{38} \times 100 = 163.15$$

$$××지역 = 30 + \frac{3}{67} \times 100 = 49.25$$

∴ ○○지역이 높다.

Plus Study 부양비

㉠ 인구의 사회·경제적 구성을 나타내는 지표로 생산능력을 가진 인구와 생산능력이 없는 어린이와 노인인구의 비를 말하는 것이다.

㉡ $총부양비 = \dfrac{0 \sim 14세\ 인구 + 65세\ 이상\ 인구}{15 \sim 64세\ 인구} \times 100$

18 ①

자연적인 피임방법

㉠ 기초체온법 : 배란 직후 24~72시간 동안 눈에 띄게 체온이 상승하는 것을 이용하여 배란기를 파악한다.

㉡ 점액관찰법 : 배란기의 점액은 계란 흰자와 같은 색깔과 점성을 나타낸다. 이것을 이용할 때에는 기초체온법과 병행하면 효과적이다.

㉢ 월경주기법 : 배란은 차기 월경일 전 14일 정도에 된다. 이 기간에 성관계를 피하는 방법이다.

㉣ 수유연장법

19 ③

우리나라의 경우 부양비는 농촌보다 도시가 낮다. 이것은 도시의 생산연령층 인구의 비율이 높다는 것을 의미한다.

20 ①

수인성 전염병이 발생하는 것과 계절은 항상 일치하는 것이 아니다.

1	2	3	4	5	6	7	8	9	10
③	④	①	①	①	④	④	③	②	①
11	12	13	14	15	16	17	18	19	20
④	①	④	②	③	②	①	③	②	③

1 ③

음운의 변화가 일어날 때에는 변화의 결과에 따라 적는다.

학여울[항녀울] : Hangnyeoul

2 ④

제시된 글의 오류는 논리적인 근거에 입각하지 않고 감정에만 호소하고 있는 경우이다.

① 제한된 정보, 불충분한 통계자료, 대표성을 결여한 사례 등 특수한 경우를 근거로 하여 성급하게 일반화하는 오류를 말한다.

② 두 가지 의미로 사용할 수 있는 단어의 의미를 구분하지 않고 사용하여 생기는 오류를 말한다.

③ 결론에서 주장하고 있는 바를 전제(논거)로 제시하는 오류로, 없는 전제로부터 결론을 도출하려는 오류이다.

④ 동정이나 연민에 호소해서 논지를 받아들이게 하는 오류를 말한다.

3 ①

② 使札(사찰) : 심부름하는 사람에게 주어 보내는 편지

③ 他道(타도) : 행정 구역상 자기가 속하지 아니한 도

④ 使料(사료) : 사용한 값으로 내는 요금

4 ①

① ㉠ 걷잡다 : 마음을 진정하거나 억제하다.
　 ㉡ 겉잡다 : 겉가량으로 대강 어림잡다.

② ㉠ 다리다 : 다리미로 옷이나 피륙 따위를 다리는 일
　 ㉡ 달이다 : 끓여 진하게 만들다.

③ ㉠ 벌리다 : 둘 사이를 넓히다.
　 ㉡ 벌이다 : 일을 베풀어 놓다.

④ ㉠ 붙이다 : 서로 맞닿아서 떨어지지 않게 하다.
　 ㉡ 부치다 : 번철에 빈대떡, 저냐 등을 익혀 만들다.

5 ①

① 사랑하는 임의 안위에 대해 걱정하는 부분은 나타나지 않았다.

② 초장에서 추상적인 시간을 구체화하여 제시하고 있다.

③ 서리서리, 구뷔구뷔 등 의태어를 사용하여 생동감을 자아내고 있다.

④ 종장에서 화자의 소망이 드러나고 있다.

[현대어 풀이]

동짓달 기나긴 밤을 한 허리를 베어 내어
춘풍 이불 아래 서리서리 넣었다가
정든 임 오신 날 밤이면 굽이굽이 펴리라

6 ④

제시된 글은 논문처럼 지적이며 논리적이고 객관적인 경향을 띠는 중수필이다.

Plus Study 김진섭의 명명철학

㉠ 갈래 : 중수필
㉡ 성격 : 사색적, 비평적
㉢ 문체 : 만연체, 수사적 문체
㉣ 제재 : 이름
㉤ 주제 : 이름의 위력과 중요성

7 ④

제시된 글에서 화자는 사자를 알지 못하는 마르코만 인에게 개라고 말해서 사자를 잡게 한 장군의 지혜를 예로 들어 사람들이 잘 알지 못하는 사물에 대해 이름을 토대로 정보를 습득하고 그에 따라 행동하게 되는지를 설명하고 있다.

8 ③

접속어와 목적어의 연결이 적절하지 않으므로 '사고 원인 파악을 조속히 하고 재발 방지 대책을 조속히 마련하라.'로 고쳐야 적절한 문장이 된다.

9 ②

(개) 김원룡 「한국의 미」: 설명문, 주제는 한국의 미의 특질
(내) 최현배 「민족적 이상을 수립하라」: 논설문, 주제는 민족적 이상의 수립

10 ①

㉠ 섭리(攝理): 병을 조리함, 일을 대신하여 처리, 바로잡아 다스림
㉡ 갱생(更生): 다시 살아남(更: 다시 갱, 고칠 경)

11 ④

도종환의 「흔들리며 피는 꽃」에서는 호칭을 사용하고 있지 않을뿐더러, 다정한 호칭은 시의 주제와는 어울리지 않는다.

12 ①

(개)는 '기다리는 일은 옳지 않다', '폭풍을 바라보는 일은 더욱 옳지 않다', '한 송이 꽃이 되기를 기다리는 일은 더욱 옳지 않다'라는 시구가 반복·변형되고 있고, (내)는 '그대 아는가', '시퍼런 칼자욱을 아는가', '2억 년 묵은 이 칼자욱을 아는가'라는 시구가 반복·변형되고 있다.

13 ④

시의 해설
㉠ 정호승의 「폭풍(暴風)」
 • 갈래: 서정시, 자유시
 • 성격: 의지적, 단정적
 • 특징: 반복을 통해 주제 의식을 강조
 • 제재: 폭풍
 • 주제: 인간이 스스로 이겨내야 할 삶의 시련
㉡ 김춘수의 「분수(噴水)」
 • 갈래: 서정시, 자유시
 • 성격: 주지적, 관념적, 상징적, 감각적
 • 특징: 감각적 심상, 의인법, 의문문 형식을 취하며 주제를 강조
 • 제재: 분수
 • 주제: 끝없이 다시 발돋움하게 하는 그리움
㉢ 이형기의 「폭포(瀑布)」
 • 갈래: 서정시, 자유시, 관념시
 • 성격: 관념적, 주지적, 실존적
 • 특징: 수미상관 구조로 안정감 획득, 정교한 언어구사, 자연이 주체가 되어 전개
 • 제재: 폭포
 • 주제: 인간이 느끼는 실존적 한계
(내)는 대상에 대한 화자의 처절한 그리움이, (대)는 존재의 비극적 현실이 나타나있다.

14 ②

밥물→[밤물]: 비음화
② 안락→[알락]: 유음화
① 담력[담녁] ③ 국물[궁물] ④ 종로[종노]

15 ③

① 메세지→메시지, 앙케이트→앙케트
② 꽁트→콩트
③ 넌센스→난센스, 케잌→케이크, 플룻→플루트, 할로윈→핼러윈
④ 브라우스→블라우스, 컨닝→커닝

16 ②

① 하든→하던(과거를 나타낼 때)

③ 잠궈라→잠가라(과도한 사동 표현의 수정)

④ 담은→담근(기본형이 '담그다')

17 ①

퇴영적(退嬰的) : 뒤로 물러나서 움직이지 않는 성질이 있는 것을 말한다.

진취적(進取的) : 고난을 무릅쓰고 힘껏 나아가는 성질이 있는 것

18 ③

토의는 어떤 문제에 대하여 두 사람 이상이 모여 집단적 사고 과정을 거쳐 문제의 해결을 시도하는 논의 형태이다.

19 ②

이 소설 속에서 부처님은 소망 성취 및 남녀인연의 중개자이다.

20 ③

「만복사저포기」에는 실제 조선의 지명이 등장하는데, 대개의 고대소설은 중국지명, 가상지명의 구조를 이룬다.

제2과목		영어							
1	2	3	4	5	6	7	8	9	10
②	④	②	③	①	①	①	④	④	①
11	12	13	14	15	16	17	18	19	20
③	④	③	③	④	①	③	④	①	④

1 ②

supplant (낡거나 오래된 것을) 대신하다, 대체하다

(=substitute, replace, supersede, take the place of)

dismiss 해고하다

「그들의 업무는 주로 동일한 기능을 수행하는 컴퓨터 프로그램의 사용으로 대체되어 왔다.」

2 ④

fix 고치다, 수리하다, 바로잡다, 고정시키다, (가격, 날짜 등을) 결정하다

① 수리하다

② 고치다, 바로잡다

③ 단단하거나 견고하게(안정되게) 하다, 고정시키다

④ (가격, 날짜 등을) 결정·결심·명시하다

「그들은 결혼날짜를 다음주 일요일로 정했다.」

3 ②

off the hook 곤란[의무]에서 해방되어(=free), (수화기가) 제 자리에 안 놓여

be done with ~을 끝내다, 마치다

② hook은 '갈고리'라는 뜻을 가지고 있고 off는 분리의 의미를 가지는 전치사로 off the hook은 갈고리(구속된 상태)에서 벗어난, 즉, '자유로운(free)'이라는 의미의 관용 표현이다.

「네가 이 과정을 끝마치면 나는 너를 자유롭게 해 줄 수 있다.」

4 ③

Let sleeping dogs lie 잠자는 아이를 깨우지 않고 그대로 놓아두어라(문제를 일부러 찾는 짓은 하지 말고 그대로 놓아두는 것이 최선이라는 것을 뜻하는 속담)
make troubles 말썽[소란]을 일으키다
take it or leave it 싫으면 그만두다
let sleeping dogs lie는 직역을 하면 '자고 있는 개를 그대로 누워 있도록 내버려 두어라' 라는 의미로, '긁어 부스럼 만들지 말라'는 의미의 속담이다.

「아파트에 페인트를 칠한다고 건물 주인에게 아무런 말도 하지 않는 게 나을 거야. 만약 내가 너라면, 난 긁어 부스럼 만들지는 않을 거야. 지난번에 네가 주인에게 수리를 좀 해달라고 요구했을 때, 그는 임대료를 올렸잖아.」

5 ①

take notes of ~을 기록하다, 메모하다(=make notes of)
① 명사 notes를 수식하는 것은 형용사이어야 하므로 부사 carefully를 형용사 careful로 바꿔야 한다

「John은 나중에 참조할 수 있도록 그 회의의 전반에 걸쳐 모든 발표 내용을 주의 깊게 기록했다.」

6 ①

no sooner~than은 '~하자마자 ~했다'라는 뜻으로 no sooner가 있는 주절은 had p.p.(과거완료)를 사용해야 하며 than 종속절은 과거 형태로 사용해야 한다.

7 ①

① foolish, silly, stupid, kind, nice 등과 같이 의미상의 주어에 대한 성질 등을 나타내는 경우 의미상의 주어를 나타낼 때에는 전치사 for가 아닌 '성질, 성격 등'의 의미를 지닌 전치사 of를 사용해야 한다.
② 주절의 동사가 명령, 주장, 결정, 제안, 충고, 요구 (order, command, insist, urge, decide, suggest, propose, advise, recommend, demand, require, request, propose, ask, desire 등)를 나타내는 동사일 때 종속절(that절)의 동사는 'should+동사원형'의 구조를 취하며, 이때 should는 생략할 수 있다.

③ 사람 주어에 대한 '감정'을 나타내는 과거분사 amazed 가 알맞고, 능동일 경우 4형식 동사 offer가 수동태가 되어 the job이 목적어가 된 3형식 문장도 알맞다.
④ 'keep + 목적어 + from ~ing'는 '(목적어)가 ~하는 것을 (못하도록) 막다, … 때문에 ~하지 못하다'라는 의미의 동명사 관용 표현이다. keep 외에도 stop, hinder, prohibit, prevent 등의 동사가 쓰인다.

「① 네가 그런 일을 한다는 것은 어리석은 짓이다.
② 그는 그 일이 즉시 처리되어야 한다고 명령했다.
③ 나는 그 일자리를 제공받았을 때 정말 깜짝 놀랐다.
④ 폭우 때문에 그들은 소풍을 갈 수 없었다.」

8 ④

① on no account가 있어서 부정어의 문두 사용으로 인한 도치 구조로 알맞은 표현이며, let in은 구동사로서 수동태 표현이 가능하다. 사역동사 let의 수동태 불가와 혼동해서는 안 된다.
② If the wound should be inflamed에서 If를 생략하고 Should가 문두에 나온 것이므로 알맞은 표현이다. 부사구를 문두에 두어 도치된 구조가 알맞으며 '낯선 사람들을 안으로 들여보내다(let strangers in)'의 표현이 수동태로 적절히 나타나 있다.
③ 사역동사 have 다음에 목적보어자리에는 원형 부정사를 쓰는 경우가 많긴 하지만 경우에 따라서 현재분사형도 쓴다.
④ Either of the singers has → Both of the singers have
Either의 경우 둘 중 한 명의 가수를 말하므로 알맞지 않다. '두 명의 가수' 모두를 나타내려면 Both로 나타내야 하며 복수동사가 나와야 한다.

9 ④

본문의 흐름을 보면 'home schooling의 정의 → Reasons for Home Schooling(주제문) → 주제문에 대한 부연 설명(구체적인 이유)'로 이야기가 진행되고 있다는 것을 알 수 있다. 'There are many reasons why parents choose home schooling for their children'이라는 주제문이 나온 다음 Some parents ~, Others ~로 주제문에 대한 구체적인 이유를 부연 설명하고 있다. 그러므로 제목으로 'Reasons for Home Schooling'이 알맞다.

① 학교에서의 압력의 유형들
② 자택 학습의 찬반양론
③ 자택 학습의 부작용
④ 자택 학습을 하는 이유들

「영국에서 부르는 이름처럼 home schooling 또는 home tuition이라는 용어는 가정에서 아이들을 교육시키거나 공립학교나 사립학교와 같은 주된 환경이 아닌 다른 장소에서 아이들을 교육시키는 것을 의미한다. 학부모들이 그들의 자녀들을 위해 자택학습을 선택하는 데는 많은 이유들이 있다. 일부 부모들은 공립학교에서의 교육의 질에 불만이 있다. 다른 일부 부모들은 그들의 자녀들이 '또래의 압박', 즉 친구들로부터 받는 사회적 압력에 대해 염려해야 하는 현실을 원하지 않는다. 그들은 이것이 아이의 학업에 방해가 될 수 있다고 말한다. 이런 부모들은 이런 유형의 압력이 흡연, 알코올 음주 및 마약 복용과 같은 부정적인 행동의 결과를 가져올까봐 두려워한다.」

10 ①

obviously 명백하게, 분명히 smash ~을 산산이 부수다
critical of ~을 흠(트집)잡기 좋아하는
criticize ~을 비난하다

People who live in glass houses shouldn't throw stones.는 '제 눈의 들보는 못 보고 남의 눈의 티를 본다.'라는 속담이다. (A)에 the saying을 대신하는 it이 있어 연속이 되며 (A)의 마지막 문장에서 이 속담을 설명하고 있다. (C)에서는 대조를 나타내며 the saying을 받는 this saying이 나온다. (B)는 이 속담의 결론을 나타내므로 마지막에 위치시켜야 한다.

「내가 그 의미를 찾아내야만 했던 속담은 '유리로 만든 집에 사는 사람들은 돌을 던져서는 안 된다.'라는 것이었다. (A) 처음 내가 한 짐작은 이 속담이 싸우기를 원하는 사람들이 먼저 공격으로부터 자신들을 방어하는 데 대하여 먼저 생각해야 하는 상황에 관한 것이었다. 분명, 자신의 집이 쉽게 깨지는 유리로 된 집이 있는 사람은 주의해야 한다. 만일 당신이 돌을 던지면 당신이 그 돌을 던진 돌에 표적이 되는 사람은 도로 던질 수 있으며 당신의 집을 부수어 버릴 수 있다. (C) 하지만, 내가 영어숙어 사전에서 그 의미를 찾아낸 이 속담은 실제로는 싸움에 관한 것이 아니다. 이것은 당신이 가지고 있는 결점과 유사한 결점이 있다고 해서 다른 사람들을 비난해서는 안 된다는 것을 의미한다. (B) 나는 이것이 다른 사람들의 흠을 잡기 좋아하는 어떤 사람에게라도 좋은 충고라고 생각한다.」

11 ③

「만약 당신이 너무 뚱뚱하다면, 당신은 아마 머지않아 심각한 건강문제에 처할지도 모른다. 한 의사단체가 지나친 비만의 영향에 관한 보고서를 썼다. 한 가지 중요한 영향은 심장에 대한 압박이다. 뚱뚱하면 심장은 더 심한 일을 하게 된다. 이것이 심장발작을 일으키거나 다른 심장질환을 일으킬 수 있는 것이다. 여분의 지방은 또한 피 속에 함유된 당분의 양을 변화시킬 수 있다. 고혈압은 비만으로 인해 초래될 가능성이 있는 또 다른 질병이다. 어떤 때는 암까지 초래하기도 한다. 이러한 모든 문제에 관한 좀 더 많은 연구가 필요하다. 하지만 그 보고서를 통해 한 가지 분명한 것은 여분의 지방이 당신의 생명을 단축할 수 있다는 것이다.」

12 ④

confusing 혼동되는 surroundings 주위, 환경
envelope 봉투 indicate 나타내다 facility 시설, 설비
rectangle 직사각형 figure 그림, 도형
currency exchange 환전 martini 마티니(칵테일의 일종)
stand for 상징하다, 대표하다
① 표지(겉모습)만 보고 책(사람)을 판단하지 말라.
② 펜(문)은 칼(무)보다 더 강하다.
③ 로마에 가면 로마인들이 하는 대로 하라.
④ 그림 하나가 천 마디 말의 가치가 있다.

「너무나 많은 외국인 방문객들은 그 나라의 언어를 몰라서 낯설고 혼동되는 상황에 있는 그들 자신을 발견한다. 그러나 그들은 그림을 이해하기 위해서는 전세계의 3,000개 언어 중에서 단 하나도 알 필요가 없다. 봉투의 뒷면 그림은 우편시설을 나타낸다. 달러화, 파운드화, 그리고 프랑화를 그린 그림이 있는 직사각형은 환전을 뜻한다. 올리브 그림이 있는 마티니는 술집을 상징한다.」

13 ③

after all 결국, 어쨌든   film 필름, 영화
annual 1년의, 해마다의   output 생산, 산출(량)
boast 자랑하다   enthusiastic 열광적인, 열렬한
capital 수도, 중심지, 대문자, 자본(금)
justify 정당화하다   deny 부정하다, 취소하다, 거절하다
statistics 통계(자료), 통계학

「미국은 종종 세계에서 가장 중요한 영화제작국으로 여겨진다. 어쨌든 할리우드가 그 곳에 있으며 미국인들은 정말로 영화를 사랑하지만, 다른 어떤 나라보다 더 영화를 많이 만드는(영화를 가장 많이 만드는) 나라는 인도이다. 그 나라의 연간 영화 총 제작수는 수천 편에 이른다. 극장이 가장 많이 있는 나라는 러시아인데, 러시아는 미국이 14,000곳인데 비해 15,000곳의 극장이 있음을 자랑하고 있다. 그러나 지구상에서 가장 열렬한 영화팬인 것처럼 보이는 사람들은 대만 사람들이다. 이 조그만 섬나라의 국민들은 1년에 평균 65편의 영화를 보러 다닌다. 반면에 미국인들은 1년에 고작 평균 5편의 영화를 보러 다닌다.」
[영화의 중심지로서 미국의 명성은 <u>통계자료</u>의 관점에서 볼 때 <u>정당화</u>될 수 없다.]

14 ③

communal 공동의   cubicle 직육면체, 칸   intruder 침입자
suspect 용의자   break into 침입하다
제시문에서 내가 '똑똑한 사람들이 안에 있지는 않네'라고 생각한 부분이 단서가 된다.
① 침입자들은 그들이 처한 상황을 받아들일 수 없었다.
② 용의자들은 당신이 그들을 다시 방문했을 때, 당신을 알아보지 못했다.
③ 침입자들은 숨을 더 좋은 장소를 발견할 만큼 영리하지 않았다.
④ 용의자들은 감정적이지 않았고, 내 말에 잘 다치지 않았다.

「나는 믿을 만한 만능견인 Louis를 데리고 최근 침입을 당한 학교를 조사 중이었다. 우리는 침입자가 아직 학교 안에 있다는 보고를 받고, 그들의 위치를 확인하기 위하여 개를 먼저 들여보냈다. 개가 냄새를 확인하고, 나는 공중 화장실 쪽으로 다가갔고, 그곳에 들어갔을 때, 개가 그곳에 누군가 있다면서 짖어대기 시작했다. 화장실 벽면엔 12개의 칸이 줄지어 있었다. 그것들은 닫혀 있는 두 개만을 제외하고 모두

문이 열린 채로 있었다. 나는 화장실 칸 안에 있는 용의자들에게 당장 나오라고 소리쳤지만 응답이 없었다. 나는 다시 한 번 나오라고 소리쳤지만 역시 대답이 없었다. 그래서 화장실 칸의 문 아래를 보았더니, 변기에 앉아 있는 그들의 발이 보였다. "<u>저 안에 있는 자들이 그다지 똑똑하지 않군.</u>" 하고 생각했다. 나는 그들에게 또 한 번의 기회를 주었지만 그들은 문을 열지 않았다. 그래서 나는 Louis를 보내 그들이 밖으로 나오도록 했다. 그들은 한동안은 더 이상 어디에도 침입하지 못할 것이다.」

15 ④

strike ~을 치다, 때리다, (생각 등이) 떠오르다, 갑자기 생각나다
park 주차하다   go up to ~에 다가가다, ~쪽으로 가다
look for ~을 찾다(= search for)
examine ~을 검사하다, 조사하다
give up ~을 포기하다, 그만두다

「친구의 사무실을 막 나왔을 때, 나는 내가 차를 어디에 주차시켜 놓았는지 모른다는 것을 불현듯 깨달았다. 나는 경찰에게 가서 내가 어디에선가 작은 녹색 자동차를 잃어버렸다고 말할 수는 없었다. 나는 스스로 차를 찾아보아야 했다. 거리마다 걸어가면서 모든 차를 면밀히 조사한 끝에 담장 바로 옆에서 작은 녹색 자동차를 발견했다. 그러나 그 차가 내 차와 꼭 같이 생겼지만 누군가 다른 사람의 차라는 것을 알고 얼마나 실망했던가! 이제 지쳤기 때문에 나는 <u>찾기를</u> 포기하고 점심을 먹으러 갔다.」

16 ①

notice 알아차리다, 주목하다   neighboring 이웃의
bouquet 꽃다발   terribly 지독하게   sigh 한숨, 탄식

「Fred와 Jane은 나의 친구들이다. 나는 Fred가 내게 직접적으로 그런 감정을 드러낸 적은 없었지만 Jane에게 특별한 감정을 가지고 있음을 알아차렸다. Jane이 지난 주말 이웃 도시의 새 집으로 이사했을 때 나는 Fred에게 장미 꽃다발을 가지고 거기에 가서 그녀에게 그가 그녀를 어떻게 생각하는지 고백하라고 조언했다. 어제 나는 Fred를 보았는데 그는 몹시 슬퍼보였다. 내가 이유를 물었을 때 그는 말했다. "내가 Jane에게 전화해서 <u>내가 그녀의 새 집을 볼 수 있을지</u>(그녀를 만나러 가도 되는지) 물어보았어." "잘했어!"라고 내가 말했다. "그녀가 뭐라고 이야기했어?" "그녀는 내게 집의 사진을 보냈다고 했어." 그는 한숨을 쉬며 말했다. 아, 불쌍한 Fred!」

17 ③

zebra 얼룩말, 심판원 horselike 말과 같은

evolve 진화하다, 전개하다, 방출하다, (이론 등을) 끌어
내다 stripe 줄무늬, 줄무늬 있는 천, 채찍 자국

ancestor 원종, 선조, 조상 accidental variation 돌연변이

foal 망아지 natural selection 자연도태

distinct 독특한, 별개의, 뚜렷한, 여러 가지의

본문은 얼룩말의 줄무늬가 어떻게 생겨났는지에 관해
말하고 있다.

① 얼룩말의 기원은 무엇인가?

② 얼룩말의 줄무늬의 장점은 무엇인가?

③ 얼룩말의 줄무늬는 어디서 생겨났는가?

④ 얼룩말은 말에서 어떻게 진화되었는가?

「(얼룩말의 줄무늬는 어디서 생겨난 것일까?) 과학자들은 얼
룩말은 줄무늬가 없는 말과 같은 동물에서 진화했다고 생각
한다. 그들은 얼룩말의 줄무늬가 없는 원종이 어떠했는가에
대해 다른 생각들을 가지고 있지만, 대부분은 그것이 어두
운 색이나 검은색이었을 거라고 주장한다. (그래서, 해묵은
질문에 답한다면, 얼룩말은 아마도 다른 어떤 해석보다도
흰 줄무늬를 가진 검은 동물이었을 것이다.) 줄무늬가 진화
한 방식은 이러하다 : 돌연변이로 인해, 검은 망아지들 중 일
부는 밝은 색의 줄무늬를 가지고 태어났다. 줄무늬는 보호
색이었기 때문에, 그것들은 이점이 있었다. 그리고 그러한
줄무늬 동물들은 종종 줄무늬가 있는 망아지를 낳으며 생존
했다 – 또 하나의 자연도태의 예이기도 하다. 점점 더 많은
줄무늬 동물들이 세대가 지나면서 나타났다. 결국, 우리가
얼룩말이라 부르는 여러 독특한 동물종이 생겨났다.」

18 ④

follow in somebody's footsteps ~의 선례를 쫓아 나아가다

via ~을 통해서

① if는 ask, know, find out, wonder 등의 동사 뒤에
쓰여 '~인지'라는 뜻으로 명사절을 이끄는 접속사이
다. 유사어로 whether가 있는데, whether는 or not
과 함께 쓰기도 하고, 명사절로서 주어 역할을 하거
나 전치사의 목적어로 쓰일 수 있다.

② • remember to~(to 부정사) : (앞으로 ~할 것을) 기
억하다

• remember ~ing(동명사) : (과거에 ~했던 것을) 기
억하다

어렸을 때(as a kid) 했던 말이므로, remember
saying이 맞다.

③ ~I taught in the method 문장과 I learn best in
the method 문장이 연결된 문장이다.

I taught in the method(선행사) which I learn
best in. → I taught in the method in which I
learn best.

④ 시험을 치르도록 요구받는 대상이므로 required→
were required의 수동 형태가 적절하다.

「내가 자랄 때, 많은 사람들은 내게 나의 아버지의 뒤를 따
라 교사가 될 것인지 물었다. 아이일 때 '아뇨, 전 사업 할
래요.'라고 대답했던 것을 기억한다. 수년 뒤에 난, 내가 사
실 가르치는 것을 매우 좋아한다는 것을 알게 되었다. 나는
내가 가장 잘 배울 수 있는 방법으로 가르쳤기 때문에 가르
치는 것이 즐거웠다. 나는 게임과, 협력적 경쟁, 집단토론,
그리고 수업들을 통해 가장 잘 배운다. 실수를 벌하는 대신,
실수들을 장려한다. 학생들이 그들 혼자서 시험을 치르도록
요구하는 대신, 그들은 팀을 이루어 시험을 치르도록 요구
받았다. 다시 말해 행동이 먼저였고, 실수가 그 뒤를 따르
면, 그것을 통해 교훈을 얻고, 결국에는 웃을 수 있었다.」

19 ①

thumb 엄지손가락 clumsy 솜씨 없는, 서투른

all thumbs 손재주가 없는(= clumsy)

「나는 씨를 뿌리기 위해 밭을 갈 때마다 매우 서투르다.」

20 ④

on top of the world (성공, 행복 등으로) 좋아서 어쩔
줄을 모르는

①②③ How are things with you? = How are you
doing? = How are you? = How is it going? = How's
everything? 요즘 어떠십니까?

④ 얼마나 멉니까?

「A : 요즘 어떠십니까?
B : 아주 좋아요. 최고예요.」

1 ③

① 내미는 11관등인 나마의 다른 이름으로 5두품 이상만이 오를 수 있었다.

② 농업기술이 발달하여 평지에서는 매년 경작이 가능하였으나, 산전은 1년 혹은 2년 정도 휴경하여 경작하였다.

④ 대가제도는 정3품 당하관 이상의 관인이 자신에게 별가된 품계를 아들, 사위, 조카, 동생에게 산직으로 대신 주는 것으로 국가에 특별한 경사가 있을 경우 실시되었다.

2 ②

제시문은 제헌 국회에서 제정한 반민족 행위 처벌법 제정으로 구성된 반민특위이다. 제헌 국회는 5·10 총선거로 선출되었다.

3 ④

서문은 최제우의 '공경대전'에 대한 내용이다.

① 1860년 경주의 최제우에 의해 경상도 지역을 중심으로 포교가 시작되었다.

② 동학의 창시자는 경주 출신의 최제우이다.

③ 신채호는 아무 관련이 없다.

※ 동학

ㄱ 창시자 : 경주 출신의 최제우

ㄴ 성격

• 반봉건적 : 조선왕조 내부의 모순을 극복하여 근대 민족국가를 이루는 성격

• 반제국적 : 서양열강의 정신적 배경이 된 천주교에 대항하고자 유불선 3교를 융합하여 새로운 종교를 개창

• 종교적 : 조선의 민중들로 하여금 고난에 처한 현실로부터의 피난처 및 도피처로서의 환상적이며 초현실적인 종교적 측면

ㄷ 확산 : 삼남지방을 중심으로 급속히 전파

4 ②

보편성과 특수성

ㄱ 보편성 : 전세계 사람은 모두 의·식·주의 생활을 영위하고 있다는 것처럼 일반적으로 모든 사람이 영위하고 있는 것이 보편성이라 한다.

ㄴ 특수성 : 환경 및 지역에 따라 개별적인 언어, 종교, 풍습, 제도 등 또는 우리나라만이 가지고 있는 독특한 문화 등을 말한다.

5 ②

사료는 한국 정부가 베트남전쟁 파병을 대가로 대규모 군사·경제 지원을 약속한 「브라운 각서」이다. 이 각서를 통해 미국은 베트남전쟁 파병을 대가로 대한민국 군의 현대화를 위한 실질적인 장비 지원, 추가 베트남 파병 비용의 미국 정부 부담, 북한의 간첩 남파를 봉쇄하기 위한 지원과 협조, 차관 제공, 한국의 병사 처우 개선 등을 서면으로 약속했다.

② 한미상호방위조약은 1953년 10월 1일 조인되어 1954년 11월 17일 부로 이미 발효되어 있었다.

6 ①

서문은 고구려에 대한 설명에 해당한다.

① 고구려 ② 옥저 ③ 동예 ④ 고조선

7 ④

사관이란 기록된 역사에 대한 생각이나 견해, 의식 등을 말한다. 역사가 과거사실을 볼 때 역사가 자신의 입장, 사실의 선택, 해석원리 등을 포함하므로 전체의 일관성이 필요하다. 그러므로 사관을 염두하지 않으면 주관성에 독자가 몰입될 수 있다.

8 ④

서문은 주기론에 입각한 이이의 이기일원론에 대한 설명이다.

①② 주리론 ③ 양명학 ④ 주기론

9 ④

① 조선전기에는 분청사기나 백자가 유행하였으며, 정조 이후 안료가 우리나라에서 생산되면서 청화백자가 유행하였다.

② 진경산수화는 18세기 정선이 개발한 화법이다.

③ 서양유화를 처음으로 그린 화가는 고희동이다.

10 ③

서문은 양반의 몰락과 계층분화에 대한 설명이다. 조선후기에는 관권의 강화로 인하여 향리, 즉 아전의 권한이 강화되었고 세도정치에 의해 소수 가문이 권력을 독점하고 있었으므로 관직의 진출이 어려워지고 양반에 대한 신분제의 몰락이 가속화되었다. 특히 지방에서는 수령직의 매매가 성행하여 관직매수 등으로 인한 백성들의 고통은 심해져만 갔다.

※ **정약용의 사회개혁** … 양반의 군역부담을 찬성하고 유생은 사회의 좀이고, 도포입은 도둑이라 공박하였다. 세상의 모든 사람을 모두 양반으로 만들어 양반이 실제로 없어지게 해야 한다고 주장하였으며 사족의 경우 직업을 바꾸어 농사에 종사하거나 생산활동에 종사할 것을 주장하였다.

11 ③

기술교육은 중인 또는 서인의 자제를 해당 관청에서 교육하였으며, 일정 교과과정을 이수한 뒤 잡과를 거쳐 기술관에 기용하는 형식이었다.

12 ①

공음전 … 5품 이상의 고위관리에게 일정한 토지를 주어 자손에게 세습하도록 하였는데, 이는 음서제와 더불어 귀족의 신분을 뒷받침해 주었다.

② 공신전 ③ 구분전 ④ 공해전

13 ①

① 한치윤의 「해동역사」에서 500여 종의 다양한 외국자료를 인용하여 민족사 인식의 폭을 넓히는 데 이바지하였다.

② 한말에는 민족의식을 고취시켰다(계몽사학).

③ 조선전기에는 왕조개창을 정당화하고, 성리학적 통치규범을 정착시키는 것이 시급한 과제였다.

④ 「삼국유사」와 「제왕운기」에 단군신화를 서술함으로써 자주의식을 나타내었다.

14 ③

16세기 사림파 경향은 지방분권적인 성향이 강하여 지도에서는 일부 군현의 읍지가, 윤리에서는 향약이나 서원이 보급되었다.

15 ①

동학농민운동은 대내적으로는 봉건적 지배체제에 반대(노비문서 소각, 토지의 평균분작 등)하고 대외적으로는 반침략 근대민족운동의 성격을 나타낸다.

16 ③

무신집권기(1170 ~ 1270)

㉠ 최씨정권의 후원으로 조계종이 성장하였다.

㉡ 전시과의 붕괴로 토지제도가 문란해졌다.

㉢ 망이 · 망소이의 난(1176), 만적의 난(1198) 등이 일어났다.

㉣ 25대 충렬왕 때(몽고간섭기) 주자학(성리학)이 전래되었다.

17 ③

① 부도의 설립은 성종과 관련된다.

② 월정사 8각 9층탑은 송나라의 영향을 받아 고려 초기에 만들어졌다.

④ 상정고금예문의 금속활자본은 현재 존재하지 않으며, 프랑스 박물관에 보관된 세계 최초의 금속활자본은 직지심체요절이다.

18 ①

카이로 회담(1943. 11) … 미·영·중 3국 수뇌가 적당한 시기에(적절한 절차를 거쳐) 한국을 독립시킬 것을 결의하였다.

19 ②

제시문은 임시 정부 예하의 한국광복군에 대한 설명이다.
② 한국광복군은 1943년 영국군과 함께 인도·미얀마 전선에서 연합 작전을 전개하였다.
① 서울 진공 작전(1908)은 정미의병 때의 일이다.
③ 북로군정서, 대한독립군 등의 연합으로 청산리 전투(1920)에서 대승을 거두었다.
④ 안중근은 하얼빈에서 이토 히로부미를 사살(1909)하였다.

20 ④

발해의 독자적인 연호사용은 중국과의 대등한 지위를 강조하기 위한 자주성의 표현이며, 주체성을 의미하는 것이고 대내적으로는 왕권의 강대함을 표현한 것이다.

제4과목	간호관리								
1	2	3	4	5	6	7	8	9	10
①	④	③	②	①	④	④	②	②	④
11	12	13	14	15	16	17	18	19	20
②	②	②	③	④	②	③	③	②	③

1 ①

포지셔닝 … 어떤 제품이 소비자의 마음에 인식되고 있는 모습으로 제품의 특성 및 경쟁제품과의 관계, 자사의 기업 이미지 등 각종 요소를 평가·분석하여 그 제품이 시장의 특정한 위치에 설정되는 것을 말한다.

2 ④

간호관리의 대상자
㉠ 장소와는 무관하게 간호를 제공받는 자
㉡ 간호제공자
㉢ 간호인력의 지휘·통제를 담당하는 관리자
㉣ 사회적 사회작용 단위로서의 간호체계 틀

3 ③

효율성과 효과성
㉠ 효율성 : 최소의 자원을 투입하여 목표를 달성하는 능률성과 관련된 개념이다. 적은 투입량으로 더 많은 산출을 얻었을 때 효율적이라 한다.
㉡ 효과성 : 계획된 목표를 성공적으로 달성하였는가를 측정하는 것이다.

4 ②

호손효과 … 호손실험의 결과로 인간은 단순히 돈만을 위해서 일하는 경제인이 아니라 심리적·사회적 욕구의 충족을 통해서만 동기화되고 성과가 높아진다고 보았다.

5 ①

② 경제성의 원칙

③ 목적성의 원칙

④ 계층화의 원칙

※ 기획의 원칙

    ㉠ 목적성의 원칙

    ㉡ 단순성 및 표준화의 원칙

    ㉢ 신속성의 원칙

    ㉣ 안정성의 원칙

    ㉤ 경제성의 원칙

    ㉥ 포괄성의 원칙

    ㉦ 장래예측의 원칙

6 ④

정책

㉠ 의사결정과 행위의 기초가 되는 계획을 조정하고 업무 통제를 도와주며 일관성 있는 관리로 통합하여 준다.

㉡ 정책은 이해하기 쉬운 용어로 간결·명확하게 서면화 되어야 한다.

7 ④

기획의 특성

㉠ 진행과정에서 지속적으로 검토되어야 하며 항상 최신의 것이어야 한다.

㉡ 일련의 결정을 준비하는 과정이다.

㉢ 행동지향적이다.

㉣ 미래지향적이다.

㉤ 변화지향적이다.

㉥ 목표지향적이다.

㉦ 바람직한 방법을 제시한다.

8 ②

의사결정의 유형

㉠ 문제의 적용 수준에 따른 유형

• 전략적 의사결정 : 장기계획을 수립하기 위해 조직의 최고 의사결정자가 수행하는 의사결정을 말한다. 대부분 비정형적이고 비구조적인 의사결정이 이에 속한다.

• 관리적 의사결정 : 조직의 중간관리자층에서 수행하는 중기계획 혹은 전술적 기획과 관련된 의사결정을 말한다.

• 운영적 의사결정 : 조직의 하위관리자층에서 수행하는 단기적이고 일시적이며 반복적인 의사결정을 말한다.

㉡ 문제의 구조화 정도에 따른 유형

• 정형적 의사결정 : 일상적이고 반복적이며 잘 구조화 되어 있는 문제에 대하여 해결안을 찾는 일정한 절차와 방법이 사전에 결정되어 있어서 프로그램화가 가능한 의사결정을 말한다.

• 비정형적 의사결정 : 비반복적이고 항상 새로우며 구조화가 잘 되어 있지 않은 문제에 대하여 해결안을 찾는 일정한 절차와 방법이 없어서 프로그램화가 어려우며 의사결정자의 경험, 직관, 창의력, 판단 등과 같은 질적인 방법에 의존하는 의사결정을 말한다.

9 ②

기업가로서의 역할 … 조직성과를 높일 수 있는 새로운 사업기획, 아이디어, 프로젝트를 제안하고 개발하는 역할을 말한다.

① 대표자로서의 역할

③ 연락자로서의 역할

④ 대변자로서의 역할

10 ④

직무의 종류가 유사한 집단은 직류가 아니라 직군이며 직류는 동일한 직렬 내에서 담당분야가 동일한 직무의 집합을 말하는 것이다.

11 ②

목표에 의한 관리(MBO) 기법

㉠ MBO는 상호의존성을 전제로 한 자율적 통합성을 강조한다.

㉡ 목표라는 용어로서 'Goal, Purpose, Aim' 등과 'Objective'는 다른 특성을 갖는데 MBO는 후자의 특성인 예상가능한 결과지향적인 계량적 목표를 중시한다.

㉢ 집단의 업적, 결과를 평가하는 환류를 도모함으로써 바람직한 목표설정과 쇄신적 관리의 계속성을 확보한다.

12 ②

집단의사결정(group decision making) … 집단 내의 구성원들 간의 의견, 아이디어 및 지식의 교환과 같은 집단적 상호작용을 거쳐 문제를 인식하고 이를 해결할 수 있는 대안을 선택하는 과정을 말한다.

13 ②

감염관리
㉠ 무균법을 적용하고 손 씻는 습관을 갖는다.
㉡ 물품의 정리정돈, 위생적 관리, 매개동물로 인한 감염가능성 등을 파악한다.
㉢ 청소담당인력의 청소방법, 청소도구 등을 관찰·감독한다.

14 ③

계선조직의 장점
㉠ 관리의 내용이 간단한 소규모의 조직에 적합하다.
㉡ 조직의 안정을 기할 수 있다.
㉢ 분업, 전문화로 인하여 조직의 효율성이 증가한다.
㉣ 권한과 책임의 소재가 명백하기 때문에 업무수행이 용이하다.
㉤ 의사결정의 신속성을 기할 수 있다.
㉥ 조직구조가 단순하므로 조직을 이해하기 쉽다.

15 ④

인적자원관리의 과정
㉠ 직무관리 : 조직구조를 구성하는 직무설계를 통해 직무체계를 형성하고, 각 직무분석을 통해 과업 내용과 직무를 수행하는 구성원의 자격조건을 설정하며, 직무를 평가하는 기능을 포함한다.
㉡ 확보관리 : 조직체계에 필요한 인적자원을 확보하는 기능으로서, 조직체의 장기전략과 계획을 중심으로 인적자원계획에 따라 필요한 인력의 모집과 선발 그리고 배치 등의 기능을 포함한다.
㉢ 개발관리 : 인적자원의 능력개발을 위한 교육훈련과 경력개발을 포함하고 인사고과와 이동 및 승진과 같은 인사이동을 포함한다.

㉣ 보상관리 : 조직구성원의 임금관리, 복리후생 기능을 포함한다.
㉤ 유지관리 : 조직구성원간의 인간관계, 직원훈련, 이직, 노사관계 및 협상과 관련된 기능을 포함한다.

16 ②

직무기술서 작성의 유의사항
㉠ 직무기술서를 작성할 때에는 사회기술적 접근방식을 이용하는 것이 좋다.
㉡ 직무기술서는 규격화된 형태에 따라 작성되어야 한다.
㉢ 직무기술서의 요약진술은 그 직무의 목적에 대해 간략하게 하나로 만든 문장이다.
㉣ 직무환경에는 물리적·심리적·감정적 환경과 다른 직무와의 상호관계 등이 포함된다.
㉤ 직무기술서는 그 직무에 포함되는 과업들이 제시되어야 한다.
㉥ 각 직무는 직원과 관리자가 혼동되지 않도록 하나의 명칭으로 언급되어야 한다.
㉦ 직무에 필요한 자원에는 기계, 도구, 과정, 프로그램, 자료, 물자 등이 포함된다.

17 ③

갈등의 역기능
㉠ 직원의 사기를 저하시킨다.
㉡ 조직구성원의 편협성을 조장한다.
㉢ 조직의 위계질서와 안정성을 파괴하여 관리통제를 어렵게 한다.
㉣ 변화와 쇄신에 저항한다.

18 ③

수간호사의 역할
㉠ 직접 환자간호역할
㉡ 간호요원 관리역할
㉢ 환자간호 관리역할
㉣ 운용관리 역할
㉤ 교육 및 연구의 역할

19 ②

전단적 의료에는 민·형사상의 책임이 따른다.

20 ③

무해의 원리

㉠ 무해의 원리란 '해를 끼치지 말라.'는 것을 요구하는 원칙으로, 건강전문가들에 대한 가장 엄중한 의무로 간주되고 있다.

㉡ 무해의 원칙에 따라 행동하기 위해서는 분별하고 유능하게 행동해야 하며, 적절한 지식과 기술을 가지고 있어야 한다.

㉢ 해(harm)의 개념은 고통, 죽음 또는 불구와 마찬가지로 정서적·재정적 비용의 손실 등도 해당되며, 이에 대한 인식이 서로 다를 때 갈등이 생길 수 있다.

제5과목	지역사회간호								
1	2	3	4	5	6	7	8	9	10
④	②	②	③	②	②	①	①	②	①
11	12	13	14	15	16	17	18	19	20
③	③	④	③	②	④	②	④	④	④

1 ④

① 강의
② 집단토론회
③ 공개토의

2 ②

보건진료소는 「농어촌 등 보건의료를 위한 특별조치법」에 의해 설치된 1차 보건의료기관으로 비영리적 기관이다.

3 ②

① 교육자로서의 역할
③ 협력자로서의 역할
④ 변화촉진자로서의 역할

4 ③

가정간호사 … 보건복지부장관이 인정하는 기관에서 1년 이상 가정간호과정을 이수한 자 또는 외국에서 가정간호사 자격을 취득한 자이어야 한다.

5 ②

건강증진 … 단순하게 질병의 예방·치료가 아니라 건강행위의 실천으로 사람들이 건강 잠재력의 발휘를 충분히 할 수 있게 개발하고 건강평가로 건강위험요인을 조기발견·관리해서 건강유지·향상을 위한 예방의학적·보건교육적·환경보호적·사회제도적 수단을 강구하는 것이다.

6 ②

모자보건

㉠ 넓은 의미 : 출산할 수 있을 때부터 폐경기에 이르는 모든 여성과 18세까지의 미성년자의 보건을 말한다.

㉡ 좁은 의미 : 임신, 분만, 산욕기에 있는 임산부 및 출생부터 6세까지의 미취학 아동을 대상으로 하는 보건사업이다.

7 ①

모성 클리닉의 환경

㉠ 대상자가 앉는 의자는 최대한 안락감을 유지할 수 있는 높이로 유지한다.

㉡ 측정도구 및 의료기기 자제. 냉장고 등이 설치되고 준비되어야 한다.

㉢ 대상자들에게 편안한 공간이 되기 위하여 대기실, 교육실 등 다양한 기능을 갖춘 다목적실로 진료 및 처치실과는 어느 정도 분리되어 있어야 한다.

㉣ 클리닉 내에 음용수를 설치하고 준비하여 이용할 수 있어야 한다.

8 ①

낙상, 화상, 기도 폐쇄에 의한 사고는 영아기에 많다.

※ 유아기의 사망원인

　㉠ 1위 : 자동차에 의한 사고

　㉡ 2위 : 익사사고

　㉢ 3위 : 화상, 출혈, 약물중독 사고

9 ②

학교보건의 중요성

㉠ 학생기의 건강상태는 학습뿐만 아니라 생애 전과정의 질적 생활을 좌우한다.

㉡ 학교는 여러 방면으로 지역사회의 중심체적인 역할을 하고 있다.

㉢ 학교인구는 그 지역사회 인구의 25% 내외의 많은 수를 차지한다.

㉣ 학생을 대상으로 하는 교육은 효과적이며 항상 보호자와 접촉 가능하다.

㉤ 기타 보건사업의 추진에 있어서 여러 모로 유리한 조건을 내포하고 있다.

10 ①

모든 1차 의료기관은 외래진료만을 담당하고 입원진료는 하지 않는 것을 원칙으로 한다.

11 ③

③ 우리나라에 지역사회 간호사업이 소개된 것은 1923년 로선복(Miss Elma T. Rosenberg)이 태화 여자관에 보건사업부를 설치한 것이 시초이다.

① 1893년 구제사업소를 통해 방문간호사업 활동을 복격적으로 시작하여 간호의 접근성을 높였다.

② A.D 60년경의 최초의 방문간호사이다.

④ 비종교적인 방문간호사업을 처음 시작하였다.

12 ③

환경의 분류

㉠ 물리적 환경

　• 자연환경

　　-생물학적 : 모기, 파리 등

　　-이화학적 : 공기, 물, 토양, 광선 등

　• 인공환경 : 의복, 주택, 공업, 수송, 토지이용 등

㉡ 사회적 환경 : 문화, 경제, 정치, 인구, 교육, 종교 등

13 ④

정책을 단기정책으로 할 것이 아니라 장기정책으로 아이의 나이에 맞춰서 추진하여야 한다.

14 ③

① 냉각력은 기습·기온이 낮고 기류가 클 때 인체의 체온방산량이 증가하는데, 이 때 인체의 열을 빼앗는 힘을 말한다.

② 쾌감대란 착의 상태에서 안정시 쾌적하게 느끼는 기후를 말한다.

④ 감각온도란 기류, 기습, 기온을 합하여 인체의 온감을 지수로 표시한 것이다.

15 ②

역학의 정의… 인간집단 내 발생하는 모든 생리적 상태 및 이상상태의 빈도와 분포를 기술하고, 이들의 빈도와 분포를 결정하는 요인들을 원인적 연관성 여부에 근거를 두고 그 발생원인 및 투입된 사업의 작동기전을 규명함으로써 효율적 예방법을 개발하는 학문을 말한다.

16 ④

BOD는 생물학적 산소요구량으로 BOD가 높을수록 오염된 물이다. 일반적으로 20ppm 이상이면 오염된 물이라고 분류한다.

17 ②

① 스트레스원이 정상방어선을 침범하지 못하도록 완충 역할을 하는 것은 유연방어선이다.
③ 유연방어선을 강화하는 것은 1차 예방에 해당된다.
④ 기본구조의 가장 가까이에서 스트레스원에 대한 내적 저항력을 가지는 것은 저항선이다.

18 ④

이론적 인구의 종류
㉠ 폐쇄인구 : 인구의 이동이 없고 출생과 사망에 의해서만 변동되는 인구를 말한다.
㉡ 개방인구 : 인구이동에 의한 인구증가가 있는 경우를 말한다.
㉢ 안정인구 : 인구이동이 없는 폐쇄인구의 특수한 경우로 연령별 사망률과 출생률이 같아서 인구의 자연증가율이 일정한 경우를 말한다.
㉣ 정지인구 : 출생률과 사망률이 같아서 인구의 자연증가가 일어나지 않는 경우를 말한다.

19 ④

조사망률은 연 중앙 인구에 대한 연간 사망자수를 나타내는 지수이다.

20 ④

노령화지수와 부양비
㉠ 노령화지수
• 노인인구 증가에 따른 노령화 정도를 나타낸다.
• 노령화지수 $= \dfrac{65세\ 이상\ 인구}{0 \sim 64세\ 인구} \times 100$
㉡ 부양비
• 노년부양비 $= \dfrac{65세\ 이상\ 인구}{0 \sim 14세\ 인구} \times 100$
• 유년부양비 $= \dfrac{0 \sim 14세\ 인구}{15 \sim 64세\ 인구} \times 100$

정답 및 해설

제1과목		국어							
1	2	3	4	5	6	7	8	9	10
④	②	④	③	④	④	①	②	③	①
11	12	13	14	15	16	17	18	19	20
①	③	①	①	③	④	②	④	②	②

1 ④

묘사 … 글쓴이가 대상으로부터 받은 인상을 읽는 이에게 동일하게 받게 하거나 상상적으로 똑같이 체험하게 하려는 목적으로 대상을 그려내는 서술 방식으로 주관적 묘사와 객관적 묘사로 분류할 수 있다.

2 ②

한림별곡은 경기체가이다.

3 ④

㉠ 의존형태소 : 조사, 용언의 어간, 어미, 접사 등이 해당된다(는/가/되/었/다).
㉡ 실질형태소 : 명사, 대명사, 수사, 관형사, 부사, 감탄사, 어간이 해당된다(철수/농부/되).
㉢ 형식형태소 : 조사, 용언의 어미, 접사 등이 해당된다(는/가/었/다).
㉣ 단어 : 최소의 자립단위로 일정한 의미를 가진 소리의 연속으로 표시되며, 조사도 뜻을 지닌 자립형식은 아니지만 단어로 인정된다(철수/는/농부/가/되었다).

4 ③

① 어절 ② 음운 ③ 형태소 ④ 단락

5 ④

의존명사 … 형식적인 의미를 나타내며, 반드시 관형어와 함께 쓰이는 명사로 띄어쓰기를 하여야 한다. 의존명사가 용언의 관형사형에 오면 의존명사이지만 체언 뒤에 오면 조사로 붙여 써야 한다.
① 먹을 만큼 먹어라.
② 원하는 대로 하여라.
③ 떠난 지가 오래다.

6 ④

① 박목월 「나그네」 : 한국적인 체념과 달관의 경지
② 정인보 「자모사」 : 어머니의 자애와 희생을 회고하고 그리워함
③ 서정주 「귀촉도」 : 사랑하는 임과 사별한 여인의 정한과 변함없는 사랑
④ 심훈 「그 날이 오면」 : 환희의 극한, 절정이 될 광복의 그 날을 염원하는 간곡한 절규, 저항시(참여시)

7 ①

용비어천가는 국문 가사 – 한문 가사 – 한문 주해의 순으로 진행되었다.
※ 용비어천가(龍飛御天歌) … 조선 왕조의 창업 사적을 찬양하고 후대의 왕에게 왕업의 수호를 권계(勸戒)한 내용의 악장 문학으로, 훈민정음으로 쓰여졌다(전 125장의 장편 서사시).
㉠ 제1장 해동장(海東章) : 새 왕조 창업의 천명성, 조선 건국의 정당성
㉡ 제2장 근심장(根深章) : 조선의 영원한 발전 다짐
㉢ 제67장 : 태조에의 천우신조, 위화도 회군을 합리화

8 ②

(대)는 태조의 천우신조에 대해 노래하면서 위화도 회군을 합리화하고 있다.
① 난처한 일이나 불행한 일이 잇따라 일어남을 이르는 말
② 하늘이 돕고 신령이 도움
③ 좀처럼 만나기 어려운 기회
④ 몹시 힘들고 어려우며 고생스러움

9 ③

이광규의 「인간의 특징」… 설명문으로 인간의 고차원적인 특징을 통한 인간의 이해와 인간의 언어는 의사소통(언어 소유)을 위한 수단임을 설명하고 있다.

10 ①

① 대조
② 묘사
③ 인과
④ 서사

11 ①

맹자가 호연지기(浩然之氣)를 설명하기 위하여 공자의 말을 인용한 것으로 서문은 최익현의 유한라산기에서 발췌한 내용이다.
② 勞心焦思(노심초사) : 몹시 마음을 쓰며 애를 태움
③ 乾坤一擲(건곤일척) : 승패와 흥망을 걸고 마지막으로 결행하는 단판승부
④ 焦眉之急(초미지급) : 눈썹에 불이 붙은 것과 같이 매우 위급함을 비유하여 이르는 말

12 ③

생각과 말은 일정한 관련이 있으므로(전제) 생각은 말로 표현되어야 한다(주장).

13 ①

우리나라의 시조집
㉠ 김천택 「청구영언」 : 최고(最古)의 시조집, 곡조별 분류
㉡ 김수장 「해동가요」 : 작가별 분류
㉢ 박효관·안민영 「가곡원류」 : 곡조별 분류, 남창과 여창으로 구분하여 편찬, 일명 「해동악장」, 「청구악장」
① 황진이의 평시조
② 최남선의 「해에게서 소년에게(신체시)」
③ 한림제유의 경기체가
④ 월명사의 「제망매가(10구체 향가)」

14 ①

국선생전도 국순전과 마찬가지로 술을 제재로 한 작품이나 국선생전은 이규보의 작품이다.

15 ③

언어의 조탁, 세련된 기교, 음악성 등을 추구한 유파는 시문학파(時文學派)이다. 시문학파는 KAPF(예맹파)에 대립하였으며 동인으로는 김영랑, 박용철, 이하윤, 정지용 등이 있다.

16 ④

앞의 배는 과일을 의미하고 뒤의 배는 사람의 신체의 일부를 의미하므로 동음이의어이다.

17 ②

김만중의 「구운몽」… 인생무상에 대한 몽자류 소설이다. 성진이라는 불제자가 하룻밤의 꿈 속에서 세상의 온갖 부귀영화를 맛보고 깨어나서 불법의 진리를 깨닫는다는 내용이다.
② 권선징악은 나타나지 않는다. 인간의 부귀영화는 일장춘몽에 불과하다는 주제의식을 가지고 있다.

18 ④

① 南柯一夢(남가일몽) : 덧없는 꿈. 또는 허무한 한 때의 부귀영화

② 邯鄲之夢(한단지몽) : 인생의 영화가 덧없음(당나라의 노생이 한단 땅에서 여옹의 베개를 빌려 잠을 자다가 영화로운 꿈을 꾸었다는 고사)

③ 盧生之夢(노생지몽) : 한단지몽과 같은 고사에서 유래됨, 인생의 영화가 덧없음

④ 胡蝶之夢(호접지몽) : 물아일체의 경지

19 ②

① 소인(小人) : 윗사람에 대한 자기의 겸칭이다.

② 영식(令息) : 남의 아들에 대한 높임말이다.

③ 본사(本社) : 자기 회사의 겸칭이다.

④ 졸고(拙稿) : 자기 원고의 겸칭이다.

20 ②

접두사 '새-/시-, 샛-/싯-'은 뒤에 오는 말에 따라 구별된다. 된소리, 거센소리, 'ㅎ' 앞에는 '새-/시-'가, 유성음 앞에는 '샛-/싯-'이 결합한다. 이 중 '새-, 샛-'은 뒷말이 양성 모음일 때, '시-, 싯-'은 뒷말이 음성 모음일 때 결합한다.

① 싯퍼렇다 → 시퍼렇다

③ 새퍼렇다 → 새파랗다/시퍼렇다

④ 시하얗다 → 새하얗다/시허옇다

1 ①

affect ~에 (악)영향을 미치다, (병·고통이 사람·인체를) 침범하다, 감동시키다, ~인 체하다

effect 효과, 영향, 결과, 취지, (변화 등을) 초래하다, 실행하다 profound 심한, 깊은, 뜻 깊은

have an effect on ~의 영향을 미치다, 효과를 나타내다

put into effect 실행되다, 수행하다, 효력을 발휘하다

① '영향'이라는 명사로 'effect'가 적절하다.

「① 알코올은 운전자들에게 악영향을 끼친다.

② 그들의 의견은 나의 결정에 영향을 주지 않을 것이다.

③ 그 사건은 그녀에게 있어 심한 변화를 초래하게 했다.

④ 새로운 법은 다음 달에 실효가 될 것이다.」

2 ③

unpack 풀다 stand 참다, 견디다

do a back flip 공중제비를 돌다 clap 손뼉을 치다

in the middle of ~의 중앙(한가운데)에, ~의 도중에

bow 허리를 굽히다, 머리를 숙이다, 인사하다, 절하다

break the ice 긴장을 풀다, 이야기를 시작하다

「겨울방학캠프의 첫날이었다. 네 소년은 그들의 옷가지를 풀기 시작했고 조용히 잠자리를 만들기 시작했다. 소년들 중의 누구도 서로 몰랐고 아무도 무엇을 말해야 할지 몰랐다. Bob은 침묵을 더 이상 참을 수가 없었다. "헤이, 보라구!"라고 그가 말했다. 다른 세 소년이 돌아보았고, Bob은 방 가운데에서 뒤로 공중제비를 넘었다. 모두 웃으며 손뼉을 쳤고, 그는 인사를 했다. 마침내 그들은 이야기를 하기 시작했다.」

3 ④

be capable of ~ ~할 수 있다   self-defense 자기 방어
instinct 본능   genetically 유전적으로   colt 망아지
herd 무리, 떼, 군중   purr (고양이가) 목을 가르랑거리다

「태어난 지 몇 시간 내에 말은 달릴 수도 있고, 자기 방어로
서 발을 찰 수도 있는데 말의 행동의 대부분이 본능 및 유
전적으로 프로그램화된 행동유형에 의해 지배되기 때문이
다. 망아지는 무리들과 함께 달리는 것을 배울 필요가 없다.
강아지가 고양이와 함께 길러진다고 하더라도 짖고 꼬리를
흔들면서 성장하지 야옹하고 울거나 가르랑거리지 않는다.」

4 ③

불변의 진리, 속담, 격언 등은 시제일치에 관계없이 항
상 현재형을 쓴다.

「정직이 최상의 정책이라고 아버지가 말씀하셨다.」

5 ②

application 신청(서), 지원, 적용   appointment 임명, 임용
admission 입학(허가)   award 수상, 상품
Graduate School 대학원

「(조교 등의) 임용과 장학금에 대한 신청은 대학원 입학신청
의 일부로 포함되어 있다. 신청서의 해당 항목을 적어 넣어
라. 마감시한은 3월 1일이다. 대학원장학금에 대한 더 자세
한 정보는 대학원 편람에서 얻을 수 있다. 이 책은
Roudebush관 102호에서 구할 수 있다.」

6 ②

haven 안식처, 피난처   investment 투자
private 사유의, 사적인   accounts 계좌
contribute 기부하다, 기여하다   franc 프랑
currency 통화, 통용   covet 탐내다, 갈망하다
confidentiality 비밀리   stable 안정된
banknote 은행권, 지폐
laser-perforated 레이저로 구멍이 뚫어진
deter 단념시키다   thief 도둑   intrude 방해하다
① 스위스 은행들은 도둑들의 침입을 방지해왔다.
② 스위스 프랑은 가장 위조하기 힘든 통화가 되었다.
③ 스위스 은행 계좌의 비밀 번호를 풀기위한 어떠한
   노력도 성공적이지 않았다.
④ 보안과 관련된 분야는 스위스에서 빠르게 악화되었다.

「스위스에서 돈은 외국인 투자자들과 개인 은행 계좌들을 위
한 피난처인 큰 사업이다. 스위스의 금융 분야는 그 나라의
GDP의 10% 이상 기여한다. 그리고 스위스 프랑은 세계에서
가장 많이 거래되는 통화들 중 하나이다. 무엇이 스위스의
성공 비밀일까? 한마디로 : 보안이다. 투자자들은 스위스 은
행들의 비밀성을 갖고 싶어한다; 그들은 또한 안정된 경제
와 강력한 스위스 프랑을 신뢰한다. 그러나 안전하다고 느
끼는 것이 단지 경제에 대한 것만은 아니다. 은행에 대한
신뢰는 또한 지폐에 대한 신뢰와 연결되어 있다. 레이저로
구멍이 뚫어진 번호들과 특수한 색이 변하는 잉크와 같은
장치의 도움들과 함께, 스위스 프랑은 가장 위조하기 힘든
통화가 되었다.」

7 ③

instant 즉각적인   payment 지불, 납입   auction 경매
charity 자선 단체   pool 공동기금   invoice 송장
recipient 수령인   dwindle 점점 줄어들다
profitable 수익성이 있는   deport 강제추방하다
track 추적하다, 따라가다   obliterate 없애다
financial 금융의   profile 옆모습, 개요, 윤곽
① 당신의 수익성이 있는 사업을 줄이기 위한
② 더 많은 외국인 손님을 강제추방하기 위한
③ 자금을 요청하고 과정을 따라가기 위한
④ 당신의 금융적 윤곽을 없애기 위한

「Request Money는 당신에게 자금을 요청하고 과정을 따라가
기 위한 조직화된 방법을 제공한다. 경매를 위해 안전하고
즉각적인 지불금을 받고, 당신의 부모님께 돈을 요청하고,
자선단체를 조직하고, 사무 공동기금을 위해 동료들로부터
지불금을 모으는 것은 Request Money의 일반적인 사용법들
중에 속한다. 경매 송장이나 개인적인 영수증을 보내기 위해
서 단지 수령인 이메일 주소와 당신이 받기 원하는 총금액에
그저 엔터키를 누르기만 하면 된다. 그 수령인은 이메일을
받고, 당신에게 www.paypal.com에서 금액을 지불한다.」

8 ④

첫문장에서 컴퓨터의 두 가지 타입을 언급하고 있으며, 본문의 내용은 아날로그 컴퓨터에 관한 것이다.

「컴퓨터에는 크게 아날로그와 디지털 두 종류가 있다. 아날로그 컴퓨터는 온도와 속도를 기록하거나 끊임없이 변하는 다른 것들을 측정할 수 있는 특수용 컴퓨터이다. 아날로그 컴퓨터는 공학용 설계를 시험하고, 우주로 가기 전에 우주 비행사들이 타는 우주선을 모의비행시키고 날아가는 로켓이나 미사일의 경로를 조정하는 데 쓰인다.」

9 ①

「모든 나라들이 그들의 역사를 수정한다. 불행한 일들을 승리라고 고쳐 쓴다. 또한 쓰라린 것은 좋은 것으로 고쳐 쓴다. 영국 사람들은 던커크에서의 고통스런 후퇴를 정신적 승리라고 바꿔 썼다. 일본 사람들 역시 과거를 다루는 데 있어서 다른 민족들과 아주 유사하다. 예를 들어 일본의 중국에 대한 무자비한 침략을 '중국으로의 진출'이라고 기술하고 있다. 대부분의 침략사건들은 그 불쾌한 것들에 관한 것을 논하지 않는 것이 어쨌든 그 사실을 사라지게 하는 방법이길 바라면서 전적으로 무시된다.」

10 ②

instance 보기, 경우 cease 그치다, 중지하다
abstract 추상적인, 심오한 interference 간섭, 방해, 참견
independent of ~와 독립하여, 관계없이
① 수고 없이 소득 없다.
② 거 봐라.
③ 목적이 수단을 정당화한다.
④ 구르는 돌에는 이끼가 끼지 않는다.

「정의가 추상적인 개념이기를 거의 포기하는 드문 경우가 있다. 보상이나 처벌은 인간의 참견과는 다소 상관없이 주어진다. 그런 때에 정의는 마치 생생한 힘처럼 작동한다. 우리가 "거 봐라."는 식의 말을 쓸 때 우리는 어떤 사건의 흐름이 정의가 저절로 작동하는 것을 가능하게 했다는 것을 부분적으로 인정하고 있다.」

11 ④

④는 다음과 같은 경우에 사용된다.

Do you mind if I smoke? → Never mind.

「A : 이 무거운 가방 좀 들어 주시겠어요?
 B : 물론이죠.
 A : 도와 주셔서 감사합니다.
 B : 천만에요.」

12 ④

throat 목구멍, 기관 parch (열이) ~을 바싹 마르게 하다 sore throat 인후염 tongue 혀
① 그들은 구강검사를 받았다.
② 그들은 인후염으로 앓고 있다.
③ 그들은 배가 고파 죽을 지경이었다.
④ 그들은 몹시 목이 말랐다.

「그들의 목은 탔고, 그들의 혀는 바싹 말랐다.」

13 ④

fall ill 병에 걸리다
① '막기 위해서'라는 뜻으로 쓰인 to부정사이다.
② much는 비교급을 강조하기 위해 쓸 수 있다.
③ avoid는 목적어로 동명사를 취한다.
④ that이 things를 대신하므로 복수 주어에 맞게 damages → damage로 고쳐야 한다.

「때때로 당신이 병에 걸리는 것을 <u>막기 위해</u> 당신이 할 수 있는 것은 아무것도 없다. 그러나 만약 당신이 건강한 삶을 유지한다면 당신은 아마 <u>훨씬</u> 더 빨리 회복될 것이다. 우리는 흡연이나 과음, 또는 마약 <u>복용</u>과 같이 우리 몸에 <u>해를 준</u>다고 알고 있는 것들을 <u>하는 것을</u> 피할 수 있다.」

※ 【14 ~ 15】

cataract 백내장 altitude 높이, 고도, 고위
intense 강한, 격렬한, 긴장된 miracle 기적
drop away 없어지다, 한 사람씩 가 버리다
ought to have + p.p. ~을 했어야만 했다
should + V ~해야만 했다
might + have + p.p. ~이었음에 틀림없다
was being p.p. ~하고 있는 중이었다(과거진행형)

「65세인 존 카퍼필드는 사업차 비행기로 텍사스에서 달라스로 떠났다. 그러나 그는 40년 동안 안 보이던 오른쪽 눈이 검정활자(신문)를 보고 있다는 것을 알았을 때 그의 사업에 관해서는 모두 잊어버렸다. 달라스에서 카퍼필드는 당장 안과 전문의에게 갔다. 그는 한쪽 눈도 다른 쪽 눈과 같이 좋아졌다고 했다. 그 의사는 고도의 압력으로 백내장이 없어졌거나, 아니면 아마도 이 '기적'은 첫 비행기에 대한 카퍼필드의 격렬한 흥분으로 인한 결과라고 추측했다.」

14 ③

15 ①
존 카퍼필드의 첫비행이었다.

16 ③
architecture 건축
play an important part 중요한 역할을 하다
shared culture isn't our only link to Europe 그러나 문화를 나누었다는 것만으로 유럽과 관계가 있는 것은 아니다.
bloody 치열한, 피의 NATO 북대서양조약기구

「(B) 유럽의 미술, 음악, 문학과 건축은 미국 문화발전에 중요한 역할을 해왔다.
(A) 그러나 문화를 나누었다는 것만으로 유럽과 관계가 있는 것은 아니다.
(D) 유럽대륙은 제1차 세계대전과 제2차 세계대전을 함께 싸운 전우이기도 하다.
(C) 이 치열한 전쟁역사로 인해 미국, 캐나다, 아이슬란드와 9개의 유럽국가들이 1949년에 북대서양조약기구에 조인했다.」

17 ②
situation 위치, 경우, 상태 signal 신호 crossing 횡단, 교차, 건널목 emergency 비상사태
위급도로 상태, 노후한 신호등, 비상전화의 수 등은 본문에 언급되어 있다.

「보고서는 페어필드에서의 높은 교통사고 발생률의 몇몇 원인들을 설명하고 도로안전상태를 개선시키기 위한 해결책들을 제안하고 있다. 대부분의 지방도로들은 좁고 위험한 커브가 있다. 페어필드의 철도건널목 신호등은 30년 이상 되었다. 이러한 악조건에도 불구하고 페어필드지방은 주 내에서 비상전화의 수가 가장 적다.」

※ 【18 ~ 19】

「자신의 취향과는 상관없이 어떤 사람들은 자신의 직업을 선택하는 데 있어 무엇보다도 돈을 우선한다. 당신은 자신에게 자신의 삶에서 가장 중요한 질문을 해야 한다. 나는 도대체 무엇을 위하여 살고 있는가? 단지 돈 때문인가? 돈이란 단지 수단에 불과하다. 그 자체로는 목적이 될 수 없다. 오직 강한 사명감을 통해서만 당신은 당신의 직업에서 진정한 전문가가 될 수 있다.」

18 ②
③ 적어도 ④ 많아야, 기껏해서

19 ①
sense of commitment 사명감

20 ①
be at home in ~에 익숙하다
come home to ~에 사무치다, 절실히 느끼다
feel at home with 편안하다

「• 그녀는 한국어에 능통하다(익숙하다).
• 그의 설교는 나의 마음에 사무쳤다.
• 그녀는 그 남자가 편안하지 않았다.」

1	2	3	4	5	6	7	8	9	10
①	①	④	③	②	③	③	①	①	①
11	12	13	14	15	16	17	18	19	20
②	④	②	①	①	④	③	③	④	①

1 ①

대동법의 실시결과
㉠ 농민의 부담 감소(지주, 토호의 부담 증가)
㉡ 공인의 등장(지방장시 성장)
㉢ 국가재정 회복에 기여
㉣ 조세금납화의 계기 마련(공납의 전세화)
㉤ 상업도시의 성장
㉥ 양반지배체제의 붕괴 초래

2 ①

이식사업의 장려는 농민생활의 어려움을 초래하였고, 벽란도가 국제무역항으로 발전한 것은 귀족들의 사치생활과 관계가 있다.

3 ④

화백제도는 씨족사회의 촌락회의에서 유래된 진골 이상의 귀족들의 회의이다.

4 ③

㉠ 광종의 왕권강화
• 노비안검법의 실시(956) : 외척과 호족세력의 견제, 군사력 견제
• 과거제도 실시(958) : 실력에 의한 관리채용의 기틀 마련
• 공복의 제정(960) : 관료체계의 질서확립(자색 · 비색 · 단색 · 녹색)
• 칭제건원 : 스스로를 황제라 칭함, 독자적 연호사용
㉡ 태조 왕건의 왕권강화
• 기인제도 : 향리의 세력을 견제하기 위해 그의 자제를 인질로 삼아 서울에 머물게 함
• 사심관제도 : 왕족이나 공신 · 고관을 사심관으로 임명, 그 지방의 치안을 유지하도록 하여 연대책임을

지게 함
• 호족의 중앙관리화
• 「훈요10조」 제정

5 ②

경당은 평민에게도 개방되어 평민이 무예를 할 수 있었다. 화랑도도 평민이 가입할 수 있었으므로 평민의 불만을 완화하고, 국력을 강화할 수 있었다.

6 ③

황룡사 9층 목탑은 선덕여왕 때 일본, 말갈, 중국 등 9개국의 복속과 통일을 기원하며 건립한 목탑으로, 호국불교와 관련된 유산으로는 고려시대 거란족과 몽고족의 침입을 불력으로 물리치기 위해 조판된 대장경을 들 수 있다.

7 ③

이승휴의 「제왕운기」는 우리나라 역사를 단군으로부터 서술하면서 우리 역사를 대등하게 파악하는 자주성을 나타내었다.

8 ①

신라말기의 진골귀족은 골품제도 특권을 향유하면서 보수적 성격이 강했다.

9 ①

제시된 글은 대각국사문집 「청주전표」 일부의 내용으로, 물품화폐의 가치저장 문제점을 예를 들면서 물품화폐 대신에 금속화폐를 사용하도록 주장한 내용이다.

10 ①

기인제도와 사심관제도는 중앙에서 향리세력을 견제 · 감독하는 제도였다.

11 ②

과전법 … 사대부의 경제적 기반 마련(근본적 의도), 국가재정의 확충, 농민생활의 개선(실제적 토지지급은 아님), 사대부 우대 조치

12 ④

고려시대 사관의 변천

ⓐ 초기: 고구려 계승의식(자주적 사관) - 7대실록(황주량), 고금록(박인량)

ⓑ 중기: 신라 계승의식(보수적 유교사관) - 삼국사기(김부식)

ⓒ 후기: 고조선 계승의식(자주적 사관) - 삼국유사(일연), 제왕운기(이승휴)

ⓓ 말기: 유교사관 부활(성리학적 사관) - 고려국사(공민왕 때 편찬하다 중단되었으나 정도전이 완성)

13 ②

조선시대 도교는 무예를 존중하고 하늘에 대한 제사를 중시하였으며, 소격서에서 초제를 주관함으로써 민족의식을 고취시켰다.

14 ①

계해약조 … 삼포개항 이후 일본인의 왕래가 빈번해지고 수입량이 늘었다. 이에 따라 발생한 문제를 해결하기 위해 세종 25년(1443)에 쓰시마 도주와 맺은 조약이다. 이 약조를 통해 세견선은 50척, 세사미두는 200석, 거류왜인은 60여명으로 제한을 두었다.

15 ①

오랜 전쟁으로 농촌이 황폐화되자 국가 재정의 궁핍과 식량 부족으로 인한 미봉책으로 공명첩을 발급하였다.

※ 왜란의 영향

ⓐ 국내에 끼친 영향

• 비변사의 기능 강화, 국방력의 강화

• 농토의 황폐화

• 신분제도의 동요(신분의 구별이 모호)

• 문화재의 소실

• 민족의식의 고조, 자아반성운동의 전개

ⓑ 명에 끼친 영향 : 여진족의 성장으로 명·청 교체의 계기를 마련하게 되었다.

ⓒ 일본에 끼친 영향 : 정권교체, 우리나라의 문화재와 인재의 약탈로 일본문화의 발전을 가져왔다.

16 ④

제시된 자료의 내용으로 볼 때 유통경제를 활성화시키자는 것이 필자의 주장임을 알 수 있다.

17 ③

① 비변사의 기능 강화로 인한 왕권약화

② 필요에 따라 임기응변적으로 설치

④ 조선전기의 정치적 변화

18 ③

제시문은 1899년 8월 17일 대한제국이 공포한 국제이다. 대한제국이 수립된 이후 왕권을 강화하고 통치권을 집중시키려는 움직임의 하나이며, 광무개혁의 내용을 찾으면 된다.

③ 광무 개혁의 내용이다.

① 제1차 갑오개혁은 군국기무처의 주도로 1894년에 시행되었다.

② 흥선 대원군은 신미양요(1871) 이후 전국 각지에 척화비를 설립하였다.

④ 1880년 2차 수신사로 파견된 김홍집이 조선책략을 들여왔다.

19 ④

제시문은 1930년대 초반 조선 혁명군이 일제의 만주 침략에 맞서 싸우면서 항일 중국군과 연합 작전을 펼쳐 일본군을 격퇴하는 전과를 올리고 있는 모습이다. 남만주의 양세봉이 지휘한 조선 혁명군은 중국 의용군과 연합하여 영릉가에서 일본군을 격퇴(1932)하고, 흥경성에서 일본군을 몰아내고 점령하기도 하였다.

④ 1931년 만주 사변으로 중국인의 반일 감정도 높아지자 한국 독립군과 조선 혁명(1935)군은 중국군과 연합하여 독립 전쟁을 전개하였다.

① 청산리 대첩 이후 간도 참변(1920)이 일어나자 독립군들은 대한독립군단을 결성한 후 소련의 자유시로 이동하였다.
② 청·일 전쟁(1894~1895)의 결과 삼국 간섭이 일어났다.
③ 조선 의용대 본대 중 일부가 조선 의용군에 합류하였다.

20 ①
청동기·초기철기시대의 특징
㉠ 경제생활 : 간석기 다양화, 농기구 사용(반달돌칼), 벼농사 시작, 가축사육
㉡ 주거생활 : 읍락형성(집단적 취락생활 시작), 장방형 움집
㉢ 사회변화 : 계급발생(잉여생산물의 사적 소유, 고인돌, 선민사상 대두, 군장의 출현·등장)
㉣ 예술생활 : 종교·정치적 요구와 밀착, 청동제 의기, 토우·바위그림 등
② 신석기시대 ③④ 철기시대

제4과목		간호관리							
1	2	3	4	5	6	7	8	9	10
③	③	②	②	④	③	④	③	②	①
11	12	13	14	15	16	17	18	19	20
③	④	①	④	②	②	②	②	③	②

1 ③
간호관리학 … 간호학 내의 여러 전문분야 중의 하나이며, 간호학적 관점에 관리학적인 방법을 결합한 독특한 학문이다. 간호관리의 지식체는 간호학과 관리학의 지식을 통합시킨 것이며, 또한 간호조직의 목표를 달성하기 위하여 다양한 지식과 기법을 사용하는 학문이다.

2 ③
①②④ TQM에 대한 설명이다.
③ QA에 대한 설명이다.

3 ②
① 사람은 합리적으로 생각하며 자신에게 유리한 방향으로 행동함을 가정한다.
③ 자신보다 권력 – 강제력이 우위인 사람의 지시와 계획에 따름을 가정한다.
④ 모든 구성원들을 동등하게 대하고 서로 알도록 하여 집단 결속력을 증진시킨다.

4 ②
상황이론의 고유변수
㉠ 상황변수 : 조직의 상황을 나타내는 일반적인 환경, 기술, 규모 등
㉡ 조직특성변수 : 조직의 내부특성을 나타내는 조직구조, 관리체계 등
㉢ 조직유효성변수 : 조직의 성과 또는 능률을 나타내는 변수

5 ④

Hersey와 Blanchard의 상황적 리더십 이론 … 미숙련된 구성원에게는 부하에게 기준을 제시해주고 가까이에서 지도하면서 일방적인 의사소통과 리더중심의 의사결정을 하는 리더의 유형이 적합하다.

6 ③

물품관리의 과정
① 물품 기준량 설정
② 물품의 청구 및 공급체계
③ 물품의 보관과 사용
④ 재고관리(재고조사)
⑤ 물품관리에 대한 직원교육

7 ④

기획의 원칙
㉠ 균형성 : 기본계획과 그와 관련된 다른 계획간의 균형과 조화가 이루어져야 한다.
㉡ 안정성 : 목적한 바의 실효를 위해 안정성이 높을수록 효과적이고 경제적이다.
㉢ 목적부합 : 목적의식이 있어서 비능률과 낭비를 막을 수 있다.
㉣ 계층화 : 가장 큰 것으로부터 시작하여 구체화 과정을 통해 연차적으로 기획을 파생시킨다.
㉤ 필요성 : 기획은 정당한 이유에 근거를 둔 필요한 것이어야 한다.
㉥ 간결성 : 기획과정을 통해 세워진 계획은 간결하고 명료하게 표현되어야 한다.
㉦ 탄력성 : 기획은 변동되는 상황에 대응할 수 있고 하부 집행기관의 창의력을 충분히 발휘할 수 있도록 탄력성을 지녀야 한다.
㉧ 장래예측 : 정확한 예측이 이루어질 수 있도록 정확한 정보를 통해 수립해야 한다.
㉨ 경제성의 원칙 : 최소의 비용으로 최대의 효과를 달성하도록 활용해야 한다.

8 ③

손익계산서는 일정기간 동안에 일어난 거래나 사건을 통해 발생한 수익과 비용을 나타내는 보고서이며 입원치료와 외래진료의 수익은 손익계산서와 관련이 있다.

9 ②

목표에 의한 관리(MBO)
㉠ 관리자와 부서구성원들의 자발적인 참여를 통한 합의된 목표이다.
㉡ 기대되는 결과와 각자의 개별목표, 권한, 책임범위를 상, 하 협의하여 설정한다.
㉢ 각자의 분담 업무량·성과량을 운영지침으로 삼고, 목표설정에 참여했던 계선(line)이 직접 직무수행을 한다.
㉣ 부하구성원 각자의 성과, 업적을 측정·평가하여 조직전체의 목적의 효과적 달성에 기하려는 것이다.

10 ①

예산의 장점
㉠ 사업계획을 할 때마다 필요한 승인, 교섭 등의 절차상의 번거로움을 피할 수 있다.
㉡ 문제와 기회를 예측하여 효율적으로 대처할 수 있다.
㉢ 조직전체의 균형유지에 도움을 준다.
㉣ 실제지출과 예산안을 비교해 볼 수 있으므로 효율적인 통제관리가 가능하다.

11 ③

① 간호의 질 향상을 위해 각 임상간호의 전문성에 맞게 전개되어야 한다.
② 목표로 이용될 때에는 기획을 위한 도구가 되고, 성과를 평가하는 수단일 때에는 통제를 위한 방책이 된다.
③ 기준을 규범에 통합시켜서 나오는 성과모델로서의 간호목표, 간호처방, 간호방법 등의 질을 판단하기 위해 사용된다.
④ 간호실무의 수준을 이상적인 것으로 정한 경우 이를 규범적 표준이라 한다.

12 ④

가족의 참여 존중이 아니라 대상자 참여 존중이다.

※ 한국간호사 윤리강령(개별적 요구 존중) : 간호사는 간호대상자의 관습, 신념 및 가치관에 근거한 개인적 요구를 존중하여 간호를 제공한다.

※ 가족참여 존중 … 간호사는 간호대상자의 가족을 간호의 동반자로 인정하고 그들의 참여를 존중하여야 한다〈「한국간호사 윤리지침」 제15조〉.

13 ①

계층제의 원리 … 권한과 책임의 정도에 따라 직무를 등급화함으로써 상위조직단위 사이를 직무상 지휘·감독관계에 서게 하는 것으로, 조직구조의 수직적 계층분화에 따른 직위의 권한과 관련된 원리이다.

14 ④

프로젝트 조직 … 어떤 특수한 목표 또는 복잡하고 중요한 비일상적 업무를 달성하기 위해 임시적으로 조직된 다양한 전문가들의 집단으로서, 각 부서에서 팀원이 차출되어 프로젝트를 수행하다가 그 프로젝트가 끝나면 다시 본래의 부서로 되돌아가는 과제중심의 조직이다.

15 ②

합리적인 간호인력을 산정하기 위해서는 각 병원의 실정에 맞는 환자분류체계를 개발하여 활용해야 한다.

16 ②

근접효과 … 능력평가를 하고 난 후 곧바로 업적평가를 하게 되면 상당한 시간이 경과해서 평가하는 것보다 유사한 평가결과가 나올 가능성이 있다. 즉 시간적으로 근접해 있으면 앞의 결과가 영향을 받기 쉽게 되는 것이다. 이처럼 인사평가표상에서 근접해 있는 평가요소의 평가결과나 특정 평가 시간내에서의 평가요소간의 평가결과가 유사하게 되는 경향을 말한다.

17 ②

상황이론의 개념

㉠ 상황요소가 리더십의 효율성에 크게 작용을 미친다고 여겼다.

㉡ 리더십의 유효성은 행위유형뿐만 아니라 리더십 환경을 이루는 상황에 의해서도 결정된다.

㉢ 상황요소란 지도자와 하급자와의 행동적 특성, 과업의 성격, 집단의 구조와 성격, 지도자의 권위기반과 지휘·권한, 기술, 의사결정상의 시간적 압박, 조직 내의 구성원의 관계 등이 있다.

㉣ 상황적 요인들이 지도자의 행위와 그 성과 등에 영향을 준다고 생각하면 이 요인들의 관계를 과학적 방법론에 입각하여 접근한다.

18 ②

소급평가의 방법

㉠ **퇴원환자기록 감사** : 퇴원환자의 기록을 검토함으로써 잘못된 점을 지적하는 방법이다.

㉡ **환자면담** : 퇴원 후 환자를 면담해서 간호결과를 파악하는 방법이다.

㉢ **간호직원 집담회** : 환자간호를 담당한 간호사 및 모든 보건의료팀이 참석한 가운데 환자의 기록과 간호계획을 고찰하는 방법이다.

㉣ **환자설문지 방법** : 퇴원시 환자에게 환자가 받은 간호에 관련된 내용을 질문을 통해서 알아보는 방법이다.

19 ③

간호서비스의 특징 … 무형성, 비분리성, 이질성, 소멸성

20 ②

간호사와 의사의 갈등요인

㉠ 간호사와 의사간의 관계에 대한 역사적 유산

㉡ 간호에서의 전문적 이념

㉢ 간호사와 의사간의 사회경제적 및 교육적 거리감

㉣ 간호실무영역의 확장

1	2	3	4	5	6	7	8	9	10
②	②	③	④	④	①	②	④	④	①

11	12	13	14	15	16	17	18	19	20
④	①	①	④	②	①	②	②	④	④

1 ②

민간의료기관의 기능
㉠ 정부의 보건사업 보조 및 촉진
㉡ 지역사회 보건사업의 종합적 향상
㉢ 비영리적 운영
㉣ 효율적이고 창의적 및 시범적인 시도
㉤ 보건의료 분야의 전문지식 및 기술교육 지원

2 ②

산업간호에서 출생률, 사망률 또는 인구이동상태 등의
정보는 불필요하다.

3 ③

건강관리의 구분

구분		의미
A	정상자	건강관리상 사후 관리조치 불필요
C_1	직업병 요관찰자	직업병 예방을 위해 적절한 사후 관리조치 필요
C_2	일반질병 요관찰자	일반질병 예방을 위하여 적절한 사후 관리조치 필요
D_1	직업병 유소견자	직업성 질병의 소견이 있어 적절한 사후 관리조치 필요
D_2	일반질병 유소견자	일반질병의 소견이 있어 절절한 사후 관리조치 필요

※ 특수건강진단 실시 중 퇴직 등의 사유로 건강진단을 종료
하지 못해 건강관리구분을 판정하지 못한 경우에는 「U」로
판정

4 ④

①② 대상자 파악 후 수행해야 한다.
③ 날짜를 상기시키는 방법이므로 가정 상황의 관찰 및
파악에는 불가능하다.
※ 가정방문 … 대상자의 요구 및 자원을 정확히 파악할
수 있다.

5 ④

자유방임주의형 의료전달체계
㉠ 내용
• 정부의 간섭이나 통제를 극소화한다.
• 의료제공을 효과적으로 할 수 있다.
• 의료서비스의 내용과 질적 수준이 높다.
• 민간주도 의료인과 의료기관의 선택이 자유롭다.
㉡ 단점
• 시설이 지역에 편중된다.
• 의료비가 증가한다(가장 큰 문제점).
• 의료혜택이 사회계층적·지역적으로 불균등하다.
• 국가의 간섭·관여·통제가 불가피해진다.

6 ①

보육아동의 건강관리사항
㉠ 건강검진횟수는 연 1회 이상 실시하여야 한다.
㉡ 보건소, 건강관리협회, 아동검진에 필요한 의료진
및 시설을 갖춘 의료기관에서 시행한다.
㉢ 전염성 질환으로 밝혀지거나 의심되는 아동은 격리
치료한다.
㉣ 검사항목 중 구강검사는 필히 포함되어야 한다.

7 ②

요즘 의료기관에서는 모자이실로 인하여 모유수유율이 떨
어진다는 의견으로 인해 모자동실을 격려하는 추세이다.

8 ④

디프테리아, 파상풍, 백일해(DPT) 접종시기

㉠ 기본접종 : 2, 4, 6개월(3회 접종)

㉡ 추가접종 : 15~18개월, 만 4~6세, 만 11~12세

※ 신생아 · 소아 국가필수예방접종

나이	예방접종종류	참고사항
0~4주	결핵(BCG 피내용)	생후 4주 이내 접종
0~6개월	B형 간염	3회 접종 (0, 1, 6개월)
2~15개월	뇌수막염(Hib)	3회 접종 (2, 4, 6개월) 추가접종 (12~15개월)
2개월~만 6세	소아마비(폴리오)	3회 접종 (2, 4, 6개월) 추가접종(만 4~6세)
2개월~만 12세	디프테리아/파상풍/ 백일해(DPT)	3회 접종 (2, 4, 6개월) 추가접종(15~18개월, 만 4~6세, 만 11~12세)
2개월~만 6세	디프테리아/파상풍/ 백일해+폴리오(콤 보 백신)	3회 접종 (2, 4, 6개월) 추가접종(만 4~6세)
12~15개월	수두	1회 접종(12~15개월)
12~15개월	홍역/유행성이하선 염/풍진(MMR)	1회 접종(12~15개월, 만 4~6세)
12개월~만 12세	일본뇌염(사백신)	3회 접종(12~36개월) 추가접종 (만 6세, 12세)
6개월~만 4세	인플루엔자	우선접종권장 대상자
24개월~만 12세	장티푸스	고위험군에 한하여 접종

9 ④

자궁내 장치(Intrauterine device; IUD) … 수정란이 난관으로부터 자궁강으로 들어오는 것을 방해하거나 자궁강에 도달한 수정란이 자궁내벽에 착상하는 것을 방해하여 임신을 못하게 하는 방법이다. 평상시 월경이 과다하거나 임신 경험이 없는 경우, 자궁근종, 종양, 자궁암의 질환이 있는 경우에는 장치 삽입을 금한다.

10 ①

산업간호의 목표

㉠ 근로자들의 신체적 · 정신적 · 사회적 안녕상태를 유지 및 증진한다.

㉡ 산업장의 작업조건이 근로자의 건강을 해치지 않도록 한다.

㉢ 건강에 해를 끼치는 유해인자의 폭로를 방지한다.

㉣ 적성에 맞는 작업환경에서 일하도록 배치한다.

11 ④

유해물질의 체내 독성에 영향을 주는 요인

㉠ 침입경로

㉡ 물리적 · 화학적 성상

㉢ 유해물질의 농도와 폭로기간

㉣ 개인의 감수성

㉤ 작업의 강도

㉥ 기상조건

12 ①

환경과 공해

㉠ 환경보건 : 사람의 건강과 질병에 관계하는 제문제를 주체인 사람과 그 생활주위 환경과의 사이에 존재하는 상호 관련이라는 관점에서 이해하고 파악하는 것을 의미한다.

㉡ 공해 : 인간의 활동에 의해서 발생된 대기오염, 수질오염, 토양오염, 해양오염, 방사능 오염, 소음, 진동, 악취 등으로 사람의 건강이나 환경에 피해를 주는 상태를 의미한다.

㉢ 환경오염의 피해는 간접적 · 지속적으로 일어난다.

13 ①

우리나라 보건행정체계는 다양한 기관에 의해서 주도되고, 관장되고 있는 다원화 체계로 공공보건의료가 취약하다는 특징이 있다.

14 ④

질소산화물은 기관지염, 폐기종, 폐렴 등을 유발시킨다.

15 ②

역학의 분야

㉠ 산업역학 : 산업장의 어떤 요인이 근로자의 건강에 영향을 미치는지를 연구하는 분야이다.

㉡ 감염병 역학 : 사람에서 사람으로 혹은 곤충이나 동물에서 사람으로 전파되는 질병의 분포나 원인을 규명하는 역학분야이다.

㉢ 사고역학 : 사고가 발생한 사람들의 어떤 요인들이 사고발생에 기여했는지를 확인함으로써 사고의 원인을 밝히는 역학분야이다.

16 ①

주요 감염성 질환의 매개충

㉠ 모기 : 말라리아, 사상충증, 일본뇌염, 황열, 뎅기열 등

㉡ 진드기 : 신증후출혈열, 재귀열 등

㉢ 이 : 발진티푸스, 재귀열 등

㉣ 파리 : 장티푸스, 이질, 소아마비 등

㉤ 쥐 : 랩토스피라증, 살모넬라증 등

㉥ 물고기 : 간 흡충증 등

㉦ 게 : 폐 흡충증 등

㉧ 쥐벼룩 : 발진열, 흑사병, 재귀열 등

17 ②

제2급 감염병은 바이러스 감염성 질환으로 원인 미생물의 독력이 강하다.

Plus Study 제2급 감염병

㉠ 정의 : 전파 가능성을 고려하여 발생 또는 유행 시 24시간 이내에 신고, 격리가 필요한 감염병이다.

㉡ 종류 : 결핵, 수두, 홍역, 콜레라, 장티푸스, 파라티푸스, 세균성이질, 장출혈성대장균감염증, A형간염, 백일해, 유행성이하선염, 풍진, 폴리오, 수막구균 감염증, b형헤모필루스인플루엔자, 폐렴구균 감염증, 한센병, 성홍열, 반코마이신내성황색포도알균(VRSA) 감염증, 카바페넴내성장내세균속균종(CRE) 감염증, E형간염이 있다.

18 ②

이 지역의 남자는 98,470명이고, 여자는 81,130명이므로 3차 성비는 121.3이므로 여자인구가 남자인구에 비해 적다.

※ 3차 성비 … 현재 인구의 성비를 말한다.

19 ④

고령화사회 … 총인구 중에서 65세의 인구가 총인구의 7% 이상인 사회를 말한다.

20 ④

우리나라 노인인구의 특징

㉠ 노인 의료비의 증가

㉡ 성비의 불균형

㉢ 자녀별거 노인의 증가

㉣ 노년부양비의 증가

㉤ 혼자사는 여자 노인의 증가

㉥ 경제적 빈곤현상 등

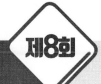
제1과목	국어								
1	2	3	4	5	6	7	8	9	10
②	②	②	②	③	①	①	①	②	②
11	12	13	14	15	16	17	18	19	20
④	①	③	④	④	④	②	③	④	③

1 ②

① 兎死狗烹(토사구팽) : '토끼가 죽으면 토끼를 잡던 사냥개도 필요 없게 되어 주인에게 잡아먹힌다'는 뜻으로, 필요할 때는 쓰고 필요 없을 때는 버리는 경우를 이른다.

② 捲土重來(권토중래) : '땅을 말아 일으킬 것 같은 기세로 다시 온다'는 뜻으로, 한 번 실패하였으나 힘을 회복하여 다시 쳐들어옴을 이른다.

③ 手不釋卷(수불석권) : 손에서 책을 놓지 아니하고 늘 글을 읽는 것을 이른다.

④ 我田引水(아전인수) : '자기 논에 물 대기'라는 뜻으로, 자기에게만 이롭게 되도록 생각하거나 행동함을 이른다.

2 ②

① 繼承(이을 계, 이을 승) : 조상의 전통이나 문화유산, 업적 따위를 물려받아 이어 나감을 의미하는 말이다.

② 打破(칠 타, 깨뜨릴 파) : 부정적인 규정, 관습, 제도 따위를 깨뜨려 버림을 의미하는 말이다.

③ 結晶(맺을 결, 밝을 정) : 애써 노력하여 보람 있는 결과를 이루는 것을 비유적으로 이르는 말이다.

④ 固陋(굳을 고, 좁을 루) : 낡은 관념이나 습관에 젖어 고집이 세고 새로운 것을 잘 받아들이지 아니함을 의미하는 말이다.

3 ②

사동법은 문장의 주체가 자기 스스로 행하는 것이 아니라 남으로 하여금 어떤 동작이나 행동을 하게 하는 방법이다. '-시키다'는 사동의 뜻을 더하고 동사를 만드는 접미사이다.

② 문장에서 생략된 주어가 '아이'로 하여금 '입원'을 하게 한 문장이므로 사동법이 바르게 쓰였다.

① 소개시켰다 → 소개했다

③ 설득시킨다 → 설득한다

④ 해소시킨다 → 해소한다

4 ②

오지랖 … 웃옷이나 윗도리에 입는 겉옷의 앞자락을 말하며, 무슨 일이든 참견하고 간섭하는 사람을 오지랖이 넓다라고 한다.

5 ③

지문은 무엇인가를 판단할 때 다른 사람의 판단을 일차적으로 고려하는 것에 대한 내용이다.

③ 순이 자신이 발품을 팔아 얻은 정보를 이용하여 값이 싼 곳에서 물건을 사는 것은 자신의 판단을 기준으로 하는 것이다.

6 ①

제시된 시는 이성부의 벼로, 여기에서 '벼'는 서로 의지하며 삶을 꿋꿋하게 일구어 가는 백성들의 생명 의식을 상징한다.

7 ①

'중국에서의 史(사)는 서양에서와 같이 역사적 사실 그 자체와 역사 서술이라는 이중의 뜻을 지니고 있는 동시에, 다른 한편으로는 역사를 기록하는 사람, 즉 사관(史觀)이라는 의미가 강하게 내포되어 있음을 알 수 있다.'라는 문장을 보면 동양의 역사 개념이 서양의 역사 개념보다 다층적임을 알 수 있다.

8 ①

마지막 문장을 보면 성장 위주의 개발 정책과 환경 보전과 조화를 이루는 개발 정책이 대립되면서 결론적으로 환경을 보전하면서 발달을 계속해야 한다고 말하고 있으므로 변증법에 해당한다.

9 ②

상당히 날카롭고 이지적이며 냉소적인 언어를 사용하고 있으며 앞으로 전개될 이야기를 펼치게 된 동기를 말하고 있다고 보는 것이 타당하다. "육신이 흐느적흐느적하도록 피로했을 때만 정신이 은화처럼 맑소. 니코틴이 내 횟배 앓는 뱃속으로 스미면 머릿속에 으레 백지가 준비되는 법이오. 그 위에다 위트와 패러독스를 늘어놓소."에서 알 수 있듯이, 작가는 하나의 패러독스를 즐겨 보려는 의도를 가지고 있으며, 19세기를 봉쇄하는 것의 의미는 정신의 가치를 떨쳐 버리자는 것과 동일한 시각의 표현으로 볼 수 있다. 여자를 보는 안목을 수벌과 교미한 뒤 모조리 죽여 버리는 벌인 여왕봉에 비유하여 여자를 전부 미망인이라고 보고 있다. 여자의 반을 영수하다는 말은, 여자의 성만을 취해 그 생활을 탐구하겠다는 것으로 프롤로그 다음에 이어질 이야기의 핵심을 간략히 소개하고 있다고 볼 수 있다.

10 ②

관동별곡은 정철이 강원도 관찰사로 부임하여 내 · 외 · 해금강과 관동 팔경을 유람한 후 그 여정의 아름다운 경치와 고사 · 풍속 등을 읊은 작품으로 여정을 살펴보면, 관찰사 부임과 관내 순력→금강산 유람→관동 팔경 유람의 순서로 되어 있으며 윗글은 금강산 유람 중 만폭동 폭포를 묘사하고 있는 것이다. 그러므로 연군지정에 대한 설명은 옳지 않다. 이 시의 특징으로는 호흡이 지속되는 유창성과 우리말의 묘미를 잘 살리고 있으며, 탁월한 비유와 묘사로 상상력을 자극하고 있다.

[현대어 풀이]

은 같은 무지개, 옥 같은 용의 꼬리, 섞어 돌며 뿜는 소리가 십 리 밖까지 퍼졌으니, 들을 때는 우렛소리 같더니 보니까 폭포의 물보라로구나.

11 ④

국어의 높임법

㉠ 주체높임법 : 선어말어미 '-시-'로 표현한다.

㉡ 상대높임법 : 종결어미로 표현한다.
  • 격식체 : 아주높임(합쇼체), 예사높임(하오체), 예사낮춤(하게체), 아주낮춤(해라체)
  • 비격식체 : 두루높임(해요체), 두루낮춤(해체)

㉢ 공손법 : 선어말어미 '-옵-', '-삽-', '-잡-' 등으로 표현한다.

12 ①

㉡은 두루높임법(해요체)에 대한 설명이다.

13 ③

부드러운 분위기를 기른다(×).

14 ④

① '나가면', '배운다', '떠났다가는', '당하기 쉽다'의 주어가 생략되었다.
② '파견했으며', '내렸다'의 주어가 생략되었다.
③ '의존할'의 주어가 생략되었다.
④ '활용할'의 부사어가 생략되었다.

15 ④

㉠ 사실적 묘사
㉡ 활유법
㉢ 청각의 시각화

16 ④

㈜에는 전자파가 생체에 미치는 영향에 대해서는 나와 있으나 전자파의 유형에 대한 언급은 없다.

17 ②

"글의 구조적 특성들은 이야기를 이해하고 기억하는 데에 영향을 준다."라는 주지를 글 앞에 제시하고 뒤에 부연설명을 하고 있다. 그리고 마지막으로 심청전을 예로 들면서 독자의 이해를 돕고 있다.

18 ③

이상의 「권태」

㉠ 갈래 : 경수필

㉡ 성격 : 초현실주의적

㉢ 문체 : 만연체

㉣ 주제 : 단조로운 환경과 일상적인 생활 속에서 느끼는 권태로움

※ '소'라는 대상과의 비교를 통하여 작자의 심리적 · 정신적 정서(권태)를 표출하고 있다.

19 ④

① 標識(우듬지 표, 표할 지)

② 謙虛(겸손할 겸, 빌 허)

③ 反芻(되돌릴 반, 꼴 추)

④ 捲怠(말 권, 게으를 태) → 倦怠(게으를 권, 게으를 태)

20 ③

중심문(첫 번째 문장)은 의견이다. 그런데 그의 구체적인 뒷받침 문장이 근거로서 부적절하기 때문에 타당성이 부족하다.

제2과목	영어								
1	2	3	4	5	6	7	8	9	10
②	①	②	②	④	③	④	④	①	①
11	12	13	14	15	16	17	18	19	20
③	②	④	②	①	③	②	②	②	③

1 ②

given ~이라고 가정하면, ~이 주어지면

adolescent 청년, 10대 청소년

smoke detector 흡연 탐지기

resist ~에 저항하다, 반항하다, 방해하다

go along with ~와 동행하다, ~에 부수하다, 따르다

indulge in ~에 빠지다, 탐닉하다(=indulge oneself in)

② 건물 안에 화재탐지기(smoke detectors)를 설치하는 것이 법으로 규정되어야 한다는 것은 전체적 내용인 '흡연'과 관련된 것이 아니기 때문에 흐름상 알맞지 않다.

「흡연이 건강상에 전반적으로 위험하다는 것을 알고 있는 상황에서, 대부분의 흡연자들이 살아가는 동안 언젠가는 금연을 하려고 노력해 보는 것은 당연한 일이다. 그러나 대부분의 경우 그들의 시도는 성공적이지 못했다. 사람들은 부모님이 흡연하시는 것을 보고서 아니면 동료들의 압력 등을 포함한 다양한 이유로 흔히 그들이 청소년일 때 담배를 피우기 시작한다. (빌딩에 흡연 탐지기 설치가 법적으로 요구된다.) 만일 한 그룹의 친구들 중 다른 사람들이 담배를 피기 시작하면, 그 무리를 따라가는 것을 거스르기가 힘들다. 일단 사람들이 담배를 피기 시작하면, 그들은 이제 그 일에 탐닉하기 십상이다.」

2 ①

conviction 확신 · 신념(=firm belief, confidence)

courtesy 예의 (바름), 공손

not so much A as B(=not A so much as B, B rather than A, more B than A) A라기보다는 (차라리) B이다

grim-faced 불쾌한[엄한] 얼굴의

mutter 중얼거리다, 불평을 말하다, 투덜거리다

appreciation 감사, 사의(謝意)

equal(=be equal to) ~와 같다

hunger for ~을 열망하다, 간절히 바라다

behave well with courtesy 예의 바르게 얌전히 행동하다

be satisfied with ~에 만족하다

빈칸 앞의 내용이 사람들이 예의가 부족하다는 말이며, 뒤의 내용 역시 예의가 부족하다는 말(공급이 수요를 따라가지 못한다)이 있으므로 빈칸에는 hunger for(~을 열망하다)가 알맞다.

「다년간 온갖 종류의 골칫거리가 있는 사람들을 도와주려고 하다 보니 나에게 하나 아주 확신을 남기는 게 있었다. 그런 어려움은 당사자들이 흔한 예의를 갖추어 서로를 대했더라면 극복할 수 있었거나 아예 아무런 일도 일어나지 않았을 것이다. "제 남편이 무슨 말을 하느냐는 것이라기보다는 그가 말하는 방식입니다. 왜 그는 저에게 큰소리를 쳐야 하는 겁니까?"라고 한 눈물어린 아내가 나에게 말한다. 불쾌한 얼굴의 한 사무실 직원은 "전 사장님을 미워해요. 그는 어떤 일을 해 드려도 결코 감사 표시를 하지 않아요." 인간은 예의(정중함)를 갈망한다. 예의, 공손함, 예절 - 부르고자 하는 대로 부르자 - 공급(예의를 베푸는 쪽)이 결코 수요(예의를 받는 쪽)와는 맞먹지 못하는 것 같다.」

3 ②

insight 통찰력 separation 분리, 이탈
conversely 거꾸로 말하면, 반대로

(A) 빈칸 뒤에서 유고슬라비아, 한반도, 캐나다의 경우를 예를 들어 설명하고 있으므로 빈칸에는 For example이 적절하다.

(B) 빈칸 앞에는 역사가 우리 주변에 항상 존재한다는 내용이 나오고, 뒤에는 우리는 역사를 이해하는 것을 무시해서는 안 된다는 내용이 나오므로, 문맥상 빈칸에는 thus가 적절하다.

「역사는 현시점의 논점과 문제에 대한 통찰력을 제공할 수 있다. 예를 들어, 유고슬라비아의 분열을 이해하는 어떠한 시도도 이슬람 민족들 사이의 증오와 협력에 관한 오랜 역사의 설명 없이는 불완전한 것이다. 한반도의 분단은 남한과 북한과의 이전의 국제적인 전쟁과 관련하여 이해되어야 한다. 마찬가지로, 북아메리카에서의 식민지 기간에 대한 지식이 없이는 캐나다의 지속적인 국제 간의 단절 문제를 이해하는 것은 불가능하다. 역사는 우리 주변에 항상 존재하며, 그래서 우리는 현재를 이해하기 위해 그것을 무시해서는 안 된다.」

4 ②

distinguish 구별하다 competitive 경쟁적인
confusion 혼란, 혼동 chance 기회, 가능성
mistakenly 잘못되어, 오해하여, 실수로
distinctively 독특하게, 특색적으로 compete 경쟁하다
well-known 유명한, 잘 알려진 category 부문, 범주
evoke (기억 등을) 되살려내다, 환기하다
rustic 시골(풍)의, 꾸밈 없는, 소박한
A as well as B B뿐만 아니라 A도 explain ~을 설명하다
persuade ~을 설득하다, 확신(납득)시키다

「훌륭한 상표명은 상품을 경쟁상표와 구별해야 한다. 훌륭한 상표명을 짓는 데 실패하는 경우 소비자들은 혼란을 겪게 되고, 소비자들이 실수로 다른 상품을 선택하는 경우가 많아진다. Sears는 최근에 잘 알려진 Levi's, Lee, 그리고 다른 브랜드와 경쟁하기 위해 자신들의 청바지를 독특한 브랜드로 이름 붙여 소개하였다. Sears의 마케팅 담당자는 이 브랜드를 그 분야의 선두 브랜드와 구별할 뿐만 아니라 실용적이고 소박한 브랜드 이미지를 불러일으키기 위해 - Canyon River Blues라는 - 독특한 이름을 선택했다.」

5 ④

accompany ~와 동반하다, 동행하다
① 과거에 대한 가정이므로 가정법 과거 완료로 써야 한다. haven't → hadn't
② bore는 감정유발동사로 영화가 지루함을 느끼게 한 것이므로 현재분사를 써야 한다. bored → boring
③ accompany는 타동사로 전치사 없이 목적어를 취한다. accompany with → accompany

6 ③

veterinary 수의(학)의 canine pet 애완견
canine 개의, 개과(科)의
aggression 공격, 침략(=assault, attack, invasion)
estimate 추정하다, 추산하다

순서 배열 문제의 경우 접속어나 지시어 등을 이용하여 그 순서를 알 수 있으며, 일반적 내용이 구체적 내용 앞에 온다. (A)에 this caring cost가 있는 것으로 보아 앞에 caring cost(기르는 데 드는 비용)에 대한 내용이 (A) 앞에 와야 한다. 그러므로 일단 (A)가 (B) 앞에 있는 것

은 정답이 될 수 없다. 선택지에서 정답이 ③이라는 것은 여기서도 알 수 있다. 또한 (A)에서 social cost(사회적 비용)가 처음 나왔고 (C)에서 사회적 비용을 구체적으로 설명하였으므로 (A) 뒤에 (C)가 와야 한다.

「개는 사람의 최고의 친구라고 많은 사람들이 생각한다. 그들은 충직하고, 사랑스럽고, 용감한 가족의 구성원으로 여겨진다. 그러나 그 비용은? (B) 매년 미국인들은 개의 음식에 5백만 달러 이상의 돈을 사용하며, 그들의 애완견의 병원 치료에 7백만 달러 이상의 돈을 사용 한다. (A) 이런 개를 키우는 비용에 개의 공격에 사회적 비용이 더해진다. 한해에 미국의 보험회사들은 난폭한 개로 인해 2억5천만 달러의 보험금을 지불한다. (C) 다른 비용들이 추가되어질 때, 전문가들이 추정하기를 그 사회적 비용은 10억 달러이다.」

7 ④

construct 건설하다, 세우다, (부품 등을) 조립하다
make attempts 시도하다(=attempt)
devise 고안하다, 궁리하다(=contrive, concoct), 계획하다(=plan)
reproduce 재생하다, 재현하다
consist of ~으로 구성되어 있다(=be composed of, be made up of)
mechanism 기계 장치, 메커니즘, 기구
bellow (대포 등의) 울리는 소리, 소가 우는 소리
simulate 흉내 내다(=imitate, mimic)
vocal tract 성대 technique 방법, 기술
synthetic 종합의, 합성의(=artificial, man-made)
distinct 구별되는, 별개의(=separate), 명료한(=clear, trenchant, definite)
massive 대량의, 대규모의 generate 발생시키다, 야기하다
component 구성 요소, 성분
articulator 조음 기관(調音器官)(혀·입술·성대 등)
상세 문제(일치, 불일치, 세부정보 찾기)는 선택지와 본문의 비교를 통해 답을 찾아내는 것으로 특히 paraphrase(바꾸어 말하기)를 잘 살펴야 한다. 본문에 'It is no longer necessary to build physical models of the vocal tract.'가 있는 것으로 보아 ④의 still important는 올바르지 않다고 할 수 있다.
① 18세기에 인간의 언어음을 복제하기 위한 노력이 이루어졌다.
② Kempelen은 인간의 성대부분을 흉내 내는 기계장치를 고안했다.

③ Bell의 'talking head'는 다양한 인조 물질로 만들어졌다.
④ 인간의 조음 기관의 물리적 모델을 만드는 것이 아직도 중요하다.

「언어를 말하고 이해할 수 있는 기계를 만드는 것이 가능할까? 18세기에, 기계적으로 인간의 소리를 재생하는 기계를 만들려는 시도가 있었다. Austria 발명가인 Wolfgang von Kempelen은 공기의 흐름을 만들어 내는 한 쌍의 소리로 구성된 하나의 기계와 소리를 흉내 내는 기계 장치들을 만들었다. Alexander Bell도 역시 'a talking head'를 만들었는데 이는 다양한 합성물질로 만들어졌으며, 몇 개의 분명한 소리를 만들 수 있었다. 현대의 연구들은 이 부분에서 많은 발전을 이루었다. 더 이상 소리를 만들어 내는 기계는 필요가 없다. 음파의 여러 다른 요소를 조합함으로써 음파가 전자적으로 생성될 수 있다.」

8 ④

launch (비행기·우주선 등을) 발사시키다, 시작하다
external antennae 외부안테나
contain 포함하다(=include, comprise, incorporate, encompass, embrace, take in), 함유하다, 들어 있다(hold)
 radio transmitter 라디오 (무선) 송신기
literally 문자[글자] 그대로, 정확히(=exactly), 정말로
disbelief 불신, 의혹 aver 단언하다, 주장하다
make claims 주장하다(=claim)
perform 수행하다(=carry on, conduct)
feat 공적, 공훈(=exploit, achievement, accomplishment, attainment)
fake 모조(품), 위조(품), 가짜(=counterfeit, sham, imitation, copy)
'those voices were quickly silenced when radio transmissions from the satellite were heard days later.'의 내용으로 보아 ④의 불신이 오랫동안 지속되었다는 것은 틀린 내용이다.
① 스푸트니크 1호는 거미와 같은 모양이었다.
② 스푸트니크 1호에는 무선 송신기가 탑재되어 있었다.
③ 초기 우주 분야에서 러시아가 성공한 것은 사람들을 깜짝 놀라게 했다.
④ 스푸트니크 1호에 대한 세계의 불신은 오랫동안 지속되었다.

「지구 궤도를 선회한 최초의 인공위성 스푸트니크 1호는 1957년 10월 4일 발사되었다. 발사와 더불어, 우주경쟁이 공식적으로 시작되었던 것이다! 그 우주선은 4개의 외부안테나가 부착된 거미 같은 모양의 금속 구체 이상의 대단한 것이 아니었다. 그곳에는 작은 무선 송신기 외의 다른 과학기구 같은 것은 들어 있지 않았다. 하지만 문자 그대로 그 이름이 '여행자'를 뜻하는 스푸트니크 1호는 세상 사람들의 상당한 불신과 충격 속에 발진되었다. 러시아의 기술이 그런 업적을 수행할 만큼 충분히 발전하지 못하였으므로 그 프로젝트는 가짜라고 단언하는 당시 비판가들의 대담한 주장도 나왔다. 하지만, 그 위성으로부터 들어온 무선 송신이 수일 후에 들렸을 때 그런 목소리들은 순식간에 조용해졌다.」

9 ①

invariably 변함없이, 일정불변하게, 늘
take care 주의하다, 조심하다 triumphantly 의기양양하게
첫 문장에서 필자의 생각이 나와 있고, 그 후 필자의 경험을 통해 어려움을 보여 주고 있다.

「내가 덴마크에 있는 동안 덴마크를 배웠을지라도, 악센트를 습득하기가 어려웠다. 내가 한 식당에서 차와 토스트를 주문했을 때 변함없이 나는 차와 치즈 샌드위치를 받았다. 나는 부지런히 연습했고 어느 날 토스트를 원한다는 것을 설명하려 특별히 주의를 기울였다 – 나는 치즈 샌드위치를 원한 것이 아니라 그저 토스트를 원했던 것이다. 나는 웨이터가 이해했는지 물었다. "네, 그럼요." 그는 나를 안심시켰다. 그는 곧 되돌아와 토스트로 만든 치즈 샌드위치를 나의 앞에 의기양양하게 놓았다.」

10 ①

flying 나는, 비행하는, 공중에 뜬
glob 덩어리, (액체의) 작은 방울, 한 방울
oatmeal 오트밀, 빻은 귀리, 오트밀 죽
land (어떤 지점에) 놓다, 두다(=place)
grow into (성장하여) ~이 되다, 몸에 맞을 만큼 자라다, (차츰) ~이 되다
nightmare 악몽, 무서운 꿈(=frightening dream, terrible dream, horror), 아주 끔찍한 일
frantic 미칠 듯한, 광란의(=mad, crazy), 정신없이 서두르는
punctuate (이야기 등을) 가끔 중단시키다(=interrupt)
shriek 비명, 새된 목소리 hyena-style 하이에나 스타일의

disaster 재앙, 재해, 불행 miniature 소형의, 소규모의
hallway 현관, 복도 caged 새장[우리]에 갇힌
imprisoned 수감된, 구속된, 가둬진 uneaten 먹지 않은
tidbit 맛있는 가벼운 음식
blissfully 더없이 행복하여, 즐겁게
knock over ~을 때려눕히다, 부딪쳐 넘어뜨리다
threaten ~할 우려가 있다, ~의 징후를 보이다
① 아이들과 함께 하는 부모님들의 광란의 일상생활
② 매번의 식사로 뭘 먹을까 선택하는 어려움
③ 아이들이 훌륭한 식사예절을 배워야 할 중요성
④ 지나치게 활동적인 아이들의 조기 치료의 필요성

「덩어리가 뜬 채인 오트밀 죽, 엎질러진 주스 그리고 늘 젤리 쪽이 아래로 놓여 있는 토스터로 아침 식사를 시작하면서, 아이들과의 하루는 날카로운 비명소리, 울음소리와 악마 같은 웃음소리에 가끔씩 중단되는 악몽 같은 광란의 활동[일과]으로 접어들게 된다. 애들이 바로 그렇게 노는 것만으로도 집안은 재해지역으로 탈바꿈한다. 테이블과 의자 위로 내던져 동굴 모양이 만들어진 담요와 시트, 복도 위아래로 끊임없이 질주하는 소형차와 트럭들, 세탁물 바구니 아래 가두어 진 채 우리에 갇히게 된 고양이. 저녁식사 후에는 더 많은 우유가 엎질러져 있고, 테이블 아래의 고양이에게는 먹지 않은 야채와 음식물이 있는 가운데, 마침내 잠자리에 들 시간이다. 하지만 더없이 행복하게 잠이 들기 전에, 아이들은 아직도 안자고 다시 한 번 침실에 둔 물 잔을 넘어뜨리고, 침대 위에서 점프를 하다 보니 침대스프링이 깨어질 지경이 되고, 마지막으로 어머니 등을 한 번 더 타고 화장실에 가자고 졸라댄다.」

11 ③

본문은 주로 선물에 대한 우리나라의 관습을 소개하고 있다. 우리나라와 미국 간의 선물 주는 관습의 차이에 대한 글이므로 다음에 이어질 문장으로는 미국의 선물 주는 관습이 소개될 것이다.

「미국과 우리나라에서 선물을 주는 관습과 태도는 아주 다르다. 우리나라는 언제 선물을 줘야 하는지, 무엇을 줘야 하는지, 얼마를 써야 하는지 등에 관한 확실한 규칙이 있다. 미국 문화에서는 특히 어떻게 선물을 받게 되는지에 관한 몇 가지 관습은 있을지라도 선물을 주는 것에 대한 확실한 규칙은 거의 없다. 당신은 이 차이점을 알아야 하며, 그렇지 않으면 오해가 있을지도 모른다.」

12 ②

foreman 감독 operation 수술 wound 상처

suffering 고통 shard 조각, 파편 penetrate 관통하다

abdomen 배, 복부

hopper 호퍼(V자형 용기. 곡물·석탄·짐승 사료를 담아 아래로 내려 보내는 데 씀)

① and를 기준으로 두 명사(a small-business owner, a construction foreman)가 주어를 수식하고 있다. 각각의 명사에 부정관사 a가 오는 것이 가능하다.

② '고통 받으면서'라는 수동의 분사구문 형태이므로 suffering → suffered

③ 접속사로 쓰인 after절에서 주어는 shards, 동사는 penetrated이다. 과거시제 능동형으로 알맞게 쓰였다.

④ while 절에서 주어 it(=the 100-lb ice block)을 생략하고, 동사 load는 (주어와 수동의 관계이므로) be+p.p(be loaded)에 -ing를 써줌으로써 while being loaded~로 시작하는 분사구문이 되었다.

「중소기업 대표이자 건설현장 감독인 Lewis Alfred Ellison은 1916년 100파운드짜리 얼음 덩어리가 호퍼로 운반되는 도중 그것이 떨어져 그 얼음의 날카로운 부분이 그의 복부를 관통하여 고통 받다가 내부 상처를 치료하기 위한 수술을 받은 후 사망하였다.」

※ 【13~15】

financial 재정상의, 재무의

reason 추론하다, 판단을 내리다 purchase 구입, 매입

inefficient 효과 없는, 쓸모없는

out of ~를 초월하여, ~를 벗어나서

result in ~로 끝나다, (결과적으로) ~가 되다

「1990년대 초 헨리 포드는 자동차 생산방식을 개선하기 위한 계획을 개발했다. 그때까지 자동차 구입이라는 것은 대부분의 사람들에게 경제적으로 거리가 먼 일이었다. 포드는 비효율적인 생산기술로 생산고가 적어지며 이는 곧 높은 생산비를 의미한다고 판단했다. 일관된 생산라인과 대량생산으로 인해 많은 사람들이 자동차를 소유하는 것이 가능해지게 되었다.」

13 ④

14 ②

「과거에는 자동차값이 비싸서 많은 사람들이 차를 가질 수 없었으나 대량생산이 가능해지면서 많은 사람들이 차를 소유할 수 있게 되었다.」

15 ①

자동차가 많아지게 된 이유를 대량생산으로 설명하고 있다.

16 ③

① like more → like better

② more unhappy → unhappier

③ 동일인 내의 속성 비교 : more 원급 than

④ 비교의 대상이 두 개인 경우 : of gold and silver(두 가지) → the more

「① 봄과 가을 중에 어느 것을 더 좋아하니?
② 그녀는 여동생보다 불행하다.
③ 너는 용감하다기보다는 현명한 편이었다.
④ 금과 은 중에 금이 비싸다.」

17 ②

stationery 문방구 ball-point 볼펜

① 좋은 생각이 막 떠올랐어.

② 잉크가 떨어졌어.

③ 이 보고서는 내 기대에 못미쳐.

④ 상관하지마.

「A : 잠시만. 곧 돌아올게.
B : 어디 가는데?
A : 문방구에.
B : 뭐 사러?
A : 잉크가 떨어졌어.
B : 내 볼펜을 쓰렴.
A : 고마워.」

18 ②

global warming 지구온난화

bargain 싸게 사는 물건, 흥정, 합의, 흥정하다

• increase in ~에 있어서 증가하다

• 'The problem is ~.'에서 be동사 다음은 보어(절) 자
리이다. 빠진 성분 없이 완벽한 문장(I–주어/ don't
get–동사/many chances~–목적어)을 이루는 절을 이
끌어야 하므로 that이 오는 것이 적절하다.

• enjoy는 목적어로 동명사를 취한다. 따라서 finding이
와야 한다.

「• 지구온난화는 온도와 해수면을 상승시키고, 빙하가 더욱
줄어들게 하였다.

• 중대한 문제는 내가 그 언어로 말할 기회가 많지 않다는
것이다.

• 나는 돈 관리에 신중하고 쇼핑할 때 저렴한 물건을 찾는
것을 즐긴다.」

19 ②

① 벌들이 사는 법

② 벌들이 냄새로 의사소통하는 법

③ 벌들의 화학적 신호

④ 벌들이 냄새맡고 공격하는 법

「의사소통은 벌들에게도 후각으로 가능하다. 콜로니라고 불
리는 벌들의 무리는, 다른 벌들로부터 자신을 보호하기 위
해서 냄새를 사용한다. 이것은 한 콜로니에 속한 모든 벌들
이 공통의 냄새를 갖고 있기 때문에 가능하다. 이 냄새는
화학적 신호처럼 작용한다. 이것은 다른 콜로니의 벌이 가
까이 왔을 때, 그 집단의 벌들에게 경고를 해준다. 이런 식
으로, 외부의 벌들은 다른 벌집으로 들어가서 교란할 수 없
다. 만일 외부의 벌이 들어가려고 하면, 그 콜로니의 벌들은
냄새를 맡고 공격할 것이다.」

20 ③

assumption 가정, 가설, 추정

prerequisite 미리 필요한, 필수의, 전제가 되는, 필요조
건, 선행조건

unshakeable 확고부동한, 흔들리지 않는

capacity 능력, 역할, 수용 능력

ambiguous 애매한, 불명확한, 모호한, 분명치 않은

vulnerable 상처받기 쉬운, 취약한

axiomatic 자명한, 격언적인

resilient 되돌아가는, 잘 회복하는

「교육이론의 분야에서 일련의 가설들이 자명해졌다. 2008년
2월 25일자 잡지의 커버스토리 기사 "훌륭한 교사가 되는
방법"에서는, "기본적으로 몇 가지 필요조건들에 대한 일반
적인 동의가 있다. 그 중 한가지는 아이들의 능력에 관한
확고부동한 믿음인데 이러한 믿음이 없는 교사는 교실에서
아이들을 가르칠 필요가 없다."」

1	2	3	4	5	6	7	8	9	10
③	②	②	③	④	③	③	④	③	②
11	12	13	14	15	16	17	18	19	20
②	④	④	①	④	③	①	③	①	②

1 ③

ㄱ 발해의 문화는 귀족중심의 예술로서 고구려의 문화를 토대로 당나라의 문화를 흡수하여 부드러우면서도 웅장하고 건실한 문화를 이루고 있었으며 정혜공주의 묘는 고구려의 전통적 양식의 돌방무덤이다.

ㄹ 발해는 신라와 긴밀한 교섭은 없으나 관계 개선을 위한 사신의 왕래 등 친선과 대립이 교차되는 관계에 있었으며, 신라는 당의 요청으로 발해의 남쪽을 공격하다가 실패하였다.

2 ②

삼국사기(1145, 인종 23) … 고려시대 김부식 등이 기전체로 편찬한 삼국의 역사서로 고려 인종의 명을 받들어 묘청 일파를 진압한 후 고구려계승의식과 북진정책적 역사의식을 전환하면서 자아의식과 현실비판의 수단으로 후세에 교훈으로 삼으려는 목적으로 편찬되었다.

3 ②

제시문은 1920년대 일본의 식민지 정책(문화통치)이다.
① 1910년대 일본의 식민지 정책이다.
③ 광무개혁에 대한 설명이다.
④ 중·일 전쟁은 1937년에 일어났다.

4 ③

중서문하성의 낭사에 대한 설명에 해당한다.
중추원의 추밀원에 소속된 추밀은 군기를 관장하고 국정을 총괄하는 권한을 행사하였다.

5 ④

총액제는 조선 후기의 고을단위의 공동납세제도로 부세 수취의 안정을 도모하고 향촌에 대한 국가지배력을 강화하면서 삼정에 대한 군·현단위의 조세납부 책임을 강화함으로써 기존의 사회체제를 그대로 유지, 강화하기 위하여 시행된 조치이다. 총액제 수취의 주도권에 대한 향청의 직임자리를 둘러싸고 구향과 신향들의 싸움인 향전이 본격화되어 향촌사회내부의 사회세력간의 갈등이 심화되었으며, 부세 수취의 전제 조건인 군적과 호적, 양안의 작성이 원활히 이루어지지 않아 운영의 한계와 문제점 등이 발생하여 총액제의 부담은 결국 토지로 전가되는 경향을 나타내게 되었다.

6 ③

제시된 자료는 동아일보에 기재된 정우회 선언(1926) 관련 내용이다. 이를 계기로 좌우 합작 단체인 신간회가 1927년에 창설되었다.
③ 정우회 선언을 계기로 비타협적 민족주의 세력과 사회주의 세력이 연합하여 신간회를 결성하였다.
① 3·1 운동(1919)을 계기로 일제가 문화 통치를 표방하게 되었다.
② 1930년대 초반 비타협적 민족주의자들 및 언론과 학생들의 주도로 전개되었다.
④ 1923년 4월 진주에서 만인에게 평등한 인권을 찾기 위해 백정들을 주축으로 조선 형평사가 결성하였다.

7 ③

ㄱ 부산 동삼동 유적, 제주도 한경 고산리 유적, 양양 오산리 유적, 고성 문암리 유적 등에서는 신석기 시대 전기의 이른민무늬토기, 덧무늬토기, 압인문토기, 밑이 뾰족한 빗살무늬토기가 출토되었다.

8 ④

서문은 조선 초기 이래로 중시되어 한양 천도에 반영되었으며 양반사대부계층의 묘 선정에도 적용된 풍수지리에 관한 내용이다.

9 ③

이 세력은 동학 농민 운동 세력이다.

③ 동학 농민군은 황토현 전투(1894)에서 관군을 물리쳤다.

① 임오군란(1882) 때 구식 군인들이 경복궁을 침범하였다.

② 2차 갑오개혁 때 고종은 홍범 14조를 반포하였다.

④ 급진 개화파는 우정총국 개국 축하연을 이용하였다.

10 ②

ⓒ 영조의 탕평책에 관한 설명으로 이는 정국의 수습, 인재 등용의 확대, 왕권안정 등의 효과를 가져왔다.

ⓔ 정조는 이조전랑이 후임자를 천거하는 관행을 폐지하고 신진인물 및 중·하급관리들 가운데 능력있는 자들을 규장각에서 재교육하고, 정조가 직접 이들을 교육하여 시험성적에 따라 승진시킴으로써 정조 자신의 친위부대를 양성하였다.

11 ②

발해문화의 성격

㉠ 귀족문화의 발달 : 서울인 상경은 만주지역의 문화적 중심지가 되었고, 당과 외교를 맺은 후 당의 문화(당의 건축술)를 받아들였다.

ⓒ 고구려문화의 영향 : 전통적인 고구려문화의 토대 위에 당문화를 흡수하여 재구성, 온돌장치·미술양식·돌방무덤 등의 구조에서 고구려적 요소가 강하게 나타난다.

12 ④

우리 사회의 독자성에 대한 인식 반영

㉠ 「농사직설」 : 우리나라 풍토에 적절한 농사기술·품종의 개발

ⓒ 「진도」 : 우리나라 지형·지세에 알맞은 전술의 개발

ⓒ 「향약집성방」 : 우리나라 풍토에 알맞은 약재와 치료 방법의 개발

13 ④

① 요동수복운동은 태종 이후 보류되었다.

② 조공무역과 국경무역을 허용하였다.

③ 계해약조로 무역이 제한되었다.

14 ①

제시문은 광주 학생 항일 운동(1929~1930)이 일어난 배경이다.

① 광주 학생 항일 운동은 신간회의 지원을 받았다.

② 6·10 만세 운동은 순종의 인산일을 기해 일어났다.

③ 김옥균, 박영효 등이 갑신정변(1884)을 주도하였다.

④ 5·18 민주화 운동(1980)은 신군부 계엄군에 의해 진압당했다.

15 ④

㉠ 18세기(영조)

ⓒ 16세기

ⓒ 조선초기(세조)

ⓔ 조선후기(고종)

16 ③

① 1791년 금난전권의 폐지는 육의전을 제외한 조치였다.

② 사상(개성의 송상, 동래의 내상 등)의 성장으로 장시가 발달하여 상설시장화되어 갔다.

④ 대동법 실시에 따라 공인이 등장하면서 관아의 물품 납부와 도고의 성장을 촉진하였다.

17 ①

동학사상…서학에 반대하여 일어난 민중을 위한 종교로서 민족적·민중적인 성격을 지니고 있다. 1894년 동학 농민운동은 동학의 포접 조직을 이용하여 일어난 대규모 농민운동이며, 봉건적 지배체제의 타파와 외세배격을 내세웠다.

18 ③

제시된 도표는 대한민국 임시정부의 조직도이다.

①②④ 대한민국 임시정부에 대한 설명이다.

③ 신간회에 대한 설명이다. 신간회는 전국적인 항일운동으로의 확산을 시도했다.

19 ①

제시문은 박정희가 제정한 유신 헌법이다. 유신 헌법은 통일 주체 국민회의에서 대통령을 선출하도록 하였고, 대통령의 임기를 6년으로 늘렸으며 중임 제한 조항을 없앴다.

① 유신 헌법에서 국민의 기본권마저 제한할 수 있는 긴급 조치권을 부여하였다.

②④ 이승만 정부 때의 일이다.

③ 전두환 정부 때의 일이다.

20 ②

동도서기론(東道西器論) … 전통적인 정신문화(東道)를 유지하면서 부국강병의 한 수단으로 서양의 과학기술(西器)을 수용하자는 주장으로, 이는 중국의 중체서용(中體西用)과 같은 성격의 논리이다. 그러나 동도서기론은 서양과학기술의 배경을 이루는 합리주의 및 과학정신의 전통을 이해하지 못했다는 점에서 한계를 갖고 있다.

①③④ 반침략 · 반외세적 자주운동인 위정척사운동에 대한 설명이다.

제4과목	간호관리								
1	2	3	4	5	6	7	8	9	10
③	③	③	②	④	④	②	④	②	④
11	12	13	14	15	16	17	18	19	20
③	②	②	④	④	③	②	③	③	①

1 ③

간호지휘기능

㉠ 미래에 대한 비전을 제시하고 행동모델이 된다.

㉡ 업적을 격려하고 권한을 부여한다.

㉢ 직원에게 동기를 부여하고 갈등을 해결한다.

2 ③

간호관리 체계모형

㉠ 투입 : 자료, 인력, 기구, 공급품 등

㉡ 과정 : 기획, 조직, 인사, 지휘, 통제 등

㉢ 산출 : 환자간호, 인력개발, 연구 등

3 ③

공정성이론에 따르면 비교대상과 보상/투입의 비율이 일치하는 경우 만족하여 행동유발하지 않지만 일치하지 않으면 동기(행동)가 부여된다.

4 ②

행정관리론의 특성

㉠ 연역적인 방법론을 사용한다.

㉡ 조직을 하나의 전체로 본다.

㉢ 생산성에 큰 역점을 두지 않는다.

㉣ 관리활동을 계획, 조직, 통제로 본다.

㉤ 주요 원리로 계층적 개념, 조정의 원리, 명령통일의 원리, 통솔범위의 원리 등이 있다.

5 ④

인간관계론

㉠ 인간중심적 관리의 토대가 마련되었으며, 그 기본이념과 원리들은 조직행위론의 성립에도 크게 기여하였다.

㉡ 인간관계론은 인간의 심리적 · 사회적 측면을 밝힘으로써 사회인으로서의 인간관계적 존재인 인간을 이해하는 데 크게 공헌하였다.

6 ④

목표관리에서의 목표설정은 하향식뿐만 아니라 상향식의 방법에 의해서도 이루어진다.

7 ②

관리계층

㉠ 최고관리자(간호부장) : 조직전체의 전략목적을 달성한다(전략기획).

㉡ 중간관리자(간호감독, 임상전문간호사) : 전략목적 달성을 위한 수행계획 및 수단과 방법을 세운다(전술기획).

㉢ 하위관리자(수간호사, 팀리더, 사례관리자) : 전술기획을 구체화하려는 과정으로 실제업무를 수행한다(운영기획).

8 ④

델파이기법 … 문제의 예측 · 진단 · 결정에 있어서 의견의 일치를 볼 때까지 전문가 집단으로부터의 반응을 체계적으로 도출하여 분석 · 종합하려는 조사방법이다.

9 ②

전략기획은 조직방향의 연속성과 변화하는 환경에 알맞은 융통성을 갖게 하는 장점이 있다.

10 ④

분배적 협상에 대한 설명이다.

※ 통합적 협상(integrative negotiation) … 전체적인 자원의 효율적인 활용방법에 초점을 맞춘 협상으로 당사자들의 이해를 조화시킴으로써 보다 큰 공동이익 또는 효용을 도출해내려는 협상전략이다. 이때 어느 한 협상당사자의 이득은 반드시 다른 협상 당사자의 손해로 연결되지 않는다는 인식에 기초하고 있으며 협상 당사자 간 나누어 가질 수 있는 자원의 크기는 변동 가능함을 가정한다.

㉠ 상호이익 협상, I win – You win을 추구한다.

㉡ 갈등 당사자 집단 간 협상의 이슈가 다수이며 양 당사자들 사이에 우선순위가 서로 다른 경우 효과적이다.

㉢ 협상 후에도 장기적으로 좋은 관계를 유지할 수 있다.

11 ③

안전관리에 특히 관심을 기울여야 할 간호대상자

㉠ 시력 · 청력 장애가 있는 경우

㉡ 졸도, 심장마비 등 충격적인 급한 상황을 예측할 경우

㉢ 정신적 · 감정적인 변화로 인한 판단력이 결핍된 경우

㉣ 질병, 약물로 인한 무기력 상태

㉤ 부주의 건망증이 있는 경우

12 ②

모든 질병을 포괄하는 것은 아니고, 7개 질병군에 한한다. 7개 질병군은 제왕절개분만 · 자궁수술(산부인과), 백내장수술(안과), 맹장염수술 · 치질수술 · 탈장수술(일반외과), 편도선수술(이비인후과) 등 빈도가 높은 외과수술이 대부분이다.

13 ②

매트릭스 조직(행렬조직)

㉠ 장점
- 직원의 능력과 재능을 최대한 이용할 수 있다.
- 급격한 환경변화에 신속하게 대응할 수 있다.
- 다수의 복잡하고 상호의존적인 활동을 수행할 때 여러 활동의 조정을 촉진할 수 있다.

㉡ 단점
- 이중의 조직구조이므로 갈등의 발생소지가 크다.
- 책임에 대한 혼란을 일으킬 수 있다.
- 시간 소모적이다.
- 특수훈련을 요구한다.
- 권력균형 유지가 어렵다.

14 ④

폐쇄시스템과 개방시스템

㉠ 폐쇄시스템 : 의사와 의료시설이 밀착되어 있는 형태로 의사가 병원에 소속되어 있다. 의사를 장으로 하는 진료부가 구성되며, 의사에 대한 통제력과 조직력이 강하다(우리나라의 병원의 경우).

㉡ 개방시스템 : 의사와 의료시설이 분리되어 있는 형태로 환자수용을 위주로 하는 시설이 구비되어 있고 의사가 이 시설을 이용한다. 간호사를 장으로 하는 병동구성이 중심이 되고 있으며, 의사는 고용되지 않고 개업의가 시설을 이용할 수 있다.

15 ④

자기 주장은 권리를 실현하기 위한 수단이지 권력을 행사하는 것이라고 볼 수 없다.

16 ③

특성이론의 한계점

㉠ 리더의 특성이 점차 증가되어 연구가 복잡해지고 어려워진다.

㉡ 리더의 특성이 처한 상황에 따라 그 효과가 다르게 나타난다.

㉢ 상황적 요인이 리더십에 영향을 주므로 특성에 관한 연구는 전체과정을 이해하는 데 크게 도움이 되지 못한다.

㉣ 정확한 판단이 어렵기 때문에 성공적인 리더와 그렇지 않은 리더의 구분이 불분명해진다.

17 ②

인간적 기술에 대한 설명이다.

※ 개념적 기술 … 조직을 전체적으로 보고 각 부분이 상호 어떤 의존관계를 유지하고 있는가를 통찰할 수 있는 능력을 말한다.

18 ③

기록 후 서명하지 않을 경우 15일의 자격정지를 받게 된다.

19 ③

윤리강령이 모든 상황에 대한 구체적인 지시를 하는 데는 한계가 있다. 즉, 뛰어난 간호실천을 위해서는 윤리강령을 넘어서서 주관적인 판단을 해야 하는 경우가 있기 때문이다.

20 ①

행정형벌의 위법행위

㉠ 무자격자의 진단서 교부금지〈「의료법」 제17조〉

㉡ 무면허 의료행위금지〈「의료법」 제27조〉

㉢ 정보누설금지〈「의료법」 제19조〉

1	2	3	4	5	6	7	8	9	10
④	②	④	④	④	③	④	③	①	④
11	12	13	14	15	16	17	18	19	20
①	④	②	④	②	③	②	①	①	④

1 ④

지역사회의 궁극적인 목표는 지역사회의 적정기능 수준의 향상이고, 이러한 수준의 향상에 영향을 주는 요소는 보건전달 의료체계, 사회·경제 및 정치적인 요소, 습관적 요소 등이다.

2 ②

PRECEDE – PROCEED 모형 4단계(교육적 및 조직적 진단)
- ㉠ 소인(성향)요인 : 행위에 대한 동기부여를 제공하는 요인으로 지식, 태도, 신념, 자기효능감 등이 포함
- ㉡ 촉진요인 : 소인을 가능케 하는 요인으로 개인이 가지고 있는 기술과 자원이 해당
- ㉢ 강화요인 : 행위를 계속유지하거나 감소시키는 요인으로 친구, 가족 등의 지지체계와 칭찬, 상벌 등이 포함

3 ④

뉴만 체계이론의 보호선
- ㉠ 저항선 : 가장 기본구조에 가까이 있어 이를 보호한다.
- ㉡ 정상 방어선 : 개인의 안녕상태나 적응상태를 유지하게 만든다.
- ㉢ 유연 방어선 : 가장 바깥에 위치하고 외부세계로부터 체계를 1차적으로 보호하는 쿠션역할을 한다.

4 ④

산업사회로 발전함에 따라 급성감염성 질환에서 만성퇴행성 질환으로 상병 양상이 변화되었다.

5 ④

가족건강의 개념
- ㉠ 가족 구성원들 사이의 상호작용을 촉진한다.
- ㉡ 가족 구성원들은 개인 구성원의 발전을 촉진시킨다.
- ㉢ 시간이 경과함에 따라 역할관계는 효과적으로 조직화되어 있다.
- ㉣ 가족 구성원들은 발생하는 문제에 대해 능동적으로 대처한다.
- ㉤ 각 가족마다 건강한 가정환경과 생활양식을 소유한다.
- ㉥ 지역사회와 규칙적인 연계를 가진다.

6 ③

- ㉢ 모자보건법은 1973년 공포되었다.
- ※ 우리나라 모자보건사업의 역사
  - ㉠ 1923년 : 선교사인 로선복과 한신광의 어머니 교실, 산전 진찰, 두유 급식소 등이 모자보건의 시작이라 할 수 있다.
  - ㉡ 1960년대 : 경제개발 5개년계획과 가족계획사업으로 모자보건사업이 활발하지 못했다.
  - ㉢ 1979년 : 정부와 세계은행 간의 인구차관사업이 체결되었다.
  - ㉣ 1989년 : 의료보험의 확대 실시로 산전, 분만, 산후 관리가 병·의원에서 주로 이루어짐에 따라 보건소, 모자보건센터에서의 모자보건사업의 변화가 요구되었다.

7 ④

장애등급판정은 장애를 진단하는 의료기관의 장애 유형별 소관 전문의가 장애인복지법령 및 장애등급판정 기준에 의거하여 결정한다.

8 ③

변화촉진자의 역할
- ㉠ 변화 대상체계의 문제를 진단한다.
- ㉡ 변화대상자의 동기와 능력을 알아낸다.
- ㉢ 변화촉진자 자신의 동기와 자원을 평가한다.
- ㉣ 변화목적을 선정한다.
- ㉤ 변화방법을 선정한다.

ⓗ 변화촉진자와 대상자와의 관계를 확립한다.
ⓘ 실제 변화를 추진한다.

9 ①
인수공통감염병의 통보〈「감염병의 예방 및 관리에 관한 법률」제14조 제1항〉 … 가축전염병예방법 제11조 제1항 제2호에 따라 신고를 받은 국립가축방역기관장, 신고대 상 가축의 소재지를 관할하는 시장·군수·구청장 또는 시·도 가축방역기관의 장은 같은 법에 따른 가축전염 병 중 다음 어느 하나에 해당하는 감염병의 경우에는 즉시 질병관리청장에게 통보하여야 한다.
㉠ 탄저
㉡ 고병원성조류인플루엔자
㉢ 광견병
㉣ 그 밖에 대통령령으로 정하는 인수공통감염병

10 ④
가족이 지역사회 간호사업의 기본단위로 이용되는 이유
㉠ 가족은 가장 자연적·기본적·사회적·경제적 기본 단위이다.
㉡ 가족은 가족집단의 문제를 함께 해결하는 문제해결활동 의 단위이다.
㉢ 가족의 건강문제는 상호 탄력적·협력적이다.
㉣ 가족은 가족 구성원의 개인 건강관리에 영향을 미치 는 가장 중요한 환경이다.
㉤ 가족은 가족 건강행동형태를 결정한다.
㉥ 가족은 지역사회 간호사업을 수행하는 데 있어서 효 과적이고 유용한 매개체이다.

11 ①
우리나라 보건행정체계는 다양한 기관에 의해서 주도되 고 관장되고 있는 다원화 체계로 공공보건의료가 취약 하다는 특징이 있다.

12 ④
전략환경영향평가의 대상〈「환경영향평가법」제9조〉
㉠ 도시의 개발
㉡ 산업입지 및 산업단지 조성
㉢ 에너지 개발
㉣ 항만의 건설
㉤ 도로의 건설
㉥ 수자원의 개발
㉦ 철도(도시철도를 포함)의 건설
㉧ 공항의 건설
㉨ 하천의 이용 및 개발
㉩ 개간 및 공유수면의 매립
㉪ 관광단지의 개발
㉫ 산지의 개발
㉬ 특정지역의 개발
㉭ 체육시설의 설치
㉮ 폐기물처리시설의 설치
㉯ 국방·군사시설의 설치
㉰ 토석·모래·자갈·광물 등의 채취
㉱ 환경에 영향을 미치는 시설로서 대통령령으로 정하 는 시설의 설치

13 ②
부영양화 현상
㉠ 하천이나 호수에 유기물이나 질소, 인 등 영양염류 가 과잉으로 식물성 플랑크톤이나 조류의 이상번식 및 그 사멸된 잔해 등으로 일어난다.
㉡ 물의 투명도가 저하되고 물이 부패하게 된다

14 ④
① 봉급제는 진료의 형식화 및 관료화, 낮은 생산성을 유발할 수 있다는 단점이 있다.
② 포괄수가제는 의료행위의 자율성을 감소시키며 신규 의학기술에는 적용하기 어렵다.
③ 인두제는 의료인 수입의 평준화를 유도하며 고도의 전문의에게는 적용이 곤란하다.

15 ②

각종 용어정리
- ⊙ 잠복기 : 병원체가 숙주에 침입하여 숙주로부터 병원체 감염량의 분비로 숙주에 감염증상이 나타나기 전까지를 의미한다.
- ⓒ 이환기 : 숙주가 현성 감염이든, 불현성 감염이든 감염되어 있는 기간을 의미한다.
- ⓒ 자연사 : 질병이 발생하여 어떤 조치를 취하지 않고 질병이 경과하는 과정과 결과까지의 과정을 의미한다.
- ⓐ 불현성감염 : 증상·증후가 없는 감염상태를 의미한다.

16 ③

예방접종
- ⊙ 장티푸스 같은 세균감염성 질환은 예방접종으로 조절되지 않는다.
- ⓒ 예방접종은 독력이 큰 감염병의 예방을 위해 필요한 것이다.

17 ②

보건지표
- ⊙ 발생률(incidence rate) : 일정기간 동안 한 인구집단 내에서 어떤 질병이 새로 발생한 환자의 수를 뜻한다.
- ⓒ 유병률(prevalence rate) : 일정기간 동안 한 인구 집단 내에서 어떤 질병에 걸려있는 환자의 수를 뜻한다. 또한 유병률(P) = 발생률(I) × 이환기간(D)으로 나타낼 수 있다.
- ⓒ 이환률(morbidity rate) : 유병률과 발생률을 포함하여 질병의 발생 및 유병상태와 관련된 지수를 총칭한다.

18 ①

인구이행론
- ⊙ 제1기(고잠재적 성장단계) : 다산다사로 아직 공업화가 되지 못한 상태에서 정치적 불안, 빈곤상태가 해결되지 않으면 높은 사망률이 발생하여 실질적 인구증가가 되지 않을 수 있다는 견해가 있다. 현재 세계인구의 $\frac{1}{5}$이 이 시기에 속한다.

- ⓒ 제2기(과도기적 성장단계) : 다산소사로 공업화에 도달하여 높은 출생률과 낮은 사망률이 특징이며 높은 자연증가율이 문제되는 시기이다. 현재 세계인구의 $\frac{3}{5}$이 이 시기에 속한다.
- ⓒ 제3기(인구감소의 시작단계) : 소산소사로 인구의 급속한 증가를 거친 이후에 나타나며 이때는 출생률이 대단히 낮은 수준에 머물러 점진적 인구감소가 예견된다. 현재 세계인구의 $\frac{1}{5}$이 이 시기에 속한다.

19 ①

- ② BCG 예방접종의 부작용으로는 국소 부종, 국소 궤양, 국한성 화농성 임파절염(0.1~0.5%) 등이 있다.
- ③ 홍역은 자연능동면역(Natural active immunity)으로 다른 예방접종을 받을 수 있다.
- ④ 예방접종 당일엔 심한운동을 피하고 안정을 취하며, 감기에 걸리기 쉬우므로 목욕이나 샤워는 3일 이상 삼가도록 한다.

20 ④

우리나라의 노인문제
- ⊙ 심리적·사회적 측면의 만성적인 건강문제
- ⓒ 건강문제로 인한 활동의 제한
- ⓒ 사회·심리적 고립현상
- ⓐ 노인의 소득감소와 경제적 의존 등

제1과목	국어								
1	2	3	4	5	6	7	8	9	10
①	④	③	①	①	①	②	①	③	②
11	12	13	14	15	16	17	18	19	20
③	①	③	④	④	③	②	③	④	②

1 ①

② 어젯밤에 이야기를 한 것인지, 어젯밤의 이야기를 한 것인지 모호하다.

③ '공부를 잘하는'의 주체가 철수만인지, 철수와 영희 둘 다인지 의미가 모호하다.

④ '소리치며 가는' 소희인지, '나는 소리치며, 가는 영희를 따라가는'의 의미인지 모호하다.

2 ④

김유정의 「동백꽃」… 산골 남녀의 순박한 사랑을 묘사한 소설이다. 이 소설은 허구의 인물인 '나'가 서술자로서, '나'의 내면심리 묘사가 용이한 장점을 가지며, 서술자와 주인공 사이의 거리감이 가장 가까운 반면, 독자의 입장에서는 서술자의 이야기를 경청하는 형식을 취하므로 거리감이 멀게 느껴지는 1인칭 주인공 시점으로 쓰여졌다.

3 ③

① 입추의 여지가 없다 : 빈틈이 없다, 발 들여 놓을 틈도 없다.

② 쇠털같이 많은 날 : 수효가 셀 수 없이 많음을 이른다.

③ 물 건너온 범 : 한풀 꺾인 사람을 비유적으로 이르는 말이다.

④ 떼어 놓은 당상 : 변할 턱도 없고, 다른 곳으로 갈 리도 없다는 의미로 그렇게 될 것이니 조금도 염려하지 말라는 의미이다.

4 ①

「용비어천가」

㉠ 형식 : 2절 4구체

㉡ 구성

• 제1장 ~ 제2장 : 서사(序詞) → 개국송(開國頌)

• 제3장 ~ 제109장 : 본사(本詞) → 사적찬(事蹟讚)

• 제110장 ~ 제125장 : 결사(結詞) → 계왕훈(戒王訓)

㉢ 악장으로 불리어진 부분

• 여민락 : 제1 ~ 4장, 제125장의 한역가사에 곡을 붙인 것

• 치화평 : 제1 ~ 16장, 제125장의 국문가사에 곡을 붙인 것

• 취풍형 : 제1 ~ 8장, 제125장의 국문가사에 곡을 붙인 것

① 제시된 글은 용비어천가 중 제2장으로 개국송에 속하며, 전 125장 중 가장 문학성이 뛰어난 백미 부분으로 순수국어를 사용한 고도의 상징시이다.

5 ①

근묵자흑(近墨者黑) : 유익한 친구와 해로운 친구를 구별하여 사귈 것을 밝힌 글로 사람들은 친구의 영향을 많이 받으므로 어떤 친구를 사귀느냐 하는 것이 중요하다.

② 관포지교(管鮑之交)

③ 금란지교(金蘭之交)

④ 교각살우(矯角殺牛)

6 ①

(나)는 교육의 필요성과 오륜의 중요성을 중심내용으로 하고 있다.

7 ②

녈구름(지나가는 구름, 간신을 뜻함)이 해(임금의 지혜와 총명을 뜻함)를 가리지나 않을까 걱정하는 부분으로 연군지정·우국지정이 나타나 있다.

② 구름이 떠다니면서 밝은 햇빛을 덮는다고 안타까워하고 있다.

8 ①

주어진 작품 「삼포가는 길」은 농촌의 해체와 산업화가 활발했던 1970년대의 시대상이 드러나는 작품이다. '도자, 방둑, 트럭'은 고향이 산업화되어 공사를 벌이고 있음을 표현하고 있고 '하늘'은 이와 대비되는 자연(고향)을 상징하는 표현이다.

9 ③

제시된 글은 온고지신(溫故知新)의 정신을 강조하고 있으며, 조상에 대한 추모와 공경과는 무관하다

10 ②

김만중의 「서포만필」… 국어로 쓰여진 작품의 중요성을 강조하고 송강 정철의 작품 「관동별곡」, 「사미인곡」, 「속미인곡」을 극찬했다.

11 ③

① 보내준→보내 주신
② 가지→가시지
④ 바랍니다→바라옵니다

12 ①

툽툽하게 : 꾸밈없고 자연스럽게

13 ③

제시된 문장은 피동 표현이 남용된 것으로, '읽혀지는'을 '읽히는'으로 고쳐야 한다.
① 계시지→있으시지 : 높임법이 잘못된 문장이다.
② 아프니까→아파서 : 어미의 사용이 잘못되었다.
③ 도착됩니다→도착합니다 : 피동 표현이 남용된 경우이다.
④ 소개시켜→소개해 : 사동 표현이 남용된 경우이다.

14 ④

① 순이가 어제 모자를 샀다 – 목적어 생략
② 우리 민족이 이상을 추구한다 – 목적어 생략
③ 피카소가 그림을 그린다 – 목적어 생략
④ 아무도 강의실에 없다 – 부사어 생략

15 ④

제시된 글은 위협에 호소하는 오류, 즉 감정에 호소하는 오류에 해당한다.

16 ③

㈎ 현진건의 「운수 좋은 날」
㈏ 전영택의 「화수분」
㈐ 이효석의 「메밀꽃 필 무렵」
㈑ 김동인의 「광화사」
③ 이효석의 「메밀꽃 필 무렵」은 시적인 문체와 참신한 표현을 사용하여 낭만적인 분위기와 서정성이 가장 뛰어난 소설로 평가받고 있다.

17 ②

창조 … 1910년대 이광수의 관념적 계몽주의를 반대하고 순수문학을 추구, 사실주의 문학을 지향한 최초의 순문예동인지이다. 언문일치체 문장을 완성하는 등 근대문학의 개척에 이바지하였고 최초의 근대 시인 주요한의 「불놀이」, 사실주의 소설인 김동인의 「약한 자의 슬픔」 등을 게재하였다. 주요 작가로는 김동인, 주요한, 전영택 등이 있다.

18 ③

① 마음과 마음이 서로 말없이 통한다는 뜻이다.
② 불가능한 일을 이루려 함을 나타내는 말이다.
③ 사물의 긴요한 곳에 손을 대어 전체를 완성시키는 것을 뜻한다.
④ 처지를 바꾸어 생각해 본다는 뜻이다.

19 ④

겹받침 'ㄺ, ㄻ, ㄿ'은 어말 또는 자음 앞에서 각각 [ㄱ,
ㅁ, ㅂ]으로 발음한다.

읊고 → [읍꼬]

20 ②

① 대등적으로 이어진 문장(겹문장)

② 영희는(주어) 사회의(관형어) 일원으로(부사어)
   훌륭히(부사어) 생활하고 있다(서술어).

③ 부사절(소리도 없이)을 안은 문장(겹문장)

④ 종속적으로 이어진 문장(겹문장)

제2과목	영어								
1	2	3	4	5	6	7	8	9	10
②	④	②	③	④	①	④	②	①	④
11	12	13	14	15	16	17	18	19	20
③	②	③	③	②	③	①	②	①	②

1 ②

incessant 계속되는   unbearable 참을 수 없는
constant 지속되는 loud 시끄러운
bizarre 이상한, 괴상한

「편안하게 낮잠을 자려하는데, 외부에서 들려오는 <u>계속된</u> 소
음이 나를 괴롭히기 시작했다.」

2 ④

conventional 전통적인, 관습적인, 관례적인, 형식적인,
종래의

① 어리석은

② 친절한, 상냥한

③ 경험이 없는, 미숙한

④ 보통의, 통상의, 일상적인

「식탁에 숙녀를 먼저 앉게 하는 것은 <u>관례적인</u> 일이다.」

3 ②

persuasive 설득력 있는   examine 조사하다, 검토하다
illogical 터무니없는, 비논리적인
hold water (어떤 이유나 설명이) 논리적이다

① 편을 들다

② 이치에 맞다

③ 상황이나 기분을 개선하다

④ ~에게 싸움을 걸다

「데이비드는 매우 설득력 있는 연설가이지만 당신이 그의 주
장을 조사할 때, 그것들 중의 대부분은 비논리적이다. 그것
들은 그저 <u>이치에 맞지</u> 않는다.」

【4 ~ 5】

「나는 영어말하기대회를 준비해 왔습니다. 하루도 빠짐없이 나는 거울 앞에서 연습을 했지요. 이번 달 말에 대회가 있는데 빨리 끝나면 좋겠습니다. 나는 말하기 연습을 얼마나 많이 했는지 그것에 관해 꿈을 꾸기도 했지요. 학교일로 너무 바쁘지 않다면 저에게 편지 주시기 바랍니다.」

4 ③

두 개의 문장이 연결되었으므로 접속사가 필요하며, 두 문장의 의미상 결과의 접속사가 필요하기 때문에 so ~ that S + V "너무나 ~해서 그 결과 S + V 하다" 구문이 적절하다.

5 ④

"연락하며 지내자" 라고 할 때는 "Keep in touch with me"라고 한다.
"편지나 이메일로 연락 달라"고 할 때는 "Drop me a line"이다.
그러므로 ④ write a letter to me가 적절한 정답이다.

6 ①

본문은 와인즈버그 근교의 한 지역을 그림 그리듯 묘사하고 있다.
① 묘사적 ② 교훈적 ③ 비평적 ④ 비극적

「길고 뜨거운 여름이 오기 전 비가 지나가는 봄날에 와인즈버그의 근교는 아름답다. 탁 트인 들판 한복판에 작은 도시가 자리잡고 있지만, 들판 너머에는 상쾌한 숲이 있다. 나무가 우거진 지역에는 연인들이 일요일 오후에 와서 앉는 작고 조용한 장소들이 많이 있다. 그들은 나무들 사이로 들판을 가로질러 농부들이 헛간에서 일하는 모습이나 차를 몰고 도로를 오가는 사람들을 본다. 그 도시에서는 종이 울리고 이따금 기차가 지나가는데, 멀리서 보면 마치 장난감 같은 것으로 보인다.」

7 ④

throw away 내버리다, 낭비하다 **dump** 쓰레기더미
unwanted 불필요한, 쓸모없는 **recycle** 재생하다

「미국에서는 매년 1,000만대의 컴퓨터가 버려지고 있다. 대부분의 쓸모없는 컴퓨터들은 쓰레기장으로 보내지기 때문에 문제를 야기시켜 왔다. 컴퓨터업계와 정부는 그 문제를 해결할 방법을 찾고 있다. 그들은 컴퓨터를 만드는 방법에 변화가 있어야 한다는 결론에 도달했다. 그것들(컴퓨터들)은 부품이 재활용될 수 있게 만들어져야 한다.」

8 ②

at times 때때로
at one time (과거의) 한때는, 일찍이, 동시에
on time 정각에, 정시에, 시간을 어기지 않고
in time 제 시간에, 때를 맞춰, 늦지 않게, 머지않아, 조만간

「① 그는 자기 아버지가 죽어가고 있다는 말을 듣고 바로 병원으로 갔다. 그래서 그는 간신히 늦지 않게 도착했다.
② 일찍이 런던의 거리는 가스로 불이 밝혀졌었다. 하지만 그것은 적어도 100년 전의 일이었다.
③ 그녀는 대체로 영국에서 매우 행복하긴 했지만, 그래도 물론 가끔씩은 한국을 그리워했다.
④ 기차는 매우 시간을 잘 지키며, 항상 정각에 출발한다.」

9 ①

presence 존재 **calm** 가라앉히다, 진정시키다
blood pressure 혈압 **level** 수준, 정도
take care of ~을 돌보다, 보살피다
stay away from ~에서 떨어져 있다 **drug** 마약, 약물
and so on 기타 등등 **sociable** 사교적인

「최근의 한 연구에 따르면 외롭게 살아가는 것을 좋아하는 남자들과 여자들은 부유한 가정 출신일지라도 친구가 많은 사람들보다 일찍 죽을 가능성이 높다고 한다. 실제로 단지 또 다른 사람의 존재 또는 접촉이 우리를 안정시킬 수 있다. 그것은 우리의 혈압과 심장박동률을 낮은 수준에서 유지시킬 수 있다. 또한 다른 사람들과 이야기를 함으로써 우리는 제대로 먹고 운동하며 마약을 멀리 하는 것 등과 같은 스스로를 돌보는 법을 배울 수 있다.」
[우리는 사교적인 사람은 건강한 사람이라고 말할 수 있다.]

10 ④

'we are allergic to the 20th century'와 'we cannot live with modern furnishings ~'에 주의한다.

「그들은 끝없는 악몽의 외로운 희생자들이다. – 그들은 일상생활용품에 노출되는 것만으로도 죽을 수 있는 사람들이다. "우리의 문제는 우리가 20세기에 알레르기를 가지고 있다는 겁니다."라고 에이비드 웹은 말한다.

"약 20명의 티s가 깨끗한 공기와 물이 있다고 알려진 북부 캘리포니아의 외딴 시골지역인 사스타산의 작은 마을에 피난처를 구했습니다."

"우리는 현대가구, 향수, 샴푸, 합성물질이나 인간이 만든 거의 모든 것들과 함께 살 수가 없습니다."라고 웹은 말했다.」

11 ③

brain freeze 브레인 프리즈(찬 음식을 먹으면 일시적으로 머리가 짜르르 아픈 현상) trigger 유발하다
blood vessel 혈관 constrict 수축하다 last 지속하다
overheated 지나치게 더운
The pain typically lasts from a few seconds to a minute or two.(그 고통은 몇 초에서 1~2분까지 지속된다.)의 내용으로 보아 ③이 일치하지 않는다는 것을 알 수 있다.

「"아이스크림 두통" 또는 "브레인 프리즈"를 유발시키는 원인에 대해 잘 알려져 있지는 않다. 과학자들은 이러한 유형의 통증이 입천장을 자극하는 차가운 음식이나 음료에 의해 유발된다고 알고 있지만, 무엇이 고통을 유발시키는지는 모른다. 하나의 이론에 따르면 혈관이 추위로부터 수축되기 때문이라고 한다. 과학자들은 너무 찬 것을 마시고 25~60초 사이 고통이 극에 도달하고 이마의 온도는 2도만큼 하락한다는 것을 안다. 그 고통은 몇 초에서 1~2분까지 지속된다. 이러한 유형의 두통은 언제든지 발생할 수 있지만 아주 무더운 날씨나, 사람의 체온이 높을 때 자주 발생한다. 더운 날씨에 아이스크림은 잘 어울리는 것처럼 보이나, 그것은 대부분의 아이스크림 두통이 여름에 발생하는 원인이 될 수도 있다.」

12 ②

「여러 가지 직업 중 하나에 종사하면서 생활비를 벌 수 있는 것은 사실이지만 여러분이 흥미를 가지고 있는 일을 하게 되면 가장 행복할 것입니다. 학교에서 수업을 할 때 과학을 좋아하고 문학을 좋아하지 않는다면 과학에 대해 배울 때 더 많은 재미를 느끼게 됩니다. (학교공부를 통해 알 수 있듯이 모두가 다 똑같은 능력을 가지고 있는 것이 아닙니다.) 이런 점은 졸업을 해도 마찬가지일 것입니다. 기계 만지기를 좋아하고 그 기계로 할 수 있는 정밀한 일을 좋아한다면 아마도 공장에서 즐겁게 일하게 될 것입니다.」

13 ③

조건절 상당어구(주어에 조건의 뜻이 내포된 경우)로서 가정법 과거이다.

「그가 상식있는 사람이라면, 그런 어리석은 말을 하지 않았을 텐데.」

14 ③

본문은 카멜레온과 새들의 자기보호수단에 관한 내용이다. 따라서 앞문단에서는 동물들이 각자의 자기보호수단을 가지고 있음을 언급했을 것이다.

「카멜레온은 몸의 색깔을 바꿈으로써 스스로를 보호한다. 더 큰 동물이 접근하면 카멜레온은 재빨리 색깔을 바꾼다. 그러면 그것은 마치 근처의 바위나 땅처럼 보인다. 그 위장술로 그것은 다른 동물들에게서 몸을 숨긴다. 새들 역시 자신을 보호하는 특별한 방법을 가지고 있다. 그들은 날개와 깃털이 있기 때문에 날 수 있다. 이것이 땅 위의 많은 동물들로부터 그것들을 안전하게 지켜 준다.」

15 ②

take A for B A를 B로 잘못 알다
that절 이하는 'We took him for an Englishman'을 수동태로 바꾼 것이다.

16 ③

speak to ~에게 말을 걸다
hear + 목적어 + 동사원형(현재분사 · 과거분사)의 형태에서 그녀가 말을 거는 것이 아니므로 수동이다.

17 ①

do up(= repair) 수선(청소)하다

「조금만 수리한다면 이 곳은 아주 편안하고 아름다운 집이 될 텐데.」

18 ②

① order + 목적어 + to do
② tell 다음에 바로 that절이 올 수 없다.
③ order that ~ (should) 동사원형
④ tell + 목적어 + to do

19 ①

Mary's and Jane's dolls와 같이 's가 각자에게 있는 경우는 각자 소유를 의미하며 Mary의 인형과 Jane의 인형의 뜻이 되지만, Mary and Jane's doll에서와 같이 뒤에 오는 명사에만 's가 오는 경우에는 공동소유를 의미하여 Mary와 Jane이 공유하는 인형의 뜻이 된다.

20 ②

toothache 치통 cavity 충치, 움푹한 곳
extract (이빨 등을) 뽑아내다, 뽑다
cost ~의 비용이 들다
pay for ~에 대해 얼마를 지불하다, 대금을 치르다
huh (놀람·경멸·의문을 나타내는 소리) 하, 흥, 그래, 뭐라고
scary 겁 많은, 잘 놀라는, 무서운
① 진심입니까(진정입니까)?
② 걱정마세요(마음을 편하게 가져요).
③ 준비가 다 되었나요?
④ 두렵습니까?

「D : 어디, 이가 아프시다고요, 좀 봅시다. 충치가 있군요.
P : (많이) 썩었나요? 어떻게 하실 건가요?
D : 걱정마세요. 충치를 뽑아야지요.
P : 얼마나 걸리죠? 비용은 얼마나 들까요?
D : 50달러입니다. 그리고 아마도 대략 2분이면 될겁니다.
P : 겨우 2분 치료에 50달러나 내라는 말인가요?
D : 하, 겨우 2분이라고요? 좋아요. 그럼 아주 천천히 해 드리죠!」

제3과목	한국사								
1	2	3	4	5	6	7	8	9	10
③	④	④	④	③	④	③	③	②	③
11	12	13	14	15	16	17	18	19	20
③	②	③	③	③	③	④	③	②	②

1 ③

제시문은 한인애국단 단원인 이봉창의 의거(1932)에 대한 내용이다.

③ 의열단(1919년 만주에서 조직된 항일 무력독립운동 단체)은 조선 혁명 선언(1923)을 활동 지침으로 하였다.
① 한인애국단은 김구가 조직하였다.
② 한인애국단 단원 윤봉길은 홍커우 공원 의거(1932)를 일으켰다.
④ 한인애국단은 윤봉길 의거 이후 중국 국민당 정부의 지원을 이끌어내었다.
※ 한인애국단(1931) … 중국 상하이에서 대한민국 임시정부의 김구를 중심으로 결성, 일본의 주요 인물을 암살하기 위해 조직된 항일독립운동 단체

2 ④

8조법

㉠ 지배층이 정치권력의 강화와 사회질서의 유지를 목적으로 제정한 관습법으로 「한서지리지」에 3개 조목이 전해지고 있다.
㉡ 사람을 죽인 자는 사형에 처한다 → 인간생명의 존엄성
㉢ 상처를 입힌 자는 곡물로 배상한다 → 사유재산의 인정
㉣ 남의 물건을 훔친 자는 노비로 삼는다 → 노비제도 (형벌노비)

3 ④

①② 태종
③ 세조 : 직전법, 과전법 : 고려 말

4 ④

① 정당성 아래 선조성·중대성, 유교적 명칭의 6부 등은 발해의 독자성을 보여 준다.

② 발해의 미술은 부드러우면서 웅장하고 건실한 기풍을 드러낸다.

③ 주작대로는 당문화의 영향을 받은 것이고, 고구려의 영향을 받은 것은 고분, 석등, 연화무늬 기와, 온돌 등이다.

5 ③

제시된 내용들은 모두 고려초기 광종과 성종의 왕권강화와 중앙집권화를 강화하기 위해 시행된 정책들이다.

Plus✛Study 　**고려시대 정치구조의 정비**

㉠ 광종의 왕권강화 정치
- 노비안검법과 과거제도 실시
- 공복의 제정, 칭제건원, 신·구세력 교체

㉡ 성종의 유교정치사상 채택
- 6두품 계열의 유학자(새로운 정치담당자)
- 최승로의 시무28조 : 왕권의 전제화가 규제되고 행정 기능 강화 → 문벌귀족사회가 발달할 수 있는 기반 성립
- 중앙관제의 정비 : 2성 6부
- 지방관 파견 : 전국에 12목을 두고 최초로 지방관을 파견
- 국자감의 설립 : 교육제도 완비
- 사회시설의 정비 : 건원중보(철전) 주조, 의창(빈민구제기관)과 상평창(물가조절기관)의 설치

6 ④

민정문서 … 노동력과 생산자원을 보다 철저하게 파악하여 관리하기 위해 촌단위의 장적을 작성하였는데, 이것을 민정문서라 한다. 이 민정문서는 촌의 호수·인구수·우마수·토지면적, 뽕나무·잣나무·호두나무 등의 그루수와 3년마다의 변동상황을 나타내었다.

7 ③

윤회전생설의 핵심은 현세에서 쌓은 공덕의 많고 적음에 따라 죽은 후 다시 태어날 세상에서의 신분이나 지위 등이 결정된다는 것이다. 불교수용 전 신라인들의 내세관은 현세의 신분이나 지위가 저승에 가서도 그대로 이어진다는 세계관념이었기 때문에 높은 신분을 가진 자가 죽으면 거대한 무덤을 만들고 막대한 부장품을 집어 넣으면서 저승에서도 화려한 생활을 계속 누리기를 기원했다. 그러나 불교가 공인되고 불교적 내세관이 점차 확산되면서 거대한 무덤에 막대한 부장품을 넣는 관습은 사라졌다.

8 ③

① 일본 스에키토기에 직접적 영향을 미침

② 도교사상의 영향을 받음

③ 고구려 쌍영총의 구조와 벽화는 서역계통의 영향을 받음

④ 분황사탑은 대표적인 모전석탑으로 중국의 전탑(벽돌탑)이 우리나라에 들어와서 변형된 형태이다.

9 ②

불교종파의 형성시기 … 정토종(신라중대) → 선종 9산(신라하대) → 천태종(고려중기) → 조계종(고려후기)

10 ③

① 몽고 침입 때 소실

② 돌무지 덧널무덤

④ 신라말 → 고려시대

11 ③

삼한의 역사적 특수성 … 삼한은 제정이 분리된 사회로 제사장인 천군은 소도를 관장하였으며, 신지·견지 대족장이 물의 관리권을 가지고 있었다. 또한 저수지를 이용한 벼농사가 성행하였고 밭갈이에 가축을 이용하였다. 변한에서 철이 생산되어 낙랑·일본에 수출하였으며, 5월의 수릿날과 10월의 계절제가 있었다.

12 ②

제시된 자료를 통한 당시의 신라사회는 중앙 진골귀족들이 정치적으로 부패하였으며 이에 따라 중앙정부의 지방통제가 약화되었고, 세금이 제대로 중앙에 납부되지 않았음을 알 수 있다. 그리하여 중앙정부는 관리를 파견하여 조세를 독촉하니, 곳곳에서 농민이 봉기하기에 이르렀다. 이러한 농민봉기는 각지에서 호족이 자립하여 있었던 현실 위에서 나타난 것이다. 따라서 지방 호족들 사이에는 이들 농민봉기세력을 이용하여 그 세력을 확대하려는 자가 생겼으니, 그 대표적인 사람이 상주의 원종과 애노, 원주의 견훤, 그리고 양길의 부하인 궁예 등이었다.

13 ③

산미 증식 계획(1920 ~ 1934) … 일제가 조선을 일본의 식량 공급지로 만들기 위해 실시한 농업 정책이다. 이 사업은 수리 시설의 확대와 품종 교체, 화학 비료 사용 증가 등을 통해 이루어졌는데, 대부분의 지주는 다소 이익을 보기도 했지만 소작농은 소작료율과 부채 증가로 많은 고통을 겪었다. 이에 따라 자작농이 감소하고 소작농이 증가했으며, 늘어난 생산량보다 많은 양의 쌀이 일본으로 실려 나갔다.

14 ③

불교·유교·토속신앙의 의식을 유교식으로 흡수하려 하였다.

15 ③

ⓐ 고려중기
ⓑ 몽고간섭기
ⓒ 고려초기
ⓓ 무신집권기, 이규보

16 ③

ⓐ 향·소·부곡 폐지, 노비변정사업으로 양인의 증가
ⓑ 도첩제 실시는 승려의 출가를 제한
ⓒ 호패제도는 일종의 신분증으로 이러한 제도의 실시 목적은 양인 확보를 통한 국가재정 확보이다.

17 ④

제시문은 군국기무처를 바탕으로 개혁을 추진하던 1894년(고종 31) 제1차 갑오개혁 때의 개혁 정강들이다.
④ 1차 갑오개혁은 군국기무처에서 추진하였다.
① 임오군란은 1차 갑오개혁 이전 1882년 일어났다.
② 비변사는 조선 중기에 설치되었다.
③ 1차 갑오개혁 이후 을미사변과 을미개혁의 단발령에 대한 반발로 을미의병이 일어났다.

18 ③

고구려 때의 고분들로 토총이다. 봉토 내부에 굴식 돌방으로 되어 있으며, 그 내부에는 도교의 영향을 받은 사신도, 생활풍속이나 가옥의 모습, 수렵이나 전쟁모습 등의 벽화가 있다.

19 ②

대동법 … 민호에게도 토산물을 부과·징수하던 공납을 토지의 결수에 따라 미·포·전으로 납입하게 하는 제도로, 정부는 수납한 미·포·전으로 공인을 통하여 필요한 물자를 구입하여 쓰게 되었다.
① 별공·진상 등 현물공납은 존속하였다.
③ 영정법을 말하며, 대동법은 결수에 따라 1결당 12두로 징수하였다.
④ 균역법에 관한 내용이다.

20 ②

흥선대원군이 통상 수교를 거부하던 시기에 한편에서는 문호 개방을 주장하는 사람들이 나타났다. 박규수, 오경석, 유홍기 등은 통상 개화를 주장하였고, 민씨 정권이 통상 수교 거부 정책을 완화하면서 통상 개화론자들의 주장은 힘을 얻었다.

1	2	3	4	5	6	7	8	9	10
③	①	④	②	①	③	④	③	①	①
11	12	13	14	15	16	17	18	19	20
③	②	①	①	①	②	④	③	②	③

1 ③

한국 간호사의 윤리강령

㉠ 한국 간호사 윤리강령은 1972년에 제정되었으며, 간호사의 역할 확대에 따른 새로운 역할과 책임을 수용하여 변화하는 사회에 부응하는 내용을 포함시키고 대상자들의 주체적인 참여와 자율성이 강조되고 있어 이를 반영할 필요성이 커짐에 따라 1983년, 1995년, 2006년, 2013년 4차례 개정되었다.

㉡ 간호의 근본이념은 인간의 존엄과 생명의 기본권 존중이다.

㉢ 윤리강령은 도덕문제를 해결하기 위해 답을 주는 것은 아니며 최소한의 지침을 주는 것이다.

㉣ 출생으로부터 죽음에 이르는 인간의 삶에서 건강을 증진하고, 질병을 예방하며, 건강을 회복하고, 고통을 경감하는 데 간호사의 기본적인 임무가 있다.

2 ①

교육방법

㉠ 사례연구 : 특정한 개인이나 집단체에 초점을 두고 검사, 관찰, 면접 따위의 방법으로 자료를 수집하여 종합적으로 그 사례의 문제를 이해하고 해결하려는 연구방법이다.

㉡ 역할모델법 : 실제 상황에서 효과적인 간호중재에 대한 실험을 교사가 대신하여 학습자가 기술을 배울 수 있도록 한다. 교사는 학습자의 실수를 인정하고 받아들여 학습자가 자신감을 가질 수 있도록 하며, 조직의 특정상황에 대한 바람직한 행동을 학습자에게 보여줌으로써 행동변화를 유도한다.

㉢ 프리셉터십 제도 : 간호사들이 학습자에게 직접 간호교육을 하는 것을 일컫는다.

3 ④

①②③ 관리자에 대한 설명이다.
④ 리더에 대한 설명이다.

4 ②

Elton Mayo가 주장한 인간관계론으로, 인간중심적 관리의 토대를 마련하였으며 호손연구의 결과로 비공식집단과 집단역할을 이해하게 되었다.

5 ①

기획예산제도의 절차

㉠ 계획수립 : 목표를 구체화하고, 이러한 목표달성을 위한 대안을 탐색하고 평가한다.

㉡ 사업안 작성 : 각 대안에 소요되는 자원(인력, 제도, 재정, 시설)의 윤곽을 세운다.

㉢ 전체 예산편성 : 사업에 소요되는 자원의 비용을 할당하는 데 비용은 최소화하고 편익을 최대화하도록 예산을 편성한다.

㉣ 지속적 관리통제 : 계획과 그에 따른 예산을 계속적으로 관리 및 통제한다.

6 ③

㉣ 업무의 위임은 통제활동에 해당하지 않는다.

7 ④

필요한 간호인력수요 결정에 영향을 주는 요인으로는 많은 변수가 함께 고려되며 직무분석, 간호전달체계, 간호부서의 철학 및 목적, 다양한 환자, 환경적 요인, 시설, 환자 침상수, 공급과 장비의 유효성, 다른 부서로부터의 지원, 간호요원의 수준, 예산, 근무스케줄 등이 해당한다.

8 ③

① 의료인은 각각 진료기록부, 조산기록부, 간호기록부, 그 밖의 진료에 관한 기록을 갖추어 두고 그 의료행위에 관한 사항과 의견을 상세히 기록하고 서명하여야 하며 이를 위반하는 경우 300만원 이하의 벌금에 처한다.

② 간호기록은 정확하고 틀림없어야 하며 간결하게 기입해야 하지만 관찰 결과에 대한 개인적 견해 또는 해석보다는 관찰된 내용을 사실 그대로 적어야 한다.

④ 간호기록부에는 체온·맥박·호흡·혈압에 관한 사항, 투약에 관한 사항, 섭취 및 배설물에 관한 사항, 처치와 간호에 관한 사항을 기재해야 한다.

9 ①

간호생산성
㉠ 투입 : 간호인력, 장비와 공급품, 자본 등
㉡ 과정 : 환자간호 전달체계, 리더십, 인력체계, 행정 등
㉢ 산출 : 입원일수, 간호시간, 과정, 방문, 일하려는 태도 등

10 ①

② 구조표준
③ 과정표준
④ 일반적인 간호표준

11 ③

자금사용의 우선순위를 결정하기 위한 도구로 '가이드라인' 또는 '결정 기준틀'을 이용하기에 관리자가 우선순위를 정할 수 있다.

Plus✚ Study 영기준예산(Zero-base budget)

예산을 편성·결정함에 있어서 전 회계연도의 예산에 구애됨이 없이 조직체의 모든 사업과 활동에 대해 영기준을 적용해서 각각의 효율성과 효과성 및 중요성을 체계적으로 분석하고 그에 따라 우선순위가 높은 사업활동을 선택하여 실행예산을 결정하는 예산제도이다.

㉠ 장점
• 대안적인 방법들에 대한 상세한 원가분석과 산출을 통해 관리자로 하여금 재무능력을 발전시키고 자원보존에 대한 개인적인 책임을 받아들이도록 고무한다.
• 노력의 이중성, 다른 부서와의 협동부족 등을 알 수 있고 정규기관과의 계약조건에 의해 부과되는 비용의 증가를 확인 할 수 있다.
• 지출비용의 감축이 필요할 때 한 서비스 프로그램을 전부 망치지 않고 재빨리 보다 낮은 단계로 이동할 수 있다.

㉡ 단점
• 전통적인 방법에 비하여 새로운 접근방법이므로 새로운 지식과 기술을 배우는 데 투자해야 한다.
• 부가적인 관리들이 예산과정에 관여할 때 의사소통의 문제가 증대된다.
• 프로그램활동의 여러 단계에 대한 원가이익률을 계산할 비용분석기술에 능숙한 경영관리자가 없다.

12 ②

권한의 위임은 상부에서 하부로 연쇄적으로 이루어지는 것이며, 위임을 두 명의 상사가 함께 하는 것은 비효과적이다.

13 ①

병원은 지역사회, 의료인력, 정책 등 그 환경과 동태적으로 상호 작용하는 인위적인 사회조직이며, 가장 다양하고 복잡한 전문인력으로 구성된 노동집약적 조직체이다.

14 ①

일차간호방법 … 환자를 담당하는 간호사가 정해지면 그 간호사가 환자의 모든 간호를 책임지는 방법으로, 전인간호가 확실하게 이루어질 수 있는 가장 좋은 방법이다.

15 ①

직무명세서 … 직무의 특성은 직무기술서에 기술되고, 직무수행에 필요한 인적요건은 직무명세서에 기술한다.

16 ②

집단의 성숙도가 높을수록 참여중심적이 된다.

17 ④

소급평가

ㄱ 개념 : 환자가 간호를 모두 받은 이후에 평가를 하므로 수행된 간호에서 어떤 결점을 발견하여 발견된 결점을 다음 간호계획이나 교육, 행정의 변화를 통해 시정하게 함으로써 간호의 질을 높이려는 것이다.

ㄴ 방법 : 퇴원환자기록감사, 환자면담, 간호직원 집담회, 환자설문지법

ㄷ 단점 : 환자가 간호를 받은 후에 평가하는 것으로 해당 환자에게는 수정의 여지가 없다.

18 ③

간호사의 주의의무

ㄱ 유해한 결과가 발생되지 않도록 집중할 의무로서, 이를 게을리하여 타인의 생명이나 건강에 해를 초래할 경우 민사 · 형사상 책임추궁의 핵심이 된다.

ㄴ 결과예견의무와 결과회피의무로 구성된다.

19 ②

① 후광효과(halo effect) : 현혹효과라고도 하며, 피고과자의 긍정적 인상에 기초하여 평가시 어느 특정 요소의 우수함이 다른 평가요소에서도 높이 평가받는 경향을 말한다.

② 혼효과(horn effect) : 사물을 평가할 때 범하기 쉬운 오류로 대상의 나쁜 점이 눈에 띄면 그것을 그 대상의 전부로 인식하는 현상을 말한다.

③ 논리적 오류(logical errors) : 고과요소 간의 관련성을 논리적으로 판단하여 관련이 있다고 생각되는 고과요소에는 동일한 평가를 하거나 유사한 평가를 하는 경향을 말한다.

④ 개인적 편견에 의한 오류(personal bias errors) : 평가요소와 관계없이 인종, 성별, 출신지역, 출신학교 등에 대한 평가자의 개인적 편견이 평가에 영향을 미치는 경향을 말한다.

20 ③

간호사들이 환자들과의 개인적인 관계를 통한 인간적인 건강관리에 강한 전통을 가진 반면, 새로운 과학기술은 간호사에게 보다 세련된 의학적 기술을 습득하고 기본적인 병상간호에 적은 시간을 할애하도록 유도한다.

1	2	3	4	5	6	7	8	9	10
①	④	②	③	②	④	③	①	③	①
11	12	13	14	15	16	17	18	19	20
④	②	②	②	①	③	③	③	①	③

1 ①

예방접종과 질병의 조기발견, 질병의 치료 등은 질병예방법에 속한다.

2 ④

1차 보건관리(PHC)
㉠ 기본원칙
• 지역사회의 참여가 있어야 한다.
• 적절한 기술이 있어야 한다.
• 다각적으로 접근해야 한다.
• 균형적으로 분배가 이루어져야 한다.
㉡ 특징
• 계속성을 가진다.
• 의료전달체계와 처음 접촉한다.
• 상급의료기관에 후송한다.
• 지역사회에서 보편적인 질환을 관리한다.

3 ②

평가계획
㉠ 평가는 사업이 진행되는 중간과 사업이 끝났을 때 등 수시로 시행된다.
㉡ 평가도구는 사업이 시작하기 전에 마련되어야 한다.
㉢ 높은 타당도와 신뢰도가 있어야 한다.
㉣ 평가계획에 지역사회주민의 참여가 있어야 한다.

4 ③

보건교사 : 대학 전문대학의 간호학과를 졸업한 자로, 재학 중 소정의 교직과목을 이수하여야 하고, 국·공립학교의 보건교사가 되려면 임용시험을 통과해야 한다.

5 ②

사업진행에 대한 평가
㉠ 계획단계에서 마련된 수단 및 방법을 통해 집행계획을 수립한 것을 기준으로 하여 내용 및 일정에 맞도록 수행되었는지 혹은 되고 있는지를 파악하는 것이다.
㉡ 분석한 결과 그 원인을 제거하거나 혹은 변형할 수 있는 것인지 우선 살펴본다. 만약 수정이 불가능하다면 관련된 수단이나 방법을 변형해야 하는지, 일정표를 조정해야만 하는지 등의 계획변경 여부를 평가해야 한다.

6 ④

보건교육의 실시에서 가장 먼저 해야할 일은 지역사회 주민들의 교육요구 사정을 하는 것이다.

7 ③

휴업급여 … 휴업급여는 업무상 사유로 부상을 당하거나 질병에 걸린 근로자에게 요양으로 취업하지 못한 기간에 대하여 지급하되, 1일당 지급액은 평균임금의 100분의 70에 상당하는 금액으로 한다. 다만, 취업하지 못한 기간이 3일 이내이면 지급하지 아니한다〈「산업재해보상보험법」 제52조〉.

8 ①

간호사는 직접조사 혹은 기존자료를 통해 지역사회의 문제점을 파악하며, 업무로는 임산부 산전·후관리, 방문 및 상담, 모성사망률, 영유아사망률 연구 등이 있다.

9 ③

보건실의 설치기준〈「학교보건법」 시행령 제2조〉
㉠ 위치 : 학생 및 교직원의 응급처치 등이 신속히 이루어질 수 있도록 이용하기 쉽고 통풍과 채광이 잘 되는 장소일 것
㉡ 면적 : 66제곱미터 이상(다만, 교육부장관 또는 교육감은 학생 수 등을 고려하여 학생과 교직원의 건강관리에 지장이 없는 범위 안에서 그 면적을 완화할 수 있다)

ⓒ 보건실에는 학교보건에 필요한 다음의 시설과 기구(器具) 및 용품을 갖추어야 한다.
- 학생과 교직원의 건강관리와 응급처치 등에 필요한 시설과 기구 및 용품
- 학교환경위생 및 식품위생검사에 필요한 기구

10 ①

보건관리자의 직무〈「산업안전보건법 시행령」 제22조〉
ⓐ 산업안전보건위원회 또는 노사협의체에서 심의·의결한 업무와 안전보건관리규정 및 취업규칙에서 정한 업무
ⓑ 안전인증대상기계등과 자율안전확인대상기계등 중 보건과 관련된 보호구(保護具) 구입 시 적격품 선정에 관한 보좌 및 지도·조언
ⓒ 위험성평가에 관한 보좌 및 지도·조언
ⓓ 물질안전보건자료의 게시 또는 비치에 관한 보좌 및 지도·조언
ⓔ 산업보건의의 직무(보건관리자가 별표 6 제2호에 해당하는 사람인 경우로 한정한다)
ⓕ 해당 사업장 보건교육계획의 수립 및 보건교육 실시에 관한 보좌 및 지도·조언
ⓖ 해당 사업장의 근로자를 보호하기 위한 다음 각 목의 조치에 해당하는 의료행위(보건관리자가 별표 6 제2호 또는 제3호에 해당하는 경우로 한정한다)
- 자주 발생하는 가벼운 부상에 대한 치료
- 응급처치가 필요한 사람에 대한 처치
- 부상·질병의 악화를 방지하기 위한 처치
- 건강진단 결과 발견된 질병자의 요양 지도 및 관리
- 가목부터 라목까지의 의료행위에 따르는 의약품의 투여
ⓗ 작업장 내에서 사용되는 전체 환기장치 및 국소 배기장치 등에 관한 설비의 점검과 작업방법의 공학적 개선에 관한 보좌 및 지도·조언
ⓘ 사업장 순회점검, 지도 및 조치 건의
ⓙ 산업재해 발생의 원인 조사·분석 및 재발 방지를 위한 기술적 보좌 및 지도·조언
ⓚ 산업재해에 관한 통계의 유지·관리·분석을 위한 보좌 및 지도·조언
ⓛ 법 또는 법에 따른 명령으로 정한 보건에 관한 사항의 이행에 관한 보좌 및 지도·조언
ⓜ 업무 수행 내용의 기록·유지

ⓝ 그 밖에 보건과 관련된 작업관리 및 작업환경관리에 관한 사항으로서 고용노동부장관이 정하는 사항

11 ④

호흡기 유해물질의 관리방법
ⓐ 작업장의 청결유지와 정돈에 힘쓴다.
ⓑ 호흡용 보호구를 사용한다(공기 청정식 보호구, 공기 공급식 보호구, 자급식 산소마스크, 방진 마스크, 방독 마스크 등).
ⓒ 근로자 교육을 통해 원인을 제거하고 감소시키는 방법을 모색한다.
ⓓ 원인이 확인되면 독성이 약한 유해물질로 대체 또는 작업공정이나 환경의 개선이 필요하다.
ⓔ 유해물질 발생원을 통제한다(환기, 국소배기장치 설치 등).

12 ②

공기 중 이산화탄소가 차지하는 비율은 0.03%이고, 실내 오염지표로 위생학적 허용농도는 0.1%이다.

13 ②

용존산소(DO)
ⓐ 광합성 작용에 의해서 증가한다.
ⓑ 온도가 높을수록 감소한다.
ⓒ 염류농도가 높을수록 감소한다.
ⓓ 용존산소가 높으면 유기성 물질의 산화분해가 잘 된다.

14 ②

옹호자(대변자)
ⓐ 지역사회간호사가 대상자의 이익을 위해 행동을 취하거나 그들의 입장에 서서 의견을 제시하며 법적 근거에 따른 보건의료제도 또는 보건지식이 무지한 소비자들의 입장을 지지
ⓑ 대상자는 무슨 보건의료를 받을 권리가 있는지, 어떤 보건의료 자원이 대상자의 계속적인 간호를 가능하게 하는지, 어떤 자원에 더 쉽게 접근할 수 있는지 등에 대하여 스스로 정보를 얻는 능력이 생길 때까지 안내하고 도와주는 역할을 수행

15 ①

감염병의 발생과정

㉠ 병원소로부터 병원체 탈출 : 호흡기, 소화기, 비뇨생식기 등을 통해 탈출한다.

㉡ 전파 : 탈출한 병원체가 다른 숙주로 옮겨지는 과정이다.

㉢ 새 숙주로의 침입 : 구강, 호흡기, 소화기, 비뇨생식기, 점막, 피부 등을 통해 일어난다.

㉣ 새로운 숙주의 감수성 및 면역 : 병원체 양이 충분하고 침입구가 적합하여 숙주가 방어에 패할 경우 병원체는 숙주 내에 자리잡고 생존과 증식을 시작한다.

16 ③

매개충과 전파질병

㉠ 이 : 발진티푸스, 재귀열

㉡ 파리 : 장티푸스, 소아마비, 이질

㉢ 쥐 : 살모넬라증, 렙토스피라증

㉣ 모기 : 사상충증, 말라리아, 뎅기열, 황열, 일본뇌염

㉤ 쥐벼룩 : 녹사병, 재귀열, 발진열

㉥ 진드기 : 재귀열, 신증후출혈열

㉦ 물고기 : 간흡충증

17 ③

③ 제한된 기간 동안 설정된 목표가 어느 정도 도달했는지를 구체적 목표(하위 목표)에서 파악하는 것이다.

① 사업수행계획을 기준으로 내용 및 일정에 맞게 수행되었는지 또는 되고 있는지를 파악한다.

② 투입된 인적·물적 자원에 대하여 평가한다.

④ 투입된 인적·물적 자원 등을 비용으로 환산하여 그 사업의 단위목표량에 대한 투입된 비용이 어느 정도인지를 산출하는 것이다.

18 ③

준비단계에 가장 적절한 대상이다.

※ 건강행위변화단계

㉠ 계획 전 단계 : 담배를 끊을 의도가 없는 상태

㉡ 계획 단계 : 담배의 해로움을 인식하지만 당장은 아닌 6개월 이내에 금연을 고려하는 단계

㉢ 준비 단계 : 금연예정일을 한 달 이내로 생각하며 구체적으로 금연을 준비하는 단계

㉣ 행동 단계 : 금연에 돌입하여 금연을 시작한 지 한 달 이내의 시기

㉤ 유지 단계 : 최소 한 달 이상 금연을 지속하고 있는 단계

19 ①

② 같은 문제를 가진 가족끼리 서로 정보를 나누는 집단 효과를 얻을 수 없다.

③ 시간과 비용이 많이 소요된다.

④ 특수상담이나 전문적인 서비스를 즉각적으로 받을 수 없다.

20 ③

노인복지 관련법과 노인복지프로그램

노인복지 관련법	노인복지 프로그램
국민건강보험법	일반노인의 요양급여
국민연금법	일반노인의 노령연금
국민기초생활법	생활보호 노인의 생계보호와 자활보호
노인복지법	• 노인복지 상담원 : 대도시 구단위, 시 및 군 단위 배치 • 건강진단 : 65세 이상의 노인에게 무료 검진 • 경로우대 : 65세 이상 노인에 대한 경로우대제 • 경로임금 : 생활보호 노인과 저소득 노인에게 지원 • 노인전문 병원제도 도입 • 치매상담 신고센터 도입 • 노인복지시설 건립 • 경로사업의 실시 및 지원 등

정답 및 해설

제1과목	국어								
1	2	3	4	5	6	7	8	9	10
①	④	②	①	④	④	④	②	④	④
11	12	13	14	15	16	17	18	19	20
④	③	①	④	④	②	③	②	③	①

1 ①

자신이 장가가 가고 싶은 것을 부모님께 손자가 생기는 시기가 늦어진다고 말하면서 부모가 자신을 장가보내주도록 설득하고 있다.

① 지방의회에 출마하는 것이 유권자의 충실한 대변인이 되기 위한 것이라고 하면서 사람들이 자신에게 투표하도록 설득하고 있다.

② 약속에 늦은 이유를 길이 막힌 것 때문이라고 변명하면서 상대방의 이해를 요구하고 있다.

③ 동생의 잘못을 간접적으로 지적하고 있다.

④ 다친 아이를 위로하고 있다.

2 ④

① 妄(망령될 망)覺(깨달을 각) : 외부 세계의 자극을 잘못 지각하거나 없는 자극을 있는 것처럼 생각하는 병적 현상

② 妄(망령될 망)却(물리칠 각)

③ 忘(잊을 망)刻(새길 각)

④ 忘(잊을 망)却(물리칠 각) : 잊어버림, 기억에서 아주 사라진 상태

3 ②

소리 내는 방법에 따른 분류 … 파열음, 파찰음, 마찰음, 유음, 비음 등

4 ①

명사 뒤에서 '물건값으로 치르는 돈, 띠 모양의 공간, 띠 모양의 물건, 일정한 범위의 부분'을 뜻하거나, 값이나 수를 나타내는 말 뒤에서 '대강의 범위'를 뜻하는 '-대'는 접미사이므로 붙여 쓴다. 지명에 붙어 '대학'을 뜻하는 '대'와 명사 뒤에서 '조직된 무리'를 뜻하는 '대'는 접미사로 보지 않으나 이 말이 결합한 단어를 합성어로 보아 붙여 써야 하므로 '법 대로'는 '법대로'로 고쳐야 한다.

5 ④

① 벗겨져서 → 벗어져서
② 벗어지지 → 벗겨지지
③ 담고 → 담그고

6 ④

① '소급'과 '거슬러 올라가는 것'이 중복된다.
② '둘로'와 '양분할 수 없다'가 중복된다.
③ '따지는'과 '비판'이 중복된다.

7 ④

'떡볶이'는 가래떡을 토막내어 쇠고기와 여러 가지 채소를 넣고 양념을 하여 볶은 음식을 말한다. 보기에서의 '떡볶기'는 떡을 볶는 행위를 의미하므로 음식의 한 종류를 나타내는 말로는 '떡볶이'가 옳은 표현이다.

8 ②

홑받침이나 쌍받침이 모음으로 시작된 조사나 어미, 접미사와 결합되는 경우에는 제 음가대로 뒤 음절 첫소리로 옮겨 발음해야 하므로 '끝을'은 [끄틀]로 발음해야 옳다.

9 ④

① '새다'는 자동사이므로 '한숨도 자지 아니하고 밤을 지내다'를 표현하려면 '새우다'로 고쳐야 한다.

② 사동사 '피우다'의 줄임말로는 '피다'가 있으며, '피어, 피었다, 피어서' 등은 '피우어'의 준말로 볼 수 없다. 그러므로 '피워'로 써야 하므로 보기의 '필'은 '피울'로 고쳐야 한다.

③ '베다'는 타동사이므로 목적어를 취해야 하므로 '턱을 벴다'로 고쳐야 한다.

④ '설레이다'가 아닌 '설레다'가 기본형이므로 어간 '설레'를 활용하여 '설레었다'로 고쳐야 한다.

10 ④

제시된 글은 박완서의 「그 여자네 집」이다. 소설의 앞부분에는 김용택의 시 「그 여자네 집」이 실려 있고 그 시를 모티프로 하여 내화가 전개되는 액자식 구성의 소설이다.

④ 외화 – 내화 – 외화의 순서로 전개되며, 현재 – 과거 – 현재의 구성이다.

11 ④

과거를 회상하면서 감동과 슬픔, 그리움을 드러내는 부분이다.

12 ③

소설 속에 삽입된 시 「그 여자네 집」의 역할

㉠ 서술의 동기가 되었고, 사건 전개 내용(곱단이와 만득이의 가슴 아픈 사랑)을 암시한다.

㉡ 소설 속의 화자가 과거를 회상하게 하는 매개체가 된다.

㉢ 표현상의 아름다움을 강화하고, 산문의 단조로움에서 벗어나게 한다.

13 ①

• 갱신(更新) ⋯ 법률관계의 존속기간이 끝났을 때 그 기간을 연장하는 일

• 갱생(更生) ⋯ 마음이나 생활 태도를 바로잡아 본디의 옳은 생활로 되돌아가거나 발전된 생활로 나아감

② 살생(殺生) – 상쇄(相殺)

③ 부결(否決) – 비색(否塞)

④ 개척(開拓) – 탁본(拓本)

14 ④

제시된 글이 단편적 자료로 성급하게 일반화를 시도하고 있다는 점에서 ④에서도 같은 오류를 범하고 있다.

15 ④

㉠ 일을 건성으로 하며 눈을 속임

㉡ 당장의 임시변통으로 취하는 미봉책

㉢ 마음이 깨끗하고 탐욕이 없음(청렴결백)

㉣ 자기 중심·자기 본위의 태도의 이기주의(利己主義)

16 ②

갈바람 ⋯ '가을바람'의 준말로, 뱃사람들이 서쪽에서 부는 바람을 이르는 말이다.

하늬바람 ⋯ 서쪽에서 부는 바람으로, 주로 농촌이나 어촌에서 이르는 말이다.

① 동쪽에서 부는 바람을 뜻한다.

③ 남쪽에서 부는 바람을 뜻한다.

④ 북쪽에서 부는 바람을 뜻한다.

17 ③

이 글은 앞 문단에서 동물들이 환경을 능동적으로 변화시키고 있음을 이야기하고 다음 문단에서 인간도 이와 마찬가지로 환경을 능동적으로 변화시키는 존재임을 강조하고 있다. 그러므로 이 글의 중심내용은 '생명체는 환경을 능동적으로 변형한다'가 된다.

18 ②

이상이 없는 청춘은 사막과 같다(正). → 현실을 따르지 않는 이상은 공허한 메아리일 뿐이다(反). → 현실에 바탕을 둔 이상의 추구만이 현실을 고양하는 정도이다(合).

19 ③

제시된 글은 동음이의어에 대한 예시로 문맥에 따라 ㉠ ㉡㉢의 이상은 현실과 상대되는 표현으로 목표, 꿈, 바람(理想) 등을 나타내며, ㉢㉣의 이상은 어떤 기준보다 위의 상태(以上)를 뜻한다.

20 ①

플로베르의 일물일어설은 의미의 모호성이 없이 정확한 어휘를 구사하여야 한다는 표현의 정확성(正確性)을 강조하고 있다. 베이컨의 말은 명료성(明瞭性)과 평이성(平易性)을 강조한 것으로, 글의 뜻이 논리에 맞도록 간결하고 분명해야 하며 쉽고 자연스럽게 쓰여져야 함을 강조하고 있다.

1	2	3	4	5	6	7	8	9	10
④	③	③	①	③	④	④	①	③	①
11	12	13	14	15	16	17	18	19	20
②	③	①	②	③	④	②	②	④	①

1 ④

Help yourself (음식을) 마음껏 드십시오. 필요한 일을 자기 스스로 하다. 자초하다. 좋을 대로!
dress up 정장하다, 옷을 차려입다
④ A의 대화는 자리를 지켜 달라고 하는 내용인데, B의 답이 '협조해 주어 고맙습니다.'이므로 어울리지 않는 내용이다.
「① A : 안녕, Ted! 만나서 반가워. 여기 자리 있니?
  B : 아냐, 마음대로 해(앉아도 좋아).
② A : 이번 주 금요일 파티에 널 초대하고 싶어.
  B : 초대해 줘서 고마워. 정말 가고 싶어.
③ A : 오! 내가 옷을 차려입어야 돼?
  B : 있는 그대로 와.
④ A : 제 자리 좀 봐 주실 수 있어요?
  B : 협조해 줘서 고맙습니다.」

2 ③

complexity 복잡성, 복잡함 psychologist 심리학자
educational 교육상의, 교육적인, 교육의
undergo (검열ㆍ수술을) 받다, (변화 등을) 겪다, 경험하다
rigorous 엄격한, 엄한(=severe), 엄밀한, 정밀한
professional training 직업 교육, 직업 훈련
professional 직업의, 직업적인, 전문적인
training 훈련, 교육
① (회의ㆍ대표단 등이) 고위층으로 구성된, 지위가 높은
② 섬세한, 고운(=fine), 우아한, 연약한, 깨지기 쉬운
③ 가혹한, 엄한, 거친, (소리 등이) 귀에 거슬리는
④ 하찮은, 시시한
「그들의 업무의 복잡성은 교육 심리학자들이 엄격한 직업[전문] 교육을 받아야 한다는 것을 의미한다.」

3 ③

remind 생각나게 하다, 상기시키다, 일러 주다
agenda (회의 등의) 협의 사항, 의제
deal with ~을 다루다, 취급하다(=handle, treat, cope with)
out of time 너무 늦어서
drag on 지루하게 계속하다, 질질 오래 끌다
B의 내용이 지난주 회의가 끝나지 않을 것 같았다는 내용이므로 A에 ③의 '회의가 지난번처럼 질질 끌어지지 않았으면 한다'는 내용이 와야 알맞다.
① 지난번 회의의 모든 자료를 다 보셨나요?
② 우리가 너무 늦은 것 같은데요. 그렇게 생각하지 않으세요?
④ 저는 지난 회의의 대부분의 결정은 너무 성급했다고 생각합니다.

「A : Tim, 4시경에 직원회의가 있죠?
 B : 맞아요. 저에게 상기시켜 주셔서 기쁘네요. 전 하마터면 깜빡할 뻔했어요.
 A : 오늘의 의제에 관해 묘안이라도 있나요?
 B : 저는 판매수치(매출액)를 높이기 위한 새로운 전략을 우리가 다루는 것은 어떨까 생각합니다.
 A : 전 (오늘) 회의가 지난번처럼 오래 질질 끌려가지 않기를 바랍니다.
 B : 저도 마찬가지입니다. 저도 지난 주 회의는 끝이 나지 않으리라 생각했어요.」

4 ①

pick 고르다, 선택하다
exclusively 오로지, 오직 ~만(=solely), 배타적으로, 독점적으로
reggae 레게(1968년에서부터 1969년에 자메이카에서 발생한 라틴계의 새로운 음악 양식)
① 까다로운
② 변덕스러운(=fickle), 급변하는, 변하기 쉬운
③ 이성적이 아닌, 불합리한, (요금 · 요구 등이) 부당한
④ 절약하는, (식사 등이) 검소한, 빈약한

「그는 자신이 고르는 음악에 매우 까다롭다. 그는 오직 힙합과 레게만 듣는다.」

5 ③

interpretation 해석, 설명, 통역
③ admit of ~의 여지가 있다, 허락하다, 허용하다(= allow of)
④ allow for ~을 참작하다, 고려하다, 준비하다, 대비하다

「Joe의 진술은 오직 한 가지 해석의 여지만 있는데, 그가 무엇을 하고 있었는지 분명히 알고 있었다는 것이다.」

6 ④

root (문제의) 근원
① 서두르다   ② 노발대발하다
③ 천천히 해라   ④ 둘러서 말하기

「A : Amy, 파티에 갈 준비 다 되었니?
 B : 갈 수 있을지 잘 모르겠어, 약간 아픈 거 같기도 하고, 드레스도 맘에 들지 않고 그냥 난 빼놓고 가야 할 것 같아.
 A : 제발, Amy. 돌려서 말하는 건 그만해. 난 너를 너무 잘 알아. 아픈 게 아니잖아. 가기 싫은 진짜 이유가 뭐니?」

7 ④

crucial 중대한, 결정적인
④ 'enough to V'의 형태로 쓰여 '~할 만큼 충분히 ~하다'의 뜻을 갖게 된다.

「다음 몇 달 동안, 중대한 일은 살아남기에 충분한 음식을 찾는 것이다.」

8 ①

gloomy 우울한, 침울한, 울적한
① 'What does it matter to you?'는 '그게 너랑 무슨 상관이야?'라는 의미이므로 빈칸에 알맞지 않다. 'What's the matter with you?'와 혼동하지 않도록 유의해야 한다.
① 그게 너랑 무슨 상관이야?
② 무슨 일로 그러니?
③ 뭐가 신경 쓰이는데?
④ 네 마음을 누르는 게 뭐니?

「A : 난 일찍 집에 가고 싶어.
 B : 그렇게 빨리? 너 요즘 우울해 보여.
 ＿＿＿＿＿＿＿＿＿」

9 ③

카림이 프로선수가 된 것은 밀워키 벅스 팀에서이다.

「카림 압둘자바는 미국의 농구스타였다. 그가 1947년 뉴욕에서 태어났을 때 그는 부모는 그에게 페르디난드 루이스 앨신더 주니어라는 이름을 붙였다. 그는 1960년대 후반에 UCLA에서 공부했다. 그 당시, 그는 대학의 농구팀이 세 차례 우승하도록 이끌었다. 그가 이슬람교로 개종한 것 또한 대학시절 동안이었다. 그는 이름을 카림 압둘자바로 바꾸었다. 1969년에 카림은 밀워키 벅스 팀에서 센터로서 프로생활을 시작했다. 그 후 1975년에 로스앤젤레스 레이커스에 합류했다. 그는 1989년에 은퇴할 때 농구계에서는 전무후무한 몇 개의 기록을 보유하였다. 그는 또한 여섯 차례나 '최우수선수'의 칭호를 받았다.」

10 ①

volunteer 자원봉사하다

②③④ 'each A(단수명사)+단수동사', 'each of A(복수명사)+단수동사', 'A(복수명사) each+복수동사'의 형태를 취하며 enjoy는 동명사(-ing)를 목적어로 받는다. (They each enjoy volunteering at a hospital, Each of them enjoys volunteering at a hospital).

「그들은 각자 병원에서 자원봉사하는 것을 즐긴다.」

11 ②

by the way (화제를 바꿀 때) 그런데

「페미니스트는 남성혐오자, 남성 같은 여성이나 전업주부를 싫어하는 사람들이 아니다. 페미니스트는 여성이 남성과 <u>동일한</u> 권리, 특권, 그리고 기회를 향유해야 한다고 믿는 여성 또는 남성을 말한다. 사회가 여성의 평등한 권리를 대부분 허용하지 않았기 때문에 페미니스트는 평등을 위해 싸웠다. <u>예를 들어,</u> 유명한 19세기 페미니스트인 Susan B. Anthony는 여성에게 투표 할 권리를 얻기 위해 운동했다. 오늘날, 페미니스트는 여성이 남성과 동등하게 일하는 것에 대해 동등한 보수를 받기를 원한다. 페미니스트는 여성이 우주비행사, 운동선수, 또는 전업 주부가 되는 것을 원하는지에 관계없이, 여성의 목표와 꿈을 계속 추구 할 수 있는 여성의 권리를 지지한다. 페미니스트 용어에 대한 오해 때문에, 몇몇 페미니스트는 가치관을 지지하고 <u>있을지라도</u> 자신을 페미니스트라고 말하지 않는다.」

12 ③

observer 관찰자, 관측자 molest 괴롭히다
publicize 선전하다, 공표하다
assault 강습, 폭행, 습격하다, 폭행하다
viciously 부정하게 isolated 격리된 trend 추세, 경향
committed 헌신적인, 열성적인 juvenile 청소년의
delinquency 비행(범죄) incdent 일, 사건

「관찰자들은 최근 몇 달 동안 미국인 사이에서 빈발하는 폭력을 주목해 왔다. 중상류계층인 한 무리의 고등학생들이 지능이 떨어지는 젊은 여자를 괴롭혔다. 심지어 살인까지 저질렀다. 가장 널리 알려진 폭력은 한 젊은 무리들이 뉴욕의 센트럴공원에서 조깅하고 있던 젊은 여자를 심하게 폭행한 4월의 일이다. 이것들은 주로 독립된 사건들이기에 젊은이들에 의해서 저질러지는 미국의 폭력행위가 증가하는 추세라고는 말할 수 없지만, 많은 사람들은 그 이유를 알고 싶어한다. 왜 … 젊은 사람들은 왜 그렇게 격렬한 방식으로 행동하는가? 그리고 그들을 바꾸기 위해서 할 수 있는 일은 무엇인가?」

13 ①

「우리는 어떤 가치판단을 혼자서 조용히 할 때가 있다. 예를 들면 우리가 크게 소리 높여 반응을 나타낼 기회가 전혀 없거나 그 주체가 너무 민감한 것이어서 드러내 놓고 반응을 나타낼 수가 없다고 생각할 수도 있다. 그러나 우리가 말로써 나타내는 반응이 우리가 어떻게 생각을 하고 무엇을 가치 있게 생각하는지를 깨닫게 함으로써 그러한 평가과정에 도움을 줄 수도 있다.」

14 ②

practically 사실상, 실제로 photography 사진술, 사진촬영
intensity 강력, 세기, 강도, 긴장 unbelievable 믿기 어려운
procedure 진행, 절차

「실제로 모든 보트 소유자들은 사진촬영에 몰두해 있다. 그러나 사진 찍는 것을 즐기는 대부분의 보트 소유자들이 자기들의 수고가 자기들이 바라는 결과를 가져다 주지 못한다는 사실을 알게 된다는 것은 슬픈 일이다. 그들은 카메라의 눈이 그들 자신의 눈과 거의 똑같이 작동한다는 사실을 망각하고 있다. 수상에서의 빛의 반사는 그들의 눈을 가늘게 떠서 보도록 하고 선글라스를 끼도록 만드는데 그것은 또한 그들이 적절한 조치를 취하지 않는다면 카메라 속에 있는 필름에는 나쁜 영향을 미치게 될 것이다. 물 위에서 반사되는 빛의 강도는 믿을 수 없다. 훌륭한 사진을 찍기 위해 육지에서 사용된 방법으로 보트를 타고 사진을 찍을 경우 육지에서와 같은 결과를 내지 못할 것이다.」

15 ③

adding machine 계산기

with the understanding that ~하기로 양해를 하고

a man of reputation 신앙 있는 사람

a man of means 돈 있는 사람

put up with ~을 감수하다

구입한 계산기가 일에 부적합하여 돌려보내려는 참에 분실했다는 이야기이다.

「Robert는 계산기가 자기의 일에 적합하지 않다는 것이 발견되면 30일 이내에 돌려보낸다는 양해 하에 계산기를 하나 샀다. 그는 그 기계가 자기의 일에 적합하지 않다는 것을 알고 약속한 시일 안에 그것을 돌려보내려고 하던 참에 도난당했다. 손실은 그가 뒤집어써야 했다. 그는 신망이 있고 재력도 있는 사람이어서 그 손실을 감수할 수밖에 없었다.」

16 ④

hard work, self-trust, consistent common sense를 통해 얻을 수 있고 failure와는 대조가 되는 것이 무엇인지 찾아본다.

① 돈 ② 자유 ③ 명성

「• 열심히 일하지 않고 이것에 굶주려 있는 것은 심지 않은 곳에서 거두려는 것과 같다.

• 자신감은 이것의 첫 번째 비결이다.

• 실패는 이것의 풍미를 더하는 양념이다.

• 이것은 천재적인 자질보다는 꾸준한 상식으로 얻어진다.」

17 ②

「그는 신이 어느 순간에라도 그 자신을 바람이나 구름 밖으로 명백히 드러내 보일 것이라고 여전히 믿고 있었지만, 더 이상 그런 식으로 신을 인식하는 것을 요구하지는 않았다. 대신에 그것을 위해 기도하였다. 때때로 그는 전적으로 의심을 품었고 신이 세상을 버렸다고 생각했다. 그는 하늘의 어떤 이상한 구름의 신호로 사람들이 그들의 땅과 집을 떠나, 새로운 종족을 창조하기 위해서 앞으로 나아가 황야로 들어갔던, 보다 순전하고 행복했던 시대에 자신을 살도록 허락하지 않은 운명을 안타까워했다.」

18 ②

value 가치, ~을 가치 있게 여기다

beneath ~아래에   no doubt 의심할 여지가 없이 ~일 것이다

marvel 경이로워하다

① compare to에서 to는 전치사이므로 명사구/명사절을 이끈다. others have가 오는 명사절에서 have의 목적어 역할도 해야 하므로 밑줄 친 자리에 올 수 있는 것은 what뿐이다.

② 'Valuing what you have over ~ (주어)/ leads(동사) to greater happiness.'의 문장구조이다. Valuing 이하가 주어이므로 단수 취급하여 leads로 쓰는 것이 맞다.

③ 비교급 fewer가 있으므로 than을 쓰는 것이 맞다.

④ stop to-(to 부정사)는 '~을 하려고 멈추다'이고, stop -ing(동명사)는 '~하던 것을 멈추다'이다. '앨리스가 자신이 적게 가진 것에 대해 생각하려고, 혹은 의문을 가지려고 (가던 것을) 멈추지 않는다.'는 말이므로 stop to think~ or (stop to) wonder~로 쓴다.

「만족하는 사람은 그들이 삶에서 가진 것을 감사히 여긴다. 그리고 그것이 다른 사람들이 가진 것에 어떻게 비교되는지에 대해 걱정하지 않는다. 당신이 가진 것을 가치 있게 여기는 것은 당신이 가지고 있지 않거나 가질 수 없는 것을 넘어 더 큰 행복으로 이어진다. 네 살배기 앨리스는 크리스마스트리로 달려가서 그것 아래에 있는 아주 멋진 선물들을 본다. 아마 그녀는 의심할 여지없이 그녀의 친구들 중 몇몇보다 더 적은 선물들을 받았을 것이다. 그리고 그녀는 아마도 그녀가 가장 원하던 것들 중 몇몇을 받지 못했을 것이다. 그러나 그 순간 그녀는 왜 더 많은 선물들이 없는지 생각하려고, 또는 그녀가 얻지 못한 것에 대해 무엇을 요청할 수 있었을지 궁금해 하려고 멈추지 않는다. 대신 그녀는 그녀 앞에 놓인 보물들에 경이로워 한다.」

19 ④

faint 희미한, 아주 적은, 미약한 whereabout 소재, 행방

provoke (특정한 반응을) 유발하다

④ 금지동사 deter는 'deter+목적어+from+~ing'의 형태로 '목적어가 ~하는 것을 막다, 방해하다'의 의미를 가진다. 따라서 'to watch'를 'from watching'으로 고쳐야 한다.

20 ①

ill health 좋지 못한 건강

① not until ~ that … : ~하고 나서야 …하다

not until절을 it is ~ that 구문을 사용하여 강조한 표현이다.

It is <u>not until</u> we lost our health <u>that</u> we realize the value of it. → 우리는 건강을 잃고 나서야 비로소 그 가치를 깨닫는다.

② No sooner ~ than(when→than) : ~하자마자 …하다

비교급(sooner)과 같이 오는 것은 than이므로 when을 than으로 고쳐야 한다.

<u>No sooner</u> had we realized the value of our health <u>than</u> we lost it. → 우리 건강의 가치를 깨닫자마자 우리는 건강을 잃는다.

부정어(No)가 문장 맨 앞에 왔으므로 주어 동사 위치가 도치(we had realized ~→had we realized ~)되었다.

③ even though : 비록 ~일지라도

We will realize the value of our health even though we lose it. → 우리가 건강을 잃게 되더라도 우리는 그 가치를 깨닫게 될 것이다.

④ It will not be long before ~ : 머지않아 ~일 것이다

It will not be long before we realize the value of our health. → 머지않아 우리는 건강의 가치를 알게 될 것이다.

제3과목	한국사								
1	2	3	4	5	6	7	8	9	10
③	③	②	③	②	②	④	④	①	②
11	12	13	14	15	16	17	18	19	20
④	③	①	①	③	③	④	②	④	③

1 ③

제시된 자료는 청산리 대첩(1920)의 주요 일지이다. 청산리 대첩은 백운평, 고동하 등지에서 6일간에 걸쳐 전개되었다.

① 대한민국 임시정부는 1940년에 한국광복군을 결성하였다.

② 1930년대 초반에 만주 사변을 계기로 한·중 연합 작전이 전개되었다.

③ 청산리 전투에 패배한 일제는 간도 참변을 일으켰다.

④ 1907년 정미 7조약의 부속 조약으로 해산 당한 군인들은 의병에 참여하였다(정미의병).

2 ③

조선 후기 대동법의 실시 이후 공납청부업자로서 출현한 관허 어용상인인 공인은 선대제적 수공업장을 경영하거나 조총 생산장을 가지고 기술자를 고용하여 공장제 수공업을 운영하였다. 이로 인하여 수공업자들은 대규모 상인의 자본에 의해 공인에게 예속되었다.

3 ②

ⓛ 설총은 신문왕에게 국왕도 향락을 배제하고 도덕을 엄격히 지켜야 한다는 의미의 우화인 화왕계를 지어 유교도덕의 정치 이념을 제시하였다.

ⓒ 황룡사 9층 목탑은 당에서 불법을 공부하던 자장이 귀국하여 9층탑 건립의 필요성을 선덕여왕에게 건의하였다.

4 ③

18세기 노론 내부의 호락논쟁 ··· 인간과 사물의 본성이 다르다는 인물성이론을 주장한 충청도 지역의 호론과 인간과 사물의 본성이 같다는 인물성이론을 주장한 서울 경기지역의 낙론 사이의 논쟁으로 호론은 위정척사 사상, 낙론은 북학사상과 연결되었다.

5 ②

18세기 조선에서는 육의전을 제외한 금난전권이 철폐되었으며, 상인층이 분화되고 도고상업이 대두되었다.

6 ②

서문은 신채호의 조선상고사에 대한 내용이다. 신채호는 부여 및 고구려 중심의 전승체계와 전후삼한설을 근간으로 하여 한국고대사를 새롭게 체계화하였다. 신채호는 역사를 아(我)와 비아(非我)의 투쟁의 기록으로 인식하고 있다. 유교와 낭가사상, 사대와 보수, 지주·자본가와 농민·무산계층의 대립구조를 강조하는 조선상고사는 민족의 대외경쟁에 초점을 맞춘 항일독립운동을 뒷받침하는 의미를 지니고 있다.

7 ④

제시문은 광복 직후인 1945년 12월에 이루어진 모스크바 3국 외상 회의의 결과이다.
① 남한만의 단독 선거가 결정되자 김구 일행은 38도선을 넘었다.
② 대한민국 정부 수립(1948) 이후 6·25 전쟁이 발발(1950)하였다.
③ 좌우 합작 운동(1946)의 결과 좌우 합작 7원칙 발표되었다.
④ 모스크바 3국 외상 회의의 결과 중 하나인 신탁 통치를 둘러싸고 대립하는 좌·우익의 대립이 격화되었다.

8 ④

㉠ 신라의 두 화랑이 학문에 전념할 것과 국가에 충성할 것을 맹세한 내용이 새겨져 있는 것으로 552년 또는 612년으로 추정되는 임신년에 만들어진 것이다.

㉡ 경상북도 경주시 남산에서 발견된 신라 때의 비석으로 신라시대에 남산 둘레에 쌓은 성에 대한 내력을 담고 있다.

9 ①

현재 전해지고 있는 의궤 중 가장 오래된 것은 1601년에 편찬된 의인왕후산릉도감의궤와 의인왕후빈전혼전도감의궤이다.

10 ②

㉡ 신라 후기 → ㉢ 고려 초기 → ㉠ 고려 중기 → ㉣ 고려 후기

11 ④

㉠ 고려 역분전, ㉡ 개정전시과
역분전은 고려왕조에 대한 충성도와 후삼국 통일과정에서 공로를 세운 사람들에게 공훈에 대한 대가로 준 논공행상적 성격을 지니는 토지였다. 이에 비해 개정전시과는 관직의 높낮이에 따라 18등급으로 나누어 분급한 것으로 이 사이에 관료체제의 정비가 있었음을 추론할 수 있다.

12 ③

① 돈화문은 창덕궁의 정문으로 고려 말 유행한 다포식 건물로 우진각 지붕으로 만들어졌다.
② 영녕전에서는 봄, 가을, 1년에 두 번 제례를 지냈다.
④ 해인사 장경판전은 대장경판이 상하지 않도록 온도·습도·통풍을 일정하게 유지하기 위하여 각 칸마다 크기가 서로 다른 창을 내었다.

13 ①

유형원, 이익, 정약용 등의 실학자들은 경세치용학파로 이들은 토지제도의 개혁을 통해 자영농을 육성하고 이를 통해 병농일치의 군사제도를 완비하려 하였다.

14 ①

고려의 대성(대간)은 중서문하성의 낭사와 어사대로 이루어졌으며, 조선은 사헌부와 사간원에서 그 역할을 담당하였다. 또한 어사대와 사헌부는 감찰기능도 담당하였다.

※ 대성(대간)제도 … 관리임명이나 법제 개폐가 있을 때 언관이 서경하고 간쟁하는 제도로 왕권을 견제하는 역할을 하였다.

15 ③

① 왕권을 견제하는 것으로, 최고결정권은 국왕에게 있지만 재상합의를 원칙으로 한다.

② 사헌부, 사간원, 홍문관을 삼사로 두어 학술과 언론으로 왕권을 견제하였다.

③ 7대 세조 때 6조 직계제를 실시하여 의정부의 정책 결정권을 약화시킴으로써 왕권을 강화시켰다.

④ 언론의 확대로 여론을 중시함으로써 정책에 반영하였다.

16 ③

사림파

㉠ 사림의 대두 : 성종 때를 전후로 새로운 정치세력으로 등장하였다.

㉡ 사림의 성장 : 고려말 향리로서 신분상승한 중소지주계층으로 향촌사회에서 지배기반을 구축하였다.

㉢ 사림의 학풍
• 경학의 중시 : 사장 중심의 관학과는 달리 경학에 치중
• 성리학 중시 : 성리학 이외의 학문과 사상을 사문난적이라 하여 배격
• 왕도정치의 추구 : 도덕과 의리를 숭상하고 학술과 언론을 바탕으로 하는 왕도정치를 추구
• 향촌자치의 주장 : 강력한 중앙집권체제보다 향촌자치를 내세움

㉣ 사림의 활동 : 성리학이 조선왕조의 지도이념으로 자리를 굳힌 후 정계에 진출, 삼사에서 언론과 문헌을 담당하였다.

17 ④

㉠ 16세기 농민에게 공납은 가장 무거운 부담이었다. 농민들은 각종 특산물을 공납으로 정부에 바쳤으나 정부는 방납업자에게 공납을 받고 방납업자는 원래 책정된 공납의 3 ~ 4배를 농민으로부터 받아 농민의 고통을 가중시켰다.

㉡ 공납의 폐단을 개혁하기 위해 이이, 유성룡 등이 공납을 쌀로 내게 하는 대공수미법을 주장하였다.

㉢ 구휼을 목적으로 실시된 환곡은 담당부서가 의창에서 상평창으로 바뀌면서 일종의 고리대로 변질되었다.

㉣ 군역의 요역화로 농민들이 군사, 요역을 동시에 부담하였고, 요역의 담당자를 따로 확보하기가 어려웠다.

㉤ 군역은 보법(세조) → 대립제(성종) → 방군수포제(중종) → 균역법(영조) → 호포제(대원군)의 순으로 변천하였다.

18 ②

㉠ 고대국가의 성립순서 : 고구려(태조왕, 2세기)→ 백제(고이왕, 3세기)→ 신라(내물왕, 4세기)

㉡ 한강유역 확보 : 백제(고이왕, 3세기)→ 고구려(장수왕, 5세기)→ 신라(진흥왕, 6세기)

㉢ 율령반포 : 백제(고이왕, 3세기)→ 고구려(소수림왕, 4세기)→ 신라 (법흥왕, 6세기)

㉣ 불교의 수용 : 고구려(소수림왕, 372)→ 백제(침류왕, 384)→ 신라(법흥왕, 527)

19 ④

대한제국의 개혁방침이다.

20 ③

㉣ 현존하는 팔만대장경은 고종 23년(1236)에 시작되어 16년만에 완성된 재조대장경으로 강화성 서문 대장경판당에 안치되어 있다가 강화도의 선원사로 옮겨 보관되었고 15세기 초에 합천 해인사로 이동되어 보관되고 있다.

1	2	3	4	5	6	7	8	9	10
①	④	①	①	③	②	④	③	④	③
11	12	13	14	15	16	17	18	19	20
①	③	④	①	④	①	③	②	①	②

1 ①

간호관리의 목표
㉠ 간호업무의 실질적 합리화 추구
㉡ 환경에의 적응과 변화 유도
㉢ 사기앙양
㉣ 복합다차원 조직에서의 활동
㉤ 연구와 이론의 개발

2 ④

간호관리의 체계모형 … 투입에 대한 결과로서의 산출을 의미하는 것으로, 효율성과 효과성에 관련되는 개념이다.
㉠ 효율성 : 최소의 자원을 투입하여 기대되는 목표를 달성하고자 하는 능률성과 관련된 개념을 말한다.
㉡ 효과성 : 계획된 목표를 성공적으로 달성하였는가를 측정하는 것으로, 올바른 산출과 관련된 개념을 말한다.

3 ①

변혁적 리더십이란 변화를 창출하고 관리하는 적극적 리더십을 말한다. 인본주의, 평등, 평화, 정의, 자유와 같은 포괄적이고 높은 수준의 도덕적 가치와 이상에 호소하여 부하들의 의식을 더 높은 단계로 끌어올리려고 한다. 그로 인해 카리스마적 지도자는 극단적으로 존경을 받고 부하들이 무조건적으로 복종하고 신뢰하는 반면 변혁적 지도자는 부하로 하여금 자율적이고 자아실현적이 되도록 하는 지도자라고 할 수 있다.

4 ①

허쉬와 블랜차드의 상황적 리더십이론(SL ; Situational Leadership) … 리더십을 발휘할 때는 조직이 처해 있는 제반 상황적 요소를 고려하여 이에 적합한 리더십을 발휘해야 함을 말하며 그중에서도 특히 부하의 성숙도를 가장 중요하게 고려해야 한다는 이론이다. 부하의 성숙도라는 상황조정 변인에 따라 과업지향성과 관계지향성이라는 2가지 리더의 행동을 다루고 있으며 이를 분류하면 다음과 같다.
㉠ 지시적(S1 ; 높은 과업지향성과 낮은 관계지향성) : 리더가 역할을 정하여 부하에게 과업수행에 대한 것을 지시
㉡ 설득적(S2 ; 높은 과업지향성과 높은 관계지향성) : 리더가 지시적, 지원적 행동을 모두 발휘하며 과업수행 뿐만 아니라 원만한 인간관계 등에도 노력
㉢ 참여적(S3 ; 낮은 과업지향성과 높은 관계지향성) : 리더가 부하와 함께 의사결정에 참여하며 리더는 업무 또는 의사소통을 촉진시키는 일을 수행
㉣ 위임적(S4 ; 낮은 과업지향성과 낮은 관계지향성) : 리더는 지시 또는 지원을 거의 수행하지 않고 과업과 관계된 대부분의 의사결정은 부하에게 위임

5 ③

민츠버그(Henry Mintzberg)의 관리자 역할
㉠ 대인관계적 역할(interpersonal roles)
• 상징적 대표자 역할 : 조직의 수장으로서의 역할
• 지도자 역할 : 부하들에게 동기를 부여하는 역할
• 섭외자(연락자) 역할 : 외부환경과의 연락, 조직계층 간 계층내 연락
㉡ 정보적 역할(informational roles)
• 모니터(정보수집자) 역할 : 외부환경으로부터의 정보를 조직내부로 이전
• 정보보급자(disseminator) 역할 : 이전된 정보를 조직 내부에 파급
• 대변자 역할 : 조직내부의 정보를 외부 환경요소에 이전
㉢ 의사결정적 역할(decisional roles)
• 기업가 역할 : 변화하는 환경에 적응하기 위해 조직에서 통제된 변화를 일으키는 역할, 장기적 전략의 수립
• 문제해결자 역할 : 예상치 못한 변화에 대응하는 역할
• 자원배분자 역할 : 한정된 자원의 효율적 배분
• 중재자(협상자) 역할 : 다른 조직과 개인들을 상대하는 역할

6 ②

인간관계론 … 조직 내 작업자들의 비공식집단, 집단역할, 사회적 요소를 강조하는 이론이다.

7 ④

기획의 특성은 간호관리자와 간호직원들이 원하는 방향으로 행동하도록 구체적이고 세부적인 계획을 하며, 역동적이고 개방체계의 특징을 지니며 여러 선택으로부터 행동방향을 선택하는 의사결정을 요구한다.

8 ③

기획과정은 간호관리의 첫 단계로서 조직 내부와 외부의 상황에 관한 여러 가지 정보를 기초로 하여 서면화하는 과정으로, 간호부철학은 병원의 전체적인 목적과 방법을 바탕으로 세워져야 한다.

9 ④

계층제는 각 계층 간에 권한과 책임을 배분하고, 명령계통과 지휘·감독체계를 확립하는 것이므로, 자문과 조언의 통로는 계층제와는 거리가 멀다고 할 수 있다.

10 ③

전략적 기획과 실행기획의 차이점
ㄱ 전략적 기획 : 범위가 넓고 조직의 여러 기능에 영향을 주며 조직의 목표와 직접적으로 연관된다. 미래지향적·목적지향적·장기적인 계획이다.
ㄴ 실행기획 : 장·중기계획보다 단순하며 일년, 월, 주, 일마다 행해질 수 있다. 실제로 업무수행을 위해 필요한 보다 세분화되고 구체화된 계획이다.

11 ①

MBO의 한계
ㄱ 목표설정이 어렵다.
ㄴ 환경변화에 대한 신축성이 결여되기 쉽다.
ㄷ 조직원 전체의 참여가 어렵다.
ㄹ 지나치게 목표달성 정도에 집착하기 쉽다.
ㅁ 상급자의 목표설정시 MBO는 아무런 의미가 없다.

12 ③

ㄹ 구조적 평가기준
※ 결과적 접근 … 간호를 받은 결과로서 나타나는 환자의 건강상태의 변화 결과를 평가하는 방법을 말하며 평가기준으로는 사망률, 불편감의 정도. 문제해결, 증상조절들을 포함하는 건강과 질병수준, 환자의 건강지식 유무, 합병증 발생 유무, 비용, 환자만족도 등이 있다.

13 ④

주요 간호이론
ㄱ 오렘(Orem) : 간호의 목적을 개개인의 건강을 도모하고 질병으로부터 회복을 촉진시키며, 편안한 죽음을 위해 자기간호를 성취할 수 있도록 도움을 주는 것이라고 말한다.
ㄴ 뉴먼(Beetty Newman)
• 시스템모드에 따르면 인간은 생을 가능하게 하는 3단계의 가상적인 경계로 둘러싸인 기본적인 에너지의 핵심으로 구성되어 있다.
• 간호의 목적은 탄력방어라인을 증가시키거나 환경적 스트레스를 감소시키려는 목적성 있는 중재를 통해 환자가 최대한의 건강을 달성할 수 있도록 도와주는 것이다.
ㄷ 로이(Roy)
• 인간이란 끊임없이 변화하는 환경과의 지속적인 상호작용 속에 있는 생물학적인 존재라는 점을 전제로 한다.
• 간호의 목적은 건강과 질병의 상태에 적응할 수 있도록 인간의 선천성기전과 후천성기전을 발전시키는 것이라고 말한다.
ㄹ 로저스(Rogers)
• 인간을 그가 처해있는 환경에서 다른 에너지 영역들과 직접적이고 지속적인 상호작용 속에 있는 생물학적인 에너지 영역으로 설명한다.
• 간호의 합당한 목적을 개개인의 건강잠재력을 최대화하기 위한 인간에너지영역과 환경에너지영역 간의 상호작용을 도모하는 것이라고 주장한다.

14 ①

막료기구가 단순히 충고나 조언 등의 기능을 넘어서 계선에 있는 직원들에 대해서 명령할 수 있는 권한을 직능적 권한이라 하며, 간호부에서 직능적 권한을 행사할 수 있는 관리자는 ㉠㉡㉢의 관리자이며, ㉣의 중간관리자는 계선권한에 속하는 관리자이다.

15 ④

위원회의 기능
㉠ 업무조정
㉡ 정보수집 및 분석
㉢ 충고
㉣ 의사결정에 대한 책임

16 ①

노동조합의 기능
㉠ 경제적 기능
• 조합원 전체의 노동생활의 조건을 가능한 좋은 조건으로 개선하기 위한 가장 기본적인 기능을 의미한다.
• 단체교섭 기능, 경영참가 기능, 노동쟁의 기능, 노동시장의 통제기능 등으로 구분할 수 있다.
㉡ 공제적 기능
• 조합원 전체의 노동생활을 안정시키기 위하여 수행되는 기능이다.
• 조합원들이 질병, 재해, 실업, 정년퇴직, 사망 등으로 노동능력을 일시적 또는 영구적으로 상실하는 경우를 대비하여 노동조합이 기금을 설치하고 이것을 이용하여 상호부조한다.
㉢ 정치적 기능 : 노동조합이 조합원을 대신하여 국가나 공공단체를 대상으로 노동관계법의 제정 및 개정, 노동시간의 단축, 사회보험이나 사회보장의 실시 등을 요구하는 기능을 말한다.

17 ③

영기준예산제도(ZBB ; Zero-Base Budgeting) … 예산의 편성 및 결정에 있어서 전 회계연도의 예산에 구애됨이 없이 조직체의 모든 사업과 활동에 대해 영기준(zero-base)을 적용해서 각각의 효율성과 효과성 및 중요성을 체계적으로 분석하고 그에 따라 우선순위가 높은 사업활동을 선택하여 실행예산을 결정하는 예산제도이다.

18 ②

브롬의 기대이론
㉠ 행동결정에 있어 여러 가지 행동 대안을 평가하여 자기 자신이 가장 중요하고 가치 있는 결과를 가져오리라고 믿는 것을 선택한다고 가정한다.
㉡ 결과에 대한 기대감, 개인의 욕구를 반영하는 유의성, 행동의 결과, 성과결과에 대한 기대감인 수단성, 행동패턴 선택의 5가지 변수가 중요한 동기요인이 된다.

19 ①

갈등은 조직발전의 새로운 계기로서 경쟁을 유발시키고 획일성을 방지하므로 개인과 조직의 동태성을 향상시킨다.

20 ②

욕창이 발생한 경우는 간호자의 부주의로 발생한 것이 아니므로 안전사고가 아니다.

1	2	3	4	5	6	7	8	9	10
①	④	④	②	②	②	①	①	③	④

11	12	13	14	15	16	17	18	19	20
④	①	④	④	④	①	②	①	④	①

1 ①

UN의 새천년개발목표 … 2000년 9월 유엔에서 채택하여 2015년까지 국제 사회가 공동으로 힘을 모아 달성하기로 한 8개의 범지구적인 목표를 말한다.

㉠ 절대 빈곤 및 기아 퇴치

㉡ 보편적 초등 교육 실현

㉢ 양성평등 및 여성 권익 신장

㉣ 유아 사망률 감소

㉤ 모자 보건 향상

㉥ 에이즈 등 기타 질병 퇴치

㉦ 지속 가능한 환경 확보

㉧ 개발을 위한 범지구적 파트너십 구축

2 ④

보건간호와 지역사회간호

구분	보건간호	지역사회간호
사업목적	질병예방 및 재활, 건강증진	적정기능 수준의 향상
사업주도	정부 및 기관	지역사회
사업대상	선택된 인구집단	지역사회 전체
사업전달	하향식, 중앙집권적	상향식, 지방자치적
사업비용	세금(정부예산)	정부예산과 지역사회자원의 동원
지역사회개발	격리상태	지역사회 보건사업 자체가 지역사회 개발사업의 일환

3 ④

방문활동의 원칙

㉠ 방문활동은 업무계획에 의해서 시행되어야 한다.

㉡ 지역사회 간호사는 전문적인 기술을 가지고 시행해야 한다.

㉢ 지역사회의 자원을 적절히 이용해야 한다.

㉣ 간호사가 전염병의 매체가 되어서는 안 된다.

㉤ 개인, 가족, 지역사회의 환경을 파악하여 객관적으로 분석한다.

㉥ 방문활동은 다른 업무와 종적으로 연결되어야 한다.

Plus Study　**방문가방의 준비**

방문가방의 내용물	
• 신문지 및 종이봉지 • 비누 및 비누곽, 수건 • 앞치마, 비닐포 • 체온계, 청진기, 혈압기 • 설압자, 전지 • 가위, 반창고 • 거즈, 면봉 • 붕대, 고무장갑	• 주사기(2cc, 5cc, 10cc) • 스폰지, 겸자 • 소변검사기구 • 상처치료에 필요한 의용약 • 응급치료 물품 및 약품 • 기록서식, 지침 • 모자보건, 가족계획을 위한 물품 • 기타

4 ②

① 건강검진 대상은 초등학교 1학년 및 4학년, 중학교 1학년, 고등학교 1학년이다.

③ 검사항목은 키, 몸무게, 비만도이다

④ 건강검사는 전교생을 대상으로 한다.

5 ②

발달이론적 관점

㉠ 가족 성장주기를 통해 가족의 발달을 분석하고 가족의 역할기대와 가족의 성장을 통해 가족의 변화를 조사한다.

㉡ 가족의 발달단계를 먼저 사정한 후 그 시기의 발달과업을 어느 정도 수행하고 있는가를 사정한다.

㉢ 다른 접근법보다 단순하여 예측이 가능하고 짧은 시간에 사정해야 하는 경우 매우 유용하다.

㉣ 개인의 발달수준이 가족발달에 미치는 효과에 대한 연구의 가능성을 제시해 주는 혁신적인 접근 방법이다.

6 ②

행위의 변화 및 이에 따라 기대되는 조건에 대한 기술이 포함되어야 한다.

7 ①

② 집단구성원을 몇 개의 분단으로 나누어 책임을 지우고 그 책임의 내용에 대해 토의한 후 각각의 견해를 전체 집단에 발표해 전체 의견을 종합한다.

③ 토의 문제에 대해 대립된 견해를 가진 전문가 여러 명의 구성원으로 선정되고 의장의 안내로 토의가 시작되는데 청중수에는 제한이 없다.

④ 약 10~15명의 인원으로 구성되어 자유로운 분위기에서 발언권의 필요없이 토의한다.

8 ①

③ 중간·기말고사와 같이 일정 기간 동안의 수업이 종결되었을 때, 학생들의 학업성취도를 총합적으로 평가하여 수업활동의 효율성에 대해 판단하는 것

④ 학년이나 학기 혹은 단원이 시작되는 시기에 학생들의 수준을 파악하기 위하여 실시하는 평가

9 ③

SWOT 분석 … 기업의 내부환경과 외부환경을 분석하여 강점(strength), 약점(weakness), 기회(opportunity), 위협(threat) 요인을 규정하고 이를 토대로 경영전략을 수립하는 기법으로, 미국의 경영컨설턴트인 알버트 험프리(Albert Humphrey)에 의해 고안되었다. SWOT 분석의 가장 큰 장점은 기업의 내·외부환경 변화를 동시에 파악할 수 있다는 것이다. 기업의 내부환경을 분석하여 강점과 약점을 찾아내며, 외부환경 분석을 통해서는 기회와 위협을 찾아낸다.

㉠ SO 전략 - 공격적 전략
㉡ ST 전략 - 다각화 전략
㉢ WO 전략 - 국면전환 전략
㉣ WT 전략 - 방어적 전략

10 ④

㉠ 팀 요원으로서의 역할
㉡ 상담자의 역할

11 ④

$$노인부양비 = \frac{65세 이상 \ 인구수}{15 \sim 64세 \ 인구수} \times 100$$
$$= \frac{1,100}{11,000} \times 100$$
$$= 10.0(\%)$$

12 ①

각종 용어정리

㉠ 온열조건 : 온열요소에 의해 이루어지는 종합적인 상태 및 조건을 의미한다.

㉡ 냉각조건 : 기온, 기습, 기류 3인자가 종합하여 인체로부터 열을 빼앗는 힘을 의미한다.

㉢ 쾌감대 : 옷을 입은 상태에서 안정시 가장 쾌적하게 느끼는 기후범위를 말한다.

㉣ 불쾌지수 : 습도와 온도의 영향에 의하여 인체가 느끼는 불쾌감을 숫자로 표시한 것이다.

13 ④

하수처리의 단계

㉠ 예비처리 : 하수 스크리닝, 침사지 사용

㉡ 본처리 : 산화, 환원, 초화, 혐기성 처리, 호기성 처리 등

㉢ 최종침전 : 오니침전, 염소처리

㉣ 오니처리

14 ④

정수처리과정 … 침전 → 폭기 → 여과 → 소독

15 ④

발생률과 유병률

㉠ 발생률

$$= \frac{\text{같은 시간 내에 새로 발병한 환자수}}{\text{특정 기간 내에 발병위험에 폭로된인구}} \times 10^x$$

㉡ 유병률 : 어느 시점 또는 일정한 기간의 인구 중에 존재하는 환자 수의 크기를 단위인구로 나타낸 것이다.

• 시점유병률 $= \dfrac{\text{그 시점에서의 환자 수}}{\text{특정 시점에서의 인구 수}} \times 10^x$

• 기간유병률 $= \dfrac{\text{그 기간 내에 존재한 환자 수}}{\text{특정 기간의 중앙인구 수}} \times 10^x$

16 ①

제1급 감염병 : 생물테러감염병, 치명률이 높거나 집단 발생 우려가 커 발생 또는 유행 즉시 신고, 음압격리와 같은 높은 수준의 격리가 필요한 감염병을 말한다(17종).

※ **제1급 감염병의 종류** … 에볼라바이러스병, 마버그열, 라싸열, 크리미안콩고출혈열, 남아메리카출혈열, 리프트밸리열, 두창, 페스트, 탄저, 보툴리눔독소증, 야토병, 신종감염병증후군(COVID19), 중증급성호흡기증후군(SARS), 중동호흡기증후군(MERS), 동물인플루엔자 인체감염증, 신종인플루엔자, 디프테리아

17 ②

주산기 사망률

㉠ 제1주산기 : 임신 28주~분만 1주

㉡ 제2주산기 : 임신 20주~분만 4주

㉢ 주산기 사망률

$$= \frac{\text{후기 주산기(임신28주 이후)와 초생아 사망 수(1주 이내)}}{\text{1년간 출생자 수}}$$

18 ①

피라미드형 인구구조

㉠ 다산다사형(발전형) 인구구조이다.

㉡ 0~14세 인구가 50세 이상 인구의 2배가 넘는다.

㉢ 저개발국가, 1960년 이전의 우리나라의 인구구조이다.

㉣ 고출생률, 고사망률이 특징이다.

19 ④

노인의 건강상태 분석시 유병률이나 사망률보다 기능상의 장애에 대한 자료가 가장 의미있다.

Plus Study ADL과 IADL

㉠ 일상생활 수행능력(ADL ; Activities of Daily Living) : 식사하기, 앉기, 걷기, 목욕하기, 옷 갈아입기, 화장실 이용하기

㉡ 수단적 일상생활 수행능력(IADL ; Instrumental Activities of Daily Living) : 전화걸기, 버스·전철타기, 일상용품 사러가기, 가벼운 집안일 하기

20 ①

양로시설에서의 보건사업

㉠ 비전문인에 의한 일상생활 보조와 감독

㉡ 청각서비스

㉢ 약물서비스

㉣ 오락

㉤ 운동

㉥ 여가활동

㉦ 지역사회 참여활동

㉧ 상담 등의 사회적 서비스

㉨ 영양관리

㉩ 지역사회 보건의료서비스

㉪ 치과서비스 이용시 편의 제공

부록 – 최신 기출문제

2022. 2. 26. 제1회 서울특별시 시행

제1과목 **국어**

1 밑줄 친 부분의 문장 성분이 나머지 셋과 다른 것은?

① 입은 비뚤어져도 <u>말은</u> 바로 해라.
② <u>호랑이도</u> 제 말 하면 온다.
③ 아니 땐 굴뚝에 <u>연기</u> 날까?
④ <u>꿀도</u> 약이라면 쓰다.

2 〈보기〉에서 밑줄 친 설명과 같은 문법 범주에 속하는 문장은?

─── 〈보기〉 ───

㈎ 온난화로 북극 빙하가 다 녹는다.
㈏ 온난화가 북극 빙하를 다 녹인다.

'온난화'라는 사태와 '북극 빙하가 녹는 사태' 간에는 의미적으로 인과 관계가 성립하는데, ㈎에서는 이 인과관계를 드러내는 표지로 부사격 조사 '로'가 쓰였다. ㈏는 '녹이다'라는 <u>사동사를 사용한 문장이다.</u> 주동문일 때 부사어 위치에 있던 '온난화'가 사동문에서는 주어 자리를 차지함으로써 '온난화'라는 현상이 '북극 빙하'라는 대상이 '녹도록' 힘을 가하는 의미로 읽힌다. 이로써 '북극 빙하가 녹는 사태'에 대하여 '온난화'가 온전히 책임을 져야 할 것처럼 보인다.

① 회사는 이것이 전파 인증을 받은 제품이라고 우긴다.
② 사장이 사장실을 넓히기 위해 직원 회의실을 좁힌다.
③ 온갖 공장에서 폐수를 정화하지도 않고 강에 버린다.
④ 이산화탄소가 적외선을 흡수하여 열이 대기에 모인다.

3 밑줄 친 단어의 품사가 다른 것은?

① 이야기를 들어 <u>보다</u>.
② 일을 하다가 <u>보면</u> 요령이 생겨서 작업 속도가 빨라진다.
③ 이런 일을 당해 <u>보지</u> 않은 사람은 내 심정을 모른다.
④ 식구들이 모두 집에 돌아왔나 <u>보다</u>.

4 가장 자연스러운 문장은?

① 지금부터 회장님의 말씀이 계시겠습니다.
② 당신이 가리키는 곳은 시청으로 보입니다.
③ 푸른 산과 맑은 물이 흐르는 계곡으로 가자!
④ 이런 곳에서 생활한다는 것이 믿겨지지 않았다.

Answer 1.① 2.② 3.② 4.②

5 띄어쓰기가 가장 옳지 않은 것은?

① 이 ∨ 일도 ∨ 이제는 ∨ 할 ∨ 만하다.
② 나는 ∨ 하고 ∨ 싶은∨ 대로 ∨ 할 ∨ 테야.
③ 다음부터는 ∨ 일이 ∨ 잘될 ∨ 듯 ∨ 싶었다.
④ 그녀는 ∨ 그 ∨ 사실에 ∨ 대해 ∨ 아는 ∨ 체를 ∨ 하였다.

6 〈보기〉의 ㉠을 포함하고 있는 안은문장은?

> ─── 〈보기〉 ───
>
> 관형사가 문장에 쓰이면 관형어로 기능한다. 그래서 관형사는 항상 관형어로 쓰인다. 즉 관형사는 문장에서 관형어로서 체언을 수식한다. 그런데 관형사만 관형어로 쓰이는 것이 아니라, ㉠관형사절이 관형어로 쓰이기도 한다. 즉 관형사절이 체언을 수식한다.

① 그는 갖은 양념으로 맛을 내었다.
② 꽃밭에는 예쁜 꽃이 활짝 피었다.
③ 오랜 가뭄 끝에 비가 내렸다.
④ 사무실 밖에서 여남은 명이 웅성대고 있었다.

7 〈보기〉에서 말하고 있는 생물 진화의 유전적 진화 원리가 아닌 것은?

> ─── 〈보기〉 ───
>
> 문화의 진화도 역시 생물의 진화에 비유해서 설명할 수 있다. 문화변동은 다음과 같은 경우에 일어난다. 첫째, 생물진화의 돌연변이처럼 그 문화체계 안에서 새로운 문화요소의 발명 또는 발견이 있어 존재하는 문화에 추가됨으로써 일어난다. 둘째, 유전자의 이동처럼 서로 다른 두 문화가 접촉함으로써 한 문화에서 다른 문화로 어떤 문화요소의 전파가 생길 때 그 문화요소를 받아들인 사회의 문화에 변화가 일어난다. 셋째, 유전자 제거처럼 어떤 문화요소가 그 사회의 환경에 부적합할 때 그 문화요소를 버리고 더 적합한 다른 문화요소로 대치시킬 때 문화변동을 일으킨다. 넷째, 유전자 유실처럼 어떤 문화요소가 한 세대에서 다음 세대로 전달될 때 잘못되어 그 문화요소가 후세에 전해지지 못하고 단절되거나 소멸될 때 문화변동이 일어난다. 그러나 생물 유기체의 진화원리를 너무 지나치게 문화의 진화에 그대로 비유해서는 안 된다. 문화는 유기체의 진화와 유사하지만 초유기체이기 때문에 생식과정에 의한 유전과는 다른 학습과 모방에 의해 진화되기 때문이다.

① 돌연변이
② 유전자 유실
③ 유전자 제거
④ 적자생존

Answer 5.③ 6.② 7.④

8 밑줄 친 부분의 한자 표기가 가장 옳지 않은 것은?

① 이 책에는 이론이 <u>체계적(體系的)</u>으로 잘 정립되어 있다.

② 신문에서 사건의 진상에 대해 자세히 <u>보고(報話)</u>를 했다.

③ 그는 이미지 <u>제고(提高)</u>를 위한 노력을 게을리하지 않았다.

④ 그 분야 전문가이기 때문에 <u>유명세(有名f免)</u>를 치를 수밖에 없었다.

9 〈보기〉의 내용과 일치하는 것은?

〈보기〉

독일어식이나 일본어식으로 사용해오던 화학 용어가 국제기준에 맞는 표기법으로 바뀐다. 산업자원부 기술표준원은 주요 원소 이름 109종과 화합물 용어 325종의 새 표기법을 KS규격으로 제정, 다음 달 6일 고시해 시행키로 했다고 30일 밝혔다.

새 표기법은 세계적으로 통용되는 발음에 가깝게 정해진 것으로, '요오드'는 '아이오딘', '게르마늄'은 '저마늄' 등으로 바뀐다. 화합물 용어도 구성 원소 이름이 드러나도록 '중크롬산칼륨'을 '다이크로뮴산칼륨'으로 표기한다.

예외적으로 '나트륨'과 '칼륨'은 갑작스러운 표기 변경에 따른 혼란을 피하기 위해 지금까지 사용한 대로 표기를 허용하되 새 이름 '소듐', '포타슘'도 병행해 사용토록 했다. 또 '비타민'도 당분간 '바이타민'을 병행 표기한다.

– 2005.03.30.자 ○○신문

---

① '요오드'가 '아이오딘'보다 세계적으로 통용되는 발음에 가깝다.

② '저마늄'은 화합물의 구성 원소 이름을 드러낸 표기이다.

③ '나트륨'보다는 '소듐'이 국제기준에 맞는 표기법이다.

④ '비타민'이라는 용어는 KS규격에 맞지 않으므로 쓰지 않아야 한다.

10 〈보기〉의 밑줄 친 부분에 사용된 표현법과 가장 유사한 것은?

〈보기〉

순이, 벌레 우는 고풍한 뜰에
달빛이 밀물처럼 밀려왔구나.

<u>달은 나의 뜰에 고요히 앉아 있다.</u>
달은 과일보다 향그럽다.

동해 바다 물처럼
푸른
가을
밤

포도는 달빛이 스며 고웁다.
포도는 달빛을 머금고 익는다.

---

① 풀은 눕고 / 드디어 울었다

② 가난하다고 해서 외로움을 모르겠는가

③ 구름은 / 보랏빛 색지 위에 / 마구 칠한 한 다발 장미

④ 아! 강낭콩꽃보다도 더 푸른 / 그 물결 위에 / 양귀비 꽃보다도 더 붉은 / 그 마음 흘러라

11 〈보기〉의 내용에 대한 이해로 가장 옳지 않은 것은?

〈보기〉

참, 거짓을 판단할 수 있는 문장을 명제라고 한다. 문장이 나타내는 명제가 실제 세계의 사실과 일치하면 참이고 그렇지 않으면 거짓이다. 가령, '사과는 과일이다.'는 실제 세계의 사실과 일치하므로 참인 명제지만 '새는 무생물이다.'는 실제 세계의 사실과 일치하지 않으므로 거짓인 명제이다. 이와 같이 명제가 지닌 진리치가 무엇인지 밝혀주는 조건을 진리 조건이라고 한다. 명제 논리의 진리 조건을 간략하게 살펴보면 다음과 같다. 모든 명제는 참이든지 거짓이든지 둘 중 하나여야 하며 참도 아니고 거짓도 아니거나 참이면서 거짓인 경우는 없다. 명제 P가 참이면 그 부정 명제 ~P는 거짓이고 ~P가 참이면 P는 거짓이다. 명제 P와 Q가 AND로 연결되는 P∧Q는 P와 Q가 모두 참일 때에만 참이다. 명제 P와 Q가 OR로 연결되는 P∨Q는 P와 Q 둘 중 적어도 하나가 참이기만 하면 참이 된다. 명제 P와 Q가 IF … THEN으로 연결되는 P→Q는 P가 참이고 Q가 거짓이면 거짓이고 나머지 경우에는 모두 참이 된다.

① 명제 논리에서 '모기는 생물이면서 무생물이다.'는 성립하지 않는다.
② 명제 논리에서 '파리가 새라면 지구는 둥글다.'는 거짓이다.
③ 명제 논리에서 '개가 동물이거나 컴퓨터가 동물이다.'는 참이다.
④ 명제 논리에서 '늑대는 새가 아니고 파리는 곤충이다.'는 참이다.

12 〈보기〉의 밑줄 친 부분과 표현 방식이 가장 유사한 것은?

〈보기〉

<u>동짓달 기나긴 밤 한 허리를 베어내어</u>
봄바람 이불 아래 서리서리 넣었다가
사랑하는 임 오신 날 밤이거든 구비구비 펴리라

① 아아 님은 갔지마는 나는 님을 보내지 아니하였습니다.
② 무사(無事)한 세상이 병원이고 꼭 치료를 기다리는 무병(無病)이 곳곳에 있다
③ 노란 해바라기는 늘 태양같이 태양같이 하던 화려한 나의 사랑이라고 생각하라.
④ 내 마음 속 우리 님의 고운 눈썹을 / 즈믄 밤의 꿈으로 맑게 씻어서

13 〈보기〉에서 말하고자 하는 바로 가장 적절한 것은?

---〈보기〉---

기존의 대부분의 일제 시기 근대화 문제에 관한 연구는 다양한 입장 차이에도 불구하고 대단히 대립적인 두 가지 주장으로 정리될 수 있다. 즉 일제가 조선을 지배하지 않았다면 조선에서는 근대적 변혁이 제대로 이루어지지 않았을 것이라는 주장과, 일제의 조선 지배는 한국 근대화를 압살하였기 때문에 결국 근대는 해방 이후부터 시작될 수밖에 없었다는 주장이 그것이다. 두 주장 모두 일제의 조선 지배에도 불구하고 조선인들이 주체적으로 대응했던 역사가 탈락되어 있다. 일제 시기의 역사가 한국 역사의 일부가 되기 위해서는 민족 해방 운동 같은 적극적인 항일 운동뿐만 아니라, 지배의 억압 속에서도 치열하게 삶을 영위해 가면서 자기 발전을 도모해 나간 조선인의 역사도 정당하게 평가되지 않으면 안 된다.

① 일제의 조선 지배는 한국에게서 근대화의 기회를 빼앗았다.
② 일제의 지배에 주체적으로 대응한 조선인의 역사도 정당하게 평가되어야 한다.
③ 일제가 조선을 지배하지 않았다면 조선에서는 근대화가 이루어지지 않았을 것이다.
④ 조선인들은 일제하에서도 적극적인 항일 운동으로 역사에 주체적으로 대응해 나갔다.

14 어문 규범에 맞게 표기한 것은?

① 제작년까지만 해도 겨울이 그렇게 춥지 않았지요.
② 범인은 오랫동안 치밀하게 범행을 계획한 것으로 드러났습니다.
③ 욕구가 억눌린 사람들이 공격성을 띄는 경우가 있습니다.
④ 다른 사람의 진심 어린 충고를 겸허히 받아드리는 자세가 필요합니다.

15 외래어 표기가 올바른 것으로만 묶은 것은?

① 플랭카드, 케익, 스케줄
② 텔레비전, 쵸콜릿, 플래시
③ 커피숍, 리더십, 파마
④ 캐비닛, 로켓, 슈퍼마켓

Answer 13.② 14.② 15.③

16 〈보기〉의 밑줄 친 부분을 통해 파악할 수 있는 서술자의 의도로 가장 적절한 것은?

> ─────〈보기〉─────
>
> 선불이에요? 근데…… 곱빼기면 오천오백 원 아니에요?
>
> 소희가 메뉴판을 가리키며 묻자 여자가 역시 메뉴판을 가리키며 맵게 추가하면 오백 원이라고 말했다. 모든 메뉴 아래에 빨간 고추가 그려져 있고 그 옆에 조그맣게 오백 냥이라고 적혀 있었다.
>
> 오백 원이나요?
>
> 여자가 앞치마 주머니에서 계산지를 꺼내 표시를 하고는 큰 인심 쓰듯이 말했다.
>
> 여기는 매운맛 소스를 안 쓰고 청양고추 유기농으로 맛을 내거든.
>
> 청양고추요?
>
> 그러니까 다만 오백 원이라도 안 받으면 장사가 안 된다고.
>
> 장사가 안 될지 어떨지는 알 수 없지만 육천 원이면 찌개용 돼지고기 한 근을 살 수 있다. 곱빼기도 말고 맵게도 말고 그냥 사천오백 원짜리 짬뽕을 먹을까 하다 소희는 자리에서 일어났다.
>
> 다음에 올게요.
>
> 그럼, 그러든지, 하더니 여자는 아니, 그럴 거면 빨리빨리 결정을 져야지, <u>젊은 사람이 어째 매가리가 없이</u>, 하고는 계산지를 구겨 쓰레기통에 던져 넣었다. 계단을 내려오면서 소희는, 매가리가 없이, 매가리가 없이, 하고 중얼거려보지만 그게 무슨 말인지 모른다.

① 추가 요금을 받지 않으면 장사하기 어려운 현실을 적극적으로 비판하려 했다.

② 쉽게 결정을 내리지 못하는 사람들로 인해 식당 종업원들이 겪는 고충을 전하려 했다.

③ 짬뽕 한 그릇을 사먹는 것도 망설여야 하는 청년 세대의 가난을 간접적으로 드러내려 했다.

④ 소극적인 젊은이들의 의사 표현 방식을 비판하고 적극적인 태도를 가지도록 독려하려 했다.

17 어문 규범에 맞는 단어로만 묶은 것은?

① 곰곰이, 간질이다, 닥달하다

② 통채, 발자욱, 구렛나루

③ 귀뜸, 헬쑥하다, 널찍하다

④ 대물림, 구시렁거리다, 느지막하다

18 같은 의미의 '견'자가 사용된 사자성어를 옳게 짝지은 것은?

① <u>견</u>마지로 – <u>견</u>토지쟁

② <u>견</u>문발검 – <u>견</u>마지성

③ <u>견</u>강부회 – <u>견</u>물생심

④ <u>견</u>원지간 – <u>견</u>리사의

Answer 16.③ 17.④ 18.①

19 〈보기〉의 ㈎~㈐에 대한 이해로 가장 적절하지 않은 것은?

─────────〈보기〉─────────

㈎ 백호 임제가 말에 올라타려 할 때 종이 나서서 말했다. "나리, 취하셨습니다. 한쪽은 짚신을 신으셨네요." 그러나 백호가 냅다 꾸짖었다. "길 오른쪽을 가는 이는 내가 가죽신을 신었다고 할 테고 길 왼쪽을 가는 이는 내가 짚신을 신었다고 할 게다. 내가 염려할 게 뭐냐." 이것으로 따져보면 천하에서 발보다 쉽게 눈에 띄는 것이 없지만 보는 방향이 달라짐에 따라서 가죽신을 신었는지도 분간하기 어렵다.

㈏ 늙은 살구나무 아래, 작은 집 한 채! 방은 시렁과 책상 따위가 삼분의 일이다. 손님 몇이 이르기라도 하면 무릎이 부딪치는 너무도 협소하고 누추한 집이다. 하지만 주인은 편안하게 독서와 구도(求道)에 열중한다. 나는 그에게 말했다. "이 작은 방에서 몸을 돌려 앉으면 방위가 바뀌고 명암이 달라지지. 구도란 생각을 바꾸는 데 달린 법, 생각이 바뀌면 그 뒤를 따르지 않을 것이 없지. 자네가 내 말을 믿는다면 자네를 위해 창문을 밀쳐줌세. 웃는 사이에 벌써 밝고 드넓은 공간으로 올라갈 걸세."

㈐ 어항 속 금붕어의 시각은 우리의 시각과 다르지만, 금붕어도 둥근 어항 바깥의 물체들의 운동을 지배하는 과학 법칙들을 정식화(定式化)할 수 있을 것이다. 예컨대 힘을 받지 않는 물체의 운동을 우리라면 직선운동으로 관찰하겠지만, 어항 속 금붕어는 곡선운동으로 관찰할 것이다. 그럼에도 금붕어는 자기 나름의 왜곡된 기준 틀(Frame of Reference)을 토대로 삼아 과학 법칙들을 정식화할 수 있을 것이고, 그 법칙들은 항상 성립하면서 금붕어로 하여금 어항 바깥의 물체들의 미래 운동을 예측할 수 있도록 해줄 것이다. 금붕어가 세운 법칙들은 우리의 틀에서 성립하는 법칙들보다 복잡하겠지만, 복잡함이나 단순함은 취향의 문제이다. 만일 금붕어가 그런 복잡한 이론을 구성했다면, 우리는 그것을 타당한 실재상으로 인정해야 할 것이다.

① ㈎의 임제는 사람들이 주관적 관점에서 대상을 인식한다고 여겼다.
② ㈏의 집주인은 객관적 조건과 무관하게 자신만의 방식으로 대상을 수용했다.
③ ㈐의 금붕어는 왜곡된 기준 틀로 과학 법칙을 수립할 수 있다.
④ ㈎, ㈏, ㈐는 주관적 인식의 모순을 분명하게 밝혔다.

20 〈보기〉의 시에 대한 이해로 가장 적절한 것은?

─────────〈보기〉─────────

돌담 기대 친구 손 붙들고
토한 뒤 눈물 닦고 코 풀고 나서
우러른 잿빛 하늘
무화과 한 그루가 그마저 가려섰다.

이봐
내겐 꽃 시절이 없었어
꽃 없이 바로 열매 맺는 게
그게 무화과 아닌가
어떤가
친구는 손 뽑아 등 다스려 주며
이것 봐
열매 속에서 속꽃 피는 게
그게 무화과 아닌가
어떤가

일어나 둘이서 검은 개울창가 따라
비틀거리며 걷는다
검은 도둑괭이 하나가 날쌔게
개울창을 가로지른다.

① 잿빛 하늘은 화자가 처한 현실의 반어적 형상이다.
② 화자는 굳은 의지로 전망 부재의 현실에 저항하고 있다.
③ 속으로 꽃이 핀다는 것은 화자가 내면화된 가치를 지녔음을 뜻한다.
④ 도둑괭이는 현실의 부정에 적극 맞서야 함을 일깨우는 존재다.

Answer 19.④ 20.③

※ 밑줄 친 부분의 의미와 가장 가까운 것은? 【1～2】

1

Norwegians led by Roald Amundsen arrived in Antarctica's Bay of Whales on January 14, 1911. With dog teams, they prepared to race the British to the South Pole. Amundsen's ship, Fram, loaned by renowned Arctic explorer Fridtjof Nansen, was the elite polar vessel of her time.

① famous
② intrepid
③ early
④ notorious

2

In her presentation, she will give a lucid account of her future plan as a member of this organization.

① loquacious
② sluggish
③ placid
④ perspicuous

※ 밑줄 친 부분에 들어갈 말로 가장 적절한 것은? 【3～5】

3

People need to _____ skills in their jobs in order to be competitive and become successful.

① abolish
② accumulate
③ diminish
④ isolate

4

Manhattan has been compelled to expand skyward because of the _____ of any other direction in which to grow. This, more than any other thing, is responsible for its physical majesty.

① absence
② decision
③ exposure
④ selection

5

_____ is using someone else's exact words or ideas in your writing, and not naming the original writer or book, magazine, video, podcast, or website where you found them.

① citation
② presentation
③ modification
④ plagiarism

Answer　1.①　2.④　3.②　4.①　5.④

6 두 사람의 대화 중 가장 어색한 것은?

① A : I need to ask you to do me a favor.

   B : Sure thing, what is it?

② A : I'm afraid I have to close my account.

   B : OK, please fill out this form.

③ A : That was a beautiful wedding.

   B : I'll say. And the wedding couple looked so right for each other.

④ A : I bought this jacket last Monday and already the zipper was broken. I'd like a refund.

   B : OK, I will fix the zipper.

7 어법상 가장 옳은 것은?

① The poverty rate is the percentage of the population which family income falls below an absolute level.

② Not surprisingly, any college graduate would rather enter the labor force in a year of economic expansion than in a year of economic contraction.

③ It is hard that people pick up a newspaper without seeing some newly reported statistic about the economy.

④ Despite the growth is continued in average income, the poverty rate has not declined.

8 어법상 가장 옳지 않은 것은?

① With nothing left, she would have to cling to that which had robbed her.

② Send her word to have her place cleaning up.

③ Alive, she had been a tradition, a duty, and a care.

④ Will you accuse a lady to her face of smelling bad?

9 어법상 가장 옳지 않은 것은?

① An ugly, old, yellow tin bucket stood beside the stove.

② It is the most perfect copier ever invented.

③ John was very frightening her.

④ She thought that he was an utter fool.

Answer 6.④ 7.② 8.② 9.③

※ 밑줄 친 부분 중 어법상 가장 옳지 않은 것은?
【10 ~ 11】

10

People have opportunities to behave in sustainable ways every day when they get dressed, and fashion, when ① <u>creating</u> within a broad understanding of sustainability, can sustain people as well as the environment. People have a desire to make ② <u>socially</u> responsible choices regarding the fashions they purchase. As designers and product developers of fashion, we are challenged to provide responsible choices. We need to stretch the perception of fashion to remain ③ <u>open</u> to the many layers and complexities that exist. The people, processes, and environments ④ <u>that</u> embody fashion are also calling for new sustainable directions. What a fabulous opportunity awaits!

11

Newspapers, journals, magazines, TV and radio, and professional or trade publications ① <u>provide</u> further ② <u>information</u> that may help interpret the facts ③ <u>given</u> in the annual report or on developments since the report ④ <u>published</u>.

※ 글의 흐름상 가장 어색한 문장은? 【12 ~ 13】

12

Tropical forests are incredibly rich ecosystems, which provide much of the world's biodiversity. ① <u>However, even with increased understanding of the value of these areas, excessive destruction continues.</u> There are a few promising signs, however. ② <u>Deforestation in many regions is slowing as overnments combat this oractice with intensive tree planting.</u> Asia, for example, has gained forest in the last decade, primarily due to China's large-scale planting initiatives. ③ <u>One part of this challenge is to allow countries a more eauitable share of the revenue from oharmaceutical oroducts originating in the tropical forests.</u> Moreover, the number of reserves designated for conservation of biodiversity is increasing worldwide with particularly strong gains m South America and Asia. ④ <u>Unfortunately, despite these gains, the capacity for humans to destroy forests continues to appear greater than their ability to protect them.</u>

13

In the early 1980s, a good friend of mine discovered that she was dying of multiple myeloma, an especially dangerous. painful form of cancer. I had lost elderly relatives and family friends to death before this. but I had never lost a personal friend. ① I had never watched a relatively young person die slowly and painfully of disease. It took my friend a year to die, and ② I got into the habit of visiting her every Saturday and taking along the latest chapter of the novel I was working on. This happened to be *Clay's Ark*. With its story of disease and death, it was thoroughly inappropriate for the situation. But my friend had always read my novels. ③ She insisted that she no longer wanted to read this one as well. I suspect that neither of us believed she would live to read it in its completed form —④ although, of course, we didn't talk about this.

14 글의 요지로 가장 적절한 것은?

From computers to compact-disc players, railway engines to robots, the origins of today's machines can be traced back to the elaborate mechanical toys that flourished in the eighteenth century. As the first complex machines produced by man, automata represented a proving ground for technology that would later be harnessed in the industrial revolution. But their original uses were rather less utilitarian. Automata were the playthings of royalty, both as a form of entertainment in palaces and courts across Europe and as gifts sent from one ruling family to another. As a source of amusement, the first automata were essentially scaled-down versions of the elaborate mechanical clocks that adorned cathedrals. These clocks provided the inspiration for smaller and increasingly elaborate automata. As these devices became more complicated, their time-keeping function became less important, and automata became first and foremost mechanical amusements in the form of mechanical theaters or moving scenes.

① The history of machine has less to do with a source of amusement.

② Modern machine has a non-utilitarian origin.

③ Royalty across Europe was interested in toy industry.

④ The decline of automata is closely associated with the industrial revolution.

15 글의 내용과 가장 일치하지 않는 것은?

When Ali graduated, he decided he didn't want to join the ranks of commuters struggling to work every day_ He wanted to set up his own online gift-ordering business so that he could work from home. He knew it was a risk but felt he would have at least a fighting chance of success. Initially, he and a college friend planned to start the business together. Ali had the idea and Igor, his friend, had the money to invest in the company. But then just weeks before the launch, Igor dropped a bombshell : he said he no longer wanted to be part of Ali's plans. Despite Ali's attempts to persuade him to hang fire on his decision, Igor said he was no longer prepared to take the risk and was going to beat a retreat before it was too late. However, two weeks later Igor stole a march on Ali by launching his own online gift-ordering company. Ali was shell-shocked by this betrayal, but he soon came out fighting. He took Igor's behaviour as a call to arms and has persuaded a bank to lend him the money he needs. Ali's introduction to the business world has certainly been a baptism of fire, but I'm sure he will be really successful on his own.

① 본래 온라인 선물주문 사업은 Ali의 계획이었다.
② Igor가 먼저 그 사업에서 손을 떼겠다고 말했다.
③ Igor가 Ali보다 앞서서 자기 소유의 선물주문 회사를 차렸다.
④ Ali는 은행을 설득하여 Igor에게 돈을 빌려주게 했다.

※ (A)와 (B)에 들어갈 말로 가장 적절한 것은?
【16 ~ 17】

16

Scientists are working on many other human organs and tissues. For example, they have successfully generated, or grown, a piece of liver. This is an exciting achievement since people cannot live without a liver. In other laboratories, scientists have created a human jawbone and a lung. While these scientific breakthroughs are very promising, they are also limited. Scientists cannot use cells for a new organ from a very diseased or damaged organ.   (A) , many researchers are working on a way to use stem cells to grow completely new organs. Stem cells are very simple cells in the body that can develop into any kind of complex cells, such as skin cells or blood cells and even heart and liver cells.   (B) , stem cells can grow into all different kinds of cells.

	(A)	(B)
①	Specifically	For example
②	Additionally	On the other hand
③	Consequently	In other words
④	Accordingly	In contrast

17

To speak of 'the aim' of scientific activity may perhaps sound a little __(A)__ ; for clearly, different scientists have different aims, and science itself (whatever that may mean) has no aims. I admit all this. And yet it seems that when we speak of science we do feel, more or less clearly, that there is something characteristic of scientific activity ; and smce scientific activity looks pretty much like a rational activity, and since a rational activity must have some aim, the attempt to describe the aim of science may not be entirely __(B)__ .

	(A)	(B)
①	naive	futile
②	reasonable	fruitful
③	chaotic	acceptable
④	consistent	discarded

18 〈보기〉의 문장 다음에 이어질 글의 순서로 가장 적절한 것은?

───── 〈보기〉 ─────

The child that is born today may possibly have the same faculties as if he had been born in the days of Noah : if it be otherwise, we possess no means of determining the difference.

(A) That development is entirely under the control of the influences exerted by the society in which the child may chance to live.

(B) If such society be altogether denied, the faculties perish, and the child grows up a beast and not a man ; if the society be uneducated and coarse, the growth of the faculties is early so stunted as never afterwards to be capable of recovery ; if the society be highly cultivated, the child will be cultivated also, and will show, more or less, through life the fruits of that cultivation.

(C) Hence each generation receives the benefit of the cultivation of that which preceded it.

(D) But the equality of the natural faculties at starting will not prevent a vast difference in their ultimate development.

① (A) − (B) − (D) − (C)
② (A) − (D) − (B) − (C)
③ (D) − (A) − (B) − (C)
④ (D) − (B) − (A) − (C)

19

It is quite clear that people's view of what English should do has been strongly influenced by what Latin does. For instance, there is (or used to be—it is very infrequently observed in natural speech today) a feeling that an infinitive in English should not be split. What this means is that you should not put anything between the *to* which marks an infinitive verb and the verb itself : you should say *to go boldly* and never *to boldly go*. This 'rule' is based on Latin. where the marker of the infinitive is an ending, and you can no more split it from the rest of the verb than you can split *–ing* from the rest of its verb and say *go boldlying* for *going boldly*. English speakers clearly do not feel that to and *go belong* together _____ *go* and *–ing*. They frequently put words between this kind of *to* and its verb.

① less closely than

② as closely as

③ more loosely than

④ as loosely as

20

A company may be allowed to revalue non-current assets. Where the fair value of non-current assets increases this may be reflected in an adjustment to the value of the assets shown in the statement of financial position. As far as possible, this should reflect the fair value of assets and liabilities. However, the increase in value of a non-current asset d oes not necessarily represent _____ for the company. A profit is made or realized only when the asset is sold and the resulting profit is taken through the income statement. Until this event occurs prudence—supported by common sense—requires that the increase in asset value is retained in the balance sheet. Shareholders have the right to any profit on the sale of company assets. so the shareholders' stake (equity) is increased by the same amount as the increase in asset valuation. A revaluation reserve is created and the balance sheet still balances.

① the fair value

② an actual cost

③ an immediate profit

④ the value of a transaction

Answer 19.② 20.③

1 〈보기〉의 밑줄 친 '이 나라'에 대한 설명으로 가장 옳은 것은?

───── 〈보기〉 ─────

이 나라에서는 해마다 10월이면 하늘에 제사를 지내는데, 주야로 술을 마시며 노래를 부르고 춤추니 이를 무천이라 한다. 또 호랑이를 신으로 여겨 제사지낸다.

① 마가, 우가, 저가 등 관직을 두었다.

② 철이 많이 생산되어 왜, 낙랑 등에 수출하였다.

③ 소노부를 비롯한 5 부가 정치적 자치력을 갖고 있었다.

④ 다른 읍락을 함부로 침범하면 노비, 소 등으로 변상하는 책화가 있었다.

2 조선시대 지방행정에 대한 설명으로 가장 옳지 않은 것은?

① 전국 모든 군현에 수령이 파견되었다.

② 향리는 6방으로 나누어 실무를 맡았다.

③ 중앙에서 유향소를 통해 경재소를 통제하였다.

④ 인구를 늘리는 것이 수령의 중요한 임무 중 하나였다.

3 〈보기〉는 백제 어느 왕대의 사실이다. 백제의 이 왕과 대립하였던 고구려의 왕은?

───── 〈보기〉 ─────

겨울 11월에 왕이 돌아가셨다. 옛 기록[古記]에 다음과 같이 전한다. "백제는 나라를 연 이래 문자로 일을 기록한 적이 없는데 이때에 이르러 박사(博士) 고흥(高興)을 얻어 『서기(書記)』를 갖추게 되었다."

① 동천황

② 장수왕

③ 문자명왕

④ 고국원왕

4 〈보기〉 내용의 발표에 대한 설명으로 가장 옳은 것은?

───── 〈보기〉 ─────

우리보다 먼저 문명개화한 나라들을 보면 남녀 평등권이 있는지라. 어려서부터 각각 학교에 다니며, 각종 학문을 다 배워 이목을 넓히고, 장성한 후에 사나이와 부부의 의를 맺어 평생을 살더라도 그 사나이에게 조금도 압제를 받지 아니한다. 이처럼 대접을 받는 것은 다름 아니라 그 학문과 지식이 사나이 못지않은 까닭에 그 권리도 일반과 같으니 어찌 아름답지 않으리오.

① 평양의 양반 부인들이 발표하였다.

② 발표를 계기로 찬양회가 조직되었다.

③ 교육입국조서 발표의 배경이 되었다.

④ 이 발표에 따라 한성사범학교가 설립되었다.

Answer　1.④　2.③　3.④　4.②

5 〈보기〉의 정책이 실시된 왕대에 대한 설명으로 가장 옳은 것은?

〈보기〉
제위 9년 봄 정월에 교를 내려 내외 관료의 녹음을 폐지하고, 1년 단위로 조(組)를 차등 있게 하사하는 것을 항식(恒式)으로 삼았다.

① 독서삼품과를 실시하였다.
② 유교 교육을 강화하기 위해 국학을 설치하였다.
③ 국학을 태학감으로 고치고 박사와 조교 등을 두었다.
④ 국학에 공자와 10철 등의 화상을 안치하여 유교 교육을 강화하였다.

6 〈보기〉의 밑줄 친 '이 단체'에 대한 설명으로 가장 옳은 것은?

〈보기〉
이 단체는 조선국권회복단의 박상진이 풍기광복단과 제휴하여 조직하였다. 무력 투쟁을 통한 독립을 목표로 하였고, 군자금 모집, 독립군 양성, 무기 구입, 친일 부호 처단 등 활동을 전개하였다.

① 독립군 양성을 위한 신흥강습소를 설치하였다.
② 블라디보스토크에 최초의 임시정부를 수립하였다.
③ 무력 항쟁의 의지를 담은 대한독립선언서를 발표하였다.
④ 공화주의 이념에 따라 공화정치를 실현하는 것을 목표로 하였다.

7 〈보기〉에서 ㈎의 인명과 그의 저술을 옳게 짝지은 것은?

〈보기〉
진성왕 8년(894) 봄 2월에 ___㈎___ 이 시무 10여 조를 올리자, 왕이 이를 좋게 여겨 받아들이고 아찬으로 삼았다.

① 김대문 – 『화랑세기』
② 김대문 – 『계원필경』
③ 최치원 – 『제왕연대력』
④ 최치원 – 『한산기』

8 〈보기〉의 밑줄 친 인물이 왕으로 즉위하여 활동하던 기간에 있었던 사실로 가장 옳은 것은?

〈보기〉
개경으로 돌아온 강조(康兆)는 김치양 일파를 제거함과 동시에 국왕마저 폐한 후 살해하였다. 이 같은 소용돌이 속에서 대량원군이 임금으로 즉위하였다.

① 부모의 명복을 빌기 위해 현화사(玄化寺)를 창건했다.
② 거란의 침입에 대비하기 위하여 광군 30만을 조직했다.
③ 강동 6주의 땅을 고려 영토로 편입시켰다.
④ 재조대장경의 각판사업에 착수했다.

Answer 5.② 6.④ 7.③ 8.①

9 〈보기〉의 내용 중 옳은 것을 모두 고른 것은?

―――――〈보기〉―――――

㉠ 정상기는 최초로 백 리를 한 자로 축소한 「동국여지도」를 만들어 우리나라의 지도 제작 수준을 한 단계 높였다.

㉡ 국어에 대한 연구도 활발하여 신경준의 「고금석림」과 유희의 「언문지」가 나왔다.

㉢ 유득공은 「동사강목」을 지어 고조선부터 고려 말까지의 우리 역사를 체계적으로 정리하였다.

㉣ 이중환의 「택리지」는 각 지역의 경제생활까지 포함하여 집필되었다.

㉤ 허준의 「동의보감」은 우리나라뿐 아니라 중국 및 일본의 의학발전에 큰 영향을 끼쳤는데, 예방의학에 중점을 둔 것이다.

① ㉠, ㉡   ② ㉡, ㉤
③ ㉢, ㉣   ④ ㉣, ㉤

10 〈보기〉와 관련된 왕에 대한 설명으로 가장 옳은 것은?

―――――〈보기〉―――――

• 불교의 힘으로 나라를 세웠으므로 사찰을 서로 빼앗지 말 것.

• 사찰을 지을 때에는 도선의 풍수사상에 맞게 지을 것.

• 연등회와 팔관회를 성실하게 지킬 것.

• 농민의 요역과 세금을 가볍게 하여 민심을 얻고 부국 안민을 이룰 것

① 중국에서 귀화한 쌍기의 건의에 따라 과거(科擧)제도를 시행하였다.

② 귀순한 호족에게 성(姓)을 내려주어 포섭하였다.

③ 경제개혁을 수행하여 전시과(田柴科)를 실시하였다.

④ 관료제도를 안정시키기 위해 공복(公服)을 등급에 따라 제정하였다.

11 〈보기〉의 ㈎에 들어갈 군대로 가장 옳은 것은?

―――――〈보기〉―――――

"제가 전날에 패한 원인은 적들이 모두 말을 탔고, 우리는 보병으로 전투한 까닭에 대적할 수 없었기 때문입니다."라고 하자, 이때 비로소 ___㈎___ 을/를 만들기로 하였다.

－『고려사』－

① 광군
② 도방
③ 별무반
④ 삼별초

12 〈보기〉의 조선의 천주교 전파 상황을 순서대로 바르게 나열한 것은?

―――――〈보기〉―――――

㉠ 이승훈이 북경에서 서양 신부에게 영세를 받고 돌아왔다.

㉡ 윤지충이 모친상 때 신주를 불사르고 천주교 의식을 행하였다.

㉢ 이수광이 『지봉유설』에서 마테오 리치의 『천주실의』를 소개하였다.

㉣ 황사영이 북경에 있는 프랑스인 주교에게 군대를 동원하여 조선에서 신앙과 포교의 자유를 보장받을 수 있도록 청하는 서신을 보내려다 발각되었다.

① ㉠－㉡－㉣－㉢
② ㉠－㉢－㉣－㉡
③ ㉢－㉠－㉡－㉣
④ ㉢－㉡－㉠－㉣

Answer 9.④ 10.② 11.③ 12.③

13 〈보기〉의 법을 한국에 적용한 이후 일본이 벌인 일로 가장 옳지 않은 것은?

〈보기〉
- 정부는 전시에 국가 총동원상 필요할 때는 정하는 바에 따라 제국 신민을 징용하여 총동원 업무에 종사 하게 할 수 있다.
- 정부는 전시에 국가 총동원상 필요할 때는 칙령이 정하는 바에 따라 물자의 생산·수리·배급·양도 및 기타의 처분·사용·소비·소지 및 이동에 관해 필요한 명령을 내릴 수 있다.

① 학도 지원병제와 징병제를 시행하였다.
② 헌병 경찰 제도를 실시하였다.
③ 국민 징용령을 공포 하였다.
④ 여자 근로 정신령을 만들었다.

14 〈보기〉의 글에 대한 설명으로 가장 옳지 않은 것은?

〈보기〉
우리나라는 실로 신종 황제의 은혜를 입어 임진왜란 때 나라가 폐허가 되었다가 다시 존재하게 되었고 백성은 거의 죽었다가 다시 소생하였으니, 우리나라의 나무 한 그루와 풀 한 포기와 백성의 터럭 하나하나에도 황제의 은혜가 미치지 않은 것이 없습니다. 그런즉 오늘날 크게 원통해 하는 것이 온 천하에 그 누가 우리와 같겠습니까?

① 송시열이 제출하였다.
② 효종에게 올린 글이다.
③ 북벌 정책에 대해 논하였다.
④ 청의 문물 수용을 건의하였다.

15 〈보기〉의 글을 저술한 인물에 대한 설명으로 가장 옳지 않은 것은?

〈보기〉
옛 사람이 이르기를. 나라는 없어질 수 있으나 역사는 없어질 수 없다고 하였으니, 그것은 나라는 형체이고 역사는 정신이기 때문이다. 이제 한국의 형체는 허물어졌으나. 정신만이라도 오로지 남아 있을 수 없는 것인가.

① 유교구신론을 써서 유교의 개혁을 주장하였다.
② 식민 사학 중 정체성론의 근거를 무너뜨리는 데에 기여하였다.
③ 대한민국 임시 정부의 2대 대통령을 역임하였다.
④ 『한국독립운동지혈사』를 저술하였다.

16 〈보기〉에서 역사적 사건을 시간순으로 바르게 나열한 것은?

〈보기〉
㉠ 임오군란   ㉡ 강화도조약
㉢ 갑신정변   ㉣ 톈진조약

① ㉠ - ㉡ - ㉢ - ㉣
② ㉠ - ㉣ - ㉡ - ㉢
③ ㉡ - ㉠ - ㉢ - ㉣
④ ㉡ - ㉢ - ㉠ - ㉣

Answer   13.② 14.④ 15.② 16.③

17 〈보기〉에서 이름과 활동을 옳게 짝지은 것은?

〈보기〉

⊙ 이제현 – 만권당에서 원의 학자들과 교류하
  였다.
ⓒ 안향 – 공민왕이 중영한 성균관의 대사성이
  되었다.
ⓒ 이색 – 충렬왕 때 고려에 성리학을 본격적으
  로 소개하였다.
ⓔ 정몽주 – 역사서 『사략』을 저술하였다.

① ⊙
② ⓒ
③ ⓒ
④ ⓔ

18 〈보기 1〉의 선언문을 발표한 정부 시기에 있었던
사실을 〈보기 2〉에서 모두 고른 것은?

〈보기 1〉

남과 북은 … 쌍방 사이의 관계가 나라와 나라
사이의 관계가 아닌 통일을 지향하는 과정에서
잠정적으로 형성되는 특수 관계라는 것을 인정
하고, …
제1조 남과 북은 서로 상대방의 체제를 인정하
    고 존중한다.
제4조 남과 북은 상대방을 파괴·전복하려는 일
    체 행위를 하지 아니한다.

〈보기 2〉

⊙ 남북한 동시 유엔(UN) 가입
ⓒ 서울올림픽 개최
ⓒ 금융실명제 실시
ⓔ 6.29선언

① ⊙, ⓒ
② ⓒ, ⓒ
③ ⓒ, ⓔ
④ ⓒ, ⓔ

19 〈보기〉의 밑줄 친 '이 조직'의 활동으로 가장 옳지
않은 것은?

〈보기〉

김원봉이 이끈 <u>이 조직</u>은 1920년대에 국내와
상하이를 중심으로 활발한 의거 활동을 전개하
였다.

① 독립지사들에게 잔인한 고문을 일삼던 종로경찰
  서에 폭탄을 던져 큰 피해를 주었다.
② 동양척식주식회사에 들어가 그 간부를 사살하고
  경찰과 시가전을 벌이기도 하였다.
③ 상하이 홍커우 공원에서 열린 일본군의 상하이
  점령 축하 기념식장에 폭탄을 던져 일본군을 살
  상하였다.
④ 일제 식민 지배의 중심기관인 조선총독부에 폭
  탄을 던졌다.

20 〈보기〉의 ㈎ 기구에 대한 설명으로 가장 옳은 것은?

〈보기〉

임시로 __㈎__ 를 설치하였는데, … 이것은 일시
적인 전쟁 때문에 설치한 것으로서, 국가의 중
요한 모든 일을 다 맡긴 것은 아니었다. 그런
데 오늘에 와서 … 의정부는 한갓 헛이름만 지
니고 6조는 모두 그 직임을 상실하였다.

① 오직 군사 문제만을 다루었다.
② 고종 대에 폐지되었다.
③ 세종 대에 설치되었다.
④ 임진왜란이 끝난 후 위상이 추락하였다.

1 명령과 권한의 체계가 명확한 공식적인 조직에서 사용되며 일원화된 경로를 통해서 최고관리자의 지시나 명령이 말단 구성원에게까지 전달되어 권한의 집중도가 높고 의사소통의 속도가 비교적 빠른 의사소통 네트워크의 유형은?

① Y형(Y type)

② 원형(circle type)

③ 사슬형(chain type)

④ 수레바퀴형(wheel type)

2 「환자안전법」에 따른 중대한 환자안전 사건으로 의무 보고의 대상에 해당하지 않는 것은?

① 성인 입원 환자가 낙상으로 손목 골절이 발생하여 입원 기간이 2일 연장되었다.

② 백혈병 치료를 받고 있는 환자에게 정맥주사제인 빈크리스틴을 척수강 내로 투여하였다.

③ 조현병을 진단받은 환자가 같은 병동에 입원해 있던 다른 환자에게 갑작스럽게 달려들어 얼굴 부위를 가격하였다.

④ 수술 시 지혈을 위해 복부 피하조직 및 자궁 부위에 두었던 거즈 패드 2개를 복부 안에 둔 채로 절개 부위를 봉합하였다.

3 개인적 차원과 비교하여, 조직적 차원의 간호사고 예방을 위한 방안으로 가장 옳은 것은?

① 간호실무 표준과 지침을 마련한다.

② 사고의 근본원인보다는 사고발생자에게 집중한다.

③ 간호실무표준을 기초로 최선의 간호를 수행한다.

④ 사소한 내용이라도 환자 및 보호자의 호소를 가볍게 넘기지 않는다.

4 관리이론을 시대에 따라 구분했을 때 현대적 조직 관리 이론에 해당하는 것은?

① 상황이론

② 인간관계론

③ 행태과학론

④ 과학적 관리론

5 직무를 종류와 내용으로 분할하여 조직구성원에게 분담 시킴으로써 효과와 효율성을 도모하는 조직화의 원리는?

① 계층제의 원리

② 분업 및 전문화의 원리

③ 명령통일의 원리

④ 통솔범위의 원리

Answer   1.③   2.①   3.①   4.①   5.②

6 시간–동작 분석 기술을 활용하여 모든 간호활동을 분석하고 각각의 활동에 소요된 간호시간을 측정하여 각 업무에 필요한 간호인력을 산정하는 방법은?

① 서술적 방법　　　② 관리공학적 방법
③ 산업공학적 방법　④ 원형평가체계 방법

7 〈보기〉에서 설명하는 환자안전 접근법으로 가장 옳은 것은?

─────── 〈보기〉 ───────

• 가시적, 잠재적 오류의 원인을 후향적으로 조사하는 방법이다.
• 수술 중 환자의 몸에 이물질이 들어간 경우에 적용될 수 있다.
• 원인 – 결과도 (fishbone diagram)나 PDCA 등이 활용되기도 한다.

① 스위스 치즈 모형
② 하인리히 법칙
③ 오류유형과 영향분석
④ 근본원인분석

8 우리나라 의료기관 인증제도에 대한 설명으로 가장 옳은 것은?

① 요양병원은 자율적으로 인증을 신청할 수 있다.
② 인증기준 충족 여부에 따른 상대평가의 성격을 가진다.
③ 병원급 이상의 의료기관을 대상으로 하며 인증 유효 기간은 3년이다.
④ 전문병원으로 지정을 받고자 하는 병원급 의료기관은 인증을 받아야 한다.

9 〈보기〉에 해당하는 의료의 질 구성요소로 가장 옳은 것은?

─────── 〈보기〉 ───────

• 건강수준의 향상에 기여한다고 인정된 의료서비스의 수행 정도
• 업무가 인간에게 미치는 영향, 목표의 적절성, 장기적 결과 등으로 산출

① 효율성(efficiency)
② 가용성(availability)
③ 접근성(accessibility)
④ 효과성(effectiveness)

10 A조직에서는 팀 내의 모든 구성원을 동등하게 대해 주고 서로 잘 알도록 하여 집단의 결속력을 증진시키는 방법으로 조직변화를 계획하고 있다. 이에 해당하는 조직변화의 전략으로 가장 옳은 것은?

① 학문적 전략
② 동지적 전략
③ 경험적–합리적 전략
④ 규범적–재교육적 전략

Answer　6.③　7.④　8.④　9.④　10.②

11 전문직 간 협력에 대한 설명으로 가장 옳은 것은?

① 전문직 간 협력 관계 유지를 위해서는 전문직에 맞는 교육이나 연수에 참여하여 전문성을 향상시켜야 한다.

② 최근 보건의료기관은 효율적 관리를 위해 전통적 구조인 계층을 강조하여 부서별 업무를 추진하는 추세이다.

③ 전문직 간 협력은 구성원 간의 갈등을 완화하고 직무 만족을 향상시키지만 보건의료비용 효과와는 관련이 없다.

④ 조직의 목표 달성을 위하여 모든 부분의 활동을 통합 하는 것이다.

12 의료서비스는 일반 제품과 달리 형태가 없기 때문에 적절한 마케팅 전략이 필요하다. 의료서비스의 소멸성을 고려한 마케팅 전략으로 가장 옳은 것은?

① 서비스의 표준 설정 및 수행

② 강한 조직 이미지 창출

③ 진료 예약제도 실시

④ 친절하고 세심한 고객관리

13 전통적 질 관리(QA)와 비교하여 총체적 질 관리(TQM)의 특징으로 가장 옳은 것은?

① 특정범위를 벗어난 결과를 초래한 개인과 특별한 원 인을 규명한다.

② 문제의 해결보다는 지속적인 질 향상에 목적을 둔다.

③ 활동범위 의 참여자는 의료진으로 제한한다.

④ 환자 진료의 질 향상에 목표를 둔다.

14 마약관리 에 대한 설명으로 가장 옳은 것은?

① 향정신성의약품은 팀별로 일반 투약 차에 보관한다.

② 마약장의 열쇠는 수간호사가 보관하고 사 용할 때 꺼내준다.

③ 마약처방전에는 정보보호차원 에서 대상자의 인적 사항만 간단히 기술한다.

④ 투약 중지된 마약 및 잔량도 마약대장에 기록하고 약국에 반납한다.

15 일반병동에 근무하는 일반간호사의 직무분석을 하려고 한다. 시간적 압박이 있는 상황이라 되도록 많은 간호사를 대상으로 빠르게 직무에 관한 정보를 수집 하고자 할 때 가장 적절한 방법은?

① 관찰법

② 면접법

③ 질문지법

④ 작업표본방법

16 맥클리랜드(McClelland)의 성취동기이론을 간호실무의 인적자원관리 에 적용한 사례로 가장 옳은 것은?

① 성취 욕구에 따른 업무 분담 및 배치

② 좌절-퇴행의 요소를 고려한 보상

③ 성과와 보상의 연계

④ 사회적 비교과정을 고려한 대우

Answer 11.① 12.③ 13.② 14.④ 15.③ 16.①

17 직무수행평가를 실시할 때 고려해야 할 사항으로 가장 옳은 것은?

① 구성원의 강점이 아닌 약점을 평가한다.

② 기대되는 수행 표준이나 목표를 평가 과정 중에 생성한다.

③ 1차 평가자는 피평가자와 직접적인 접촉을 하지 않는 사람으로 한다.

④ 적어도 두 사람 이상의 평가자가 한 사람의 피평가자를 평가하도록 한다.

18 거래적 리더십을 보이는 관리자 유형으로 가장 옳은 것은?

① 간호사들이 보다 창의적인 관점을 개발하도록 격려한다.

② 간호사들이 무엇을 해야 그들이 원하는 보상을 받을 수 있는지를 알려준다.

③ 간호사들이 개인적 성장을 할 수 있도록 알맞게 임무를 부여한다.

④ 간호사들에게 자신감을 심어주고 비전을 제시한다.

19 〈보기〉에서 설명하는 인력개발 프로그램은?

─── 〈보기〉 ───

• 신규간호사가 담당할 구체적인 직무를 효과적으로 수행할 수 있도록 한다.

• 일반적으로 3~6개월까지 교육기간이 다양하다.

• 교육 내용은 간호표준, 투약 관리, 검사물 관리, 간호과정 적용, 환자교육, 인수인계, 간호기록 등이다.

① 실무교육

② 유도 교육

③ 보수교육

④ 직무 오리엔테이션

20 목표관리(MBO)의 장점에 대한 설명으로 가장 옳지 않은 것은?

① 목표설정에 구성원을 참여시킨다.

② 성과에 대한 책임소재를 명확하게 해 준다.

③ 측정 가능한 성과만이 아니라 질적이고 장기적인 업무성과를 강조한다.

④ 구성원이 관리자와 협의하여 업무계획을 설정함으로써 동기부여가 된다.

Answer 17.④ 18.② 19.④ 20.③

1 방문간호사가 노인과 그 가족을 대상으로 월 2회씩 총 6회차 허약예방교육을 매회 30분씩 계획하고 있다. 학습 목표를 설정할 때, 심리운동영역에 해당하는 것은?

① 허약의 기본특성에 대해서 열거할 수 있다.

② 단백질 섭취의 중요성을 3가지 이상 설명할 수 있다.

③ 단백질이 풍부한 요리방법을 정확하게 시범보일 수 있다.

④ 허약노인에 대한 차별행동을 대상자 스스로 삼갈 수 있다.

2 〈보기〉에서 ㈎와 ㈏에 해당하는 내용을 옳게 짝지은 것은?

──────── 〈보기〉 ────────

　　㈎　는 가족 내 가장 취약한 가구원을 중심으로 가족 내부뿐 아니라 외부와의 상호작용을 확인할 수 있는 도구이다. 이를 작성하려면 가족 구성원과 외부체계가 포함되는 다섯 개의 원을 이용하는데 두 번째 원에는 　㈏　을 표시한다.

	㈎	㈏
①	사회지지도	동거가족
②	외부체계도	직계가족
③	외부체계도	동거가족
④	사회지지도	직계가족

3 모자보건지표 중 한 명의 여성이 가임기간(15~49세) 동안 낳을 것으로 예상되는 평균 출생아 수에 해당하는 것은?

① 총재생산율

② 합계출산율

③ 순재생산율

④ 일반출산율

4 의료기관에서 시행되는 가정간호사업과 보건소 방문건강관리사업, 노인장기요양보험제도에 의한 방문간호 사업에 대한 설명으로 가장 옳지 않은 것은?

① 보건소 방문건강관리사업은 「지역 보건법」을 법적근거로 한다.

② 장기요양등급 판정 결과 5등급인 자는 보건소 방문 건강관리사업의 대상자이다.

③ 간호사가 노인장기요양보험에서 제공하는 방문 간호를 실시하였을 때 수가산정 기준은 1회 방문당 급여제공 시간에 따라 정해진다.

④ 의료기관 가정간호사업의 서비스 제공자는 가정 전문 간호사이다.

Answer 1.③ 2.① 3.③ 4.②

5 〈보기〉에서 설명하는 지역사회 기능으로 가장 옳은 것은?

〈보기〉

- 사회를 구성하는 조직원 간에 관련된 기능으로, 지역사회가 유지되기 위하여 사회의 구성원 사이에 서로가 믿음과 신뢰를 바탕으로 상호 존중한다.
- 구성원 상호 간 결속력과 사명감이 필요하며 주민공동의 문제해결을 위하여 공동으로 노력하는 활동이 포함된다.

---

① 경제적 기능
② 사회통제 기능
③ 사회화 기능
④ 사회통합 기능

6 서울특별시 D구는 PRECEDE-PROCEED 모형에 근거하여 성인인구집단의 비만예방을 위한 건강증진사업을 계획하고자 한다. 교육 및 생태학적 사정단계에서 교육 전략 구성을 위해 건강행위에 영향을 주는 요인 중 가능 요인(enabling factors)으로 활용할 수 있는 지표로 가장 옳은 것은?

① 비만 유발요인에 대한 지식정도
② 신체활동을 격려해주는 가족의 지지
③ 과일과 채소 섭취를 증가시킬 수 있는 자신감
④ 집에서 가까운 지불가능한 운동센터의 개수

7 지역사회간호사가 방문간호 대상자에게 오렘(Orem)의 자가간호이론을 적용하고자 할 때 〈보기〉에서 대상자의 간호요구는?

김씨(71세, 여성)는 독거노인으로 6개월 전 고혈압 진단을 받아 혈압약을 처방받았다. 현재 혈압이 180/100mmHg, 체질량지수(BMI)가 25이며, 가끔씩 두통과 어지러움을 호소하고 있으나, 증상이 있을 때만 약을 복용하고 있으며, 식이요법이나 운동 등을 실천하지 않고 있다.

---

① 일반적 자가간호요구
② 발달적 자가간호요구
③ 보상체계적 자가간호요구
④ 건강이탈 자가간호요구

8 치명률이 높거나 집단 발생의 우려가 커서 발생 또는 유행즉시 신고하여야 하고, 음압격리와 같은 높은 수준의 격리가 필요한 감염병에 해당하지 않는 것은?

① 두창
② 탄저
③ 유행성이하선염
④ 중증급성호흡기증후군(SARS)

Answer 5.④ 6.④ 7.④ 8.③

9 세균성 식중독은 감염형과 독소형으로 분류된다. 감염형 식중독의 특징에 대한 설명으로 가장 옳은 것은?

① 잠복기가 비교적 길다.
② 균이 사멸해도 발생할 수 있다.
③ 식품을 가열처리해도 예방효과가 낮다.
④ 세균이 증가할 때 발생하는 체외독소에 의해 발생한다.

10 서울특별시 A구에서 노인인구를 위한 2022년도 신체활동증진사업 계획을 수립하고자 한다. 투입-산출모형에 따른 사업의 목표설정에서 산출목표에 해당하는 것은?

① A구 보건소 노인운동교실의 연간 참가인원을 1,200명으로 한다.
② A구 노인인구의 걷기실천율이 52%에서 60%로 증가 한다.
③ A구 보건소 노인운동교실 공간설치로 예산 7,500천원을 편성한다.
④ A구 노인인구의 중간강도 신체활동실천율이 43%에서 48%로 증가한다.

11 MAPP(Mobilizing for Action Planning and Partnership)모형을 활용하여 지역사회보건사업을 기획할 때 2단계에 해당하는 것은?

① 목표와 전략을 수립한다.
② 전략적 이슈를 확인한다.
③ 비전을 설정한다.
④ 지역사회 건강상태를 사정한다.

12 앤더슨(Anderson)이 제시하는 보건정책과정 중 정책당국이 심각성을 인정하여 해결해야 하는 정책문제를 선정하는 단계에 해당하는 것은?

① 정책의제 형성
② 정책결정
③ 정책집행
④ 정책평가

13 재난 관련 위험을 예방하고 위험 및 관련 재해로 인한 악영향을 최소화하기 위한 재난 단계의 활동에 해당하는 것은?

① 임시대피소 마련
② 중증도 분류 진료소 설치
③ 심리적 지지 프로그램
④ 안전점검 및 안전교육

14 검사방법의 타당도 지표에 대한 설명으로 가장 옳은 것은?

① 민감도는 해당 질병이 있는 사람의 검사 결과가 양성으로 나타나는 경우를 말한다.
② 특이도는 해당 질병이 없는 사람의 검사 결과가 양성으로 나타나는 경우를 말한다.
③ 위양성률은 질병 없는 사람의 검사 결과가 음성으로 나타나는 경우를 말한다.
④ 위음성률은 질병 있는 사람의 검사 결과가 양성으로 나타나는 경우를 말한다.

Answer 9.① 10.① 11.③ 12.① 13.④ 14.①

15 일차보건의료의 접근에 대하여 세계보건기구(WHO)가 제시한 필수요소(4A)로 가장 옳지 않은 것은?

① 수용 가능한 방법
② 최상의 의료서비스 제도
③ 지역주민의 참여
④ 쉽게 이용할 수 있는 높은 접근성

16 산업장 간호사가 작업장에서 보호구 착용을 하지 않고 유기용제에 노출되어 의식을 잃고 쓰러진 근로자를 발견하였을 때 적절한 응급처치로 가장 옳지 않은 것은?

① 유기용제가 묻은 옷을 벗긴다.
② 따뜻한 물이나 음료를 제공한다.
③ 근로자를 작업장 밖으로 옮긴다.
④ 호흡이 멎었을 때는 인공호흡을 실시한다.

17 상수도의 정수과정 중 완속여과법과 급속여과법에 대한 설명으로 가장 옳은 것은?

① 완속여과법은 보통침전법 후 사용되는 방법이다.
② 급속여과법은 사면대치의 청소방법을 사용한다.
③ 완속여과법은 여과 면적이 좁을 때 적당한 방법이다.
④ 급속여과법은 건설비는 많이 드나 경상비는 적게 든다.

18 질병발생의 역학적 인과관계가 있다고 확정 짓는 조건으로 가장 옳은 것은?

① 요인에 대한 결과가 다른 집단에서는 다른 경향을 나타낸다.
② 어떤 요인이 특정 질병에만 관련을 보인다.
③ 원인적 요인이 우연히 일어날 수 있는 확률이 높다.
④ 질병요인의 노출을 제거했을 때 질병발생 위험이 증가한다.

19 제5차 국민건강증진종합계획(Health Plan 2030)에 제시된 인구집단별 건강관리의 대상과 대표지표를 옳게 짝지은 것은?

① 영유아 : 손상 사망률
② 근로자 : 연간 평균 노동시간
③ 노인 : 치매환자 등록률
④ 여성 : 비만 유병률

20 「학교보건법 시행령」에서 명시한 보건교사의 직무를 〈보기〉에서 모두 고른 것은?

---〈보기〉---
㉠ 각종 질병의 예방처치 및 보건지도
㉡ 건강진단결과 발견된 질병자의 요양지도 및 관리
㉢ 응급을 요하는 자에 대한 응급처치
㉣ 학생과 교직원의 건강진단과 건강평가
---

① ㉠, ㉡ ② ㉢, ㉣
③ ㉠, ㉡, ㉢ ④ ㉠, ㉡, ㉢, ㉣

20(　)년 도 (　)공 무 원 (　)급 (　)경 쟁 채 용 필 기 시 험

성명	응시직렬	응시지역	시험장소	응시번호	생년월일

제1과목

문번				
1	①	②	③	④
2	①	②	③	④
3	①	②	③	④
4	①	②	③	④
5	①	②	③	④
6	①	②	③	④
7	①	②	③	④
8	①	②	③	④
9	①	②	③	④
10	①	②	③	④
11	①	②	③	④
12	①	②	③	④
13	①	②	③	④
14	①	②	③	④
15	①	②	③	④
16	①	②	③	④
17	①	②	③	④
18	①	②	③	④
19	①	②	③	④
20	①	②	③	④

제2과목

문번				
1	①	②	③	④
2	①	②	③	④
3	①	②	③	④
4	①	②	③	④
5	①	②	③	④
6	①	②	③	④
7	①	②	③	④
8	①	②	③	④
9	①	②	③	④
10	①	②	③	④
11	①	②	③	④
12	①	②	③	④
13	①	②	③	④
14	①	②	③	④
15	①	②	③	④
16	①	②	③	④
17	①	②	③	④
18	①	②	③	④
19	①	②	③	④
20	①	②	③	④

제3과목

문번				
1	①	②	③	④
2	①	②	③	④
3	①	②	③	④
4	①	②	③	④
5	①	②	③	④
6	①	②	③	④
7	①	②	③	④
8	①	②	③	④
9	①	②	③	④
10	①	②	③	④
11	①	②	③	④
12	①	②	③	④
13	①	②	③	④
14	①	②	③	④
15	①	②	③	④
16	①	②	③	④
17	①	②	③	④
18	①	②	③	④
19	①	②	③	④
20	①	②	③	④

제4과목

문번				
1	①	②	③	④
2	①	②	③	④
3	①	②	③	④
4	①	②	③	④
5	①	②	③	④
6	①	②	③	④
7	①	②	③	④
8	①	②	③	④
9	①	②	③	④
10	①	②	③	④
11	①	②	③	④
12	①	②	③	④
13	①	②	③	④
14	①	②	③	④
15	①	②	③	④
16	①	②	③	④
17	①	②	③	④
18	①	②	③	④
19	①	②	③	④
20	①	②	③	④

제5과목

문번				
1	①	②	③	④
2	①	②	③	④
3	①	②	③	④
4	①	②	③	④
5	①	②	③	④
6	①	②	③	④
7	①	②	③	④
8	①	②	③	④
9	①	②	③	④
10	①	②	③	④
11	①	②	③	④
12	①	②	③	④
13	①	②	③	④
14	①	②	③	④
15	①	②	③	④
16	①	②	③	④
17	①	②	③	④
18	①	②	③	④
19	①	②	③	④
20	①	②	③	④

20( )년도 ( )공무원 ( )급 ( )경쟁채용 필기시험

성명	응시직렬	응시지역	시험장소	응시번호	생년월일

제1과목

문번				
1	①	②	③	④
2	①	②	③	④
3	①	②	③	④
4	①	②	③	④
5	①	②	③	④
6	①	②	③	④
7	①	②	③	④
8	①	②	③	④
9	①	②	③	④
10	①	②	③	④
11	①	②	③	④
12	①	②	③	④
13	①	②	③	④
14	①	②	③	④
15	①	②	③	④
16	①	②	③	④
17	①	②	③	④
18	①	②	③	④
19	①	②	③	④
20	①	②	③	④

제2과목

문번				
1	①	②	③	④
2	①	②	③	④
3	①	②	③	④
4	①	②	③	④
5	①	②	③	④
6	①	②	③	④
7	①	②	③	④
8	①	②	③	④
9	①	②	③	④
10	①	②	③	④
11	①	②	③	④
12	①	②	③	④
13	①	②	③	④
14	①	②	③	④
15	①	②	③	④
16	①	②	③	④
17	①	②	③	④
18	①	②	③	④
19	①	②	③	④
20	①	②	③	④

제3과목

문번				
1	①	②	③	④
2	①	②	③	④
3	①	②	③	④
4	①	②	③	④
5	①	②	③	④
6	①	②	③	④
7	①	②	③	④
8	①	②	③	④
9	①	②	③	④
10	①	②	③	④
11	①	②	③	④
12	①	②	③	④
13	①	②	③	④
14	①	②	③	④
15	①	②	③	④
16	①	②	③	④
17	①	②	③	④
18	①	②	③	④
19	①	②	③	④
20	①	②	③	④

제4과목

문번				
1	①	②	③	④
2	①	②	③	④
3	①	②	③	④
4	①	②	③	④
5	①	②	③	④
6	①	②	③	④
7	①	②	③	④
8	①	②	③	④
9	①	②	③	④
10	①	②	③	④
11	①	②	③	④
12	①	②	③	④
13	①	②	③	④
14	①	②	③	④
15	①	②	③	④
16	①	②	③	④
17	①	②	③	④
18	①	②	③	④
19	①	②	③	④
20	①	②	③	④

제5과목

문번				
1	①	②	③	④
2	①	②	③	④
3	①	②	③	④
4	①	②	③	④
5	①	②	③	④
6	①	②	③	④
7	①	②	③	④
8	①	②	③	④
9	①	②	③	④
10	①	②	③	④
11	①	②	③	④
12	①	②	③	④
13	①	②	③	④
14	①	②	③	④
15	①	②	③	④
16	①	②	③	④
17	①	②	③	④
18	①	②	③	④
19	①	②	③	④
20	①	②	③	④

절 취 선

SEOWONGAK

20( )년 도 ( )공 무 원 ( )급 ( )경 쟁 채 용 필 기 시 험

절 취 선

성명	응시직렬	응시지역	시험장소	응시번호	생년월일

제1과목

문번				
1	①	②	③	④
2	①	②	③	④
3	①	②	③	④
4	①	②	③	④
5	①	②	③	④
6	①	②	③	④
7	①	②	③	④
8	①	②	③	④
9	①	②	③	④
10	①	②	③	④
11	①	②	③	④
12	①	②	③	④
13	①	②	③	④
14	①	②	③	④
15	①	②	③	④
16	①	②	③	④
17	①	②	③	④
18	①	②	③	④
19	①	②	③	④
20	①	②	③	④

제2과목

문번				
1	①	②	③	④
2	①	②	③	④
3	①	②	③	④
4	①	②	③	④
5	①	②	③	④
6	①	②	③	④
7	①	②	③	④
8	①	②	③	④
9	①	②	③	④
10	①	②	③	④
11	①	②	③	④
12	①	②	③	④
13	①	②	③	④
14	①	②	③	④
15	①	②	③	④
16	①	②	③	④
17	①	②	③	④
18	①	②	③	④
19	①	②	③	④
20	①	②	③	④

제3과목

문번				
1	①	②	③	④
2	①	②	③	④
3	①	②	③	④
4	①	②	③	④
5	①	②	③	④
6	①	②	③	④
7	①	②	③	④
8	①	②	③	④
9	①	②	③	④
10	①	②	③	④
11	①	②	③	④
12	①	②	③	④
13	①	②	③	④
14	①	②	③	④
15	①	②	③	④
16	①	②	③	④
17	①	②	③	④
18	①	②	③	④
19	①	②	③	④
20	①	②	③	④

제4과목

문번				
1	①	②	③	④
2	①	②	③	④
3	①	②	③	④
4	①	②	③	④
5	①	②	③	④
6	①	②	③	④
7	①	②	③	④
8	①	②	③	④
9	①	②	③	④
10	①	②	③	④
11	①	②	③	④
12	①	②	③	④
13	①	②	③	④
14	①	②	③	④
15	①	②	③	④
16	①	②	③	④
17	①	②	③	④
18	①	②	③	④
19	①	②	③	④
20	①	②	③	④

제5과목

문번				
1	①	②	③	④
2	①	②	③	④
3	①	②	③	④
4	①	②	③	④
5	①	②	③	④
6	①	②	③	④
7	①	②	③	④
8	①	②	③	④
9	①	②	③	④
10	①	②	③	④
11	①	②	③	④
12	①	②	③	④
13	①	②	③	④
14	①	②	③	④
15	①	②	③	④
16	①	②	③	④
17	①	②	③	④
18	①	②	③	④
19	①	②	③	④
20	①	②	③	④

SEOWONGAK

20( )년도 ( )공무원 ( )경쟁채용 필기시험

성명	응시직렬	응시지역	시험장소	응시번호	생년월일

제1과목

문번	1	2	3	4
1	①	②	③	④
2	①	②	③	④
3	①	②	③	④
4	①	②	③	④
5	①	②	③	④
6	①	②	③	④
7	①	②	③	④
8	①	②	③	④
9	①	②	③	④
10	①	②	③	④
11	①	②	③	④
12	①	②	③	④
13	①	②	③	④
14	①	②	③	④
15	①	②	③	④
16	①	②	③	④
17	①	②	③	④
18	①	②	③	④
19	①	②	③	④
20	①	②	③	④

제2과목

문번	1	2	3	4
1	①	②	③	④
2	①	②	③	④
3	①	②	③	④
4	①	②	③	④
5	①	②	③	④
6	①	②	③	④
7	①	②	③	④
8	①	②	③	④
9	①	②	③	④
10	①	②	③	④
11	①	②	③	④
12	①	②	③	④
13	①	②	③	④
14	①	②	③	④
15	①	②	③	④
16	①	②	③	④
17	①	②	③	④
18	①	②	③	④
19	①	②	③	④
20	①	②	③	④

제3과목

문번	1	2	3	4
1	①	②	③	④
2	①	②	③	④
3	①	②	③	④
4	①	②	③	④
5	①	②	③	④
6	①	②	③	④
7	①	②	③	④
8	①	②	③	④
9	①	②	③	④
10	①	②	③	④
11	①	②	③	④
12	①	②	③	④
13	①	②	③	④
14	①	②	③	④
15	①	②	③	④
16	①	②	③	④
17	①	②	③	④
18	①	②	③	④
19	①	②	③	④
20	①	②	③	④

제4과목

문번	1	2	3	4
1	①	②	③	④
2	①	②	③	④
3	①	②	③	④
4	①	②	③	④
5	①	②	③	④
6	①	②	③	④
7	①	②	③	④
8	①	②	③	④
9	①	②	③	④
10	①	②	③	④
11	①	②	③	④
12	①	②	③	④
13	①	②	③	④
14	①	②	③	④
15	①	②	③	④
16	①	②	③	④
17	①	②	③	④
18	①	②	③	④
19	①	②	③	④
20	①	②	③	④

제5과목

문번	1	2	3	4
1	①	②	③	④
2	①	②	③	④
3	①	②	③	④
4	①	②	③	④
5	①	②	③	④
6	①	②	③	④
7	①	②	③	④
8	①	②	③	④
9	①	②	③	④
10	①	②	③	④
11	①	②	③	④
12	①	②	③	④
13	①	②	③	④
14	①	②	③	④
15	①	②	③	④
16	①	②	③	④
17	①	②	③	④
18	①	②	③	④
19	①	②	③	④
20	①	②	③	④

SEOWONGAK

20( )년 도 ( )급 ( )공무원 ( )경 쟁 채 용 필 기 시 험

| 성명 | 응시직렬 | 응시지역 | 시험장소 | 응시번호 | 생년월일 |

제1과목

문번	①	②	③	④
1	①	②	③	④
2	①	②	③	④
3	①	②	③	④
4	①	②	③	④
5	①	②	③	④
6	①	②	③	④
7	①	②	③	④
8	①	②	③	④
9	①	②	③	④
10	①	②	③	④
11	①	②	③	④
12	①	②	③	④
13	①	②	③	④
14	①	②	③	④
15	①	②	③	④
16	①	②	③	④
17	①	②	③	④
18	①	②	③	④
19	①	②	③	④
20	①	②	③	④

제2과목

문번	①	②	③	④
1	①	②	③	④
2	①	②	③	④
3	①	②	③	④
4	①	②	③	④
5	①	②	③	④
6	①	②	③	④
7	①	②	③	④
8	①	②	③	④
9	①	②	③	④
10	①	②	③	④
11	①	②	③	④
12	①	②	③	④
13	①	②	③	④
14	①	②	③	④
15	①	②	③	④
16	①	②	③	④
17	①	②	③	④
18	①	②	③	④
19	①	②	③	④
20	①	②	③	④

제3과목

문번	①	②	③	④
1	①	②	③	④
2	①	②	③	④
3	①	②	③	④
4	①	②	③	④
5	①	②	③	④
6	①	②	③	④
7	①	②	③	④
8	①	②	③	④
9	①	②	③	④
10	①	②	③	④
11	①	②	③	④
12	①	②	③	④
13	①	②	③	④
14	①	②	③	④
15	①	②	③	④
16	①	②	③	④
17	①	②	③	④
18	①	②	③	④
19	①	②	③	④
20	①	②	③	④

제4과목

문번	①	②	③	④
1	①	②	③	④
2	①	②	③	④
3	①	②	③	④
4	①	②	③	④
5	①	②	③	④
6	①	②	③	④
7	①	②	③	④
8	①	②	③	④
9	①	②	③	④
10	①	②	③	④
11	①	②	③	④
12	①	②	③	④
13	①	②	③	④
14	①	②	③	④
15	①	②	③	④
16	①	②	③	④
17	①	②	③	④
18	①	②	③	④
19	①	②	③	④
20	①	②	③	④

제5과목

문번	①	②	③	④
1	①	②	③	④
2	①	②	③	④
3	①	②	③	④
4	①	②	③	④
5	①	②	③	④
6	①	②	③	④
7	①	②	③	④
8	①	②	③	④
9	①	②	③	④
10	①	②	③	④
11	①	②	③	④
12	①	②	③	④
13	①	②	③	④
14	①	②	③	④
15	①	②	③	④
16	①	②	③	④
17	①	②	③	④
18	①	②	③	④
19	①	②	③	④
20	①	②	③	④

SEOWONGAK

20( )년 도 ( )공 무 원 ( )급 ( )경 쟁 채 용 필 기 시 험

성명	응시직렬	응시지역	시험장소	응시번호	생년월일

제1과목

문번	1	2	3	4
1	①	②	③	④
2	①	②	③	④
3	①	②	③	④
4	①	②	③	④
5	①	②	③	④
6	①	②	③	④
7	①	②	③	④
8	①	②	③	④
9	①	②	③	④
10	①	②	③	④
11	①	②	③	④
12	①	②	③	④
13	①	②	③	④
14	①	②	③	④
15	①	②	③	④
16	①	②	③	④
17	①	②	③	④
18	①	②	③	④
19	①	②	③	④
20	①	②	③	④

제2과목

문번	1	2	3	4
1	①	②	③	④
2	①	②	③	④
3	①	②	③	④
4	①	②	③	④
5	①	②	③	④
6	①	②	③	④
7	①	②	③	④
8	①	②	③	④
9	①	②	③	④
10	①	②	③	④
11	①	②	③	④
12	①	②	③	④
13	①	②	③	④
14	①	②	③	④
15	①	②	③	④
16	①	②	③	④
17	①	②	③	④
18	①	②	③	④
19	①	②	③	④
20	①	②	③	④

제3과목

문번	1	2	3	4
1	①	②	③	④
2	①	②	③	④
3	①	②	③	④
4	①	②	③	④
5	①	②	③	④
6	①	②	③	④
7	①	②	③	④
8	①	②	③	④
9	①	②	③	④
10	①	②	③	④
11	①	②	③	④
12	①	②	③	④
13	①	②	③	④
14	①	②	③	④
15	①	②	③	④
16	①	②	③	④
17	①	②	③	④
18	①	②	③	④
19	①	②	③	④
20	①	②	③	④

제4과목

문번	1	2	3	4
1	①	②	③	④
2	①	②	③	④
3	①	②	③	④
4	①	②	③	④
5	①	②	③	④
6	①	②	③	④
7	①	②	③	④
8	①	②	③	④
9	①	②	③	④
10	①	②	③	④
11	①	②	③	④
12	①	②	③	④
13	①	②	③	④
14	①	②	③	④
15	①	②	③	④
16	①	②	③	④
17	①	②	③	④
18	①	②	③	④
19	①	②	③	④
20	①	②	③	④

제5과목

문번	1	2	3	4
1	①	②	③	④
2	①	②	③	④
3	①	②	③	④
4	①	②	③	④
5	①	②	③	④
6	①	②	③	④
7	①	②	③	④
8	①	②	③	④
9	①	②	③	④
10	①	②	③	④
11	①	②	③	④
12	①	②	③	④
13	①	②	③	④
14	①	②	③	④
15	①	②	③	④
16	①	②	③	④
17	①	②	③	④
18	①	②	③	④
19	①	②	③	④
20	①	②	③	④

20(　)년도 (　)급 (　)공무원 (　)경쟁채용 필기시험

성명	응시직렬	응시지역	시험장소	응시번호	생년월일

제1과목	제2과목	제3과목	제4과목	제5과목

제1과목

문번				
1	①	②	③	④
2	①	②	③	④
3	①	②	③	④
4	①	②	③	④
5	①	②	③	④
6	①	②	③	④
7	①	②	③	④
8	①	②	③	④
9	①	②	③	④
10	①	②	③	④
11	①	②	③	④
12	①	②	③	④
13	①	②	③	④
14	①	②	③	④
15	①	②	③	④
16	①	②	③	④
17	①	②	③	④
18	①	②	③	④
19	①	②	③	④
20	①	②	③	④

제2과목

문번				
1	①	②	③	④
2	①	②	③	④
3	①	②	③	④
4	①	②	③	④
5	①	②	③	④
6	①	②	③	④
7	①	②	③	④
8	①	②	③	④
9	①	②	③	④
10	①	②	③	④
11	①	②	③	④
12	①	②	③	④
13	①	②	③	④
14	①	②	③	④
15	①	②	③	④
16	①	②	③	④
17	①	②	③	④
18	①	②	③	④
19	①	②	③	④
20	①	②	③	④

제3과목

문번				
1	①	②	③	④
2	①	②	③	④
3	①	②	③	④
4	①	②	③	④
5	①	②	③	④
6	①	②	③	④
7	①	②	③	④
8	①	②	③	④
9	①	②	③	④
10	①	②	③	④
11	①	②	③	④
12	①	②	③	④
13	①	②	③	④
14	①	②	③	④
15	①	②	③	④
16	①	②	③	④
17	①	②	③	④
18	①	②	③	④
19	①	②	③	④
20	①	②	③	④

제4과목

문번				
1	①	②	③	④
2	①	②	③	④
3	①	②	③	④
4	①	②	③	④
5	①	②	③	④
6	①	②	③	④
7	①	②	③	④
8	①	②	③	④
9	①	②	③	④
10	①	②	③	④
11	①	②	③	④
12	①	②	③	④
13	①	②	③	④
14	①	②	③	④
15	①	②	③	④
16	①	②	③	④
17	①	②	③	④
18	①	②	③	④
19	①	②	③	④
20	①	②	③	④

제5과목

문번				
1	①	②	③	④
2	①	②	③	④
3	①	②	③	④
4	①	②	③	④
5	①	②	③	④
6	①	②	③	④
7	①	②	③	④
8	①	②	③	④
9	①	②	③	④
10	①	②	③	④
11	①	②	③	④
12	①	②	③	④
13	①	②	③	④
14	①	②	③	④
15	①	②	③	④
16	①	②	③	④
17	①	②	③	④
18	①	②	③	④
19	①	②	③	④
20	①	②	③	④

SEOWONGAK

20( )년 도 ( )공 무 원 ( )급 ( )경 쟁 채 용 필 기 시 험

성명	응시직렬	응시지역	시험장소	응시번호	생년월일

제1과목

문번				
1	①	②	③	④
2	①	②	③	④
3	①	②	③	④
4	①	②	③	④
5	①	②	③	④
6	①	②	③	④
7	①	②	③	④
8	①	②	③	④
9	①	②	③	④
10	①	②	③	④
11	①	②	③	④
12	①	②	③	④
13	①	②	③	④
14	①	②	③	④
15	①	②	③	④
16	①	②	③	④
17	①	②	③	④
18	①	②	③	④
19	①	②	③	④
20	①	②	③	④

제2과목

문번				
1	①	②	③	④
2	①	②	③	④
3	①	②	③	④
4	①	②	③	④
5	①	②	③	④
6	①	②	③	④
7	①	②	③	④
8	①	②	③	④
9	①	②	③	④
10	①	②	③	④
11	①	②	③	④
12	①	②	③	④
13	①	②	③	④
14	①	②	③	④
15	①	②	③	④
16	①	②	③	④
17	①	②	③	④
18	①	②	③	④
19	①	②	③	④
20	①	②	③	④

제3과목

문번				
1	①	②	③	④
2	①	②	③	④
3	①	②	③	④
4	①	②	③	④
5	①	②	③	④
6	①	②	③	④
7	①	②	③	④
8	①	②	③	④
9	①	②	③	④
10	①	②	③	④
11	①	②	③	④
12	①	②	③	④
13	①	②	③	④
14	①	②	③	④
15	①	②	③	④
16	①	②	③	④
17	①	②	③	④
18	①	②	③	④
19	①	②	③	④
20	①	②	③	④

제4과목

문번				
1	①	②	③	④
2	①	②	③	④
3	①	②	③	④
4	①	②	③	④
5	①	②	③	④
6	①	②	③	④
7	①	②	③	④
8	①	②	③	④
9	①	②	③	④
10	①	②	③	④
11	①	②	③	④
12	①	②	③	④
13	①	②	③	④
14	①	②	③	④
15	①	②	③	④
16	①	②	③	④
17	①	②	③	④
18	①	②	③	④
19	①	②	③	④
20	①	②	③	④

제5과목

문번				
1	①	②	③	④
2	①	②	③	④
3	①	②	③	④
4	①	②	③	④
5	①	②	③	④
6	①	②	③	④
7	①	②	③	④
8	①	②	③	④
9	①	②	③	④
10	①	②	③	④
11	①	②	③	④
12	①	②	③	④
13	①	②	③	④
14	①	②	③	④
15	①	②	③	④
16	①	②	③	④
17	①	②	③	④
18	①	②	③	④
19	①	②	③	④
20	①	②	③	④

SEOWONGAK

20( )년도 ( )공무원 ( )급 ( )경쟁채용 필기시험

성명	응시직렬	응시지역	시험장소	응시번호	생년월일

제1과목

문번				
1	①	②	③	④
2	①	②	③	④
3	①	②	③	④
4	①	②	③	④
5	①	②	③	④
6	①	②	③	④
7	①	②	③	④
8	①	②	③	④
9	①	②	③	④
10	①	②	③	④
11	①	②	③	④
12	①	②	③	④
13	①	②	③	④
14	①	②	③	④
15	①	②	③	④
16	①	②	③	④
17	①	②	③	④
18	①	②	③	④
19	①	②	③	④
20	①	②	③	④

제2과목

문번				
1	①	②	③	④
2	①	②	③	④
3	①	②	③	④
4	①	②	③	④
5	①	②	③	④
6	①	②	③	④
7	①	②	③	④
8	①	②	③	④
9	①	②	③	④
10	①	②	③	④
11	①	②	③	④
12	①	②	③	④
13	①	②	③	④
14	①	②	③	④
15	①	②	③	④
16	①	②	③	④
17	①	②	③	④
18	①	②	③	④
19	①	②	③	④
20	①	②	③	④

제3과목

문번				
1	①	②	③	④
2	①	②	③	④
3	①	②	③	④
4	①	②	③	④
5	①	②	③	④
6	①	②	③	④
7	①	②	③	④
8	①	②	③	④
9	①	②	③	④
10	①	②	③	④
11	①	②	③	④
12	①	②	③	④
13	①	②	③	④
14	①	②	③	④
15	①	②	③	④
16	①	②	③	④
17	①	②	③	④
18	①	②	③	④
19	①	②	③	④
20	①	②	③	④

제4과목

문번				
1	①	②	③	④
2	①	②	③	④
3	①	②	③	④
4	①	②	③	④
5	①	②	③	④
6	①	②	③	④
7	①	②	③	④
8	①	②	③	④
9	①	②	③	④
10	①	②	③	④
11	①	②	③	④
12	①	②	③	④
13	①	②	③	④
14	①	②	③	④
15	①	②	③	④
16	①	②	③	④
17	①	②	③	④
18	①	②	③	④
19	①	②	③	④
20	①	②	③	④

제5과목

문번				
1	①	②	③	④
2	①	②	③	④
3	①	②	③	④
4	①	②	③	④
5	①	②	③	④
6	①	②	③	④
7	①	②	③	④
8	①	②	③	④
9	①	②	③	④
10	①	②	③	④
11	①	②	③	④
12	①	②	③	④
13	①	②	③	④
14	①	②	③	④
15	①	②	③	④
16	①	②	③	④
17	①	②	③	④
18	①	②	③	④
19	①	②	③	④
20	①	②	③	④

절취선

SEOWONGAK

당신의 꿈은 뭔가요?

MY BUCKET LIST !

꿈은 목표를 향해 가는 길에 필요한 휴식과 같아요.

여기에 당신의 소중한 위시리스트를 적어보세요. 하나하나 적다보면 어느새 기분도

좋아지고 다시 달리는 힘을 얻게 될 거예요.

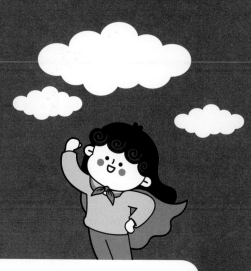

- ☐ _____
- ☐ _____
- ☐ _____
- ☐ _____
- ☐ _____
- ☐ _____
- ☐ _____
- ☐ _____
- ☐ _____
- ☐ _____
- ☐ _____
- ☐ _____
- ☐ _____
- ☐ _____
- ☐ _____
- ☐ _____
- ☐ _____
- ☐ _____
- ☐ _____
- ☐ _____
- ☐ _____
- ☐ _____
- ☐ _____
- ☐ _____
- ☐ _____

- ☐ _____
- ☐ _____
- ☐ _____
- ☐ _____
- ☐ _____
- ☐ _____
- ☐ _____
- ☐ _____
- ☐ _____
- ☐ _____
- ☐ _____
- ☐ _____
- ☐ _____
- ☐ _____
- ☐ _____
- ☐ _____
- ☐ _____
- ☐ _____
- ☐ _____
- ☐ _____
- ☐ _____
- ☐ _____
- ☐ _____
- ☐ _____
- ☐ _____

창의적인 사람이 되기 위해서

정보가 넘치는 요즘, 모두들 창의적인 사람을 찾죠.
정보의 더미에서 평범한 것을 비범하게 만드는 마법의 손이 필요합니다.
어떻게 해야 마법의 손과 같은 '창의성'을 가질 수 있을까요. 여러분께만 알려 드릴게요!

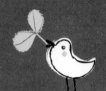

01. 생각나는 모든 것을 적어 보세요.

아이디어는 단번에 솟아나는 것이 아니죠. 원하는 것이나, 새로 알게 된 레시피나, 뭐든 좋아요.

떠오르는 생각을 모두 적어 보세요.

02. '잘하고 싶어!'가 아니라 '잘하고 있다!'라고 생각하세요.

누구나 자신을 다그치곤 합니다. 잘해야 해. 잘하고 싶어.

그럴 때는 고개를 세 번 젓고 나서 외치세요. '나, 잘하고 있다!'

03. 새로운 것을 시도해 보세요.

신선한 아이디어는 새로운 곳에서 떠오르죠. 처음 가는 장소, 다양한 장르에 음악, 나와 다른 분야의 사람.

익숙하지 않은 신선한 것들을 찾아서 탐험해 보세요.

04. 남들에게 보여 주세요.

독특한 아이디어라도 혼자 가지고 있다면 키워 내기 어렵죠.

최대한 많은 사람들과 함께 정보를 나누며 아이디어를 발전시키세요.

05. 잠시만 쉬세요.

생각을 계속 하다보면 한쪽으로 치우치기 쉬워요. 25분 생각했다면 5분은 쉬어 주세요.

휴식도 창의성을 키워 주는 중요한 요소랍니다.

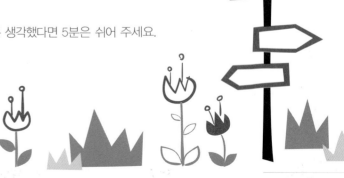